JN414786

재활 연구 방법론 – 임상 연구 통계 가이드

Essentials of Rehabilitation Research – *A Statistical Guide to Clinical Practice*

재활 연구 방법론

임상 연구 통계 가이드

김 명 준 외 옮김

Essentials of Rehabilitation Research

A Statistical Guide to Clinical Practice

Dr Richard Di Fabio, PhD, PT

Professor

Fesler–Lampert Chair in Aging Studies (2002–2003)

Department of Physical Medicine & Rehabilitation

University of Minnesota

Minneapolis, MN

영 문 출 판 사

■ **옮긴이** (가나다 순)

김명준 경동대학교 물리치료학과 교수
김정선 안산대학교 물리치료과 겸임교수
안창식 을지대학교 물리치료학과 교수
이동진 광주보건대학교 물리치료과 교수
이재홍 대구보건대학교 물리치료과 교수
임종은 삼육대학교 물리치료학과 교수
정형국 안산대학교 물리치료과 교수

Essentials of Rehabilitation Research: A Statistical Guide to Clinical Practice
by Richard P. Di Fabio, PhD, PT

새로운 과학적 정보는 기초적 연구와 임상적 연구를 통해 얻을 수 있으며, 이러한 변화에 다른 약물치료와 새로운 치료법이 추천되고 있다. 저자와 출판사는 가능한 모든 면에서 이 책을 정확하고 최신의 정보 그리고 출판시기에 맞는 최적의 기준을 따르려고 노력하였다. 저자, 편집자, 그리고 출판사는 책을 적용하는데 있어 결함이나 생략된 것이나 실수에 대한 책임은 없으며, 어떠한 보증이나 표현에 대한 내용을 포함하지 않고 있다. 이 책에 설명한 부분을 실기 적용은 각 상황에 맞게 각 전문영역에서 이루어져야 한다. 독자들은 어떠한 약을 적용하기 전에 적정량과 금기증에 대한 새로운 정보와 변화된 내용에 대한 정보를 항상 체크할 것을 권장한다. 특히, 새롭거나 불규칙적인 약을 사용할 때 주의해야 한다.

재활 연구 방법론

임상 연구 통계 가이드

2016년 11월 24일 초판인쇄
2016년 11월 30일 초판발행

지은이 : Richard P. Di Fabio
옮긴이 : 김 명 준 외
발행인 : 박 병 조
발행처 : 도서출판 영문출판사
등 록 : 1987년 12월 21일 제2-419호
주 소 : 서울시 강남구 삼성동 69-1
전 화 : (02) 514-5590, 776-5590
팩 스 : (02) 756-8943
홈페이지 : www.ymsbook.net
E-mail : yeongmunsa@empal.com
정 가 : 27,000원
ISBN 978-89-7224-372-4 98510

※ 파본은 교환해 드립니다.

나의 아내, 베시 그리고 내 딸 다니엘과 다이애나에게,

당신들은 영원히 나의 영감의 원천이 될 것입니다.

그리고

나의 학생들에게, 너희들의 호기심과 장학금에 대한 헌신이

이 책을 현실로 만들었다.

서문
(Foreword)

1975년에 John Basmajian 박사는 다음과 같은 제목의 글을 기고했다, "Research or Retrench(연구 아니면 도태): 도전받는 재활치료 분야". 이 기사에서, 재활치료 전문 분야, 특히 작업치료와 물리치료 분야가 그것의 전문적인 발전의 기로에 놓여있다고 Basmajian 박사는 주장했다. Basmajian 박사는, 그것에 종사하는 사람들이 연구와 학문적 활동을 통해 전문가적 위상을 추구하거나, 아니면 그대로 1975년의 교육과정을 속행하여 단지 "존중받는 기술"로서 남을 수 있음을 간파했다. 재활치료 분야는 이러한 도전에 수긍하여 지식 기반 연구를 수행하고 재활치료 과학 교육을 개발하는데 있어 뛰어난 발전을 이루었다.

37년 전 Basmajian 박사가 제기한 도전은, 연구 능력을 기르고 과학적 증거 기반의 전문적 재활치료를 위한 기본 지식을 함양시키기 위함이었다. 이전에는 많은 재활치료 전문 분야가 "빚을 지는 직업", 즉 다른 연구로부터 그들의 임상 직무을 뒷받침하기 위해 연구 증거를 빌려오는 것이었다. 이러한 목표를 달성함으로써, 임상 직무을 지도하고 개선할 수 있는 연구 개발의 책임을 담당할 수 있는 진정한 전문가로 재활치료사들이 발돋움 할 수 있게 하였다.

2012년, 우리의 연구 결과가 임상적으로 관계있고 유용한 것을 증명해야 하는 새로운 도전에 직면하게 된다. 어떻게 우리의 과학적 지식과 발견을 장애와 만성 질환 환자들의 삶을 개선시킬 수 있는 치료에 적용시킬 수 있을까?

가장 중요한 연구와 관계된 발전 중의 하나는 증거 기반의 실습을 개발하는 것이었다. 1990년 초반에 증거 기반 실습의 개념이 도입되었고, 그것이 연구 방법은 아니었기에, 우리가 어떻게 임상 연구를 해석하고 사용할 수 있는가에 대한 충분하고 심도있는 영향을 주었다.

넓은 의미에서 증거 기반 실습이란, 체계적으로 발견하고 평가하며, 임상적 결정의 기반으로 연구 결과를 사용하는 과정이다. 증거 기반 실습은, 질문하고, 관계있는 데이터를 검색하고 평가하며, 그 정보를 통합하고 일상 실습의 상황에 맞게 해석하는 일이 포함된다. 증거 기반 실습의 목적은 개별적인 환자, 또는 고객을 위한 치료 방법 모색에 도움이 되도록 연구 정보를 활용하는 것이다. 이러한 목적은 Sackett과 그의 동료들에 의해 개발된 증거 기반 실습의 가장 넓은 의미로서 인용된 정의에 나타나 있다. 그는 다음과 같이 정의내렸다, "그것은 개별적인 환자 치료 결정을 위한 양심적이고, 명백하며 신중한 증거의 활용이다. 증거 기반 실습이란, 체계적인 연구로부터 얻을 수 있는 최선의 외부 임상 증거와 개인적인 임상 기술을 통합하는 것이다." 개별적인 환자에 대한 중재 결정에 초점이 맞춰진다. 반대로, 전통적인 연구의 목적은 과학적인 질문에 답하고 이론적으로 얻어진 가설을 검사하는 것이었다.

증거 기반 실습과 임상 연구를 기술하는 재활치료 분야에는 완벽한 재료들이 존재한다. 예를 들면, Law and MacDermid의 'Evidence-Based Rehabilitation: A Guide to Practice'는 재활치료 전문가를 위한 소중한 데이터를 제공한다. Portney and Watkins의 'Foundations of Clinical Research: Applications to Practice'에는 임상 연구를 행함에 있어서의 설계, 측정 방법, 데이터 분석 절차, 그리고 윤리적인 고려사항에 대한 완벽한 정보가 기재되어 있다. 각각의 서적은 상호보완적 분야(증거 기반의 실습/임상 연구)에 대한 간략한 설명을 포함한다. 예를 들면, Portney and Watkins는 위에 포함된 정의와 함께, 증거 기반 실습에 대한 3페이지 분량의 설명을 포함하지만, 책의 나머지 부분에는 그것의 실제적 방법이 포함되어 있지 않다.

Di Fabio 박사의 'Essentials of Rehabilitation Research: A Statistical Guide to Clinical Practice'가 중요한 이유는 증거 기반 연구와 임상 연구를 접목하고 통합한 재활치료 분야의 첫 번째 책이기 때문이다. 다른 저자들은 이러한 통합에 관해 암시한 바 있다. 예를 들면, Law는 증거 기반 실습과 임상 연구의 잠재적 협력관계에 대해 "증거 기반 실습의 가장 큰 묵과된 장점" 중의 하나라고 역설한다. 그리고 그녀는 다음과 같이 말한다. "증거 기반 실습은 근래의 최선의 증거를 치료에 활용할 뿐만 아니라, 그것은 연구의 발전 방향을 제시할 수 있다." 증거 기반 실습에 대한 이러한 관점은, 건강 관리의 연구적 관점과 실습의 응용을 가깝게 접목시키게 된다.

이 책에서 Di Fabio 박사는, 임상 연구의 양적 관점에서 촛점을 맞춰 통합하는 과정을 시작했다. 증거 기반 실습의 핵심으로써, 임상 연구에 관한 양적 관점은, 흔히 임상적 결정 과정에 있어 가장 해석하고 이해하기 어렵기에 지금이 그것을 시작할 최적기인 것이다.

이 책은, 실제 재활 치료 연구 문제와 그 연습을 위한 데이터 목록, 학습자가 연관된 통계 절차를 따르도록 돕는 영상 지도와 연습 문제, 그리고 통계소프트웨어 결과 해석 도움이 포함됨은 물론이고 이 외 여러 독특하고 유용한 특징을 지닌다. 이 책의 가장 유용한 특징 중의 하나는 그 구성과 각 단원의 초점이다. Di Fabio 박사는, 사례 또는 연구 설계에 관한 전통적인 단원들 대신, 임상적 연관성이 강조되는 증거 기반 실습의 정신과 일치하는 접근방식을 사용했다. Di Fabio 박사가 이 책을 활용하는 방법을 소개하는 단원에서 임상 직무가 어떻게 임상 연구로서 의미를 지니는가를 설명하고, 어떻게 분할표가 임상 직무에 적용되는가를 설명한다. 그리고 "진단과 임상 평가의 정확성"의 제목인 3장은 환자 개선 정도를 정량화하고, 환자를 위험도나 진단 항목으로 분류하는 방법 등과 관계된 명확한 설명을 제공한다. 그러한 설명은 기본적인 2×2 분할표와 관계된 방법으로 시작되고, ROC(Receiver Operating Characteristic) 곡선과 공산비 설명으로 계속 진행된다. 4장은 "유의한 임상적 변화 평가"에 초점을 맞추고, 변화 점수에 관한 설명, 임상적으로 유의한 변화, 그리고 최소 감지 변화 등에 관한 설명을 포함한다. 5장은 임상 평가의 반응도를 설명하고 최소 유의 차이 비율과 신뢰 변화 비율에 대해 소개한다. 반응도의 다른 지표에는 반응도 효과 크기, 표준 반응 평균, 그리고 Guyatt의 반응도 지표가 포함된다. 이러한 모든 변화와 반응도의 측정이 통상적으로 증거 기반 실습 보고에 사용된다. 이것이 여러 잡지 기사에 기술되고 설명된 적은 있지만, 'Essentials of Rehabilitation Research'는 그러한 개념과 지표를, 임상 치료사와 연구자와 관련 있는 예와 함께, 하나의 문헌에서 통합하고 설명한 첫 번째 서적이다.

6장에서 9장까지는 임상 추측 규칙, 환자 기록, 치료에 가장 영향 받을 법한 환자 식별 방법, 그리고 임상 변수 간 연관 관계 관찰 방법 등을 포함한 증거 기반 실습의 양적 적용과 관계된 주제를 설명한다. 10장, "시간 경과에 따른 결과 평가"에서는, 환자 개선에 관한 보다 향상된 문서화를 가능케 하는, 임상 결과 평가에 사용될 수 있는 특정 방법에 관해 설명한다. 11장에 임상 직무 지침을 평가하는 핵심 관점이 설명되어 있다. 2장에서 11장에 걸쳐 다양한 주제, 사례, 그리고 지표와 관계된 그림과 연습 문제가 포함된 재활 치료 논문의 여러 가지 실습 연습을 부록 A에서 찾아볼 수 있다. 각 연구 연습문제에는, 앞 장에서 소개된 접근과 해결 방법을 학습자가 직접 연습할 수 있는 기회를 제공하는 실증 데이터 목록이 포함되어 있다. 부록 C는 앞 장 연습문제의 해결 방안을 제공하고, 부록 B는 여러 유용한 통계 도표를 제공한다.

현대 문화에서 신화와 전설의 역할을 되짚어 보는 책인 Joseph Campbell의 책, 'The Hero with a Thousand Faces'에서, 저자는 우리가 준비된 모험만을 인생에서 모험할 수 있다는 점을 지적한다. 약 30년 전, 재활치료 과학을 확립하고 임상 직무을 보완하기 위한 지식을 개발하는 모험을 할 준비가 되어 있었다. 소비자 중심의 건강 관리와 증거 기반 설명이 가능한 현재 시기에, 1975년에 Basmajian 박사가 지적했던 것 만큼 중요하고 어려운 도전에 직면하게 되었다. 우리가 만들어낸 연구 지식을 장애 환자의 삶을 개선시킬 수 있는 임상 직무에 적용하는 것이 우리가 직면한 도전 과제이다. Di Fabio 박사의 도움 아래, 우리는 그 모험을 떠날 준비가 되어 있다.

—KENNETH J. OTTENBACHER, PhD, OTR
Russell Shearn Moody Distinguished Chair
Professor and Director, Division of Rehabilitation Sciences
Associate Director, Sealy Center on Aging
University of Texas Medical Branch
Galveston, Texas

참고문헌 (References)

1.Basmajian JV. Research or retrench: the rehabilitation fields challenged. Phys Ther 1975; 55:607–610.
2. Sackett DL, Straus S, Richardson S, et al. Evidence–Based Medicine: How to Practice and Teach EBM, 2nd ed. Edinburgh, UK: Churchill Livingstone; 2000.
3. Law MC, MacDermid J. Evidence–Based Rehabilitation: A Guide to Practice, 2nd ed. Thorofare, NJ: Slack; 2008.
4. Portney LG, Watkins MP. Foundations of clinical research: applications to practice. Upper Saddle River, NJ: Prentice Hall; 2000.
5. Campbell J. The Hero with a Thousand Faces, 2nd ed. Princeton University Press; 1968.

역자 서문

저자 Richard P. Di Fabio (PT, PhD)는 미네소타 대학의 물리치료학과 교수로써 오랫동안 미국물리치료사협회에서 편집 관련일을 하면서 미국의 물리치료를 크게 발전시키는데 많은 영향을 끼친 임상을 겸비한 연구가로도 유명하다. 이 책은 물리치료사, 작업치료사, 언어치료사, 재활의학 등 재활전문가들에게 맞춤 설계된 연구전문 서적이다.

사실 재활전문가 분야는 30년 전까지만 해도 다른 연구와 증거를 대부분 빌려와서 발전된 학문으로 그동안 빚을 지고 있었지만 국내에서도 20년 전부터 석박사 과정이 확대되면서 본격적으로 물리치료 및 재활분야의 연구가 시작되어 많은 업적을 쌓게 되었다. 그래서 최근 물리치료, 작업치료 및 재활전문분야의 과학적 지식과 임상적 결과는 대단한 업적으로 인정받고 물리치료의 영역이 우뚝서는 계기가 되었다. 전 세계적으로 이와 관련된 전공서적들이 의학계의 베스트셀러가 된 만큼의 발전은 그동안 증거 기반의 임상 실기와 연구가 도입되면서 얻어진 결과라고 볼 수 있다. 이러한 배경은 더욱 연구와 해석을 깊게 만들었으며, 데이터를 구하고 증거 기반의 임상 실기를 묻고 답하는 과정으로 검사와 평가가 크게 발전하게 되었으며, 신체의 전반적인 통합개념의 접근과 임상도입이 지금의 수준으로 재활전문분야 학문발전을 끌어 올리게 되었다고 본다.

즉, 증거기반의 임상실기 연구란 체계적인 연구의 결과에서 나오는 것이므로 우리는 기술을 통합하고 개별적인 환자의 중재결과를 연구목적에 맞게 해석하고 그 정보를 임상에서 활용하는 것이다. 바로 이러한 임상연구에서 필요한 설계와 측정방법, 데이터 분석, 목적에 맞는 절차 그리고 윤리적인 면을 어떻게 고려해야 하는지를, 이 책은 재활전문가에게 잘 맞게 순서로 편집되어 있다는 것이 장점이다. 따라서 목차에서 나오는 단원의 순서가 체계적 이해와 실험적 연구를 도와 줄 수 있을 것이다. Di Fabio교수는 많은 연구와 편집 경험을 바탕으로 독자를 위한 이해를 쉽게 설명했다. 특히, 통계프로그램에 있어서 NCSS, SPSS도 다루기도 했지만 우리가 쉽게 접하고 있는 엑셀 스프레드시트를 활용한 계산법을 잘 다루고 있으며, 누구나 임상적 연구에 대한 이해 및 개념을 정리할 수 있도록 가상적 환자 데이터를 이용하여 설명하고, 임상에서 다양한 중재방법으로 치료를 하는 물리치료사, 작업치료사 및 재활전문가에게 연구를 위한 통계적 개념을 쉽게 끌어 쓸 수 있도록 편집하였다. 그리고 첨부된 CD를 통하여 직접 통계프로그램을 이용한 연습을 해 볼 수가 있어 교육자 없이도 학습이 가능한 것이 특징이다.

이 책을 탁월한 선택으로 출판을 가능하게 해주신 박병조 영문출판사 대표님 그리고 편집에 많은 고생을 하신 직원 여러분께 깊은 감사를 드립니다.

2016. 10. 14.

경동대학교 의료보건학부 물리치료학과 교수
김명준 PT, PhD

머리말

(Preface)

이 책을 활용하는 법

(How to Use This book)

이 책은 임상 연구가 다음을 필요로 한다는 전제에 기초한다: (1) 재활치료 환경에서 환자 치료를 증대할 수 있는 잠재력을 갖는 임상 연구에 대한 근본적인 이해 (2) 환자 개선을 측정할 수 있는 평가 방법 분석은 물론, 임상 정보를 분석할 수 있는 능동적인 치료사의 참여.

이 책은 다음과 같은 분야에서 임상적으로 연관된 통계 도구를 찾는 상위 학생들과 치료사들을 위한 책이다.

- 물리치료학
- 작업치료학
- 재활의학

이 책은, 필수적인 통계 방법론을 직무에 접목시키고자 하는 치료사들에게 중요한 상호적인 입문서이며, 이 책은 특히 신중하게 선택된 통계적 방법을 강조한다. 이 책은 특수한 상황에서 흔히 사용되는 통계 해석의 지침서이며, 그것을 통해 치료사로 하여금 치료의 질을 높일 수 있는 잠재성을 가진 정보를 제공하게 된다. 연구에 있어 주요 역할을 하는 통계에 관한 이해를 돕기 위한 책은 아닌 것이다.

이 책을 읽는 개개인은 치료 결과를 체계적으로 평가하기 위해 지역 치료실에서 사용되는 간단한 데이터 분석을 배울 수 있다. 또한, 진단 유효성 평가, 예후 예측 모형의 제작과 개발, 그리고 새로운 임상 예측 규칙 개발의 첫 걸음 안내 등에 대해 이해하고 수행할 수 있는 지침을 치료사가 신속하게 찾아볼 수 있게 될 것이다. 그리고 환자와 건강 관리 전문가의 부담을 덜어줌과 동시에 환자 변화를 유도할 수 있는 평가도구 선택 방법에 관해 독자는 익숙해질 수 있을 것이다.

고정된 단원 순서 : 지식은 쌓이는 것이다

(Fixed Chapter Sequence: Knowledge Is Cumulative)

각 단원은 앞서 소개된 단원의 내용을 바탕으로 이루어진다. 독자는 순서대로 책을 공부하는 것이 좋다. 이러한 구성은 "개념 확립"을 촉진시키고, 다양한 적용 방식의 임상적 중요성을 가진 통계적 방법론의 공통점과 차이점을 독자로 하여금 이해할 수 있도록 한다.

각 단원에서 독자는 다음을 찾아볼 수 있을 것이다.

- 임상 직무를 향상시킬 수 있는, 임상 직무와 통계적 절차 사이의 연관성에 관한 개요
- 일반적인 재활치료 연구 뒤에 본보기로 확립된 통계 분석을 수행할 수 있는 가상의 데이터 목록
- 임상적 연관이 있는 통계 분석을 독자가 수행하도록 돕는 문제-풀이 연습
- 엑셀 스프레드시트로 만들어진 "계산기"(일부 단원)가 독자로 하여금 간단한 통계의 산술 계산을 확인하고, 논문 검토 시 통계값을 재확인하고, 난해한 통계소프트웨

[1] 여기에서 사용되어진 통계프로그램이나 스프레드시트 계산기에 대해서는 어떤 법적인 책임을 지거나 의도하지 않습니다(그 프로그램). 당신은 이 책에서 다루지 않은 검증된 소프트웨어 프로그램을 이용한 결과가 정확한 지를 확인하기 위해 시도해야 합니다. 스프레드시트 계산기에 대한 보증은 없으며, 저작권자와 그 외 저자에 대해서는 어떤 종류의 보증없이 '있는 그대로' 계산기를 제공할 것이며, 명시적 혹은 묵시적으로 제공되어집니다. 그러나 특정 응용프로그램에 대한 모든 위험적 요소는 당신 책임입니다. 프로그램에 결함이 있는 것으로 판명될 경우, 모든 필요한 서비스나 수리, 또는 수정뿐만 아니라 비용까지도 당신이 책임져야 합니다.

어에 의존하는 것을 줄이도록 한다. 이 계산기는 외부적으로 검증된 것은 아니지만, 이 책에서 독자의 편의를 위해 소개된다.[1]

- 통계소프트웨어의 해석 결과를 만들어내기 위한 단계별 절차를 보여주는 동영상 강의(일부 단원)
- 임상 적용 사례의 통계 결과 해석 방법에 관한 도움

가상 데이터 목록 (Hypothetical Data Sets)

이 안내서는 가상 데이터를 사용한다. 각 데이터 목록에 포함된 변수는, 이 책에 인용된 여러 연구에서 보고되는, 흔히 사용되는 임상 변수이다. 이 데이터는 사실적이지만, 이러한 실제 데이터 목록에 입력되는 값은 가상의 값이다. 이 책에서 언급되는, "실증 데이터 목록(demonstration data set)", 또는 "가설 반복 실험 연구"와 같은 용어는 가상의 데이터를 나타내는 것이다. 비록 일부 경우에서는 실제 출판된 논문 도표의 데이터를 사용하는 것이 가능하지만, 독립적으로 데이터 정확성을 확인하는 것은 여의치 않다. 그러므로, 가상 환자로부터 얻어낸 결과와 더불어 얻어진 데이터를 가상의 데이터로 보아야 할 것이다. 이러한 실증 데이터 목록은 실제 연구와 아무런 연관이 없으며, 통계 방법론의 이해를 도모하기 위해서만 쓰여질 것이다.

안내 도우미로 사용되는 통계소프트웨어 (Statistical Software as a Primer Companion)

이 책에서 연습하게 되는 많은 계산은 간단히 Microsoft 엑셀 스프레드시트에서 실행될 수 있다. 실제로, 2장에서 6장까지 대부분의 예는 엑셀 스프레드시트에서 외부적으로 실행할 수 있다. 그러나 최선의 결과를 이끌어내기 위해서는, 각 장의 복습 시 실증 데이터 목록을 활용하여 통계소프트웨어를 사용해 봄으로써 보다 복잡한 임상 질문에 답할 수 있도록 해야 할 것이다. 이 안내서에서 소개되는 주요한 개념들은 통계소프트웨어로부터 도출된 통계 결과값을 해석함으로써 가장 효율적으로 학습할 수 있다.

이 책에 첨부된 CD에는 실증 데이터 목록과 Excel을 사용한 단계별 동영상 강의, SPSS 버전 18, 그리고 NCSS 2007 프로그램이 내장되어 있다. 다른 통계소프트웨어도 비슷한 결과를 도출할 것이다. 이 책과 별도로 통계소프트웨어를 선택하고 구매하는 일은 독자의 몫이다.

실습 데이터 목록은 이 책의 온라인 부분에 3가지 형식으로 소개된다.

- 대부분의 통계소프트웨어에 입력될 수 있는 엑셀 스프레드시트의 형식
- NCSS 프로그램에서 즉시 사용될 수 있는 NCSS 데이터 목록의 형식[2]
- SPSS와 PSPP 프로그램에서 즉시 사용될 수 있는 SPSS 데이터 목록의 형식

각 단원과 통계소프트웨어에 적용되는 데이터 목록이 쉽게 사용될 수 있도록 CD의 목차가 정리되어 있다.

통계소프트웨어 선택에 대한 조언 (Suggestions for Obtaining Statistical Software)

무료 통계소프트웨어

현 시점에서는, PSPP라 불리는 여러 프로그램의 종합 버전이 SPSS와 매우 유사한 결과를 제공하는 공개 프로그램이다. 무료 PSPP 프로그램은 PSPP 통계소프트웨어 (무료)[3] (www.gnu.org/software/pspp/get.html)에서 내려받을 수 있다. PC사용자는 MS Windows 환경에서 사용되는 버전을 선택하고, Apple 사용자는 Mac OS X 환경에서 사용될 수 있는 프로그램 버전을 선택하면 된다.

SPSS 절차를 설명하는 동영상 강의의 예는 PSPP에서 데이터를 분석하기 위해 필요한 기초적인 정보를 제공할 것이다. 또한, SPSS를 위한 실증 데이터 목록은 PSPP 프로그램과 바로 호환이 된다. 비록 PSPP가 이 책에서 다루어지는 통계 분석의 대부분을 제공하지만, 항상 그렇지만은 않은 것임을 명심해야 한다.

[2] Ncss 이외의 통계소프트웨어를 사용해 보고자 하는 사용자는 Ncss 체험판을 다운로드 할 수 있고, 선호하는 프로그램 파일 형식의 연습용 데이터들을 전송할 수 있습니다 (파일 → 전송 → 파일 형식 선택).

[3] 말 그대로 이 모든 데이터의 복제와 배포는 어떤 매체에도 저작료없이 전세계적으로 허용됩니다.

체험판 프로그램과 프로그램 구매

짧은 기간 동안만 사용할 수 있는 NCSS와 SPSS의 체험판 내려받기는 무료이지만, 특히 교육 학습 환경에서는, 해당 교육과정 교사가 요청하는 학생과 단체 가격 특별 구매로 오랜 기간 프로그램을 사용할 수 있다.

Microsoft , NCSS, 또는 SPSS에 직접 연락하여 프로그램 취득과 사용에 관한 최선의 방법을 결정하라.

Microsoft Excel (copyright Microsoft Corporation)

- 체험판 다운로드: http://office.microsoft.com/en-us/excel/microsoft-excel-2010-FX101825647.aspx
- 도움: http://technet.microsoft.com/en-us/office/default.aspx

NCSS Statistical Software

- 체험판 다운로드: www.ncss.com
- 전화: 801-546-0554
- 이메일: sales@ncss.com

IBM SPSS Statistics (또는 PASW Statistics)

- 체험판 다운로드: www.spss.com/statistics/
- 전화: 1-312-651-3000
- 이메일: sales@spss.com

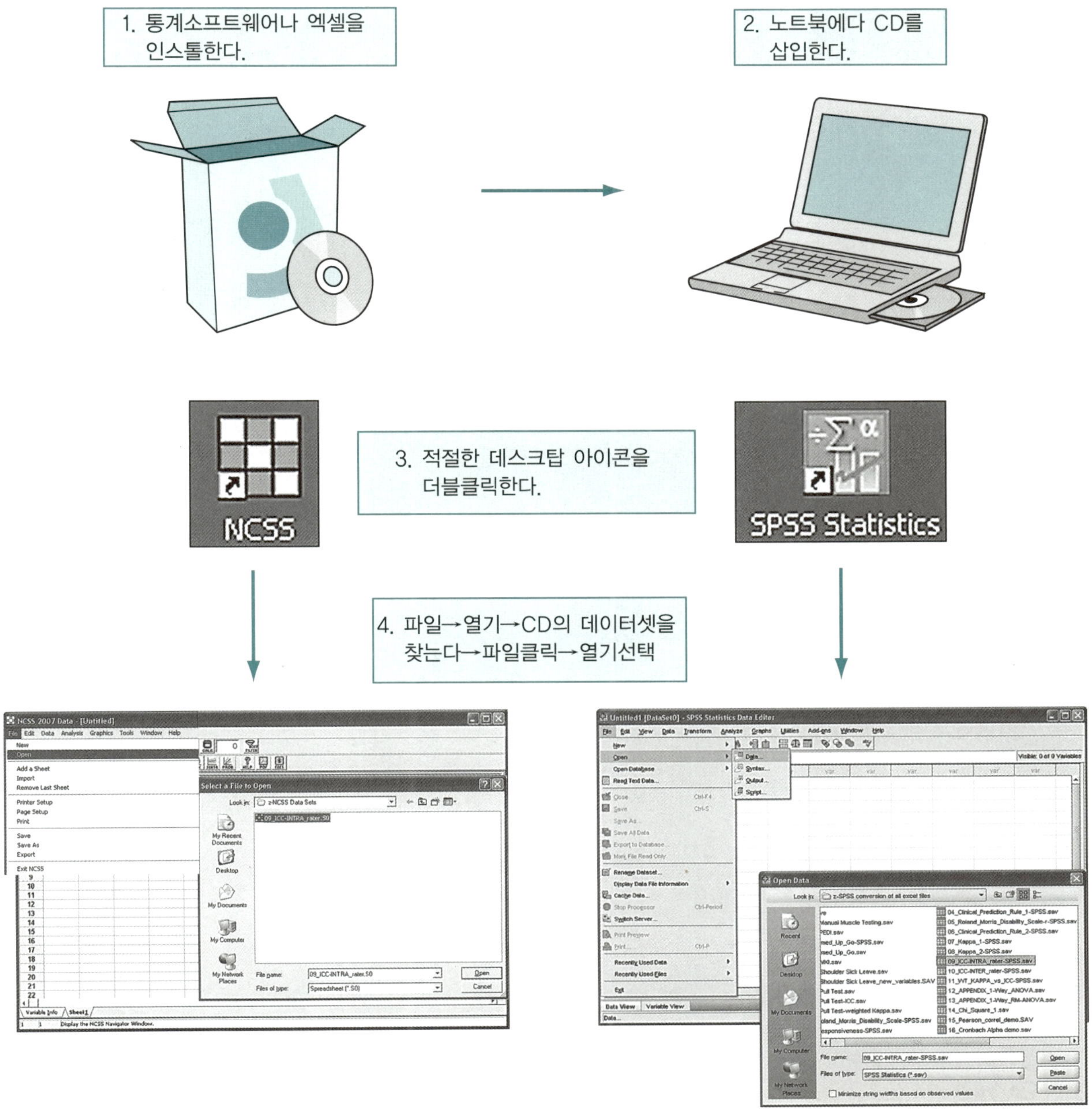

실증 데이터 목록 열기
(Opening Demonstration Data Sets)

일단 컴퓨터에 통계소프트웨어가 설치되면, 이 책에 첨부된 CD를 컴퓨터에 삽입한다(주의: 프로그램은 Apple 컴퓨터와 호환되지 않지만, Parallels와 같은 Apple 프로그램은 대부분의 PC 호환 프로그램 설치를 도울 수 있다). 원하는 아이콘을 클릭하여 통계소프트웨어(Excel, NCSS, SPSS, 또는 PSPP)를 연다. 그리고 다루고자 하는 실증 데이터 목록을 활용한다.

통계소프트웨어 업데이트
(Updates to Statistical Software)

판매되는 통계소프트웨어 패키지는 빈번히 업데이트 된다. 이 책에 포함된 CD의 동영상 강의는, 이 책이 출판된 시기에 시중에 있는 각 통계소프트웨어의 가장 최신 버전에 기반을 두고 만들어졌다. Excel, 프로그램 업데이트는 NCSS, SPSS 사용의 기초 절차에 변화를 줄 수도 있다는 점을 기억하라.

부록에 관해 알아둘 점
(A Note About Appendixes)

여러 단원 말미에는, 기술적인 통계의 세부사항을 다루고, 통계 방법론에 관한 깊은 이해를 도모하는 연습문제가 제공되는 부록이 수록되어 있다. 이 책 본문에 소개되는 임상 적용 통계의 기초가 되는 기본 개념이 부록에 설명되어 있다. 비록 부록을 공부하는 것이 선택적이라 여겨질 수도 있지만, 특히 생물 통계학(biostatistics) 분야에 대해 준비가 부족한 독자들은 그 내용을 반드시 공부할 것을 권하는 바이다.

저자 소개

(About the Author)

Richard P. Di Fabio, PT, PhD는 미네소타 대학(University of Minnesota)의 Physical Medicine and Rehabilitation 단과대학의 교수이다. 그는 American Physical Therapy Association의 Physical Therapy Journal 편집부에서 활동했으며, Journal of Orthopaedic and Sports Physical Therapy의 편집장을 역임했다. 재활과 운동 장애에 관한 그의 연구는 National Institute on Aging과 National Institute for Disability and Rehabilitation Research의 후원을 받았다. Di Fabio 박사는 peer-reviewed 출판물(동종업계 관계자가 검토하고 피드백하는 출판물: 번역자 주)에 관한 광범위한 경력을 갖고 있으며, 뛰어난 과학 저술자에게 주어지는 Golden Pen Award 수상 경력이 있다. 또한 그는 뛰어난 연구로 Rose Award를 수상했고, Aging Studies(노화 연구)를 통해 Fesler-Lampert Chair 도 수상했다. 그 뿐만 아니라, 그는 University of Wisconsin Hospitals and Clinics에서 Physical Therapy Rehabilitation 부서의 수장으로 일하기도 했다. Di Fabio 박사는 작업치료사와 물리치료사는 물론, 재활의학에서 전문으로 활약하는 내과의, 간호사, 그리고 언어 치료사를 포함한 재활 전문가들과 가까이서 일해왔다. 치료사, 교직원, 그리고 건강 관리자로서 그가 가진 경험은, 결과 평가 교육의 새로운 접근방식 개발과 임상 직무 근거를 통합하는 방법에 있어 그에게 독특한 관점을 갖게 한다.

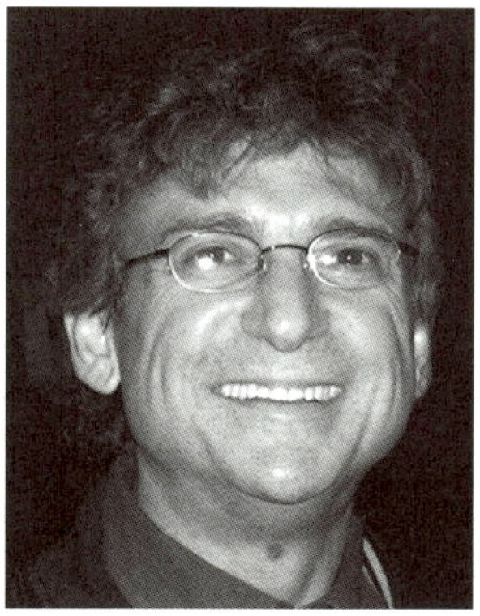

이 책에 영감을 제공한 Rick Di Fabio(1952-2011, 12월 현재)의 배움과 임상 연구에 대한 열정적인 사랑을 기억하며. 그의 학생들과 가족에게 전했던 언행과 지식이 늘 그를 살아 숨쉬게 하리라. 그의 심오한 가르침은 영원히 우리의 삶과 함께할 것이다.

자문 위원

(Consultant)

STEVEN P. GULKUS, PhD
Associate Professor
Arcadia University
Education Department
Glenside, Pennsylvania

검토 위원들

(Reviewers)

CHRISTINE BERG, PhD, OTR/L
Instructor
Washington University
Program in Occupational Therapy
St. Louis, Missouri

M. J. BLASCHAK, PT, PhD
Associate Professor and Program Coordinator
Northern Illinois University
College of Health & Human Sciences
School of Allied Health & Communicative Disorders
Physical Therapy Program
DeKalb, Illinois

LORI BORDENAVE, PT, DPT, MEd
Assistant Chair and Associate Professor
A.T. Still University
Arizona School of Health Sciences
Physical Therapy Program
Mesa, Arizona

KIMBERLY K. CLEARY, PT, PhD
Associate Professor
Eastern Washington University
College of Science, Health & Engineering
Department of Physical Therapy
Spokane, Washington

KEVIN K. CHUI, PT, PhD, GCS
Assistant Professor
Sacred Heart University
College of Education & Health Professions
Department of Physical Therapy
Fairfield, Connecticut

CLIFTON F. FRILOT, PhD, MBA
Assistant Professor
Louisiana State University Health Sciences Center
School of Allied Health Professions
Program in Physical Therapy
Shreveport, Louisiana

JOHN H. HOLLMAN, PT, PhD
Associate Professor of Physical Therapy
Mayo Clinic
Department of Physical Medicine and Rehabilitation
Rochester, Minnesota

BETH M. JONES, PT, DPT, MS, OCS
Assistant Professor
University of New Mexico Health Sciences Center
School of Medicine
Physical Therapy Program
Albuquerque, New Mexico

LISA KENYON, PT, MHS, PCS
Assistant Professor
Arkansas State University
College of Nursing and Health Professions
Department of Physical Therapy
State University, Arizona

JENNIFER MAI, PT, DPT, MHS, NCS
Assistant Professor
Clarke College
Department of Physical Therapy
Dubuque, Iowa

GUY SIMONEAU, PhD, PT
Professor
Marquette University
College of Health Sciences
Department of Physical Therapy
Milwaukee, Wisconsin

BARBARA S. SMITH, PhD, PT
Professor
Wichita State University
College of Health Professions
Department of Physical Therapy
Wichita, Kansas

LAURA K. VOGTLE, PhD, OTR/L, FAOTA
Professor & Director Post Professional Program
University of Alabama at Birmingham
School of Health Professions
Department of Occupational Therapy
Birmingham, Alabama

감사의 글
(Acknowledgments)

이 책을 완성하기 위한 시간과 물적지원을

제공해주신 미네소타 대학에 감사를 드립니다.

또한 이 책의 표지 이미지를 위해 사진촬영 및

설계 전문가인 ***Diana Di Fabio*** *에게도*

감사를 드립니다.

목차
(Contents)

제 1 장

임상 직무가 임상 연구이다

(Clinical Practice Is Clinical Research)

서론 (Introduction)

모든 건강관련 직업에서 근거 중심의 임상 직무 방법을 개발하는 일은 출판된 임상 연구에 기술된 치료에 대한 개념과 그 치료가 어떻게 검사되고 평가되는지에 대한 이해를 요구한다. Law and MacDermid에서는 Evidence-based-practice(EBP)를 응용연구와 임상 직무의 통합을 위한 저력이라고 기술한다. 실습과 연구 통합의 가장 주요한 장애물은 이 두 가지가 서로 분리되었다고 생각하는 것이다. 한편, 임상 직무가 임상 연구를 필요로 한다는 최근의 개념은 치료사의 전통적인 역할을 재정의하게 된다.

"임상 직무가 임상 연구이다"를 뒷받침하는 증거들이 국내의 건강관련 전문직종에서 대두되고 있다. 작업치료와 물리치료는 물론이고, Physical Medicine and Rehabilitation의 가정의학 프로그램을 위한 실습과 인증의 기준에서도, 환자 중심 임상 직무의 개발과 참여를 임상적 치료결과와 연관지었다.

Accreditation Council for Graduate Medical Education(ACGME)의 산하에 있는 Physical Medicine의 가정의학 프로그램들은 다음을 요구한다. "커리큘럼은 어떻게 연구가 행해지고, 평가되고, 환자에게 설명되고, 또한 환자 관리에 적용되는지를 포함하여, 연구의 기본 원칙에 대한 주민들의 지식을 늘려야 한다" (Standard IV B1).

Accreditation Council of Occupational Therapy Education(ACOTE)는 교육과정이 학생들이 다음에 준비되도록 지시한다. "실습 결과의 평가와 평가의 결론 보고를 위한 데이터를 체계적인 방법으로 구성, 수집, 분석할 수 있어야 하고, 결과를 향상시키기 위해 실습을 필요에 따라 보완하고 수정할 수 있어야 한다" (Standard B.5.26).

또한, ACOTE는 학생들에게 다음을 요구한다. "질적인 향상을 위해 현재 시행되고 있는 과정들을 설계할 수 있는 능력을 키우고(예. 결과 연구 분석), 치료의 질을 높이기 위해 필요한 프로그램 변화를 개발하며, 환자 관리에 대한 변화를 지시할 수 있어야 한다" (Standard B.7.8).

Guide to Physical Therapist Practice에서는 다음과 같이 기술한다. "물리치료사는 결과의 데이터 수집과 분석에 관여한다. 이는, 선택된 변수(예. 나이, 성별, 진단, 시행된 중재)와 연관된 치료결과에 대한 체계적인 검토를 하는 것이며, 대내외적 사용을 위한 통계적 보고서를 작성하는 것이다."

임상 치료사들의 치료효과를 검증하고 3자 그룹의 만족을 위한 치료 기준을 마련하기 위해 개발된 American Pyhsical Therapy Association의 평가 기준에도 임상 직무는 임상 연구와 연관되어있다는 관점이 추가적으로 기술되어 있다.

비록 공인된 재활 전문 교육기관과 국내 재활 기관들이 임상 연구를 임상 직무의 한 부분으로 여길 것을 요구하지만, 치료사에게 일상적인 임상 치료과정에서 임상 정보를 체계적으로 분석하는 지침이 부족한 것이 실정이다.

환자 평가: 통계적인 분석을 통한 치료 향상의 잠재력 (Patient Assessments: Potential to Enhance Care Through Statistical Analyses)[a]

[a] 연구 프로젝트에서, 연구를 수행하는 사람들은 프로젝트를 시작하기 전에 적절한 위원회로부터 허락을 얻어야 한다. 후향적 차트 리뷰의 사용을 통한 데이터 수집이 여기에 포함된다.

일상적인 임상 직무 과정을 통해 수집되는 정보는 환자의 평가와 치료 중에 진행되는 변화의 지침을 위해 중요하다. 예를 들면, 임상 환경에서의 환자 평가는, 진단과 심사 방법, 환자 예후의 평가, 그리고 재활 중재에 의해 호전된 환자와 비호전된 환자에 대한 임상 지침 마련을 촉진하게 되었다.

임상 직무 환경에서 임상 연구를 증가시킬 필요성이 있는데, 그것은 넓은 범위의 환자 인구와 그 환자들이 처해 있는 임상 환경 모두가 EBP의 기반을 향상시킬 가능성이 있기 때문이다. 한편, Chen과 Worrall는, 임상 연구와 실습의 통합을 포함하는 높은 단계의 실습을 도모하는 치료사는 "책임의 갈등"에 대해 인지하고 있어야 한다고 경고한다. 책임의 갈등은 임상 연구가 임상 직무와 통합된 부분으로 여겨지지 않을 때 발생하게 되는데, 그 예는 다음과 같다. "치료사는 환자가 최대한의 치료효과와 상태 호전을 목적으로 한다."

임상 연구는 그 환자가 아닌, 미래의 환자들의 상태 호전을 목적으로 하게 된다. 즉, 비록 임상 연구 환자의 의학적 호전을 바라지만, 그것은 2차적인 효과(부차적인 효과)일 뿐, 연구의 1차적인 의도가 아니게 된다.

책임의 대립은 현재 진행중인, 근래의 치료기준의 관점에서 수용될 수 있는, 최선의 실습을 재평가함으로써 회피할 수 있다. 다시 말하자면, 체계적인 평가와 중재란 환자의 상태를 개선시킨다고 여겨지는 치료를 제공하는 것이라고 볼 수 있다. 치료 지침에 대한 통계적 분석의 적용을 통해 향상될 수 있는 다양한 일상적인 재활 치료 실습이 존재한다(**표 1-1**).

표 1-1 일상 실습의 형태는 임상의들에 의해 수행되어지는 통계학적 분석을 통해 향상된다.

일상적인 임상 직무의 형태	이 책에서 연관되는 장
진단의 타당성 결정	3
의미있는 임상적 변화에 대한 설명	4
평가에 대한 응답속도 측정	5
환자평가에 있어서 임상의들 간 합의를 결정	6
임상변수들 간의 관계를 구축	7
예후 및 결과의 예측	8
치료에 대한 '반응자'를 확인	9
시간이 지남에 따라 환자의 변화를 측정	10
임상가이드라인에 대한 평가와 적용	11

대리 결과를 유효화시키기 위한 치료사의 역할
(Role of the Clinician to Validate Surrogate Outcomes)

임상 직무와 임상 연구의 차이가 점차 줄어듦에 따라, 치료사는 대리 결과를 유효화 시키는 중요한 역할을 담당하게 된다. DiCenso 등은 대리 결과를 다음과 같이 묘사한다. "환자의 느낌, 기능, 생존, 등을 직접적으로 잴 수 있는 최종 수단을 대체하는 데 사용될 수 있는 매개체로서의 역할을 수행할 수 있는 결과이다."

재활치료 환경에서 대리 결과는 아래와 같은 경우를 개선시키는 중재를 포함한다.

- 발 디디는 회수를 변화시키는 것이 넘어지는 회수를 줄일 것이라는 가정하에, Protective stepping을 개선
- 어깨 장애의 당연한 요인이 되는 자세의 개선
- 보다 나은 손 움직임이 손의 전반적인 기능을 개선시킨다는 가정하에, Hand ROM을 개선대리 결과의 평가를 기술할 경우, 이러한 매개체의 타당도를 판단하는 것이 매우 중요하다. DiCenso 등은 대리결과(예. 손 움직임)와 목표 결과(예. 손 기능) 사이에 강한 연관성이 있는지를 치료사에게 반문한다. 재활 효과의 평가를 위해 대리 결과를 사용하는 연구를 유효화시키기 위해서는, 대리결과와 목표결과 사이의 일치, 그리고 강한 연관성이 그것의 중요한 단계가 될 것이다.

실습을 향상시키기 위해 통계적인 도구를 찾는 치료사를 위한 지침: 시행(실습)함으로써 EBP를 배운다

실습과 공인 기준을 만족시키기 위해서는, 치료사들로 하여금 임상적인 정보를 분석하고 환자치료와 직접적으로

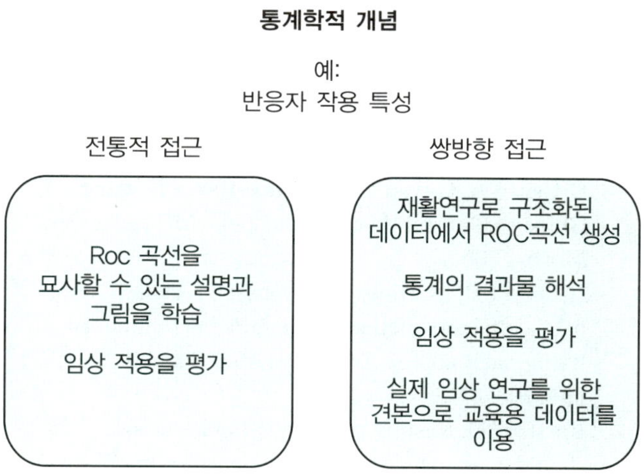

그림 1-1 교육(그리고 학습)의 전통적인 방법과 쌍방향 접근 방법의 비교는 EBP를 뒷받침하기 위한 통계데이터로 적용되어 진다. 반응자 작용곡선은 관심에 대한 통계학적 개념의 예로 사용되어 진다.

연관된 임상적인 질문에 답할 수 있도록 준비가 되어 있어야 한다. EBP를 가르칠 때에는, "통합이란, [분석의] 단계를 실존하는 임상적 문제에 적용하는 것이다." EBP를 가르치는 다음과 같은 방법은 "시행(실습)함으로써 배운다."라는 개념에 기반을 둔다.

통계적인 결과물을 만들어내고 해석하는 것은, 임상 직무에 직접적으로 적용될 수 있는 EBP의 새로운 접근방식이다. 이러한 접근방식은 응용 통계학을 가르쳐왔던 전통적인 접근방식과 차이점을 보이는데, 그것은 학생과 치료사가 정형화된 모형으로 사용될 수 있는 정보 데이터를 학교나 병원에서 사용하여 실제적인 임상 연구를 할 수 있다는 것이다(**그림 1-1**).

요약 (Summary)

임상 직무의 필수적인 구성 요소는 임상 연구이다. 그것은, 임상 직무가 연구의 요소를 필요로 한다는 것이다. 건강 관리를 담당하는 국내의 여러 단체는, 입문 단계 교육으로써 임상 연구와 실습의 통합을 단지 장려할 뿐만 아니라, 심지어 어떤 경우에는 법제화 하고 촉진한다. 실습-연구 통합의 주요한 예는, 임상평가 도구의 품질과 지역 병원에서의 치료결과에 대한 체계적인 평가가 바로 그것이다. 통계적인 분석은 많은 임상적인 질문을 답하기 위해 필요하고, 또한 일상적인 임상 치료와 EBP의 수단을 뒷받침하는 중요한 방법론이다. "시행함으로써 배운다"의 접근방식은, 학생과 재활 치료사가 연구와 실습을 재활 치료사의 역할로 통합하고 강화하도록 도울 것이다.

참고문헌 (References)

1. Law MC, MacDermid J. Evidence-based Rehabilitation: A Guide to Practice, 2nd ed. Thorofare, NJ: Slack, 2008.
2. Segal NA, Wilson Garvan C, Basford JR. Factors influencing involvement in research and career choice: A survey of graduating physical medicine and rehabilitation residents. Arch Phys Med Rehabil 2006; 87:1442-1446.
3. ACGME Program Requirements for Graduate Medical Education in Physical Medicine and Rehabilitation, www.acgme.org/acWebsite/RRC_340/340_prIndex.asp, 2007.
4. Accreditation Council for Occupational Therapy Education. The American Occupational Therapy Association Inc. Standards and interpretive guide-lines, www.aota.org/Educate/Accredit/Standards Review.aspx, 2008.
5. Guide to Physical Therapist Practice: Chapter 1: Who are physical therapists and what do they do? Phys Ther 2001; 81:S31-S121.
6. Guccione AA, Mielenz TJ, DeVellis R, et al. Development and testing of a self-report instrument to measure actions: Outpatient Physical Therapy Improvement in Movement Assessment Log (OPTIMAL). Phys Ther 2005; 85:515-530.
7. Commission on Accreditation in Physical Therapy Education (CAPTE). Evaluative criteria for accreditation of education programs for the preparation of physical therapists, 2007.
8. Bohannon RW. Manual muscle testing: Does it meet the standards of an adequate screening test? Clin Rehabilitation 2005; 19:662-667.
9. Schmitt J, Di Fabio RP. Reliable change and minimum important difference (MID) proportions facilitated group responsiveness comparisons using individual threshold criteria. J Clin Epidemiol 2004; 57:1008-1018.
10. Freeman JA, Hobart JC, Playford ED, et al. Evaluating neurorehabilitation: Lessons from routine data collection. J Neurol Neurosurg Psychiatry 2005;76:723-728.
11. Kay ED, Deutsch A, Wuermser LA. Predicting walking at discharge from inpatient rehabilitation

after a traumatic spinal cord injury. Arch Phys Med Rehabil 2007; 88:745-750.
12. Mazer BL, Korner-Bitensky NA, Sofer S. Predicting ability to drive after stroke. Arch Phys Med Rehabil 1998; 79:743-750.
13. Stineman MG, Ross RN, Granger CV, et al. Predicting the achievement of 6 grades of physical independence from data routinely collected at admission to rehabilitation. Arch Phys Med Rehabil 2003; 84:1647-1656.
14. Flynn T, Fritz J, Whitman J, et al. A clinical prediction rule for classifying patients with low back pain who demonstrate short-term improvement with spinal manipulation. Spine 2002; 27:2835-2843.
15. Kuijpers T, van der Windt DAWM, Boeke AJP, et al. Clinical prediction rules for the prognosis of shoulder pain in general practice. Pain 2006;120:276-285.
16. Wainner RS, Fritz JM, Irrgang JJ, et al. Development of a clinical prediction rule for the diagnosis of carpal tunnel syndrome. Arch Phys Med Rehabil 2005;86:609-618.
17. Chen DT, Worrall BB. Practice-based clinical research and ethical decision making—Part I: Deciding whether to incorporate practice-based research into your clinical practice. Semin Neurol 2006; 26:131-139.
18. DiCenso A, Guyatt G. Evidence-Based Nursing: A Guide to Clinical Practice. St Louis, MO: Elsevier Mosby, 2005.
19. Hilliard MJ, Martinez KM, Janssen I, et al. Lateral balance factors predict future falls in community-living older adults. Arch Phys Med Rehabil 2008; 89:1708-1713.
20. Borstad JD. Resting position variables at the shoulder: evidence to support a posture-impairment association. Phys Ther 2006; 86:549-557.
21. Poole JL, Cordova KJ. Can hand assessments designed for persons with scleroderma be valid for persons with rheumatoid arthritis? J Rheumatology 2005; 33:2278.
22. Del Mar C, Glasziou P, Mayer D. Teaching evidence-based practice. BMJ 2004; 989-990.

제 2 장

임상 직무는 분할표가 필요하다

(Clinical Practice Requires Contingency Tables)

개요

임상 질문 (Clinical Questions)

분할표는 아래와 같은 임상적 질문에 대답할 수 있도록 돕는다.

- 환자 평가를 위해 사용되는 임상 테스트는 진단과 치료를 위한 환자의 분류를 정확하게 결정하는가?
- 기능적 의미가 있기 위해서는 환자는 어느 정도의 변화를 보여주어야 하는가?
- 내 임상 평가는 적절하게 환자의 상태 변화를 확인 하는가?
- 다른 임상의가 동일한 환자를 평가하는 경우는 같은 결론에 도달 하는가?
- 치료는 환자의 치료결과와 연관성이 있는가?
- 환자의 일부 증상을 통해 진단과 예후를 잘 예견할 수 있는가?

서론 (Introduction)

근거 중심의 실습을 뒷받침하는 데이터를 검토할 때에는, 학생과 치료사는 다음과 같은 질문에 답할 수 있는 분할표를 보게 될 것이다.

- 선별된 임상 테스트는 중재 또는 진단을 위해 환자를 분류하는 결정을 정확하게 돕는가? (진단과 평가의 정확성)
- 의미있는 임상적 변화를 보여주기 위해 환자는 얼마나 많은 변화를 보여주어야 하는가?
- 환자에게 어떤 변화가 생겼을 때, 나의 임상평가는 그 변화를 인지할 수 있는가? (민감도)
- 치료사들이 환자들을 평가하면, 그들은 환자 치료를 위한 같은 결과에 도달하는가? (일치도)
- 치료는 환자의 치료결과와 연관이 있는가? (연관성)
- 환자의 일부 증상을 통해 진단과 예후를 잘 예견할 수 있는가?

분할표란 무엇인가? (What Is a Contingency Table?)

분할표는 수를 나타내는 도표이다. 도표는 행과 열의 수로 명명된다. 예를 들면, 2×2 분할표는 행과 열이 각각 2개이고, 3×2 분할표는 행과 열이 각각 3개와 2개이다. 이 책에서는, 2×2 분할표의 각 칸은 A에서 D까지의 규정된 표시가 되어있다(**그림 2-1**). 그림 2-1에서는 칸 A에 5명의 환자, 칸 B에 11명의 환자, 등을 보여주고 있다.

분할표가 임상 직무에 어떻게 적용되는가? (How Does a Contingency Table Relate to Clinical Practice?)

분할표의 내용은 임상 직무의 어떤 요건이 시행되었는가를 나타낸다. 3장에서 8장에 걸쳐 2×2 도표의 임상적 적용이 다루어지고 있다. **표 2-1**에서, 분할표의 크기는 그대로지만, 각 칸의 내용을 나타내는 제목은 그 표의 목적에 따라 달라진다는 점을 주목하라.

진단과 평가의 정확성

예를 들면, 임상 테스트 진단의 정확성이 명시되면, 그것은 정확하게 환자를 치료방식에 따라 분류하고, 또한 정

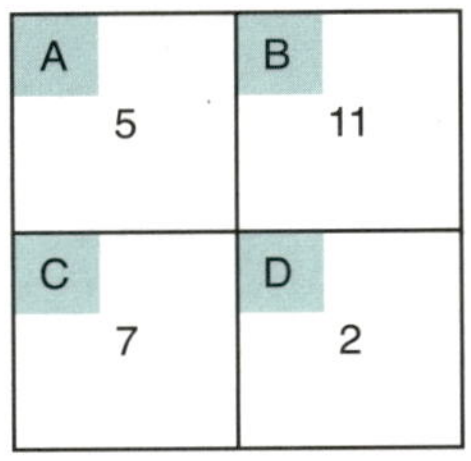

그림 2-1 Cell labels for any 2×2 contingency table
관찰자나 환자의 숫자가 표 안에 어떻게 배치되는지를 보여준다.

확하게 진단을 인지하는가?

표 2-1의 도표의 상위를 가로지르는 수의 표시인 **패널 1** 은 표준 발병 기준에 부합하는 환자의 수를 나타낸다. 도표의 측면은, 예를 들면, 병원에서 사용된 검사에 의해 진단된 다른 환자의 수를 나타낸다. 이를 함께 나타내면, 각 칸은 임상 평가에 대한 특정한 정보를 지니게 된다. A 칸은 질병에 대한 참의 양성 결과를 가진 환자의 수를 보여준다(질병에 대한 표준 기준과 임상 검사 모두에서 양성). B칸은 거짓의 양성 결과를 보여준다(질병에 대한 임상 검사에서 양성, 그러나 표준 기준에서는 음성). C 칸은 거짓의 음성 결과를 보여준다(질병에 대한 임상 검사에서 음성, 그러나 표준 기준에서는 양성). D칸은 참의 음성 결과를 가진 환자 수를 보여준다(관심도에 있어서 표준 기준과 임상 검사 모두에서 음성 환자가 자신은 질병이 없고 비장애로 분류되었다고 생각하는 것).

표 2-1 **각기 다른 임상질문에 답변하기 위한 분할표 형식의 개요.** 신뢰성과 연관성 분할표에서의 추가된 점선칸이나 화살표는 일부 응용 프로그램에서 더 큰 표가 필요할 수 있음을 보여준다.

패널	임상 질문	분할표 형식
1	진단의 정확성	**병리학**의 기준표준을 확인함 임상 테스트 **병리학** 확인 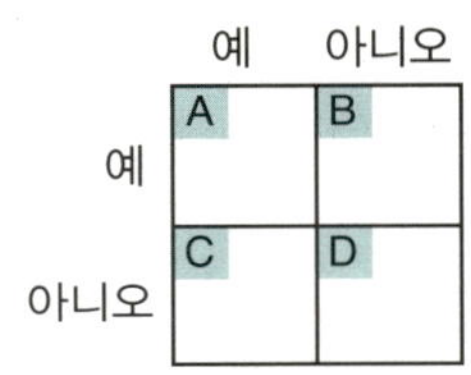
2	유의한 임상적 변화	**개선**의 기준표준을 확인함 임상 테스트 점수 변화가 **개선**을 보여줌 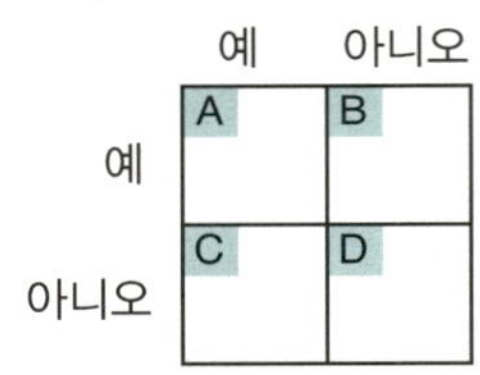
3	일치도	질병**호전**의 기준표준을 확인함 임상 **테스트 1** 점수 변화가 **개선**을 보여줌 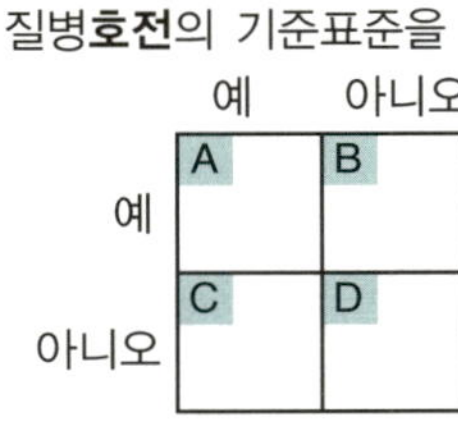 질병**호전**의 기준표준을 확인함 임상 **테스트 2** 점수 변화가 **개선**을 보여줌 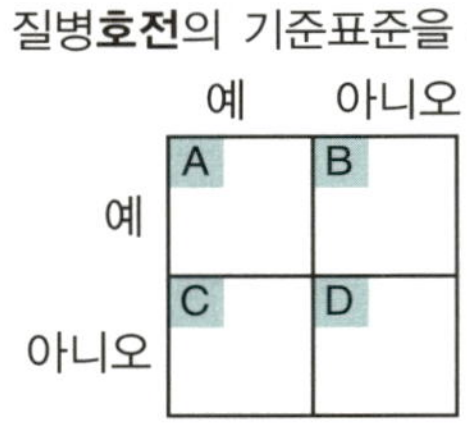

표 2-1 각기 다른 임상질문에 답변하기 위한 분할표 형식의 개요. 신뢰성과 연관성 분할표에서의 추가된 점선칸이나 화살표는 일부 응용 프로그램에서 더 큰 표가 필요할 수 있음을 보여준다.

패널	임상 질문	분할표 형식
4A	평가자간 합의	퇴원을 위한 준비: **치료사 #2** (행: 예 / 아니오) 퇴원을 위한 준비: **치료사 #1** (열: 예 / 아니오) 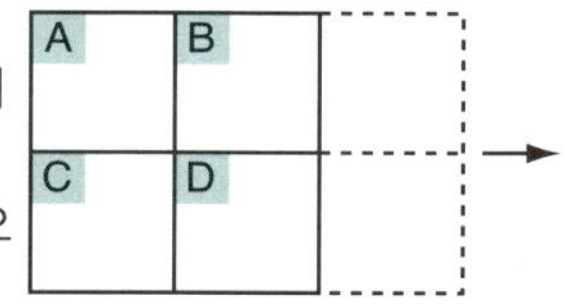
4B	내부측정 합의	퇴원을 위한 준비: **치료사 #1-2차 측정** (행: 예 / 아니오) 퇴원을 위한 준비: **치료사 #1-1차 측정** (열: 예 / 아니오) 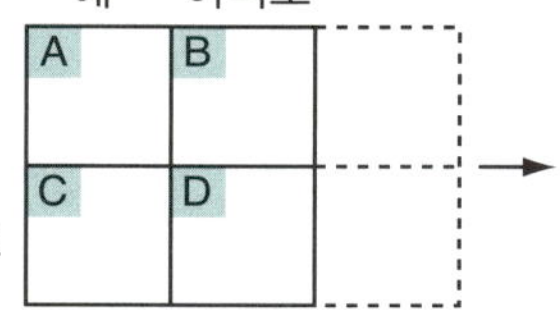
5	연관성	**범주형 변수 #2:** 항우울제 사용 (행: 예 / 아니오) **범주형 변수 #1** (열: 넘어짐 / 안넘어짐) 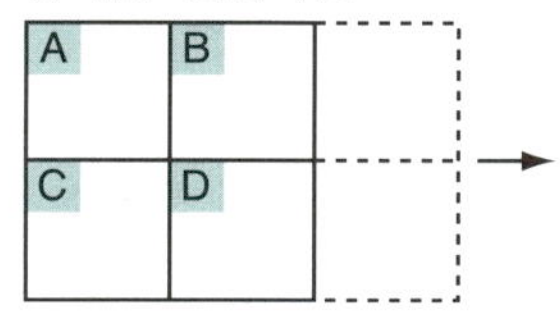
6	예후 예측	환자**증상 또는 특징**이 존재함 (행: 예 / 아니오) **예후**의 기준표준을 확인함 (열: 나쁨 / 좋음) 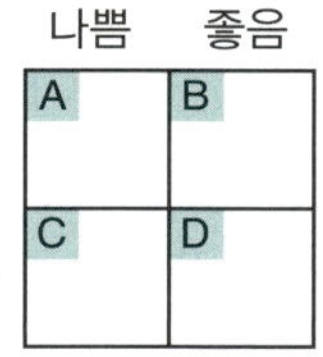

이러한 관계를 쉽게 기억하는 방법은 서로 대각선 위치의 칸을 관찰하는 것이다. A칸과 D칸의 수는 질병에 대한 표준 기준에 부합되는 것이고, B칸과 C칸은 비부합되는 것이다. 비부합 위치에 비해 부합 위치의 환자 수가 상대적으로 많은 것은, 임상 환경에서 참의 결과를 도출하는 것이 유용하다는 것을 나타내는 암시하는 것이다 (예. 병변이 실제로 있는 것과 그렇지 않은 것).

의미있는 임상적 변화

서로 다른 임상적 질문들을 답하기 위해서 2×2 분할표의 내용은 변하게 된다. 만약 진단의 타당도보다 의미있는 임상적 변화와 더욱 관련있는 질문이라면(**표 2-1, 패널 2**;또한 4장 참조), 각 칸의 수는 진단 유효 도표와 무엇인가 다른 것을 나타낸다. 이 경우에는, 도표의 상위를 가로지르는 표준 기준은 개선될 것이라고 판단된 환자의 수를 나타내며, 도표의 측면은, 개선 또는 악화와 관련된 특정 평가 도구에 의해 점수의 변화(초기 평가 – 치료과정 동안의 평가)가 나타난 환자의 수를 보여준다. 여기에서, A칸은 개선에 대한 참의 양성 결과를 가진 환자의 수를 보여준다(표준 기준과 임상 검사 모두에서 양성). B칸은 거짓의 양성 결과를 가진 환자의 수를 보여준다(개선에 대한 임상 검사에서 양성, 그러나 표준 기준에서는 음성). C칸에서는 거짓의 음성 결과를 가진 환자의 수를 보여준다(개선에 대한 임상 검사에서 음성, 그러나 표준 기준에서는 양성). D칸에서는 참의 음성 결과를 가진 환자의 수를 보여준다(관심도에 있어서 표준 기준과 임상 검사 모두에서 음성 환자가 증상이 악화되거나 호전되지 않았다고 생각하는 것).

응답성

"나의 임상적 평가가 환자의 상태에 변화가 생겼을 때 그것을 인지해 낼 수 있는가?" 라는 질문이 대두된다면, 치료사는 가장 응답성이 좋은 임상 평가 도구를 선택하는 것에 관심이 있을 것이다. 이 경우에, 응답성에 대한 분석은, 그것이 치료실에서 사용될 것을 고려하여 각각의 평가 도구에 대한 분할표와 연관되어 있다. 예를 들면, 두 가지 평가 도구를 비교할 경우에는, 응답성에 대한 분석이 두 가지 분할표와 연관될 것이다(**표 2-1**, **패널 3**). 각각의 분할표는 개선 여부를 측정하는데 있어 같은 표준 기준을 사용하고 같은 환자 그룹에 적용된다. 그 이후에 첫 번째 임상검사의 응답성을 두 번째 임상검사의 응답성과 비교한다(5장에 통계적인 계산법과 방법이 자세히 나타나 있다). 핵심을 말하자면, 치료실에서 사용될 것을 고려한 상태에서, 응답성의 분석은 각각의 평가 도구에 대한 의미있는 임상적 변화의 정도를 비교하는 것이다. 일반적으로, 보다 큰 의미있는 변화의 정도를 보여주는 도구가 보다 큰 응답성을 보여준다. 그러나, 이러한 결론을 뒷받침하기 위해서는 여러 통계적 수치가 필요할 수도 있다(5장).

일치도

치료실에서 일관된 결과를 보여주는 평가도구를 사용하는 것은, 같은 환자가 서로 다른 치료사들로부터 평가 받더라도 기능적으로 동일한 그룹으로 분류될 것이라는 확신을 치료사에게 심어 준다(6장). 평가자 간 신뢰성 위한 우발 변수 사용법(**표 2-1**, **패널 4A**, **IntER-Rater**)은, 두 치료사가 같은 환자를 평가하여 퇴원 후 귀가시킬 것에 대한 적합 여부를 결정하는 것을 보여준다. A와 D칸은 두 평가자(치료사) 모두가 퇴원에 동의한 환자의 수를 나타내고, B와 C칸은 평가자 모두가 동의하지 않은 환자의 수를 나타낸다는 것을 주목하라(6장). 만약 질문이, "한 치료사가 같은 환자를 두 번 평가하여 퇴원에 동의하는가?" 로 바뀐다면, 같은 치료사가 양 쪽에 나타나도록 분할표를 수정하고, 그 특정 치료사의 첫 번째와 두 번째 평가에 대한 동의와 비동의 여부의 횟수를 세어준다(**표 2-1**, **패널 4B**, **IntRA-Rater**).

두 단계를 넘어서는 환자 분류가 있는 경우가 있다. 예를 들면, 환자는 경미, 보통, 중증으로 평가될 수 있다. 이러한 경우, 3×3 분할표가 사용된다(**표 2-1**, **패널 4A**, **4B**에 점선으로 표기된 칸과 화살표로 나타낸 확장된 도표). 반면, 환자 분류의 수와는 관계 없이, 분할표는 항상 같은 개수의 행과 열로 균형잡힌 모습이다
(예. 2×2, 3×3, 4×4 등).

연관성

항목별 변수 사이의 관계(예. gender과 sex와 같이 독립되어 특정한 항목을 형성하는 변수)는 환자 치료를 변화시킬 수 있는 특정한 연관성에 대해 인지하기 위해 치료사들이 자주 사용한다(7장). 예를 들면, 만약 넘어지는 빈도(넘어지는 것 vs. 넘어지지 않는 것)와 항우울증 치료제 복용(예 vs. 아니오)사이에 강한 연관성이 있음을 치료사가 인지하고 있었다면, 항우울증 사용을 줄이거나 복용량을 수정하는 것이 이루어졌을 것이다(**표 2-1**, **패널 5**). 이 경우, 분할표는 균형잡히지 않아도 되고, 여러 형태가 될 수 있다(예. 3×2, 4×4, 4×3 등).

예후 예측

환자가 치료를 시작하며 흔히 묻는 질문은, "제가 당신의 치료를 받으면 어떻게 달라질까요?" 라는 질문이다. 임상적 예측모형을 사용하는 것은 치료사로 하여금 이러한 질문에 답할 수 있도록 도와준다. 임상적 예측모형은, 다양한 형태의 예측 방법론을 사용하는 통계적인 방법에 의존한다. 2×2 분할표로부터 유도된 변수 비율은 위험 목록을 제공하게 된다(8장). 즉, 환자가 초기 평가시 특정 증상이 있다면, 그 환자가 치료 후 좋은 결과를 보일 가능성은 어떻게 되는가? 예후를 진단하기 위한 분할표는 단일 차원적이다. 이는, 대부분의 경우에 단 한가지 증상만이 어떤 주어진 시간에 평가될 수 있다는 의미이다(**표 2-1**, **패널 6**). 현실적인 임상 적용에서, 여러 증상의 묶음이 치료 결과를 보다 정확히 예측한다. 8장과 9장에 주어진 시간에 다수의 예측요인을 평가하는 고급 통계학이 다루어진다.

요약 (Summary)

분할표는 치료사들로 하여금 광범위한 중요 임상 질문에 답할 수 있도록 도움을 준다. 분할표로 나타낸 특정 질문이 그 도표의 형식을 결정하게 된다. 앞으로의 단원에서는, 치료사들로 하여금 도표 분석의 결과를 해석하고 적용하도록 하기 위해, 각각의 분할표로부터 유도된 상세한 통계적 절차를 소개할 것이다.

연습 (PRACTICE)

1. 분할표의 윗부분과 가장자리에는 임상질문에 대한 답변을 하기 위한 라벨의 이름이 붙여진다.

	라벨의 윗부분	라벨의 가장자리
a. 측정자간 신뢰도	__________	__________
b. 의미있는 임상적 변화	__________	__________
c. 응답성	__________	__________
d. 연관성	__________	__________
e. 예후의 예측	__________	__________
f. 진단의 정확도	__________	__________

2. 임상시나리오에 분할표 적용하기

임상 시나리오 (Clinical Scenarios)

a. 파킨슨 환자는 보행 재활 프로그램을 시작합니다. 목표는 보행 이동성의 의미있는 기능적 개선을 하는데 필요한 목표의 변화를 결정하는 것입니다.

b. 뇌졸중 환자의 능력을 측정하는 새로운 평가도구를 실행하기 전에, 임상 수퍼바이저는 "OK 드라이브"와 "비 OK 드라이브"의 결론이 환자를 평가하는 치료사들 사이에서 일관성을 갖는지를 결정하길 원한다.

c. 뇌손상을 가진 환자는 초기 평가 시 낮은 운동기능점수를 보인다. 치료사의 목표는 초기 평가의 낮은 운동기능점수가 손상 후 6개월 쯤 좋은 결과 예측자가 되는지를 결정하는 것이다.

d. 다중 평가로 고생하는 환자에 대한 부담이 관심사이다. 목표는 2가지 선택 사항(Oswestry와 Roland-Morris 장애 평가)에서 허리 장애의 가장 좋은 단일 임상 평가를 확인하는 것이다.

e. 어깨 기능부전을 가진 환자를 찾는 치료사들은 충돌증후군 환자를 평가하기 위해 자주 Neer 검사를 사용한다. 일정 시간 동안 Neer 검사를 사용한 후, 치료사는 Neer 검사에서 양성 반응을 보이지 않지만, 다른 임상 평가로 충돌증후군을 보이는 많은 환자들을 찾는다. 단독의 Neer 검사가 정확한 진단적 소견을 보이는지를 결정하기 위해, 여러 문헌을 찾아보길 바란다.

제 3 장

진단과 임상 평가의 정확성

(Diagnostic and Clinical Assessment Accuracy)

임상 질문 (Clinical Question)

환자 평가에 사용되는 임상 검사가 치료와 진단을 위한 환자의 분류를 정확하게 결정하는가?

재활에서 "진단"이란 무엇인가?

(What Is "Diagnosis" in Rehabilitation?)

진단은 표식일 뿐만 아니라, 추론의 과정이다. 진단이라는 용어는, "서로 관계있는 징후와 증상의 모음에 주어지는 이름"의 의미이다. 진단의 절차는, 환자의 장애를 요약하고 그에 따르는 중재 계획의 밑바탕이 되는 임상적 추론 과정을 포함한다.

재활실습은 대부분의 경우에, 환자의 문제를 다루기 위해 고안된 치료 계획에 앞서 환자의 상태를 평가하게 된다. 물리치료나 작업치료의 범주에서, 어떤 이들은 이러한 초기 평가를 "진단"이라고 명명하였다. 물리 치료사가 진단이라는 용어를 쓰는 것은 다소 논란의 여지가 있지만, 내과 전문의가 아닌 저자들도 논문에서 이러한 용어를 사용하는 여러 사례를 찾아볼 수 있다. 예를 들면, "진단"이라는 용어는, 높은 낙상 빈도룰 가진 환자의 분류, 뇌졸중 환자에서 나타나는 움직임 장애의 형태, 그리고 어깨 장애의 요인이 되는 해부학적, 생체역학적 문제점 등을 기술하는 데 널리 쓰이고 있다.

치료사들의 의료행위는 그들이 습득한 교육의 범주에서조차 그 실습을 규제하는 법규의 제한을 받는 것을 명심해야 한다. 효과적인 실습을 위해서는, 그들의 실습 가능 범주 내에서, 최선의 평가 도구를 사용하여 환자의 병변 또는 장애를 정확하게 파악할 수 있어야만 한다. 이러한 목적에 부응하기 위해, 이번 장에서 다룰 핵심 요소는, (1) 정확한 진단을 위한 환자 평가 도구의 용어를 재활 내과 전문의와 치료사가 이해하는 것과 (2) 각각의 치료 환경에서 현재 사용되고 있거나 사용할 예정인 환자 평가 도구의 정확성을 전문 인력이 알아내고 그것의 기초를 제공하는 것이다.

임상 평가의 정확성

(Accuracy of Clinical Assessments)

임상 평가 도구는 환자의 개선 정도의 양을 파악하거나, 환자의 상태를 위험도나 진단 항목으로 분류하기 위해 사용된다. "대상 조건"이란, 치료 방향을 결정하는데 앞서 어떠한 특정 형태의 장애나 병변을 확인하는 것이다. 환자의 기능, 인지 상태, 그리고 삶의 질은 다양한 평가 도구로 점수를 매겨 측정하게 된다. **표 3-1**에 몇 가지 흔한 임상 평가의 예시가 나타나 있다.

평가 도구의 가치는 그것이 지닌 진단 또는 평가의 정확성(타당도)에 의해 결정된다. 우월한 진단 타당도를 가진 도구가 질병이나 장애의 유무를 정확하게 측정한다.[a]

[a] 본 장에서 사용되는 "진단"이라는 용어는 독자들의 자격에 의해 허용되는 직무 범위 내에서만 해석되어야 한다. 즉, 의사의 진단(예, 재활 중재나 기능 손상 측정을 위한 환자 분류)과 물리치료사나 작업치료사들이 사용하는 진단이라는 용어는 동일하지 않다. 진단이라는 용어의 사용은 법적으로 한정된 독자들의 직무 범위를 벗어나서까지 진단 행위를 하도록 권고하는 것으로 해석되지 **않아야** 한다.

표 3-1 임상 결과 평가의 예

평가	임상 측정의 영역	척도	점수 범위	점수가 향상될 때, 기능은
Western Ontario McMaster 골관절염 지수(WOMAC)	통증, 뻣뻣함, 신체 기능	연속척도	0–2400 ㎜*	↓
Roland-Morris 장애 설문	자가 인식 요통 장애	연속척도	0–24 점	↑
Timed Up & Go	가동성		6.4 s–49.6 s	↓
Ashworth 수정 척도	비정상 근육톤	순서척도	0–4++	↓
도수근력검사	근력	순서척도	0–12	↑
Berg 균형 척도	균형과 가동성	순서척도	0–56	↑

*VAS는 여기에서 보고되었지만, Likert-type scale을 포함한 다른 척도 방법들을 이용할 수 있다.
++ 점수 범위는 0–4점이지만, 척도 해결(scale resolution)을 증가시키는 +/– 등급을 포함한다.

진단 타당도를 결정하기 위한 연구 설계 (Research Design to Determine the Diagnostic Validity)

임상 평가 도구의 진단 타당도를 평가하기 위해 설계된 대부분의 연구는 다음과 같은 공통적인 특징을 가진다.

- 2×2 분할표의 사용 (이 장의 그림 3–1을 참조하라.)
- 병변이나 장애의 유무를 판단하기 위한 참고데이터로 쓰이는 표준 기준의 명시
- 장애의 양성 검사와 음성 검사의 경계로 취할 수 있는 임상 평가 점수의 구분점에 대한 명시

모든 임상 평가의 진단 타당도를 결정하기 위해 여러 가지 통계가 사용될 수 있다. 이러한 통계는 치료사를 돕기 위한 것인데, (1) 환자를 진단하고, 선별된 재활 중재를 적용하기 위해 환자를 분류하거나, (2) 근거 중심의 실습을 행하는 것이 목표일 경우, 기술된 데이터를 재검토함으로써 각기 다른 임상 검사의 정확성을 비교하는 것이다. 진단 타당도의 가장 보편적인 척도는 민감도, 특이도, 그리고 양성 또는 음성 공산비율이다.

민감도

양성 결과가 나타나는 모든 환자 수(표준 기준으로 판단)에 대한 목표 장애가 있는 환자 수의 비율(A칸의 표준 기준에 부합하는 임상 검사로 판단)은 임상 검사가 적용되었을 때 장애가 있는 것으로 옳게 판별되는 환자 수의 백분율을 나타낸다. 높은 숫자일수록 보다 나은 민감도를 의미한다. 2×2 분할표의 칸을 참조하면,

$$민감도 = A / A + C \quad \textbf{방정식 3–1}$$

특이도

음성 결과가 나타나는 모든 환자 수(표준 기준으로 판단)에 대한 목표 장애가 없는 환자 수의 비율(D칸의 표준 기준에 부합하는 임상 검사로 판단)은 임상 검사가 적용되었을 때 장애가 없는 것으로 옳게 판별되는 환자 수의 백분율을 나타낸다. 높은 숫자일수록 보다 나은 특이도를 나타낸다. 2×2 분할표의 칸을 참조하면.

$$특이도 = D / B + D \quad \textbf{방정식 3–2}$$

우도비

우도비(likelihood ratios: LRs)이란, 목표 상태가 현존하는 확률을 결정하기 위해 사용되는 통계이다. 양성 LRs(+LRs)는 임상 검사가 병변에 대해 양성을 나타내는 상황이며, 음성 LRs(–LRs)는 임상 검사가 음성일 때, 병변이나 장애의 가능성을 나타낸다. LRs의 크기는 그 적용 상황에 따라 적용된다(이 장의 **표** 3–2에서 다루게 된다). LRs를 해석하는 치료사는 진단 확실성에 대한 정보를 찾고자 하는 것이다. 다시 말하면, 임상 검사를 시행할 때에 치료사는 어느 정도의 확신을 갖고 있어야 하는가?

양성 공산 비율(+LR): 큰 +LRs 값은 양성 검사 결과를 가진 환자가 목표 상태(Target condition)를 갖고 있을 가능성이 크다는 것을 보여주고, 작은 +LRs 값은 진단 확실성을 감소시키고 진단 타당도에 의심의 여지를 부여한다. +LR은 민감도와 다른데, 그 이유는 +LR의 계산이 거짓의 양성 값에 대한 "수정"이 가해지기 때문이다(**방정식 3-3**의 분모를 보라). 또한, +LR은 어떻게 중요한 임상실험이 인구집단에서 대상조건의 기준선을 넘어서는 경우 확실한 진단을 추가하는지 결정하기 위하여 유병율과 함께 사용된다(유병율). 진단 확실성을 결정하기 위해 유병율과 +LR 값을 함께 다루는 것은 계산 도표 부분에서 더 상세히 다루어질 것이다. **방정식 3-4**를 사용하여 유병율을 분할표로부터 추산될 수 있다. 요약하자면, +LR은, 개념적으로, 거짓 양성 비율이 수정된 참의 양성 비율이다.

+ 우도비 = 민감도 / (1−특이도) **방정식 3-3**

보급성 (유병율) (추정값) = A+C / (A+B+C+D) **방정식 3-4**

음성 우도비(−LR): 작은 −LRs 값은 음성 검사 결과를 가진 환자가 목표 상태를 가지지 않을 가능성이 크다는 것을 보여준다. 반대로, 보다 큰 −LRs 값은 진단 확실성을 감소시키고 진단 타당도에 대한 의심의 여지를 부여한다.

음성 LRs는 특이도와 다른데, 그 이유는 핵심이 거짓의 음성 검사 결과에 맞추어져 있기 때문이다. −LRs 값을 해석하는 치료사는 거짓 음성 비율의 상대적 중요성에 관심을 갖고 있기 때문이다. 따라서, −LR은 본질적으로 참의 음성 비율이 수정된 거짓 음성 비율이다. 보다 낮은 −LRs 값이 선호되는데, 그 이유는 그것이 참의 음성 비율(**방정식 3-5**에 나타난 비율의 분모 값)이 거짓의 음성 비율(**방정식 3-5**에 나타난 분자 값)을 압도하는 것을 의미하기 때문이다. 유병율과 −LR을 결합시키는 것은 또한 계산 도표에서 진단 확실성을 평가하기 위해서도 쓰인다(추후에 논의될 것이다).

− 우도비 = (1−민감도)/ 특이도 **방정식 3-5**

LRs의 크기 해석

큰 +LR(>5)와 작은 −LR(≤0.20)은 중요한 방법으로서 진단 확실성을 향상시킨다고 보여진다. 양성이나 음성 LR=1일 경우, 임상 검사는 진단 확실성에 있어서 그 어떤 향상도 보여지지 않는다는 것인데, 그 이유는, 임상 검사의 결과가 병변의 유병율을 넘어서는 부가적인 진단 확실성을 제공하지 않는 것이기 때문이다.

진단 유효 통계를 위한 점추정(Point Estimate) 과 신뢰 구간 (Point Estimate and Confidence Intervals for Diagnostic Validity Statistics)

단일 연구 또는 단일 분할표의 진단 유효 통계를 점 추정치라고 부르는데 그 이유는 진단의 정확성은 어떤 제한된 사례로부터 유도된 단일 측정으로 결정되는 것이기 때문이다[b]. 진단 타당도의 점 추정치는 필요한 검사의 사용 유무에 대한 결정에 오차를 발생시킬 수 있는데, 그 이유는 단일 측정은 실제로는 참인 것보다 좋거나 나쁠 수 있기 때문이다. 신뢰 구간(CI)이라는 개념은 점 추정치의 오차에 어느 정도의 보완을 제공하게 된다. 목표 인원으로부터 표본화된 서로 다른 환자들에게서 무한한 연구가 진행되었다면, 각각의 진단 유효 통계 값의 범위가 다중 연구 반복과 같이 여겨질 수 있다. 이것은, 각각의 반복 연구가, "대상" 질환이라고 진단된 모든 환자의 "전체"에서 각각 다른 환자를 표본화하기 때문에 발생한다. 또한, 진단 유효 연구의 각각 독립된 반복과 연관된 측정 오류가 있는데, 그것은 각각의 반복에 대해 결과를 변화시킬 수 있다. 이러한 이유로 인해, 진단 타당도의 각각의 점 추정치를 둘러싸는 신뢰 구간을 명시하는 것이 중요하다.

신뢰 구간(CI)은 "오류 구간"으로 여겨질 수 있으며, 점 추정치를 둘러싸는 상위 또는 하위 제한(범위)으로 표현될 수 있다. 예를 들면, 0.60에서 0.90의 95% CI와

[b] 본 장에서 사용되는 "진단"이라는 용어는 독자들의 자격에 의해 허용되는 직무 범위 내에서만 해석되어야 한다. 즉, 의사의 진단(예, 재활 중재나 기능 손상 측정을 위한 환자 분류)과 물리치료사나 작업치료사들이 사용하는 진단이라는 용어는 동일하지 않다. 진단이라는 용어의 사용은 법적으로 한정된 독자들의 직무 범위를 벗어나서까지 진단 행위를 하도록 권고하는 것으로 해석되지 않아야 한다.

민감도 = 0.80 이라면, 참의 민감도에 대한 최선의 추정치는 0.80이지만, 민감도에 대한 참의 값은 0.60에서 0.90 사이 어느 곳에도 존재할 수 있는 것이다. 즉, 95% CI는 진단 유효 통계를 위한 타당한 값의 범위를 제공하는 것이다. 이 예에서 CI를 포함하는 점 추정치는 "민감도=0.80 (0.60−0.90)"으로 쓰여진다.

이것이 의미하는 것은, 서로 다른 환자 표본으로부터의 연구의 수 많은 이론적인 반복은, 그 연구들로부터 계산된 CI가 그 시기에 있어서 95%의 통계에 대한 참의 값을 지닌다는 것이다. 만약 CI의 범위가 낮은 값의 민감도, 특이도, +LR, 또는 높은 값의 −LR을 포함한다면, 점 추정치의 참의 값이 형편 없는 진단 타당도를 반영시킬 가능성이 있다. LR에 관한 한, 1을 포함하는 CI는, 비율의 크기에 관계 없이 양성 또는 음성 LR의 중요성을 무효화시키는 것이다. CI를 손으로 계산하는 것은 이 책의 범주를 벗어난다. 그 대신, 독자들은 이 책 뒤에 있는 통합 산출표 CD를 사용해야 한다.

치료사는 어떠한 가치에 보다 높은 우선순위를 부여할 것인지 고심해야 한다. 만약 대상 조건에 대한 오진이 환자의 목숨을 위협할 수 있다면, 보다 낮은 범위의 CI를 진단 검사의 참의 값으로 부여하는 것이 최선의 선택일 것이다. 재활 실습에서는 결정을 하기에 앞서 CI와 밀접한 정밀조사를 필요로 하는 평가의 사례가 있다(예. 뇌졸중 환자의 운전 능력을 인증하는 것). 반면, 환자의 초기 분류에 기초하여 치료 노력이 제공되는 임상 직무의 다른 분야가 존재한다. 만약 치료의 첫 번째 시도가 효과가 없다면, 치료사는 증상 기록을 재검토하여 다른 치료를 시도할 수 있다(Flynn 등 또는 Maluf 등의 예를 참고하라). 이러한 사례에서는 진단 타당도를 위해 치료사가 점 추정치에 주의를 기울일 수 있다.

진단 타당도 평가의 시행
(Demonstration of Diagnostic Validity Assessment)

척추 동맥 검사는 종종 경추의 도수치료나 동작에 앞서 행해지는데, 이것은 치료로부터 부상을 입을 수 있는 환자를 파악하기 위함이다. 환자는 위를 보고 눕고 치료사는 환자의 목을 회전시킨 후 늘려준다. 치료사는 척추 동맥 부전의 징후를 찾는 것이다(예. 무감각, 따끔거림, 시각적 변화). 부전의 그 어떤 징후도 장애의 양성 검사를 나타내며, 척추 동맥 부전이 없는 환자는 음성 검사를 나타낸다. 목의 도수치료와 관련된 부상을 방지하는 검사 도구로서의 경추 동맥 검사의 타당도는 논문에서 논의된 바 있다. 이러한 임상검사의 진단 정확성을 검사하는 방법 중의 하나는 검사 결과를 기준, 또는 "최적"이라 할 수 있는 2×2 분할표의 표준 값과 비교하는 것이다. 척추 동맥 부전의 결과를 문서화하기 위한 초음파 영상의 사용은 하나의 표준 기준으로 사용되어왔다(Richter와 Reinking을 을 참고하라).

위 시행을 위해, 임상 검사와 초음파 영상을 모두 표준 기준으로 삼아 100명의 가상의 환자들이 평가되었다(**그림 3-1**). 이러한 가설 상황에서 척추 동맥 부전 검사를 시행하는 치료사들은 초음파 영상의 결과에 대해 알지 못했다.

첨부된 CD의 진단 타당도 산출표가 사용되어 그림 3-1에 나와 있는 가설의 결과로부터 진단 타당도 통계가 계산되었다. **표 3-2**에 결과가 요약되어 있다. 이러한 시행 데이터의 점 추정치를 포함하는 95% CI는 Simel 등과 Agresti와 Coull의 방정식을 적용하여 계산하였다.

가상의 환자를 통한 척추 동맥 검사 시행의 데이터는 특이도가 높을 때 민감도가 매우 낮다는 것을 보여준다. 이러한 가설의 결과로부터 얻을 수 있는 최초의 소감은 척추 동맥 검사가 동맥 폐쇄를 배제시킬 수 있는 타당한 도구로서의 유용성을 가질 수 있다는 점이다(예. 이것은 89%의 비장애 대상을 정상이라고 표시한다). 반면, 민감도는 믿지 못할 정도로 낮다. 덧붙이자면, 위 가상 연구의 양성 척추 동맥 검사는 폐쇄가 존재함을 나타내는 진단 확실성을 단지 미세하게나마 보여줄 뿐이다(+LR

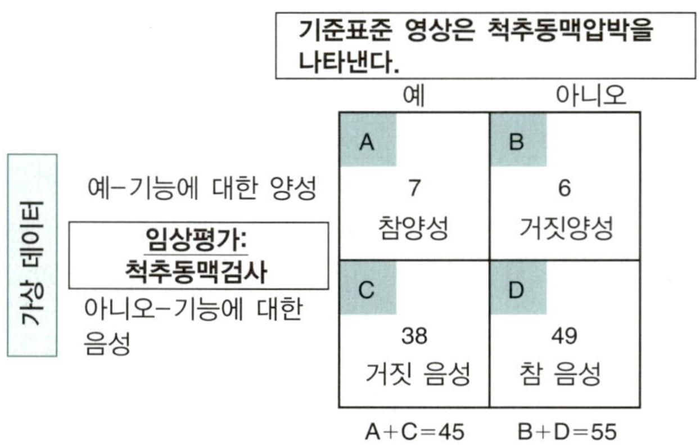

그림 3-1 임상 평가 도구에 대한 가상 데이터를 가진 2×2 분할표는 이분법 결과를 가진다.

<2). 음성 척추 동맥 검사 또한 진단 확실성을 그야말로 미세하게 보여준다(−LR >0.5 그러나 <1.0). LR 모두의 95% CI는 1을 포함하는데, 이것은 이러한 값이 참의 LR이며, 진단 확실성을 보여줄 수 없음을 의미한다.

계산 도표를 사용한 진단의 확실성 계산
(Calculating Diagnostic Certainty Using the Nomogram)

환자가 치료실을 찾을 경우, 그 어떠한 진단을 하기도 전에, 그들이 어떤 특정한 장애를 갖고 있을 가능성은 그 특정 장애의 유병률과 동일하다. 다시 말하면, 초기 평가 전에 이미 환자가 목표 상태를 지닐 가능성이 장애의 유병률과 연관되어 있다는 것이다. 논문의 재검토를 통하여 유병률의 추정치를 자리매김하거나 **방정식 3-4**를 이용한 분할표를 통해 유병률이 추정될 수 있다. 유병률을 일컫는 다른 용어는 "검사 전 확률"이다. 이것은 간단히 말해, 임상 검사를 하기 전에, 정확하게 진단할 확률은, 전체 인구의 장애의 유병률보다 높지 못하다는 것이다.

어떤 상태가 45%의 유병률을 갖는다면, 그것은 100명의 사람 중에서 45명에게 그것이 현존하는 가능성인 것이다. 척추 동맥 폐쇄에 대해 **그림 3-1**에 나와 있는 시행 데이터에는, 가설 유병률은 다음과 같다.

유병률 (추정치) =
A+C / (A+B+C+D) **방정식 3-4**
45 / (7+6+38+39) = 0.45 = 45%

이것이 의미하는 것은, 목 아픔 증상으로 치료실을 찾은 사람은, 목 기능에 대한 그 어떤 초기 평가에 앞서 이미 척추 동맥 폐쇄의 45% 가능성을 지니고 있다는 것이다. 임상 검사를 통해 환자의 기능이 평가된 후, 다음과 같은 질문이 대두된다. 척추 동맥 검사의 시행을 통하여 진단 확실성은 얼마나 향상됐는가?

진단 확실성, 또는 "검사 전 확률"은 검사 결과가 알려진 뒤에 진단 정확성의 향상 정도를 보여준다.

척추 동맥 검사에 대한 다음과 같은 정보를 가정한다.

- 45%의 유병률 (검사 전 확률)
- 1.43의 +LR (**표 3-2** 참조)
- −LR = 0.95 (**표 3-2** 참조)

치료사는 계산도표를 사용하여 검사 후 확률을 추정할 수 있다(**그림 3-2**와 Jaeschke 등과 Deeks와 Altman 참조). +LR 값을 지나는 직선이 검사 전 확률에서 그려지는데, 이것은 대략 50%의 검사 후 확률을 산출하게 된다. 이것은 척추 동맥 폐쇄를 가진 환자를 파악할 수 있는 진단의 확실성이 척추 동맥 검사가 적용된 후 매우 미세하게(50% 정도) 향상됨을 의미한다. 척추 동맥 검사가 음성이라면, 45% 정도의 환자가 실제로 폐쇄가 있음을 계산도표로부터 알 수 있다(**그림 3-2** 참조). 유병률을 넘어서는 유의한 진단 정확성을 향상시키기에는 +LR의

표 3-2 **진단 타당도 통계의 추정치 주변의 95% CIs는 그림 3-1에서 나온 것이다 (계산을 위해 디스크 안에 들어 있는 진단 타당도 산출표 참조).**

진단 타당도 통계의 추정치		95% CI의 하한값	95% CI의 상한값
민감도	0.16	0.08	0.29
특이도	0.89	0.78	0.95
+LR	1.43	0.52	3.94
−LR	0.95	0.81	1.11

비디오 교육 3-1

진단 타당도 통계의 P 산출표

적용:
- 진단 타당도 통계와 해당 신뢰구간을 계산하기 위해 2×2 분할표에서 카운트를 어떻게 계산하는지를 알아본다.

실증 데이터:
- 그림 3-1을 이용할 수 있지만, 다른 2×2 진단 타당도표도 적용할 수 있다.

단계:
1. 디스크를 열고, 본 장을 찾는다.
2. 비디오 교육 3-1: 진단 타당도 통계의 산출표를 선택한다.
3. 진단 타당도 통계가 어떻게 자동적으로 계산되는지를 확인한다.

산출표 이용:
1. P 산출표를 작동한다.
2. 이 엑셀 스프레드시트를 열고, "95% 신뢰구간"으로 명명된 워크시트 탭을 선택한다.
3. 칸 A에서 D에 대한 빈도 카운트로 들어간다.
4. 각 카운트로 들어가면, **95% 신뢰구간**(CIs)이 자동적으로 계산된다.

비디오 교육 3-2

검사 후 확률의 P 산출표

적용:
- 계산도표(모노그램)를 사용하지 않고, 검사 후 확률을 어떻게 계산하는지를 알아본다.

실증 데이터:
- 그림 3-1에서 있는 칸 카운트를 이용하지만, 칸 카운트가 알려진 2×2 진단 분할표를 적용할 수 있다.

단계:
1. 디스크를 열고, 본 장을 찾는다.
2. 비디오 교육 3-2: 검사 후 확률 산출표를 선택한다.
3. 검사 후 확률이 어떻게 자동적으로 계산되는지를 확인한다.

산출표 이용:
1. P 산출표를 작동한다.
2. 이 엑셀 스프레드시트를 열고, "검사 후 확률 산출표"로 명명된 워크시트 탭을 선택한다.
3. 칸 A에서 D에 대한 빈도 카운트로 들어간다.
4. 각 카운트로 들어가면, 검사 후 확률이 자동적으로 계산된다.
5. 계산 도표와 결과를 비교하거나, 검사 후 확률의 수기 계산과 비교한다.

크기는 너무 작고, −LR의 크기는 너무 크다.

요약하자면, 계산도표의 사용은, 유병률의 영향(검사 전 확률)과 진단 정확성(검사 후 확률)에 대한 LR의 크기를 간단히 시각화 할 수 있는 방법을 제공한다. 치료사는, 진단 타당도 통계의 추정치와 함께 그것의 CI와 검사 후 확률을 고려하여 모든 진단 검사의 유용성을 판단해야만 한다. 정해진 치료를 시작해야 하는 재활 치료 영역에서의 검사 후 확률의 크기는 위험도와 그에 수반되는 치료효과에 달려있다. 높은 위험도의 치료 절차는 +LR에 있어서 보다 높은 검사 후 확률을 가져야 할 것이고, 낮은 위험도의 치료 절차는 −LR에 있어서 보다 낮은 검사 후 확률을 가져야 할 것이다. 그림 3-2의 계산도표를 본 후 치료사는 다음과 같은 질문을 해야 할 것이다. "음성 검사의 대략 45% 환자들만이 목표 장애를 지닐 때, 양성 진단 검사는 겨우 50% 정확하다는 것을 알고 있을 때, 어떤 특정한 재활 중재를 시작할만한 정당성이 부여되나요?" 검사 후 확률을 보다 정확히 계산하고자 하는 치료사는 첨부된 CD의 검사 후 확률 산출표를 사용하면 된다. 그 산출표는 Fritz 등이 제공한 방정식에 기초한다.

종합하자면, 만약 이러한 데이터가 실제로 있다면, 결과적으로 척추 동맥 검사를 치료 환경에서 사용할 필요가 없을 것이다.

환자 분류를 결정하기 위한 데이터의 종류와 구분점 (Cut-Point)

(Data Type and Cut-Point for Determining Patient Classification)

진단 결과의 측정이 이분적이라면(장애와 비장애), 2×2 분할표의 환자 분류는 모호하지 않다(**그림 3-1** 참조). 그러나, 결과 평가에 대한 데이터의 종류가 연속적이라면(예. 0%에서 100% 구간의 점수, 또는 초당 보행속도), 장애와 비장애의 경계를 나타내는 구분점의 결정은 각각의 점수에 대한 평가를 필요로 하는데, 이것은 어떤 점수가 환자의 대상조건의 유무를 옳게 구분하는 최선의 경계인지 결정하기 위함이다. 예를 들면, Timed Up & Go (TUG) 검사는 한 지역에 거주하는 노인들의 활동성을 평가하기 위해 치료실에서 보편적으로 사용된다. 이 검사는 환자들로 하여금 의자에서 일어나서 10 feet (약 3m)를 걷고, 방향을 바꿔 시작점으로 돌아와서 다시 앉는 것을 검사하게 된다. TUG시간이 길수록 활동성이 감소되었다는 것을 의미한다. 시간은 연속적인 결과 측정이며 그것은 구분점 또는 양분되어 분류할 수 있는 경계를 필요로 한다(**그림 3-3** 참조). 민감도와 특이도 모두를 최적화시키는 것이 목표라면, TUG와 같은 진행적인 결과 측정에서 가장 최적의 구분점(초(second)에 의해)을 판별하는 방법은 무엇일까?

진단 타당도 연구를 위한 구분점 결정

장애 유무를 판별하기 위해 분할표에서 역치 역할을 하는 구분점의 선택은, 결과의 정확도에 영향을 미치고, 그에 따라 도구의 진단 타당도에도 영향을 미치는 중요한 단계이다. 너무 후한(엄격하지 않은) 구분점은 비 장애 대상자를 장애로 분류할 것이며, 너무 엄격한 구분점은 장애를 가진 대상자를 빠뜨릴 수 있다.

그림 3-3의 예를 보면, A칸은 참의 양성 결과 수를 나타내고(TUG에서 장애가 있다고 분류되었고 넘어지는 대상자), B칸은 거짓의 양성 결과 수를 나타내고(TUG

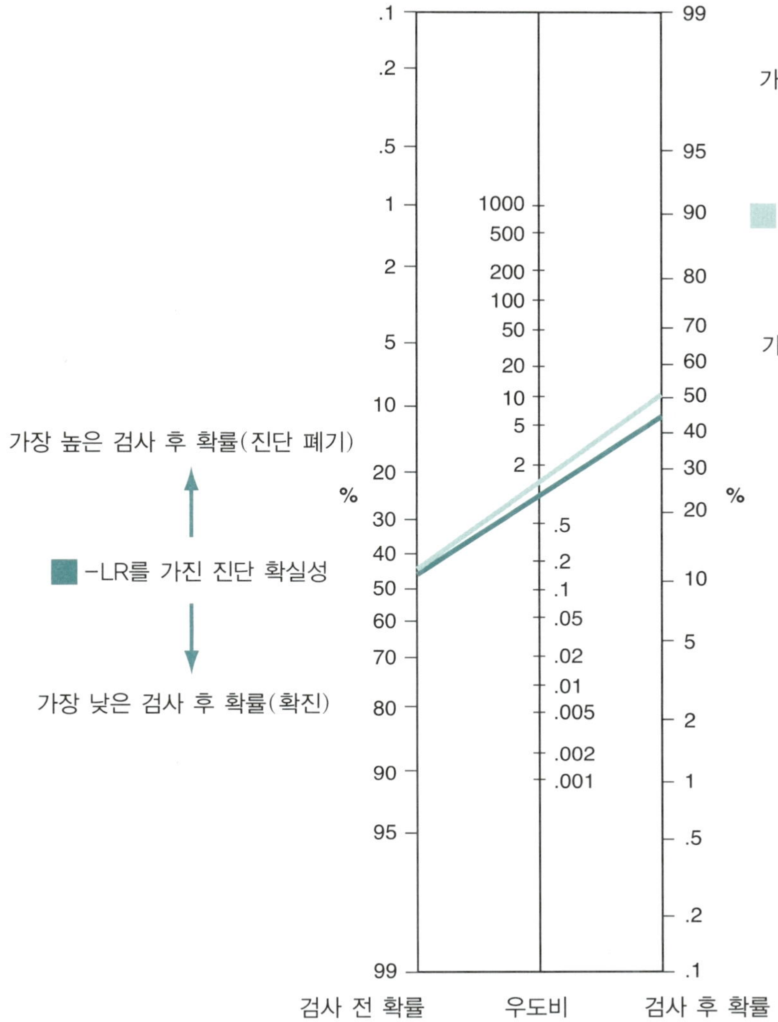

그림 3-2 검사 후 확률의 빠른 계산을 위한 Fagan의 계산 도표. 계산 도표를 가로지르는 선들은 5%의 유병률, +LR = 4.24 및 −LR = 0.98을 가진 척추동맥 검사의 검사 후 확률의 계산을 보여준다 (출처: Fagan TJ. Letter: Nomogram for Bayes's theorem. N Engl J Med 1975;293:257. Copyright © 1975 Massachusetts Medical Society).

에서 장애가 있다고 분류되었지만 넘어지지 않는 대상자), C칸은 거짓의 음성 결과 수를 나타내고(TUG에서 아무런 장애가 없다고 분류되었지만 넘어지는 대상자), D칸은 참의 음성 결과 수를 나타낸다(TUG에서 장애가 없다고 분류되었지만 넘어지지 않는 대상자).

TUG의 최적 구분점을 결정하기 위해 두 가지 방법이 사용될 수 있는데, 'logistic 회귀분석'과 "receiver operating characteristics(ROC)분석"이 그것이다. 이 책에서 보여주는 구분점 결정의 방법은 ROC분석이다. 이 분석은 모든 가능한 구분점에 대해 분할표를 만들어내고 그 각각의 분할표에 대한 참의 양성 결과(민감도)에 대비되

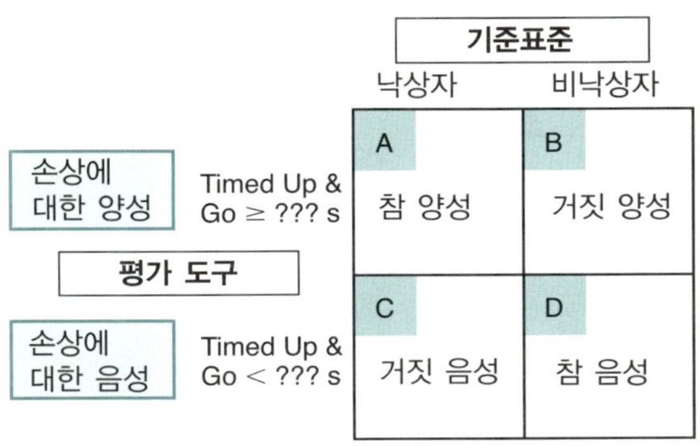

그림 3-3 구분점을 결정하기 위해 Timed Up & Go의 진단 타당도를 결정하는 2×2 진단 분할표

대상자 ID	기준 표준	TUG_초
1	낙상자	9
2	낙상자	23.6
3	낙상자	16.0
4	낙상자	14.9
5	낙상자	8
6	낙상자	12.4
7	낙상자	33.4
8	낙상자	16.1
9	낙상자	14.6
10	낙상자	11
11	낙상자	14.4
12	낙상자	16.6
13	낙상자	22.5
14	낙상자	30.5
15	낙상자	21.3
16	비낙상자	7.6
17	비낙상자	7.3
18	비낙상자	8.3
19	비낙상자	6.4
20	비낙상자	9.8

그림 3-4 TUG 검사에 대한 최상의 구분점을 확인할 수 있는 ROC 곡선을 만들기 위한 가상 데이터(NCSS나 SPSS와 PSPP 프리웨어 확장본에 기입된 "3장-Timed Up & Go"의 데이터 파일 참조). 데이터 목록 부분만 보여주고 있다.

는 거짓 양성 결과(1-특이도)의 곡선을 나타낸다. 여기서의 목표는 어느 특정한 치료 환경 하에서 최적의 구분점을 찾는 것이다.

ROC 곡선을 만들어내는 초기 데이터(처리되지 않은 데이터)의 정리

30명의 가상의 환자에 대한 TUG데이터를 사용한 데이터가 **그림 3-4**에 나와있다. 표준 기준은 넘어진 기록이고, 임상 평가는 초 단위로 측정된 TUG이다.

위 연습 데이터를 통계 소프트웨어로 실행시키면 **표 3-3**의 결과를 출력하게 된다. ROC 결과를 출력하는 절차는, 이 장의 마지막에 소개될 것이며, 첨부된 CD의 "ROC analysis for Diagnostic Validity"라고 표기된 비디오 교육 3-3에도 소개되어 있다.

가상 데이터로부터 ROC 곡선 분석의 해석 (Interpretation of ROC Curve Analysis on Hypothetical Data)

치료사가 해석해야만 하는 ROC 출력의 몇 가지 관점이 있는데, 그것은 각각의 구분점과 연관된 민감도와 특이도에 대한 것과 ROC 구성의 요약으로부터 최적의 구분점을 선택하는 것이다. **그림 3-5**에 민감도와 특이도의 계산이 나타나있다.

표 3-3 **TUG 점수(초)의 NCSS ROC 분석에서 나온 다중 구분점에서 볼 수 있는 산출표를 위한 데이터.** 칸 A, B, C와 D는 그림 3-2에서 기술된 것이다. 최적의 구분점, 민감도, 1-특이도(거짓-양성) 및 특이도는 강조 표시되어 있다. 산출은 NCSS 통계 소프트웨어에서 나온 것이다. SPSS나 PSPP 프리웨어의 유사 산출을 위해 디스크 안에 들어 있는 비디오 교육 3-3: "진단 타당도를 위한 ROC 분석"을 참고하기 바란다.

가상 데이터

ROC 곡선 산출

A	B
C	D

TUG-초 구분값	카운트 A	카운트 B	카운트 C	카운트 D	민감도 A/(A+C)	C/(A+C)	거짓 + B/(B+D)	특이도 D/(B+D)
6.39	15	15	0	0	1.00000	0.00000	1.00000	0.00000
6.75	15	14	0	1	1.00000	0.00000	0.93333	0.06667
7.33	15	13	0	2	1.00000	0.00000	0.86667	0.13333
7.60	15	12	0	3	1.00000	0.00000	0.80000	0.20000
8.00	15	11	0	4	1.00000	0.00000	0.73333	0.26667

8.01	14	11	1	4	0.93333	0.06667	0.73333	0.26667
8.26	14	10	1	5	0.93333	0.06667	0.66667	0.33333
8.27	14	9	1	6	0.93333	0.06667	0.60000	0.40000
8.59	14	8	1	7	0.93333	0.06667	0.53333	0.46667
8.63	14	7	1	8	0.93333	0.06667	0.46667	0.53333
8.71	14	6	1	9	0.93333	0.06667	0.40000	0.60000
9.00	14	5	1	10	0.93333	0.06667	0.33333	0.66667
9.17	13	5	2	10	0.86667	0.13333	0.33333	0.66667
9.77	13	4	2	11	0.86667	0.13333	0.26667	0.73333
11.00	13	3	2	12	0.86667	0.13333	0.20000	0.80000
11.17	12	3	3	12	0.80000	0.20000	0.20000	0.80000
12.38	12	2	3	13	0.80000	0.20000	0.13333	0.86667
14.35	11	2	4	13	0.73333	0.26667	0.13333	0.86667
14.60	10	2	5	13	0.66667	0.33333	0.13333	0.86667
14.93	9	2	6	13	0.60000	0.40000	0.13333	0.86667

비디오 교육 3-3

통계 소프트웨어를 이용하는 진단 타당도의 ROC 분석

적용:
- 모든 구분점(표 3-3 참고)의 수치 ROC 산출을 어떻게 생산하는지를 알아본다. ROC 도면을 어떻게 만드는 지를 알아본다(그림 3-5 참고)

실증 데이터:
- 3장-TUG **SO** (NCSS를 위해)
- 3장-TUG **Sav** (SPSS나 혹은 PSPP 프리웨어를 위해)

단계:
1. 디스크를 열고, 본 장을 찾는다.
2. 비디오 교육 3-3: 적절한 소프트웨어를 이용하는 진단 타당도의 ROC 분석을 선택한다.
3. 분석을 어떻게 운영하는지를 확인한다.

소프트웨어 이용:
1. 여러분의 컴퓨터에 NCSS 소프트웨어나, SPSS나 PSPP 프리웨어가 깔려 있는지를 확인한다.
2. 여러분이 인스톨한 통계 소프트웨어를 위해 적절한 데이터를 이용하여 비디오에 있는 ROC 분석을 운영한다.

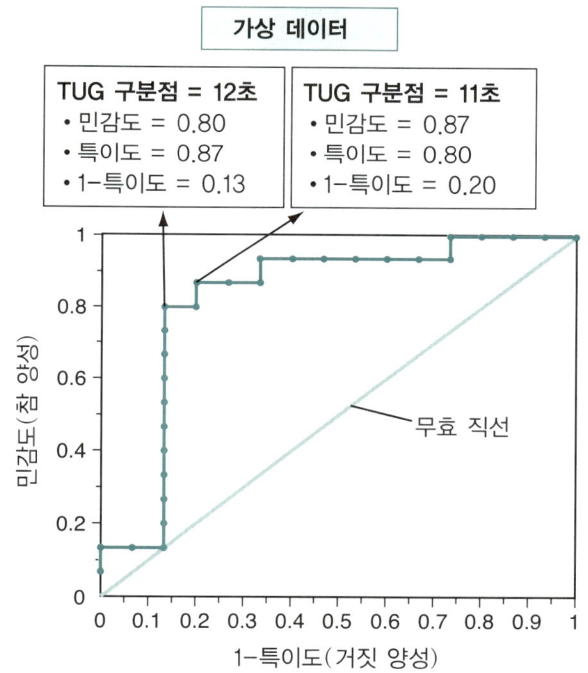

그림 3-5 임상 평가 도구(TUG)에서 발생한 모든 구분점을 위해 참 양성과 거짓 양성의 분포를 보여주는 상자 안의 ROC 도면. 가상 데이터 점수들은 가장 높은 정확성을 기준으로 최적의 구분점을 보여주고 있다(참 양성 결과와 참 음성 결과의 계산). 비디오 교육 3-3: "진단 타당도를 위한 ROC 분석"을 참고한다.

ROC 분석과 연계된 민감도와 특이도

각각의 구분점에서 민감도와 특이도를 보여주기 위해 모든 가능한 구분점이 만들어진다(**표 3-3** 참조). 각각의 행이 서로 다른 2×2 분할표의 데이터를 보여준다는 점을 명시하라. 예를 들면, 12.38~12초의 구분점에서 N=30일 경우(**표 3-3**에 표시된 곳), TUG에 의해 12~15명의 넘어지는 대상자가 바르게 파악되었고(A칸의 대상자 수), 13~15명의 넘어지지 않는 대상자가 옳게 파악되었다(D칸의 대상자 수).

최적 구분점의 선택

ROC 곡선 분석으로부터 최적 구분점을 선택하기 위해 치료사가 사용할 수 있는 두 가지 방법이 있는데, 그것은 양적 방법(quantitative method)과 ROC 곡선에서의 지점 선택이다.

- **최적 구분점 선택을 위한 양적 방법**
  양적 방법을 사용할 때에는, 올바르게 분류된 최대 대상자 수의 구분점을 찾는다(A칸과 D칸의 수를 합하여 참의 양성 결과와 참의 음성 결과 수를 알아낸다). TUG의 가설 데이터에서 바르게 분류된 가장 많은 대상자의 수는 25명이다(30명의 대상자 중에서). 이러한 참의 양성 결과와 참의 음성 결과의 크기는 두 개의 구분점을 보여준다(11초와 12초, **표 3-3** 참조).

최적 구분점 선택 = 최대의
(참의 양성 결과 + 참의 음성 결과) **방정식 3-6**

- **ROC 도면 조사 방법**
  ROC Plot 조사 방법을 사용할 때에는 통계 소프트웨어가 모든 가능한 구분점에서 참의 양성 결과와 거짓 양성 결과에 대한 도면을 만들어낸다(그림 3-5 참조). 이 도면은 1의 단위면적을 가진 상자에 그려지게 된다. 이 상자에는 대각선이 있는데, 그것은 각각 0.5의 동일한 면적으로 상자를 나누게 된다. 이 대각선은 "무효 직선"이라고 불리는데, 그 이유는 이 직선의 위 또는 아래의 점들이 같은 수의 참의 양성과 거짓의 양성 결과, 또는 참의 양성보다 더 많은 거짓의 양성 결과를 의미하는 구분점이기 때문이다(즉, 진단 결정에 쓸모가 없다).

- 가설의 TUG 데이터 목록의 ROC 도면은 이러한 시범을 위한 최적 구분점의 위치에 대한 시각적 실례를 제공한다(그림 3-5 참조). 위 예시의 구분점은 상위 왼쪽 구석을 향하는 곡선을 그리는데, 이것은 상자 안 ROC 곡선 아래의 면적을 무효 직선 아래의 면적보다 훨씬 넓게 만들어 준다. 도면의 가장 먼 상위 왼쪽의 점들이 최적 구분점이 되는데, 그 이유는 그 점들이 가장 낮은 거짓의 양성 비율과 결합된 가장 높은 민감도를 갖기 때문이다. 이러한 가설 데이터 목록의 두 점들이 최적 구분점의 후보임을 ROC 도면은 확정해 주는 것이다(양적 방법을 사용하여 구한 같은 두 점들이 그것이다).

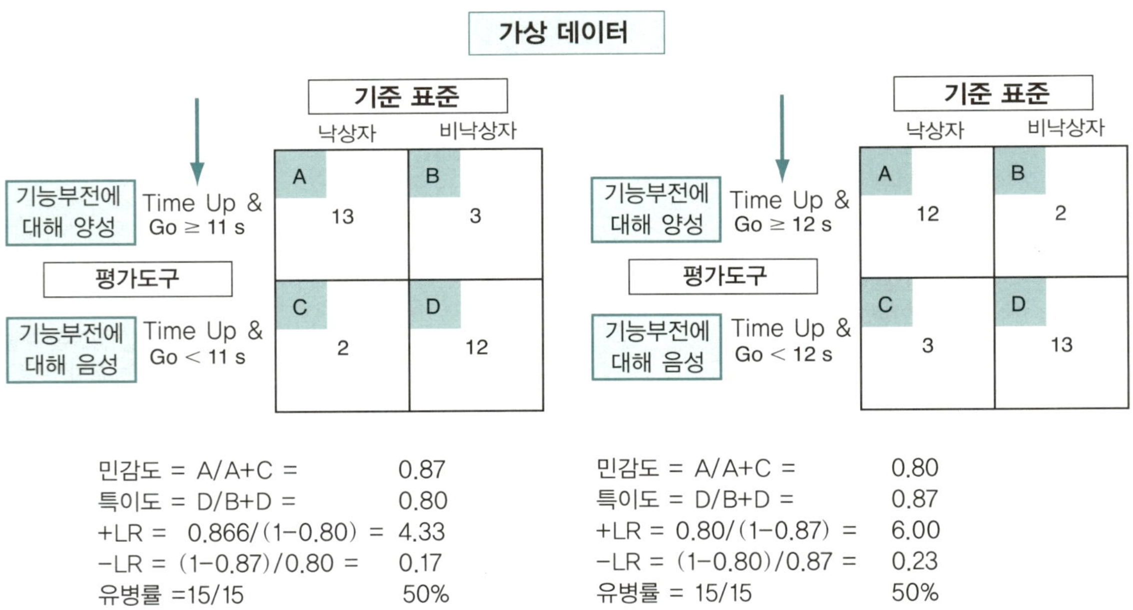

그림 3-6 30명의 가상 환자를 대상으로한 가상 데이터 ROC 분석에서 나온 2개의 다른 구분점(화살표에 의해 강조된)을 기준으로한 분할표 비교.

- 하나 이상의 최적 구분점이 파악되면, 어떤 것을 사용할 것인지에 관한 결정은 임상적 판단과 양성과 음성의 공산 비율에 달려있게 된다. 그림 3-5에서 볼 수 있는 최적 구분점들을 보면, 12초 구분점의 +LR=6은 11초 구분점의 +LR=4.33 보다 크다(그림 3-6 참조). +LR=6은, 5보다 크기 때문에(>5) 기준치 유병률에서의 진단 확실성에 대한 유의한 향상을 가져올 것이다. 반대로, +LR=4.33은, 유병률을 넘어서는, 목표 상태("넘어지는 것")를 파악하기 위한 TUG에 단지 작은 영향만을 미치게 될 것이다. 따라서, 양성 검사 결과의 진단 정확도는 가설 TUG 데이터로부터 얻어진 12초 구분점을 사용함으로써 크게 향상될 것이다.
- 반면, 12초 구분점의 −LR은 11초 구분점보다 크다(좋지 않다)(**그림 3-6** 참조). 12초보다 작은 TUG를 임상검사에서 음성 결과로 사용할 경우, 음성 LR=0.23은 진단 정확도를 단지 "작은" 정도 밖에 향상시키지 못할 것이다. 그러나, 11초보다 적은 TUG(−LR=0.17)는 12초 구분점보다 낮은 검사 후 확률을 변화시키게 되는데 , 이는 거짓 음성 결과에 대한 "적당한" 보호장치가 있는 것이다 (**표 3-2** 참조).

가상 TUG 진단 타당도 분석

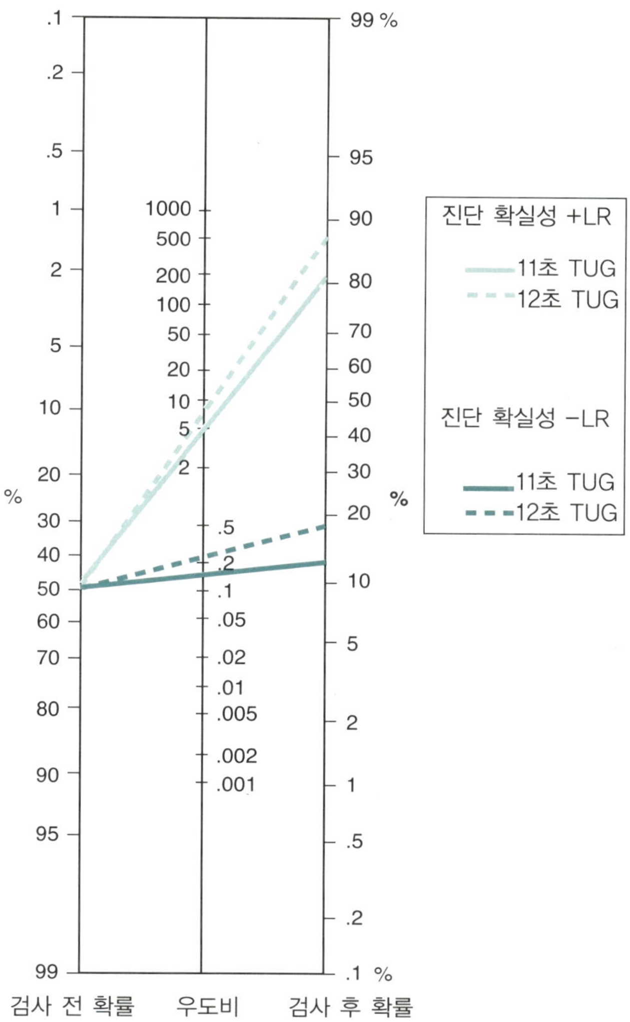

그림 3-7 가상 TUG ROC 분석에 적용된 Fagan 계산도표(출처: Fagan TJ. Letter: Nomogram for Bayes's theorem. N Engl J Med 1975:293:257. Copyright © 1975 Massachusetts Medical Society).

가설 TUG 진단 타당도 분석

여기까지의 ROC에 관한 요약은 계산 도표에 명시되어 있다(**그림 3-7**). 12초의 최적 TUG 구분점이 양성 TUG 검사에 대해 보다 높은 진단 정확도를 제공하고, 11초의 최적 TUG 구분점은 음성 TUG 검사에 대해 보다 높은 진단 정확도를 제공하는 것을 쉽게 볼 수 있다.

환자 개개인의 TUG 검사 결과에 대한 가설 데이터 목록에서, 11초와 12초 구분점의 LR 95% 신뢰 구간이 **표 3-4**에 나타나있다. 그 어느 구분점에 대해서도 숫자 1이 양성 또는 음성의 LR의 구간에 보여지지 않는다는 것을 명심해야 한다. 앞서 강조한 바와 같이, 만약 95% CI 내에 1이 나타나면, 가능한 LR 값이 대상 환자 그룹의 유병률 진단 정확도에 변화를 줄 수 없음을 의미한다.

Gilbert 등은 "어떤 특정 cutoff 값에 대한 선택은 검사 결과가 어떻게 사용될 것인지에 달려있다. 이를테면, 질환 유무를 판별하거나, 대상을 격리, 구분할 경우 등이

표 3-4 가상 TUG 데이터 목록 에서의 12초 구분점을 위한 95% CIs(본 장을 위한 P 산출표를 이용하여 계산함; 95% 신뢰구간 워크시트 참조).

진단 통계	95% CI의 하한값	95% CI의 상한값
11초 TUG 구분점:		
+LR = 4.33	1.54	12.16
−LR = 0.17	0.04	0.62
12초 TUG 구분점:		
+LR = 6.00	1.61	22.34
−LR = 0.23	0.06	0.65

다". 양성과 음성 공산 비율이 모두 고려되어야 한다. **그림 3-5**에 나온 +LR의 비교에 나타나듯이 +LR에 의하면 12초 구분점이 최선의 선택인 것이다. 반면, 비장애인을 잘못 분류하는 것이 큰 문제가 되지 않는 검사에서는 보다 높은 민감도가 필요하다고 임상 판단에서 여겨질 수 있다. 이 경우, 11초 구분점을 사용하는 것은, TUG에서 넘어지지 않는 대상자를 넘어지는 대상자로 잘못 구분하는 결과를 가져오게 되겠지만, 많은 수의 "참의 양성"(A칸 넘어지는 대상자)을 파악하고 치료하여 얻는 장점이 많은 "거짓 양성"(B칸 넘어지지 않는 대상자)을 치료 프로그램에 포함시키는 비용의 단점을 상쇄할 수 있는 가능성이 있다.

"SnNOut"과 "SpPIn" 규칙

일부 저자들은 질환을 판별하거나 진단을 확인하기 위해 "SnNOut" 과 "SpPIn" 규칙을 사용할 것을 추천하는데, 그 논리적 근거는 다음과 같다. "높은 민감도를 갖는 검사는 적은 거짓 음성 결과를 갖게 되므로, 높은 민감도가 효과적으로 질환을 판별할 수 있다("SnNOut"). 높은 특이도를 갖는 검사는 가장 적은 거짓 양성 결과를 갖게 되므로, 효과적으로 진단을 확인할 수 있다("SpPIn")." 이러한 접근의 문제점은, "SnNOut" 과 "SpPIn" 가정이 사실이 되기 위해서는 민감도와 특이도 모두가 매우 높아야 한다는 것이다(약 0.90정도). Fritz와 Wainner는 재활치료 분야에서 민감도와 특이도 모두가 높은 임상 평가 도구를 보는 경우는 드물다고 지적한다. 따라서, 여기에서 권하는 것은, 선택된 구분점의 진단 타당도와 관계된 판단을 제시하기 위해서는 LR을 포함시키는 것이다.

ROC 도면과 분석 개요 (Analysis Synopsis)

ROC 분석은 진행적인 임상 측정치(**표 3-1** 예시 참조)를 양분하기 위해 사용되는데, 이것은 장애에 대한 최적 구분점을 파악하기 위함이다. 이 구분점은 임상 검사의 진단 타당도를 결정하기 위해 사용되는 2×2 분할표의 형식에 들어맞는다. 최선의 구분점은, 참의 양성 결과와 참의 음성 결과의 합한 가장 높은 값을 갖게 된다. 하나 보다 많은 최저 구분점이 존재한다면, 장애가 "있음"을 결정하는 최선의 지점은 대부분의 경우, 가장 큰 +LR을 갖는 지점이 된다. 가장 작은 −LR을 가진 구분점은 대부분의 경우, 장애가 "없음"을 결정하는 최선의 지점이 된다.

임상 검사의 최적 구분점을 지정하는데 있어서 임상 판단은 매우 중요한 요소이다. 장애유무를 판단하기 위해 많은 대상자를 검사할 경우(예시의 넘어지는 위험도), 치료사는 민감도를 높이는 것(특이도는 줄이고)과 "검사 결과 양성이었지만 문제점이 없는 환자들이 득실거리는 것"의 균형을 잘 맞추어야만 한다.

양성과 음성 예측 값 (Positive and Negative Predictive Values)

양성과 음성 예측 값은 진단 정확도를 측정하는 부가적인 통계법이다. 예측 값은 장애가 있거나(양성 예측 값, "PPV"), 없다는(음성 예측 값, "NPV") 절대적인 확률을 나타낸다. 2×2 분할표의 칸을 참조하면,

$$\text{양성 예측값} = \frac{A}{A+B} \qquad \textbf{방정식 3-7}$$

$$\text{음성 예측값} = \frac{D}{C+D} \qquad \textbf{방정식 3-8}$$

양성 예측 값은 임상 검사 결과가 양성일 때 검사 후 확률과 동일하다. 음성 예측 값은 임상 검사 결과가 음성일 때 (1−검사 후 확률)와 동일하다. 예를 들면, **표 3-3**에서 11초 구분점에 대한 PPV와 NPV는 각각,

$$PPV = \frac{A}{A+B} = \frac{13}{13+3} = 0.81$$

$$NPV = \frac{D}{C+D} = \frac{12}{2+12} = 0.86$$

위 예에서의 PPV는, TUG 검사가 모두 16번 동안 양성으로 추정될 때, 13번은 확실한 참의 양의 값을 갖는다는 것을 의미한다. 포괄적으로, 임상 검사에서의 PPV는 양성 결과로 추정될 때(A칸 + B칸), 그 검사가 몇 번이나 참의 양성 결과(A칸)를 판별할 수 있는지를 나타낸다. NPV에 대해서도 같은 방법이 적용된다. 임상 검사에서의 NPV는 음성 결과로 추정될 때(C칸 + D칸), 그 검사가 몇 번이나 참의 음성 결과(D칸)를 판별할 수 있는지를 나타내는 것이다.

반면, PPV와 NPV(그리고 더 나아가서 검사 후 확률)

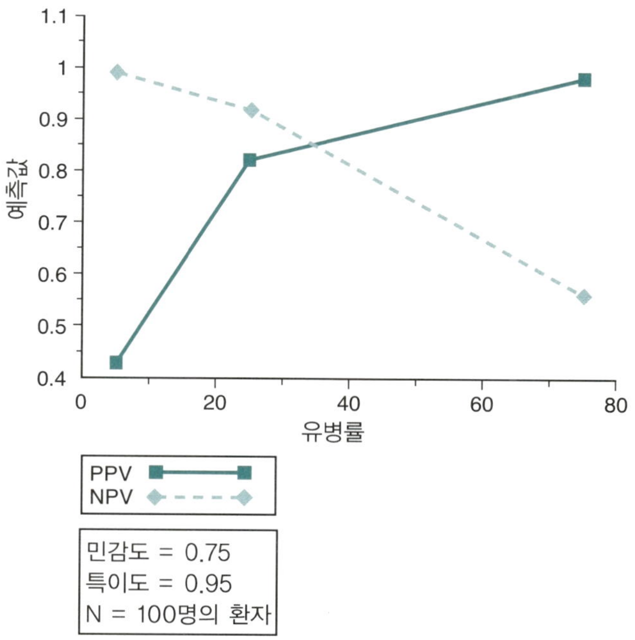

그림 3-8 PPV와 NPV의 예측값에 대한 유병률의 효과 실증. 토의를 위해 교재내용을 참조한다.

은 진단 유효 통계로서 제약을 받는 몇 가지 제한들이 있다. 여러 진단 타당도 연구에서 각각 보고된 대상자 그룹의 유병률과 비슷한 환자들을 치료사가 평가할 때만 PPV와 NPV가 사용되어야 한다. 다시 말하면, 이러한 통계 값은 질병의 유병률에 따라 달라진다(**그림 3-8**과 Fischer 등 참조). **그림 3-8**의 예는 가설 데이터를 사용하여 유병률이 어떻게 PPV와 NPV에 영향을 미치는지 보여준다. 이 예에서, 각각의 상수값은 다음과 같다. 민감도 = 0.75, 특이도 = 0.95, 그리고 N = 환자 100명. 유병률이 증가함에 따라 PPV는 증가하고 NPV는 감소하는 것을 기억하라.

장애의 유병률이 낮을 경우, 상대적으로 비 장애 고객들은 많을 것이고, 이는 상대적으로 많은 수의 거짓 양성 결과(B칸)를 가져올 것이며, 비율에 있어서 분모 값을 증가시키고, 결과적으로 PPV를 감소시키게 된다(**방정식 3-7**). 반면, 장애의 유병률이 높을 경우, 비 장애 고객들은 상대적으로 적을 것이고, 상대적으로 적은 수의 거짓 양성 결과(B칸)를 가져올 것이며, 비율에 있어서 분모 값을 감소시키게 되므로, 결과적으로 PPV를 증가시키게 된다. 이와 같이, 예측 값은 검사의 형태에 따라 변할 뿐만 아니라, 대상자 집단의 질병 유병률에 기반해서도 다변화 한다. 이와는 반대로, LR은 유병률의 영향에 대해 저항을 지닌다. 이에 대한 부가적으로 공부하고자 한다면, Fletcher and Fletcher을 참조하면 된다.

요약 (Summary)

임상 검사의 정확도를 기술하여 평가할 경우, 일반적으로 환자들을 분할표에 분류하게 된다. 임상 검사와 표준 기준이 모두 이분법적으로 되어있다면 (예. "장애" 대 "비장애"), 2×2 분할표를 이용하여 진단 정확도를 직접 계산할 수 있다. 그러나, 임상 검사가 연속형 변수로 되어있다면(예. 걷는 시간), 진행되는 수치를 양분하고, 진단 유효 통계를 위한 최적 구분점의 선택을 도울 수 있도록 ROC 곡선이 통계적인 방법을 제공하게 된다.

평가 도구의 진단 타당도를 설정할 때 고려할 중요한 몇 가지 측정치 (그리고 그것과 관련된 적용 가능한 CI)는 다음과 같다.

- 민감도
- 특이도
- 양성과 음성 LR
- 유병률
- 검사 후 확률(PPV와 NPV도 포함)

치료사는 임상 검사(rule out, rule in, 또는 대상자 검사)를 적용하는 우선 순위를 반드시 설정해야만 하는데, 그 이유는 선택된 구분점이 도구 사용의 의도를 적절하게 반영하기 위함이다.

연습 (PRACTICE)

1. 다음의 각 분할표에 대한 민감도, 특이도, +LR, −LR의 추정치와 95% CIs를 결정한다(노트: 분할표는 환자의 카운트를 나타내는 가상 데이터를 보여준다. 각 칸은 비특이성 기준 표준과 비특이성 임상 검사 결과로부터 나온 환자의 카운트이다).

예제 X

A 9	B 61
C 30	D 22

예제 Y

A 33	B 77
C 12	D 131

예제 Z

A 146	B 39
C 53	D 172

2. 위의 1번 문제로부터, 어떤 분할표가 아래를 가지고 있는가?

   a. 민감도를 찾아내는 최소의 실수
   b. 특이도를 찾아내는 최소의 실수
   c. 양성 손상 소견을 위한 가장 큰 검사 후 확률

3. 1번 문제의 예제 Y에서 비특이성 기능부전에 대한 검사 전 확률과 유병률은 무엇인가?

4. 표 3-3의 데이터를 제공했을 때, 아래의 ROC 곡선에서 어떤 점수가 TUG 검사에 대한 9초의 구분점에 해당되는가?

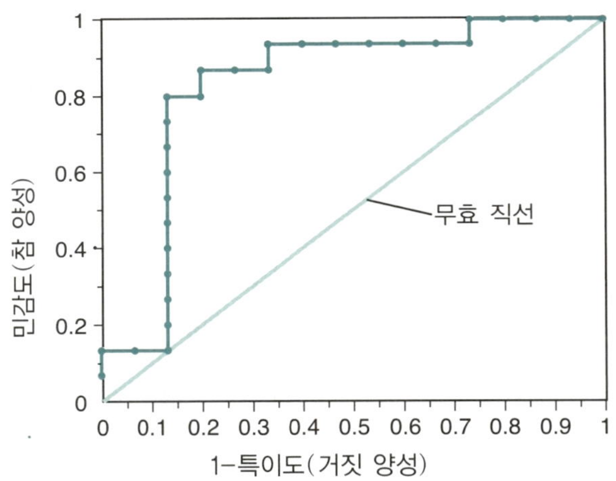

5. 진단 타당도 연구에서 환자의 숫자와 민감도와 특이도가 언제 일정한가? 유병률이 증가할 때 다음의 통계에서 어떤 일이 일어나는가?

   a. PPV
   b. NPV

참고문헌 (References)

1. Norton BJ. Harnessing our collective professional power: diagnosis dialog. Phys Ther 2007; 87:635-638.
2. Sahrmann SA. Diagnosis by the physical therapist—a prerequisite for treatment. A special communication. Phys Ther 1988; 68:1703-1706.
3. Rogers JC, Holm MB. Occupational therapy diagnostic reasoning: a component of clinical reasoning. Am J Occup Ther 1991; 45:1045-1053.
4. Dibble LE, Christensen J, Ballard DJ, et al. Diagno-sis of fall risk in Parkinson disease: an analysis of individual and collective clinical balance test interpretation. Phys Ther 2008; 88:323-332.
5. Scheets PL, Sahrmann SA, Norton BJ. Use of movement system diagnoses in the management of patients with neuromuscular conditions: a multiple-patient case report. Phys Ther 2007; 87:654-669.
6. Schmitt L, Snyder-Mackler L. Role of scapular stabilizers in etiology and treatment of impingement syndrome. J Orthop Sports Phys Ther 1999; 29:31-38.
7. Flynn T, Fritz J, Whitman J, et al. A clinical predic-tion rule for classifying patients with low back pain who demonstrate short-term improvement with spinal manipulation. Spine 2002; 27:2835-2843.
8. Razmjou H, Kramer JF, Yamada R. Intertester reliability of the McKenzie evaluation in assessing patients with mechanical low-back pain. J Orthop Sports Phys Ther 2000; 30:368-389.
9. Shumway-Cook A, Brauer S, Woollacott M. Predicting the probability for falls in community-dwelling older adults using the Timed Up & Go Test. Phys Ther 2000; 80:896-903.
10. Deyle GD, Henderson NE, Matekel RL, et al. Effectiveness of manual physical therapy and exercise in osteoarthritis of the knee: a randomized, controlled trial. Ann of Intern Med 2000; 132:173-181.
11. Ostelo RWJG, deVet HCW, Knola DL, et al. 24-item Roland-Morris Disability Questionnaire was preferred out of six functional status questionnaires for post-lumbar disc surgery. J Clin Epidem 2004; 57:268-276.
12. Blackburn M, van Vliet P, Mockett SP. Reliability of measurements obtained with the Modified Ashworth Scale in the lower extremities of people with stroke. Phys Ther 2002; 82:25-34.
13. Bohannon RW. Manual muscle testing: does it meet the standards of an adequate screening test? Clin Rehabilitation 2005; 19:662-667.
14. Riddle DL, Stratford PW. Interpreting validity indexes for diagnostic tests: an Illustration using the Berg Balance test. Phys Ther 1999; 79:939-948.
15. Jaeschke R, Guyatt GH, Sackett DL. Users' guides to the medical literature, III: how to use an article about a diagnostic test, B: What are the results and will they help me in caring for my patients? JAMA 1994; 271:703-707.
16. Deeks JJ, Altman DG. Diagnostic tests 4: likelihood ratios. BMJ 2004; 329:168-169.
17. Dujardin B, Van den Ende J, Van Gompel A, et al. Likelihood ratios: a real improvement for clinical decision making? European J Clin Epi 1994; 10:29-36.
18. Fischer JE, Bachmann LM, Jaeschke R. A readers' s' guide to the interpretation of diagnostic test properties: clinical example of sepsis. Intensive Care Med 2003; 29:1043-1051.
19. Gilbert R, Logan S, Moyer VA, et al. Assessing diagnostic and screening tests: Part 1. Concepts. Western J Med 2001; 174:405-409.
20. Mazer BL, Korner-Bitensky NA, Sofer S. Predicting ability to drive after stroke. Arch Phys Med Rehabil 1998; 79:743-750.
21. Maluf KS, Sahrmann SA, Van Dillen LR. Use of a classification system to guide nonsurgical management of a patient with chronic low back pain. Phys Ther 2000; 80:1097-1111.
22. Di Fabio RP. Manipulation of the cervical spine: risks and benefits. Phys Ther 1999; 79:50-65.
23. Richter RR, Reinking MF. How does evidence on the diagnostic accuracy of the vertebral artery test influence teaching of the test in a professional physical therapist education program? Phys Ther 2005;85:589-599.
24. Simel DL, Samsa GP, Matchar DB. Likelihood ratios with confidence: sample size estimation for diagnostic test studies. J Clin Epidemiol 1991;44:763-770.
25. Agresti A, Coull B. Approximate is better than 'exact' for interval estimation of binomial proportions. American Statistician 1998; 52:119-126.
26. Fagan TJ. Letter: nomogram for Bayes' s theorem. N Engl J Med 1975; 293:257.
27. Fritz JM, Wainner R. Examining diagnostic tests: an evidence-based perspective. Phys Ther 2001; 81:1546-1564.
28. Podsiadlo D, Richardson S. The timed "Up & Go": a test of basic functional mobility for frail elderly persons. J Am Geriatr Soc 1991; 39:142-148.
29. Zweig MH, Campbell G. Receiver-operating characteristic (ROC) plots: a fundamental evaluation

tool in clinical medicine. Clin Chem 1993; 39:561-577.
30. Sackett DL, Haynes RB, Guyatt GH, et al. Clinical Epidemiology: A Basic Science for Clinical Medicine. Boston, MA: Little, Brown and Co., Inc., 1992.
31. Pewsner D, Battaglia M, Minder C, et al. Ruling a diagnosis in or out with "SpPIn" and ""SnNOut": a note of caution. BMJ 2006; 329:209-213.
32. Bogduk N. Truth in musculoskeletal medicine: truth in diagnosis-validity. Australasian Muskeletal Medicine 1999; May:32-39.
33. Smith JE, Winkler RL, Fryback DG. The first positive: computing positive predictive value at the extremes. Ann Intern Med 2000; 132:804-809.
34. Fletcher RH, Fletcher SW. Clinical Epidemiology: The Essentials. Baltimore, MD: Lippincott Williams & Wilkins, 2005.

제 4 장

유의한 임상 변화 평가

(Assessing Meaningful Clinical Change)

임상 질문 (Clinical Questions)

- **무엇이 "임상적으로 유의한" 변화인가?**
- **환자가 어느 정도 상태의 개선이나 악화를 보여야 기능적으로 유의한 변화인가?**

치료 전후의 환자 평가는 환자의 기능적, 인지적 변화를 치료사로 하여금 판단할 수 있도록 해 준다. 치료사들이 재활치료 현실에서 직면하는 질문은 기능의 어느 정도의 변화가 유의한 변화인가 하는 것이다. 재활 치료 분야에서 쓰이는 임상 평가 도구는, "수치 해석을 위한 변화에 대한 명확한 외부 기준('anchor' 또는 '변화의 GLO BAL 척도' 라고도 한다)이 부족한 경우"가 다반사이다. 예를 들면, Haley와 Fragala-Pinkham은 다음과 같은 질문을 제기한다.

- "무릎 신전으로 추가적인 5kg을 들 수 있다면, 달리 어떤 일을 더 할 수 있는가?"
- 만약 에너지 소비 지표가 1미터를 걸을 때마다 박동이 0.5만큼 증가한다면, 스포츠 활동에 있어서 어떤 의미를 갖는가?"
- 어린이가 PEDI Functional Skills Mobility Scale에서 5점에서 10점 정도 향상됐다는 것은 어떤 의미를 갖는가?"

유의한 임상 변화는 이해의 관점에 따라 다르게 정의된다. 환자의 관점에선, 어떤 변화가 이익을 가져왔다고 여기게 되는, 재활치료 전후의 가장 작은 변화로 정의된다. 치료사의 관점에선, 유의한 임상 변화는 시간 경과에 다른 결과의 최소한의 변화인데, 이것은 "골치아픈 후유증이나 과도한 비용 발생 없이, 환자 관리의 변화를 결정짓는" 최소한의 변화를 의미하는 것이다. Crosby 등은 치료사 입장에서의 유의한 변화는 항상 환자 입장과 일치하지 않음을 지적한다. 유의한 임상 변화를 분석할 때에는, 환자와 치료사 모두의 관점을 고려할 것을 추천한다.

유의한 임상 변화 판단의 접근법

(Approaches to Identifying Meaningful Clinical Change)

유의한 임상 변화(MCC)의 역치를 찾는 치료사들은 각각의 선택된 임상 평가에 대해 최적의 MCC 값을 결정하기 위해 논문을 참조하여야만 한다. 예를 들어서, 고관절 골절로 고통받는 노인 환자가 있다고 하자. 어느 정도의 보행속도 향상이 환자에게 기능적으로 유의한 정도일까? 이러한 임상 질문은 치료의 목표와 관계가 깊다.

논문의 재검토를 통해 Palombaro 등의 연구를 들여다보면, 고관절 골절로부터 회복하는 노인 환자의 보행 속도에 대한 MCC는 0.10m/s였다. 이 연구를 통해 그들의 치료를 뒷받침하고자 하는 치료사들은 0.10m/s가 되도록 보행 속도를 향상시키려는 목표를 세우는 것이 합리적일 것이다. 왜냐하면, 이 값이 MCC를 평가하고, 임상 전문의들로부터 지지를 받을 수 있는 통계적 절차를 통해 파악된 수치이기 때문이다. 따라서, 논문에서 보고된 MCC 역치는 환자에게 유용한 변화를 가져올 수 있는 치료 목표를 세우도록 도움을 줄 것이다. 따라서, 모든 임상 평가에 대한 MCC 역치를 파악하는 일은, 환자의 평가와 치료를 시작하기에 앞서 논문을 재검토하는 것이 필요하다.

이 장의 목적은 MCC를 지정하는 논문과 MCC 역치를 확립하기 위한 통계적 절차를 치료사들이 이해하도록 돕기 위함이다. 논문에서 유의한 변화를 파악하는 두 가지 방법이 있다. 하나는 anchor 방법이고, 다른 하나는 분배 방법이다. **표 4-1**에 각각의 방법과 관련된 용어와 흔히 사용되는 동의어가 정리되어 있다.

Anchor 방법

Anchor 방법은 환자 개선과 악화를 구분함에 있어 외부 기분을 참조한다. Anchor 방법으로부터 유도된 표준 기준에는, 환자 스스로의 변화에 대한 자각 또는 전문의로 구성된 심사단의 판단이 포함된다. 표준 기준은, 이론적으로, 재활의 시작에서 끝까지 환자의 상태 변화에 대한 종합적인 "전범위적인" 변화를 반영하는 것이다.

Anchor 방법을 사용할 때 범하게 되는 흔하면서도 문제가 되는 절차는, 단지 환자 또는 간병인에게 재활치료 과정을 통해 나타나는 상태의 개선여부를 묻는 것이다. 위 경우에서, 임상 평가 도구에 나타나는 변화 값은 환자 또는 치료사가 치료과정을 통해 자각하는 기능적 변화와 비교된다(**그림 4-1**). 이렇게 등급을 매기는 것은, 전범위적 변화의 후향성 등급 매김이다. 왜냐하면, 현재 상태를 재활치료 후 상태와 비교하기 위해서는 치료사와 환자가 초기 평가 시기의 건강 상태를 기억해야만 하기 때문이다.

후향성 전범위적 등급매김은 외부적 기준으로서 치료과정 동안 개선되거나 악화된 환자를 구분하는 역할을 하게 된다. 그러나, 후향성 전범위적 등급 매김을 사용하는 것은 기억 오차가 생기는 이유로 심사숙고의 대상이 되어왔다. 기억 오차는 모든 후향성 전범위적 변화 기준에 존재하는데, 환자 만족도, 전반적인 고통이나 기능 변화의 후향성 등급, 또는 수술 후 회복 정도의 추정치 등이 그것에 포함된다. 각각의 경우, 시간 경과에 따른 변화를 판단하기 위해선 보다 이른 시기로의 기억이 필요하다. 종단 연구에서의 환자 상태 변화를 판단하기에 앞서, 치료사가 교육을 받거나 그들의 환자 치료 경우에 대한 평가를 실습함으로써, 치료사 관점에서의 후향성 등급 타당도가 향상될 수 있다. 그럼에도 불구하고, 저자들은 성공적인 치료를 정의하기 위해 여전히 후향성 전범위적 등급 도구를 기준으로 삼고 있다.

다른 "Anchor" 방법은, 전문 심사단의 합의, 개선 기준에 부합하는 환자 능력 측정값, 그리고 치료사들이 완성한 예후 등급 척도를 포함하기도 한다(Wells 등 참조).

표 4-1 MCC를 기술하기 위해 문헌에서 사용된 용어

용어	약어	같은 의미	약어
의미 있는 임상적 변화	MCC	• 임상적으로 유의한 변화 • 임상적 변화 역치	– –
Anchor 방법 • 최소의 임상적 중요한 차이	MCID	최소의 중요한 차이	MID
분포 방법 • 최소로 감지할 수 있는 변화	MDC	• 최소로 감지할 수 있는 차이 • 신뢰할 수 있는 변화 지수 • 가장 작은 실제 차이	MDD RCI SRD
• 측정의 표준오차	SEM	–	–

Anchor 방법과 분할표

MCC 분할표의 표준 기준은 "Anchor(닻)(어떤 명확한 기준: 역자 주)"가 된다. Anchor 방법의 표준 기준은 이분화 된다(전범위적 변화의 기준은 환자를 개선 또는 악화로 구분한다는 의미이다). 예를 들면, Expanded Disability Status Scale(EDSS)(확장된 장애 상태 척도)는 다발성 경화증 환자들의 기능을 판단할 때 표준 기준으로 사용되었다. EDDS는 뇌기능 장애의 진행과 정도를 재는 기준 척도이다. 치료사는 다음과 같은 8가지 기관의 기능을 평가한다. 피라밋, 소뇌, 뇌줄기, 대뇌, 장과 방광, 감각계, 시각계 등이 그것이다. 8가지 기관의 점수가 더해지며, 0(뇌기능 이상 없음)에서 10(다발성 경화로 인한 사망)까지의 값을 지닌다. EDDS에서 +1 점의 변화는 다발성 경화증 환자의 전범위적 개선을 의미하며, −1 점의 변화는 기능의 악화를 의미한다.

일부 연구 설계에서는, 개선과 악화에 대하여 개별적인 MCC 분석을 하도록 Anchor의 형식을 정한다. 예를 들

1. 환자가 처음 등(back) 질문지를 완성했을 때와
오늘 비교된 이 환자를 당신은 어떻게 말할 것인가?
(당신의 선택에다 "0" 표기를 하시오).

__ 변화 없음
__ 나빠짐
__ 좋아짐

좋아짐		나빠짐
1	아주 적음 거의 같음	1
2	약간 적음	2
3	어느 정도	3
4	중등도	4
5	꽤 많음	5
6	상당히 많음	6
7	아주 많음	7

2. 이런 변화를 당신은 얼마나 중요하다고 말하는가?
(당신의 선택에다 "0" 표기를 하시오).

__ 변화 없음
__ 나빠짐
__ 좋아짐

좋아짐		나빠짐
1	아주 적음 거의 같음	1
2	약간 적음	2
3	어느 정도	3
4	중등도	4
5	꽤 많음	5
6	상당히 많음	6
7	아주 많음	7

환자의 버전은 임상가의 버전과 동일이다. 그러나 "이 환자는"라는 용어는 "당신은"이라는 용어로 대체된다.

그림 4-1 치료사와 환자 모두에 의해 완성된 후향성 전범위 변화 비율의 예제. 환자 점수와 치료사 점수는 진짜 변화의 예측치를 제공하기 위해 평균되고, 기준 표준이 2×2 분할표를 충족시킬 수 있도록 향상된 임의의 정의와 나쁜 임의의 정의에 의해 점수가 이분화된다(출처: Stratford PW, Binkley JM, Riddle DL, Health status measures: strategies and analytic methods for assessing change scores. Phys Ther 1996; 76:1109–1123. 이 자료는 APTA에 저작권이 있고, APTA에 의해 허용된 생산이나 분배가 허용된다).

면, Brach 등은 지역에 거주하는 노인들의 기능적 활동성을 평가하는데 있어서 보행 장애에 대한 자가 보고서를 전범위적 표준 기준으로 사용했다. 그들은 초기와 후속 치료의 MCC를 분석했다. 처음에 그들은 기준점에서 아무런 장애가 없는 대상자들을 파악했다. 후속치료 때, 이 집단의 몇몇 대상자에게서는 장애가 발생했고(활동의 저하), 몇몇은 여전히 장애를 보이지 않았다("안정"). 따라서, 악화된 대상자와 안정적이었던 대상자를 비교할 수 있는 표준 기준이 제시되었다. 이러한 Anchor 형식으로부터 만들어진 MCC는 활동의 저하를 측정하였다.

분석을 계속하며, 그들은 기준점에서 장애를 보고한 대상자를 파악하였다. 후속 치료에서, 이 집단에서의 몇몇 대상자는 보행 능력의 개선을 보고했고, 몇몇은 계속 장애를 보고했다(초기와 후속 치료시에도 보행이 불편했기에 이것은 "안정적"이다). 이러한 분석은 개선을 반영하는 MCC를 계산하도록 가능케 했다. 이러한 방법으로 표준 기준을 사용하는 것은, 다양한 보행 특성의 두 가지 MCC를 만들어냈다. 하나는 개선의 역치를 반영하는 것이었고, 다른 하나는 악화를 반영하는 것이었다. 이 연구에서의 Anchor는 각각의 Anchor 항목에 대한 평균 변화 점수의 비교와 병행되어 사용되었다. Anchor 방법의 이러한 변형은 분할표를 사용하지 않았다. 추가적인 설명을 원한다면 Brach 등을 참조하라.

만약 표준 기준과 짝을 이룬 임상 검사가 진행적인 결과 값을 만들어낸다면, 유의한 임상 변화를 나타내는 최적 구분점 선택을 가능하도록 하기 위한 임상 평가 점수 변화를 양분하는 ROC 분석이 필요하다. 이 방법의 경우가 이 장에서 추후에 소개될 것이다.

MCC 설정을 위한 분할표는 임상 평가 도구의 진단 정확도를 결정하는데 사용되는 분할표와 몇 가지 공통점을 지님과 동시에 몇 가지 중요한 차이점도 지닌다(**그림 4-2**).

공통점

- 분할표는 항상 2×2 행렬이다.
- 두 분할표 모두 각 칸은 환자 수를 보여준다.
- 두 가지 연구 모두에서, 진행적인 결과를 만들어내는 임상 평가 도구의 최적 구분점이 전형적인 ROC 곡선 분석으로 파악 가능하다.

차이점

- 임상적 변화 연구에서 제시하는 표준 기준은 진단 타당도에서의 그것과 "역방향"이다(그림 4-2 참조). 분할표의 첫째 행에서 유의한 임상적 변화의 표준 기준이 "개선"을 의미할 때, 진단 타당도의 표준 기준은 그 행에서 "장애"를 나타내는 것을 기억하라.

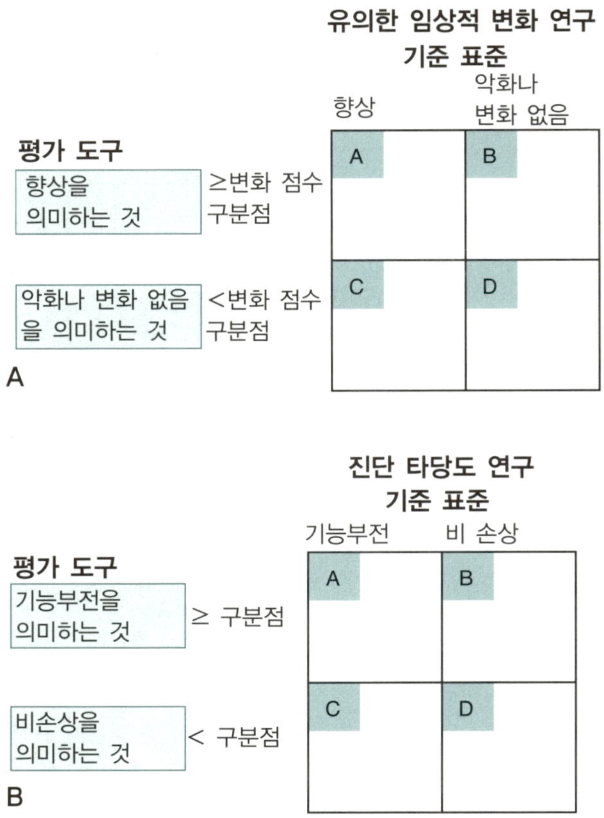

그림 4-2 유의한 임상적 변화(A)에 사용된 분할표와 진단 타당도 연구(B)에 사용된 분할표의 비교. 유의한 변화 분할표의 높은 변화 점수는 임상적 향상을 의미하는 것으로 추정된다.

- 임상 평가 도구의 유의한 임상 변화 점수는 유의한 임상적 변화의 연구에 있어서 주요 과제(예. 초기 평가에서 치료 후 또는 후속 치료까지 발생한 기능의 변화)의 변수로 지정된다. 대부분의 경우, 양수 값의 점수가 개선을 의미하도록 점수 간 뺄셈이 이루어진다(항상 그런 것은 아니다). 따라서, 구분점과 같거나 초과하는 변화 점수는 임상적인 개선을 의미하고, 구분점 아래의 변화 점수는 치료 후 기능 상태의 무변화, 또는 악화를 나타낸다. 진단 타당도 연구는 상태 개선유무를 검사하는 임상 검사에서 점수 변화를 사용하지 않는다.
- 분할표의 참과 거짓 음성 칸은 물론, 참과 거짓 양성 칸 역시, 임상 변화와 진단 타당도 연구에서 각각 다르게 정의된다 (**표 4-2** 참조).

민감도, 특이도, 그리고 ±공산 비율의 계산은 임상 변화와 진단 타당도에서 똑같지만, 이러한 통계값의 해석은 분할표로 야기되는 연구의 종류에 따라 달리 해석된다(**그림 4-2**와 **표 4-2** 참조).

민감도 비교

- 진단 타당도에서 표준 기준으로 판단된 모든 장애 환자들 중 일부 비율은 임상 평가 도구에서도 장애가 있는 것으로 분류된다. 이것은 진단 타당도의 맥락에서 민감도를 의미하는 것이다.
- 표준 기준으로 파악된 모든 임상적 개선 환자들에 있어서 유의한 임상적 변화란, 그 집단의 일부 비율은 임상 평가 도구의 점수 변화에 의해 "개선"으로 분류된다. 이것은 유의한 임상적 변화의 맥락에서 민감도를 의미하는 것이다.

특이도 비교

- 진단 타당도에서 표준기준으로 판단된 모든 비장애 환자들 중 일부 비율은 임상평가 도구에서도 비 장애로 분류된다. 이것은 진단 타당도의 맥락에서 특이도를 의미한다.
- 표준기준으로 파악된 모든 비 개선 환자들에 있어서 유의한 임상적 변화란, 그 집단의 일부 비율은 임상 평가 도구의 점수 변화에 의해 "비 개선"으로 분류된다. 이것은 유의한 임상적 변화의 맥락에서 특이도를 의미하는 것이다.

+공산 비율 비교

- 진단 타당도에 있어서, +공산 비율은, 임상 평가로부터 장애가 있다고 판별된 환자가 실제로도 그 목표 장애가 있는 것이다.
- 유의한 임상적 변화에 있어서, +공산 비율은, 임상 평가의 점수 변화에 의해 "개선"으로 판별된 환자가 표준 기준에 의해서 실제로도 개선되었다고 판별되는 것이다.

−공산 비율 비교

- 진단 타당도에 있어서, −공산 비율은, 임상 검사에서 음성 결과의 환자가 목표 장애를 갖는 가능성이다.
- 유의한 임상적 변화에 있어서, −공산 비율은, 임상 평가의 점수 변화에 의해 "비 개선"으로 판별된 환자가 표준 기준에 의해 실제로는 비개선으로 판별되는 것이다.

결과 수치에서 척도 변화의 방향

논문 검토 시, 결과 수치의 척도를 아는 것과 환자 치료 결과의 높은 점수와 낮은 점수가 의미하는 바를 아는 것이 중요하다. 예를 들면, 6분 보행 검사 동안의 이동 거리를 잴 때, 높은 점수는 보다 좋은 기능을 의미한다. 초기 평가(검사 전)에서 300m를 걷고 2주 동안의 재활치료

표 4-2 유의한 임상적 변화와 진단 타당도 연구에서 이용되는 참과 거짓의 양성과 음성의 정의

분할표 칸	유의한 임상적 변화	연구	진단 타당도	연구
A	임상 향상을 위한 참 양성	기준 표준과 임상 변화 점수 둘 다는 **향상**을 의미한다.	기능부전을 위한 참 양성	기준 표준과 임상 평가는 **기능부전**을 의미한다.
B	임상 향상을 위한 거짓 양성	기준 표준은 향상을 의미하지 않지만, 변화 점수는 향상을 의미한다.	기능부전을 위한 거짓 양성	기준 표준은 손상을 의미하지 않지만, 임상 평가는 기능부전을 의미한다.
C	임상 향상을 위한 거짓 음성	기준 표준은 향상을 의미하지만, 변화 점수는 향상을 의미하지 않는다.	기능부전을 위한 거짓 음성	기준 표준은 손상을 의미하지만, 임상 평가는 기능부전이 의미하지 않는다.
D	임상 향상을 위한 참 음성	기준 표준과 임상 변화 점수 둘 다는 **향상을 의미하지 않는다.**	기능부전을 위한 참 음성	기준 표준과 임상 평가 둘 다는 **기능부전을 의미하지 않는다.**

후 400m를 걸은 환자의 점수 변화는 음의 점수 변화를 갖게 된다.

$$\begin{aligned}\text{점수 변화} &= \text{검사 전} - \text{검사 후}\\ &= 300 - 400\text{m}\\ &= -100\text{m}\end{aligned}$$

6분 보행 검사의 음의 점수 변화는 환자가 기준점에서 퇴원까지 개선되었다는 것을 보여준다.

이와 비교하여, Roland-Morris 장애 설문지의 등급은 0에서 24까지며, 높은 점수는 더 큰 장애도를 의미한다(이 장에서 더욱 상세히 이 척도에 대해 다룰 것이다). 이 예에서, 초기 평가에서 10점을 받고, 치료 후 19점을 받은 환자는 음의 점수 변화를 갖게 된다.

$$\begin{aligned}\text{점수 변화} &= \text{검사 전} - \text{검사 후}\\ &= 10 - 19\\ &= -9\end{aligned}$$

반면, 이 경우에서 음의 점수 변화는 환자의 자각 장애도가 치료 후 악화되었다는 것을 의미한다.

이러한 경우들은 음의(또는 양의) 점수 변화는 결과 변수 척도를 반드시 고려하여 해석되어야 함을 강조한다. 첫 번째 경우의 결과 값에서는 음의 점수 변화가 개선을 의미하는 반면, 두 번째 경우에서는 상태 악화를 의미한다. 따라서, 유의한 변화 연구에서 결과를 해석할 때에는, 음과 양의 점수 변화의 의미가 올바르게 해석될 수 있도록 저자가 어떤 방식에 의해 기준점 점수와 퇴원 점수의 차를 구하는지를 고려해야만 한다.

Anchor 방법의 예

유의한 임상적 변화 분석을 실행하기 위해서 Roland-Morris 척도를 기반으로 가설 데이터 목록이 만들어졌다(**그림 4-3**). 이 척도는 요추 장애와 관련된 자각 장애도를 측정하는 데 널리 사용된다. 환자들은 그들의 현재 상태를 나타내는 질문의 수를 표시하게 된다. 표시된 질문의 수가 장애 점수이다(비 장애를 나타내는 0에서 최대 장애를 나타내는 24까지). **그림 4-4**에 가설 장애 점수를 나타내는 데이터 목록이 나타나있다. 이 예에서 88명의 가상 환자가 초기 평가를 받고 재활치료 후 평가(후속치료)에 뒤따르는 재활 치료 중재를 받게 된다.

MCC 분석의 Anchor 방법에 따르면, 이 예에서의 표준 기준은 다시 일을 할 수 있게 되는 것이다. 문제점에 대한 임상 검사는 Roland-Morris Disability Scale의 점수 변화이다(양의 점수변화가 개선과 같도록 하기 위해 '기준점수-후속치료 후 점수'). 이 예의 점수 변화는 연속성 변수로 여겨진다(변수는 기능의 다양한 수준을 나타내는 많은 값들을 갖는다). 그러한 이유로, 점수 변화를 양분화하기 위해 ROC 곡선 분석이 필요하다. ROC 곡선 분석은 **표 4-3**과 **그림 4-5**의 산출량을 낸다. 올바르게 분류된 가장 많은 대상자 수(참의 양성과 음성 결과를 내기 위해 A + D칸을 더하는 것)의 구분점이 유의한

Roland Morris 장애 설문지

여러분의 허리가 손상을 입었을 때, 여러분은 정상적으로 할 수 있었던 일들이 하기 어려워진다는 것을 알게 될 것이다. 아래 진술들은 허리 통증을 가졌을 때 환자 자신에게 질문하는 내용들이다. 여러분이 아래 진술 항목을 읽을 때, 아래 항목이 여러분에 대한 내용을 담고 있기 때문에, 여러분은 눈에 띄는 몇몇 항목을 발견할 것이다. 여러분께 해당되는 항목이 있다면, 그 진술 앞의 빈 공간에 체크 표시를 한다. 여러분께 해당하는 항목이 없다면, 그 빈 공간을 그대로 남겨두면 되고, 다음 진술 항목을 넘어간다. 명심해야 할 것은 아래 항목이 여러분께 확실히 해당될 때만 체크 표시를 해야 한다.

___ 1. 허리 문제 때문에 대부분의 시간을 집에서 보내고 있다.
___ 2. 허리 불편 때문에 자주 자세를 바꾼다.
___ 3. 허리 때문에 평상시 보다 느리게 걷는다.
___ 4. 허리 때문에, 일을 할 수 없고 집 주위를 걷는다.
___ 5. 허리 때문에, 계단을 올라갈 때 난간을 잡는다.
___ 6. 허리 때문에, 누워서 휴식을 취한다.
___ 7. 허리 때문에, 의자에서 일어날 때 어떤 물체를 잡고 일어난다.
___ 8. 허리 때문에, 다른 사람을 고용하여 나를 돕도록 한다.
___ 9. 허리 때문에, 평상시보다 느리게 옷을 입는다.
___ 10. 허리 때문에, 오래동안 서 있지 못한다.
___ 11. 허리 때문에, 꿇어 앉거나 선 자세에서 무릎을 굽힐할 수 없다.
___ 12. 허리 때문에, 의자에서 일어설 수 없다.
___ 13. 거의 항상 허리 통증을 가지고 있다.
___ 14. 허리 때문에, 침대에서 돌아눕기가 어렵다.
___ 15. 허리 때문에, 식욕이 떨어진다.
___ 16. 허리 때문에, 스타킹이나 양말신기가 어렵다.
___ 17. 허리 때문에, 장거리를 걷지 못한다.
___ 18. 허리 때문에, 바로 누워 잠자기가 어렵다.
___ 19. 허리 때문에, 옷을 입을 때 다른 사람의 도움이 필요하다.
___ 20. 허리 때문에, 하루 중 대부분의 시간을 앉아서 보낸다.
___ 21. 허리 때문에, 집안 일 중 무거운 일을 피한다.
___ 22. 허리 통증 때문에, 평상시 보다 다른 사람에게 짜증이나 화를 자주 낸다.
___ 23. 허리 때문에, 평상시 보다 천천히 계단을 올라간다.
___ 24. 허리 때문에, 대부분의 시간을 침대에서 보낸다.

점수는 체크된 항목의 총 숫자이다. 즉, 최소 0점에서 최대 24점이다.

그림 4-3 Roland Morris 장애 척도(출처: Roland M, Fairbank J. The Roland-Morris 장애 설문지와 the Oswestry 장애 설문지. Spine 2000; 25:3115-3124).

대상자	직장으로 복귀	초기 RM	RM_ 추적	RM_변화
1	아니오	16	18	−2
2	아니오	18	18	0
3	예	20	3	17
4	예	20	17	18
5	아니오	2	18	−16
6	아니오	5	8	−3
7	아니오	20	22	−2
8	아니오	18	23	−5
9	아니오	21	21	0
10	예	23	16	7
11	아니오	20	21	−1
12	예	10	2	8
13	아니오	9	7	2
14	예	23	8	15
15	예	23	8	15
16	아니오	17	19	−2
17	아니오	11	15	−4
18	아니오	12	15	−3
19	아니오	8	10	−2
20	예	20	10	10
21	예	24	15	9
22	예	12	6	6
23	아니오	4	7	−3
24	예	23	12	11
25	아니오	23	23	0
26	예	23	13	10
27	아니오	21	17	4
28	예	21	11	10
29	예	10	2	8

그림 4-4 유의한 임상 변화를 분석하기 위해, 가상 데이터로 ROC 곡선을 그린다. 모든 가상의 환자들은 초기 평가 때 일을 하지 않았다. 88명 중에서 29명만 보여주고 있다. RM은 Roland Morris를 의미한다. 초기 평가, 재활후 추적 평가, 변화된 점수로 데이터를 기입하였다(디스크(DVD) 안에 들어 있는 NCSS, SPSS 혹은 PSPP를 위한 Ch4-Roland Morris 장애 척도 파일을 참고하기 바란다).

임상적 변화를 감지하는 최적의 구분점이 될 것이다. ROC 곡선에서의 그 지점이 바로 MCID이다. 다시 말하면, 초기 평가에서 후속 치료까지의 임상적으로 유의한 최소 변화는 ROC 곡선에서 가장 참인 결과를 판별하는 점수 변화이다.

이 예에서 올바르게 분류된 가장 많은 대상자 수는 Roland-Morris 점수 변화에서 5점으로 나타나는데, 88명 중에서 80명이 올바르게 분류되었다(표 4-3 참조). 초기 평가에서 후속 치료까지 유의한 임상적 변화를 보여주기 위해 Roland Scale에서 환자들이 최소 5점을 변해야 하므로, MCID는 5점이 된다.

예시 데이터에 나타난 장애 변화 점수 5점에 대한 민감도와 특이도는 각각 0.97과 0.87이었다(표 4-3 참조). 이것이 의미하는 바는, 5점의 점수 변화 역치는 다시 일을 할 수 있는 가상 환자를 판별함에 있어 매우 민감도가 높고, 다시 일을 할 수 없는 가상 환자를 분류함에 있어서는 매우 특이도가 높다는 것이다.

+LR은 1(LR에 있어서 의미 없는 값)을 포함하지 않는, 95%의 신뢰구간을 가진 7.22(**표 4-4**)이다. 계산도표가 다시 일을 할 수 있는 검사 후 확률을 결정하는 데

> **비디오 교육 4-1**
>
> **통계 소프트웨어를 이용하여 "유의한 임상 변화"를 결정하는 Anchor 방법**
>
> **적용:**
> - 모든 구분점의 수치 ROC 산출을 어떻게 생산하는지를 알아보고, ROC 곡선을 그린다(그림 4-5 참고).
>
> **실증 데이터:**
> - 4장-Roland Morris 장애 척도. **SO** (NCSS를 위해)
> - 4장-Roland Morris 장애 척도. **Sav** (SPSS나 혹은 PSPP 프리웨어를 위해)
>
> **단계:**
> 1. 디스크를 열고, 본 장을 찾는다.
> 2. 비디오 교육 4-1: 적절한 소프트웨어를 이용하는 Anchor 방법을 선택한다.
> 3. 소프트웨어를 이용하여 분석을 어떻게 운영하는지를 확인한다.
>
> **소프트웨어 이용:**
> 1. 여러분의 컴퓨터에 NCSS 소프트웨어나, SPSS나 PSPP 프리웨어가 깔려 있는지를 확인한다.
> 2. 여러분이 인스톨한 통계 소프트웨어를 위해 적절한 데이터를 이용하여 비디오에 있는 분석을 운영한다.

사용될 수 있다. 필수적인 통계값은 다음과 같다.

유병률 = 41%
+LR = 7.22
−LR = 0.03

위 값이 **그림 4-6**의 계산도표에 입력된다.

요약하자면, 이 예에서 환자가 +5의 Roland-Morris 점수 변화를 갖는 환자가 다시 일을 할 수 있다는 것에 대해 치료사는 85%의 확신을 가질 수 있다는 것이다. 0.03의 −LR(이번에도 1이 없는 신뢰구간)은 +LR에서의 결과를 보완한다. 이 경우에서의 −LR은, 다시 일을 할 수 있는 가상 환자가 Roland-Morris 점수에서 장애 점수의 변화가 5점보다 적지 않을 것임을 시사한다.

Anchor 방법의 ROC 곡선 분석 해석 (Interpretation of ROC Curve Analysis for the Anchor Method)

5점의 Roland-Morris Disability 최적 점수 변화 분할표 데이터가 차후의 분석을 위해 2×2 분할표에 표기되어 있다(**그림 4-7**). 이 분할표의 구분점(5점의 장애 점수)이 MCID가 된다. **그림 4-7**의 그림은 다음을 알려준다.

- 5점 이상으로 장애 점수가 개선된 35명의 환자가 다시 일을 할 수 있게 되었다 (A칸—참의 양성).
- 최소 5점의 장애 점수가 개선되지 못한 45명의 환자는 다시 일을 하지 못했다 (D칸—참의 음성).
- 7명의 환자가 5점의 점수 변화 역치 점수였지만, 다시 일을 하지 못했다 (B칸 —거짓의 양성).
- 1명의 환자가 개선 역치 점수에 도달하지 못했지만 다시 일을 할 수 있게 되었다 (C칸—거짓의 음성).

위 분석의 MCID는 Anchor 설계에 따라 달리 해석된다. 이 경우, Anchor는 다시 일을 할 수 있는지의 여부이다. 이것이 의미하는 바는, 초기 평가에서 후속 치료까지 5점 이상을 개선하는 환자는 유의한 양의 변화가 있다는 것이고, 5점보다 낮은 개선을 보이는 환자는 변화 없음 또는 악화로 분류된다는 것이다.

표 4-3 **Roland Morris 변화 점수의 ROC 분석으로부터 얻어진 다중 구분점의 분할표에 대한 NCSS 데이터**

가상 데이터

A	B
C	D

RM-변화 점수 구분점

				거짓양성	특이도		민감도	
수치	A	B	C	D	A/(A+C)	C/(A+C)	B/(B+D)	D/(B+D)
-3.00	36	41	0	11	1.00000	0.00000	0.78846	0.21154
-2.00	36	34	0	18	1.00000	0.00000	0.65385	0.34615
-1.00	36	28	0	24	1.00000	0.00000	0.53846	0.46154
0.00	36	24	0	28	1.00000	0.00000	0.46154	0.53846
1.00	36	18	0	34	1.00000	0.00000	0.34615	0.65385
2.00	36	17	0	35	1.00000	0.00000	0.32692	0.67308
3.00	35	13	1	39	0.97222	0.02778	0.25000	0.75000
4.00	35	12	1	40	0.97222	0.02778	0.23077	0.76923
5.00	35	7	1	45	0.97222	0.02778	0.13462	0.86538
6.00	31	6	5	46	0.86111	0.13889	0.11538	0.88462
7.00	28	2	8	50	0.77778	0.22222	0.03846	0.96154
8.00	22	1	14	51	0.61111	0.38889	0.01923	0.98077
9.00	18	1	18	51	0.50000	0.50000	0.01923	0.98077
10.00	14	1	22	51	0.38889	0.61111	0.01923	0.98077
11.00	10	1	26	51	0.27778	0.72222	0.01923	0.98077
12.00	9	0	27	52	0.25000	0.75000	0.00000	1.00000

분배 방법

분배 방법은 환자 표본의 통계적 특성에 기초하여 유의한 임상적 변화를 유도한다. 분배 방법은 수 많은 통계적 통제를 포함하며 각각의 그것은 변화의 척도를 제공하게 된다. 이 책의 목적에 충실하기 위해, 유의한 분배-기반의 유의한 임상적 변화의 척도는 최소한의 탐지 가능한 변화로 보도록 한다(MDC; 또는 믿을 수 있는 변화(reliable change) 또는 최소의 실제 차이(smallest real difference; **표 4-1** 참조). MDC는 참의 개선이나 악화를 보여줄 수 있는 최소한의 결과 변화이다.

분배 방법의 예시는 균형 능력의 변화를 평가하기 위해 Berg Balance Scale에서 MDC를 사용하는 것이다. Berg Balance Scale는 균형과 운동성을 검사하는 14가지 과제로 구성된다. 각각의 검사는 0(동작 불가 또는 최대의 도움 필요)에서 4(정상 동작)로 등급이 매겨진다. 14가지 과제를 합한 점수는 0에서 56까지 다를 수 있다. Berg Balance Scale로 MDC가 계산되었을 때, 균형능력을 개선했던 다발성 경화증 환자들의 유의한 임상적 변화의 역치는 +3점(초기 평가 점수 − 후속치료 점수)이었고, 최소 −3점(또는 3보다 큰 절대값을 가진 음의 점수 변화)의 점수 변화는 "악화"로 분류되었다.

Berg 점수에서 +3점보다 작지만 −3점보다 큰 점수 변화를 가진 환자는 "변화 없음"으로 분류될 수 있다. 이러한 도식이 **그림 4-8**에 나와있다.

실제로는, 모든 임상 평가 척도에서 나타날 수 있는 질문의 잠재적 모호성과 같은 요인들로 인해, 환자가 스스

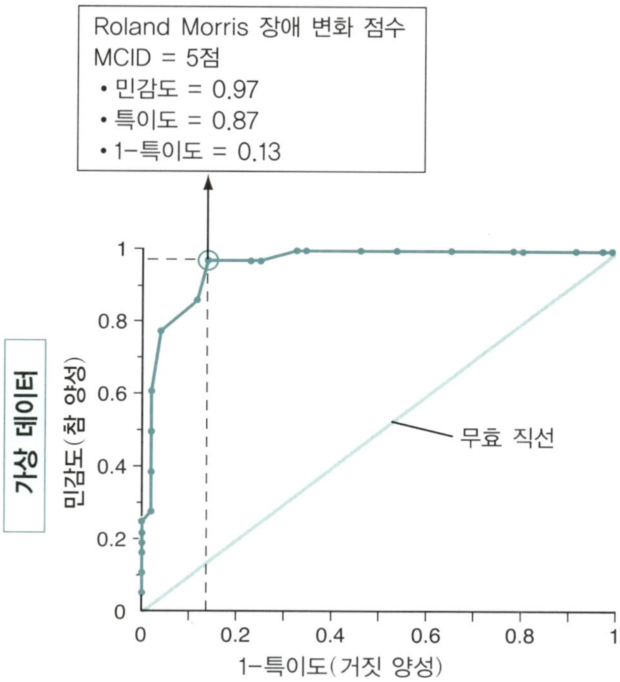

그림 4-5 유의한 임상 변화를 위한 ROC 곡선. ROC 곡선은 임상 평가 도구의 변화 점수로부터 얻어진 모든 구분점을 위해 참 양성과 거짓 양성의 분포를 보여주고 있다. 강조된 데이터 점수는 가장 높은 정확성을 토대로 한 최적의 구분점을 나타낸다 (참 양성과 참 음성의 계산은 데이터 목록 을 초래한다). 이런 구분점은 MCID이다. 곡선은 표 4-3의 가상 데이터로부터 나온 것이다.

로 자각할 수 있는 건강 상태와는 별개로 초기 평가와 후속치료에서 서로 다른 반응을 나타낼 수 있다. 따라서, 측정 오류는, 장애의 변화와는 다른 요인들로 인해 발생하는 결과 점수에서 보여지는 변화량인 것이다. 다시 말하면, MDC는 반복된 측정을 했을 경우, 결과 점수의 변화가 거의 없는 최소한의 변화량인 것이다.

분배 방법의 예

Anchor 방법 예시를 위해 사용된 Roland-Morris 장애 점수의 가설 데이터 목록이 분배 방법의 예에서도 사용된다. MDC를 계산하기 위해서는 몇 가지 단계가 있다. MDC 값을 구하기 전에, 측정의 표준 오류(SEM)가 반드시 계산되어야 한다. 이 통계는, 그 자체로도 MCC 측정의 방법으로 사용되었고, 임상 평가 도구 측정 오류의 정도를 나타내는 한 지표이기도 하다. 어느 경우에서라도, SEM은 MDC 계산의 중심 요소이다.

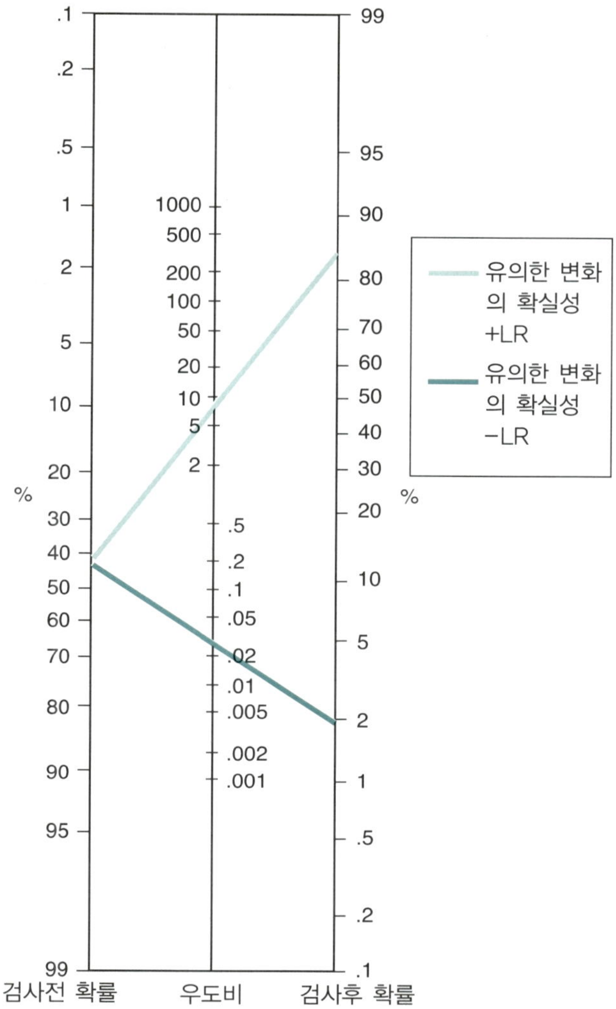

그림 4-6 가상 데이터 목록 시 Anchor 방법을 이용하여, 직장으로의 복귀에 대한 확실성 수준을 결정하기 위해 MCC의 실증에서 계산 도표를 사용한다.

표 4-4 가상 Roland Morris 데이터 목록에서 5점 Roland Morris 장애 변화 점수를 위한 95% 신뢰구간(DVD 안에 들어 있는 3장의 95% 신뢰구간 산출표를 이용하여 계산함)

진단 통계	95% 신뢰구간의 하한값	95% 신뢰구간의 상한값
+LR = 7.22	3.62	14.22
−LR = 0.03	0.00	0.22

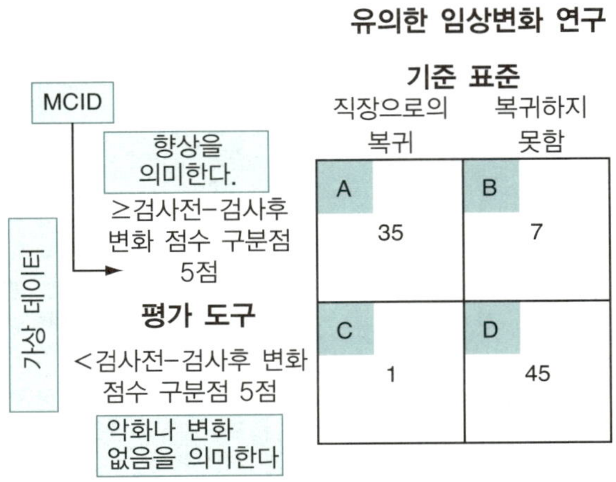

그림 4-7 실증 데이터 목록에서 Roland-Morris 최적 변화 점수에 대한 분할표. 구분점(5점)은 이런 실증에서 최소 임상 중요 차이점(MCID)이다.

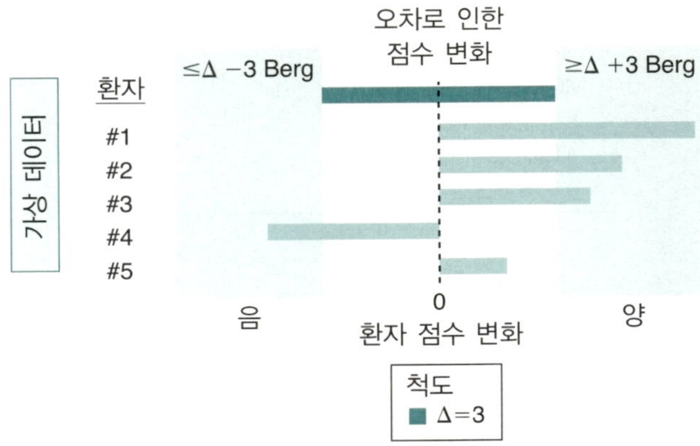

그림 4-8 ±3 Berg 균형 척도에 대한 MDC의 그림. 1번에서 3번 까지의 환자는 유의한 균형의 향상을 보인 반면, 4번 환자는 임상적으로 유의한 악화를 보인다. 5번 환자는 양성의 방향인 향상에서 유의한 변화 역치를 충족시키지 못했다. 제시된 데이터는 가상 데이터이다.

$$SEM = SD\,initial\,\sqrt{1-r} \quad \textbf{방정식 4-1}$$

SD는 초기 평가의 표준편차
(이 책의 부록에 나와있는 SD의 정의 참조)이고
"r"은 검사-재검사 신뢰계수이다(reliability coefficient).

"r"을 계산하는 방법에는 다음과 같은 방법들이 있다.

- Pearson Product Moment 또는 Spearman 순위 상관계수를 사용하여 초기 점수와 후속 치료 점수를 연관짓는다(6장).
- 분산분석(analysis of variance(ANOVA))을 사용하여 초기 점수와 후속 점수를 비교한 후, 집단내 상관계수(intraclass correlation coefficient)를 계산한다(6장).
- Cronbach's alpha를 신뢰계수로 사용하여 임상 평가 도구의 내적 타당도를 측정한다(7장).

MCID를 추정하는데 있어 SEM이 "proxy(대리물)"로 사용될 수 있으므로, 전범위적 변화의 로버스트 기준 레퍼런스가 없을 경우, 변화량의 부가적인 측정방법으로 사용될 수 있다. SEM과 MCID의 비교가 이 장의 뒤에서 논의될 것이다.

Haley 등은 검사-재검사 신뢰도를 SEM 방정식에서 신뢰계수로 사용할 것을 권장한다. 이 장의 연습문제에서, 가설로 설정된 Roland-Morris 점수의 초기와 후속 점수간의 연관성을 결정하기 위해 Spearman 순위상관계수가 사용된다. 상관계수의 범위는 +1에서 −1까지이다. 상관계수의 절대값이 1에 가까울수록, 장애척도 반복 점수간의 직접(+)과 간접(−) 연관성이 강해지는 것이다. 위 예에서, 초기와 후속치료 장애 점수 간의 연관성은 $r_{Spearman} = 0.45$(r_s로 줄여 부른다)이다. **그림 4-9**에 초기와 후속치료 점수 간의 연관성이 나타나있다.

이제 SEM에 1.65(90%의 신뢰수준과 연관된 z-점수)와 $\sqrt{2}$ 를 곱함으로써 MDC가 계산될 수 있다. 이것은 두 시점의 측정으로부터 나타난 서로 다른 점수의 사용으로 인한 부가적인 불확실성을 의미한다. 이 장의 부

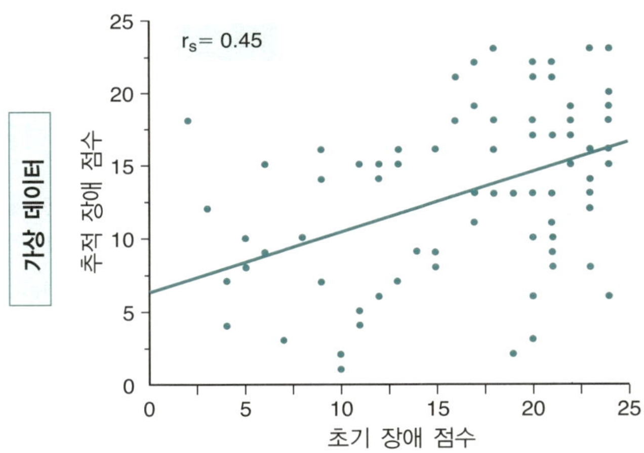

그림 4-9 초기 Roland-Morris 장애 점수와 추적 Roland-Morris 장애 점수의 산점도이다. 가장 적합한 선(최소 자승 회귀선)은 데이터 점을 통해 투사되고 있다.

[ii] SEM은 ANOVA에서 사용되는 용어로서 평균제곱오차의 제곱근을 사용함으로서 계산될 수 있다(Fleiss 1986). 6장 참고표

1.645 혹은 1.960이 각각 90% 신뢰구간과 95% 신뢰구간의 임계 z 점수로서 여기에 삽입된다.

MDC = 임계 z 점수 $_{\text{신뢰구간 수준}}$ * SEM * $\sqrt{2}$ **방정식 4-2**

2번 반복된 결과의 측정을 교정하는 상수로서 2가 여기에서 사용된다: 초기 평가와 추적 평가

그림 4-10 MDC 계산 그림. SEM = 측정의 표준오차. 본 장의 부록 단락에서 임계 z점수를 정의하고 있다.

록에 z-점수의 정의가 나와있다. **그림 4-10**에 Haley 등의 MDC 방정식에 대한 요약이 그 표기법과 함께 나타나있다.

MDC_{90}라고 MDC가 표기되는데, 이것은 MDC가 90% 신뢰도에 기반한다는 의미이다. 예에서, MDC_{90}은 11이고, 다음과 같은 방법으로 유도된다.

초기 장애 점수의 표준편차(SD) = 6.48

검사-재검사 상관계수(r) = 0.45

$\text{SEM} = SD\,initial\sqrt{1-r} = 6.48\sqrt{1-0.45} = \mathbf{4.8}$

MDC_{90} = 임계 z-점수$_{\text{신뢰구간 수준}}$ * SEM * $\sqrt{2}$ = 1.645 * 4.8 * 1.41 = 11

위 결과의 해석은 다음과 같다. Roland-Morris 척도에서 최소 ±11점의 변화가 있는 환자들은 참의 장애 변화가 있는 것에 대해 90%의 신뢰도가 있음을 의미한다. SEM이 MDC 통계값으로 변환되기 전에 5점의 장애점수라는 것을 기억하라. 유의한 임상적 변화의 대리적(proxy) 측정으로써, 위 예의 SEM은 return-to work global 표준을 사용하여, Anchor 방법으로부터 유도된 똑같은 역치를 기본적으로 보여준다.

임상 환경에서 MCC 결과의 일반화 (Generalization of MCC Findings to a Clinical Setting)

상세히 검토된 논문에서 유의한 임상적 변화가 확립되면, 치료사는 그들의 실제 치료의 방향을 정하는 데 이러

비디오 교육 4-2

통계 소프트웨어를 이용하여 유의한 임상 변화를 결정하기 위한 분배 방법

적용:

- SD를 계산하는 통계 소프트웨어를 어떻게 사용하는지를 알아보고, SEM과 최소 감지 변화(MDC)를 위해 엑셀 스프레드시트 산출표를 어떻게 사용하는지를 알아본다.

실증 데이터:

- 4장-Roland Morris 장애 척도. **SO**(NCSS를 위해)
- 4장-Roland Morris 장애 척도. **Sav**(SPSS나 혹은 PSPP 프리웨어를 위해)

적용:

MDC(최소한 감지 가능한 차이) 산출표(P 산출표 MDC.xls) P 산출표를 확인하고 사용하기 위해 엑셀을 필요로 한다.

단계:

1. 디스크를 열고, 본 장을 찾는다.
2. 비디오 교육 4-2: 분배 방법을 선택한다.
3. 소프트웨어를 이용한 분석을 어떻게 운영하는지를 확인한다.

소프트웨어 이용:

1. 여러분의 컴퓨터에 NCSS 소프트웨어나, SPSS나 PSPP 프리웨어가 깔려 있는지를 확인한다.
2. 여러분이 인스톨한 통계 소프트웨어를 위해 적절한 데이터를 이용하여 비디오에 있는 분석을 운영한다.

한 정보를 사용하게 된다. 요추 장애를 가진 실제 환자들에게 가설 내용이 일반화 될 수 있다면, 중재 과정 중에 나타나는 Roland-Morris Disability Scale의 5점의 변화는 예후에 있어서 대단한 값을 의미할 것이다. 그러나, 임상 환경에서 MCC 추정치를 사용하기에 앞서 여러 문제가 고려되어야 한다.

Anchor 방법과 분배 방법은 상호 배타적이지 않으며, 유의한 임상적 변화의 분석을 향상시키기 위해 함께 사용될 수 있다. 이상적인 경우에, 임상 적용을 위해서는 변화 역치의 신뢰성을 확립하기 위한 MCC 지표간의 일치가 있어야 한다. 그러나 실제 치료에서는, Anchor 방법과 분배 방법은 MCC를 다른 관점에서 바라본다. 단일 추정치를 인위적으로 선택하는 문제를 피하기 위해서는, MCC의 여러 계산 방법에 기초한 MCC 값의 범위를

[iii] 만약 임상 연구자 90% 신뢰구간 대신에 95% 신뢰구간을 선택했다면, MDC 계산을 위한 임계 z는 1.96일 것이고, MDC = 13이다.

사용하도록 Haley 등은 권장한다.

위 분석의 예에서, MDC_{90}과 비교했을 경우 나타나는 MCID와 SEM의 큰 불일치성은 유의한 임상적 변화를 특징짓기 위해 다수의 지표를 사용하는 것이 중요하다는 점을 부각시킨다. 이 예에서 MDC_{90}은 큰 값을 지니는데, 그 이유는 초기 점수와 후속 치료 점수 간에 강한 연관성이 없기 때문이다(**그림 4-9**에 보이는 최적선 주변에 넓게 흩어진 점들을 참고하라). 따라서, MCC 역치의 가능한 범위는 5점(Anchor 방법)에서 11점까지 Roland-Morris 점수(분배 방법)가 변하게 된다. 이러한 넓은 범위는 MCC 역치를 치료 목표로 선택하는 치료사의 판단에 많은 몫을 남기거나, MCC에 기초한 결과를 찾는 연구원들에게 큰 판단을 맡길 것이다. 환자 반응을 나타내는 다른 데이터와 Anchor 방법과 분배 방법이 어떻게 통합될 수 있는지 알아내기 위해 삼각측량(triangulation)과 같은 새로운 통계 방법들이 조사되고 있다. 그러나, 이 주제에 관해 최종 확정된 방법은 아직 없으며, 이는 이 책에서 소개되는 내용의 범주를 넘어서는 것이다.

또한, MCC 역치가 적절한 목표 집단에게 적용되기 위해서는, 논문에서 연구하는 환자들이 가진 질병의 중증도가 반드시 밝혀져야만 한다. 일부 연구는 환자 평가를 결손이 발생하는 특정한 단계에만 적용함으로써, 보고된 MCC가 단지 특정 장애 등급만을 가진 환자에게만 적용되도록 한다(예. 초기 또는 중증 파킨슨 질환). 다른 이들은, 절대적인 수치를 사용하기보다, 기준점에서의 백분율 변화를 사용함으로써, 질환 중증도의 맥락에서 유의한 변화를 분석한다. 예를 들면, 기준점으로부터 Roland-Morris 점수의 30% 개선을 보인 요통 환자들이 임상적으로 유의한 변화가 있음을 Jordan 등이 밝혀냈다. 이 방법은, 각 환자의 초기 장애 정도에 관계 없이, 개선에 관한 MCC 역치를 저자들이 제공할 수 있도록 했다. Stratford 등은 여러가지 서로 다른 MCC 점수를 보고했는데, 각각의 점수는 자가 보고 장애도의 초기 중증도에 관한 특정 단계와 일치했다.

특정한 임상 적용을 위한 최선의 MCC를 찾기 위해 논문을 검토하는 일은 문제점을 가진 목표 대상자 수에도 핵심을 맞추어야 한다. 비장애 지역 거주 노인들의 0.10 m/s 보행 속도 변화는 오랜 기간 치료시설에서 머무른 노인, 또는 보행 장애를 일으키는 뇌기능 이상을 진단받은 노인들에게는 적용되지 못할 수 있다. 마찬가지로, 경도의 파킨슨 질환 환자들의 기능을 평가한 MCC 점수는 그 중증도를 가진 환자에게는 적용되지 못할 수 있다.

MCC: 임상적 유의도 대 통계적 유의도
(MCC: Clinical Versus Statistical Significance)

통계적 유의성은 우연으로 발생하지 않은 차이 또는 연관성을 의미한다(유의성 검사는 이 장의 부록에서 다루어지고 있다). 통계적 유의성은 임상적 유의성과 같지 않다. Unified Parkinson's Disease Rating Scale 운동 항목의 장애도 5점이 MCC 역치일 때, 중재 후 통제 집단보다 치료 집단이 2점에서 3점 정도 장애도 점수가 높았을 때, 이것은 통계적으로 유의하겠지만, 임상적으로는 무의미한 것이다. 따라서, 통계적으로 유의한 것으로 밝혀진 변화의 크기보다 MCC가 더 클 수 있다.

요약 (Summary)

- 계산 방법에 따라 MCC 역치는 달라질 수 있다.
- 치료실에서 환자 평가와 치료를 시작하기 전에 논문을 검토하여 특정 임상 평가를 위한 MCC를 파악해야 한다.
- Anchor 방법에 관한 한, 유의한 임상적 변화의 표준 기준은 MCC 역치를 판별하기 위한 필수 요소이다.
- ROC 곡선은 임상 평가 도구의 점수 변화를 양분할 수 있는 통계적인 방법을 제공하고, 유의한 임상적 변화의 최적 구분점을 판별하도록 돕는다.
- MCC 평가를 위한 분배 방법은 신뢰구간을 확립하기 위해, 표준 편차, 초기 점수-퇴원 점수 상관관계, 그리고 z-점수와 같은, 결과 점수의 여러 통계적 특성에 의존한다. 그래서 용어가 '분배'인 것이다(부록 참조).
- 비슷한 방법으로 2×2 분할표에서 계산될 경우, 유의한 임상적 변화
- 연구를 위한 민감도, 특이도, 그리고 공산 비율의 해석은 진단 타당도 연구의 해석과 다르다.
- 여러 MCC 통계값(예. MCID와 MDC)을 고려하는 것이 특정 임상 평가 도구의 적절한 MCC 범위를 확립하기 위해 필요하다.

4장 부록

최소한의 감지 가능한 변화(Minimal Detectable Change(MDC)) 계산을 위한 통계의 기초

(Statistical Foundations for Calculating Minimal Detectable Change(MDC))

핵심 용어(Key Terms)

- z-점수
- 기준 z-점수
- z-점수 표본
- z-점수 모집단
- Standard deviation (SD)(표준편차)
- Estimate of the standard error of the mean(SEM)(평균 표준 오차의 추정치)

정규 분포와 표준 편차

(The Normal Distribution and Standard Deviation)

정규("종 모양의") 곡선은 빈도의 분포이다(또는 gaussian distribution(가우스 분포라고도 불린다). 정규 분포란, 사례의 수나 점수가 평균보다 위와 아래의 특정한 거리에서 발생하는 어떤 모형, 원형, 또는 이론적인 빈도 분포라고 생각하라. 정규성 가정은 표본에서 집단으로의 일반화가 가능하도록 해 준다. 이러한 일반화는 대부분의 사례에 신뢰 구간과 가설 검증의 형태를 갖추게 된다.

정규 곡선 모형은 평가되는 결과 측정치의 종류에 관계없이 동일하다. 예를 들면, 결과 측정치가 관절 가동 범위(각도), 보행 거리(미터), 또는 장애도 측정 점수이건 관계 없다. 만약 이러한 측정치가 정규 분포한다고 가정한다면, 그것에 대응하는 빈도 분포는 다음과 같다.

- 사례나 점수의 34%가 평균으로부터 1 SD 내에서 발생할 것이다.
- 사례나 점수의 48%가 평균으로부터 2 SD 내에서 발생할 것이다.

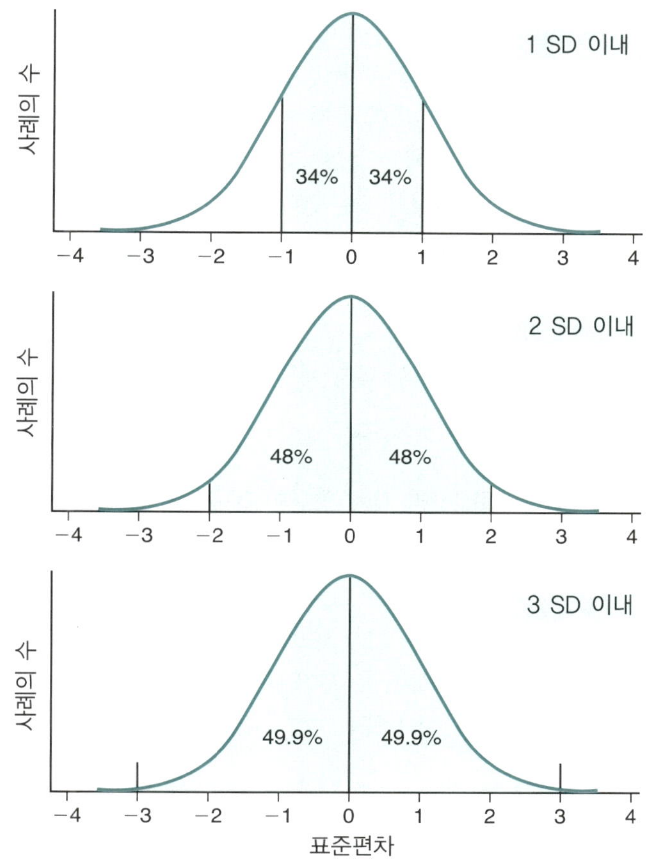

그림 4-11 표본 사례 수의 정규 곡선은 평균으로부터 특정 거리에서 일어나는 것으로 추정된다.

- 사례나 점수의 49.9%가 평균으로부터 3 SD 내에서 발생할 것이다.

정규 곡선이 대칭이기에, 사례 발생의 같은 형태가 평균의 양 쪽 모두에서 발견된다. 정규 분포의 모형, 또는 원형이 **그림 4-11**에 나타나 있다.

SD는 변수를 나타내는 척도이며, 평균과 데이터 목록의 각 지점 간의 거리로부터 유도된다:

$$SD = \sqrt{SS/n-1} \qquad \text{방정식 A4-1}$$

위 식에서, SS = 평균으로부터의 편차 제곱의 합
n = 데이터 점의 수

따라서, 만약 평균이 6이고 데이터의 한 지점이 2라면, 그 지점의 평균으로부터의 편차는 6−2 = 4이다. 평균으로부터의 편차 제곱은 4^2, 또는 16이다. 데이터 목록의 각 지점이 이러한 방식으로 처리된다면, SS는 간단히 평균으로부터의 편차 제곱의 합인 것이다.

보다 큰 SD는 평균 주변 점수의 보다 큰 분산을 의미한다. 한편, 정규 분포의 사례 발생은 SD의 크기에 따라 달라지지 않는다. 예를 들면, 평균 어깨 벌림 관절 가동 범위가 5° 표준 편차를 갖는 20°라면(20° ±5° 로 표현), **그림 4-11**에 따르면 15°에서 25° 사이에서 68%의 점수가 발생할 것이다:

점수의 34%가 20 에서 25 사이 (+1 SD);
점수의 34%가 20 에서 15 사이 (−1 SD);
총 점수의 68%가 ±1 SD.

이와 반대로, 만약 같은 평균이 10 가동 범위의 SD를 지닌다면, 점수의 68%가 10에서 30사이에서 발생할 것이다:

점수의 34%가 20 에서 30 사이 (+1 SD);
점수의 34%가 20 에서 10 사이 (−1 SD);
총 점수의 68%가 ±1 SD.

SEM 계산 (Estimating SEM)

치료사들이 결과 측정치를 모을 때, 그들은 대체적으로 상대적으로 적은 수의 환자들에게서 그것을 모은다. 예를 들면, 만약 치료사들이 뇌졸중 환자들의 시각 무시를 평가하였다면, 대상 환자는 지역 치료실이나 적은 수의 치료실의 환자들일 것이다. 이러한 환자 집단은 전 세계의 수많은 일반적인 환자의 표본이 되는 것이다. SD는 뇌졸중 환자 표본의 시각 무시 점수 평균 주변의 변수를 의미한다.

전 세계 모든 환자의 정보를 모은다는 것은 불가능하다. 한편, 통계적 이론을 사용하면, 보편적인 환자 점수의 SD를 추정할 수 있는 방법이 있다. 만약 무작위의 뇌졸중 환자 표본이 이론적으로 전 세계에서 계속 반복 측정이 되었다면, 각 표본은 평균 시각 무시 점수를 만들어낼 것이다. 평균 시각 무시 점수가 도식화 되면, 이론적으로 그것은 정규 분포의 형태를 갖게 된다. 즉, 뇌졸중 환자들의 평균 시각 무시 점수의 SD 표본 분포는 평균의 표준 오차이다(σ_{mean}).

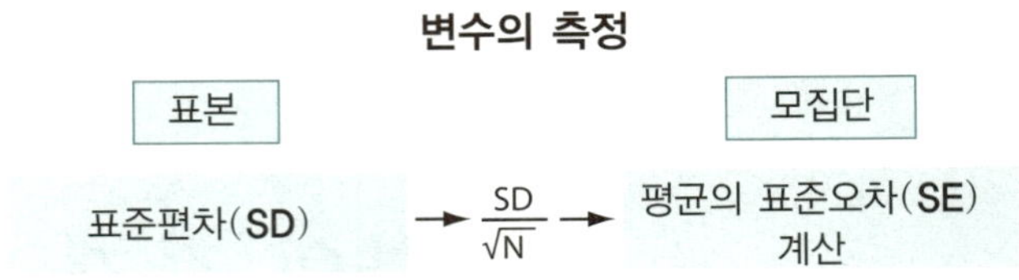

그림 4-12 표본과 모집단의 변수 측정 비교

집단이나 환자 전체의 직접적 측정은 가능하지 않지만, SD와 표본의 환자 수(N)를 활용하여 σ_{mean}을 계산할 수 있다. σ_{mean}을 계산하는 방정식은 다음과 같다.

$$\text{Estimated } \sigma_{mean} = SE = \frac{SD}{\sqrt{N}} \qquad \text{방정식 A4-2}$$

SE와 신뢰 구간

SE가 집단 통계(표본 통계가 아님)의 추정이기에, 보편적인 환자의 결과 측정치에 대한 추측을 하도록 한다. 즉, SE가 점 추정치 주변의 신뢰 구간을 계산하기 위한 어떤 형태로 사용될 사례, 표본 통계로부터 추정된 신뢰 구간 내에서 점 추정치의 참의 값("집단 통계 값" 참조)이 발생할 수 있다고 치료사는 추측하는 것이다(**그림 4-12**).

SE 대 SEM

SE는 SEM과 같지 않다. SEM은 반복된 임상 측정의 일관성을 의미하며, 신뢰도를 위해 수정된 SD로 생각될 수 있다. 일관성의 개념은 SEM 계산에 상관계수를 포함시키는 것에 의해 강조된다(**방정식 4-1** 참조). SEM 계산에 있어서의 상관성은 주요 관련도 기저선과 후속 조치 결과 점수를 측정한다(**그림 4-9** 참조). 높은 상관성은 작은 SEM을 만들어냄으로써 반복된 환자 기능 평가보다 큰 일관성(그리고 보다 작은 측정 오차) 을 의미한다. 이와 반대로, 반복된 환자 평가 간의 낮은 상관성은 SEM을 확대할 것이며, 이것은 시간 경과에 따른 일관되지 못한 평가 점수의 근본 원인에 보다 큰 측정 오차가 분명히 있음을 의미하는 것이다. SE 계산에는 상관계수가 존재하지 않는다.

개별 환자의 z-점수
(z-Scores for Individual Patients)

z-점수는 대상의 점수가 표본(**방정식 A4-3**) 또는 집단(**방정식 A4-4**)의 평균과 떨어진 거리를 측정한다(SD의 값으로). z-점수는 초기 점수에서 평균을 뺀 차이값을 SD에 대해 분포시킴으로써 계산한다:

$$z\ \text{점수(샘플)} = \frac{\text{환자 점수} - \text{평균}}{SD} \qquad \textbf{방정식 A4-3}$$

예를 들면, 만약 Roland-Morris 장애도 점수의 평균 +/-SD가 25명 환자 표본(N = 25)에서 10±5 장애도 점수이고, 관심 대상이 19점의 Roland 점수를 갖는다면, 그 대상의 z-점수는 다음과 같다.

$$z\ \text{점수(샘플)} = \frac{\text{환자 점수} - \text{샘플 평균}}{SD}$$

$$= \frac{19-10}{5} = \frac{9}{5} = 1.8$$

다시 말하면, 이 대상의 점수는 표본 평균보다 1.8 SD 높다. 만약 점수가 Roland-Morris 장애도 척도와 같은 점수를 의미한다면(높은 점수가 더욱 많은 장애도를 의미), 이 예의 환자는 일반적인 환자보다 더 많은 장애도를 갖는 것이다.

보편적인 환자들의 z-점수는 모집단 평균(표본 평균으로부터 추정)과 모집단 SD(SE로부터 추정)을 필요로 한다.

$$z\ \text{점수(모집단)} = \frac{\text{환자 점수} - \text{모집단 평균}}{SE} \qquad \textbf{방정식 A4-4}$$

위에 나온 Roland-Morris 예에 대하여, 허리장애 환자 모집단의 z-점수를 계산하자면 다음과 같다.

$$SE = \frac{SD}{\sqrt{N}} = \frac{5}{\sqrt{25}} = \frac{5}{5} = 1$$

$$z\ \text{점수(모집단)} = \frac{\text{환자 점수} - \text{모집단 평균}}{SE}$$

$$= \frac{19-10}{1} = 9$$

가상의 환자 25명에게서 얻어진 평균 점수 19는 9 SD가 될 것이다. 이는, 비슷한 표본 크기를 가진 모든 표본과 비슷한 환자 특성을 가진 집단 평균보다 높은 것이다.

z-점수(표본)와 z-점수(모집단)를 사용하는 것은 그 적용에 좌우된다. 만약 치료사들이 직접적인 표본에 대한 환자 기능 측정에 관심이 있다면, SD는 z-점수의 분모로 사용된다. 다른 방식으로, 비슷한 환자 집단에 대한 환자 상태를 평가하는 것이 목표라면, SE는 z-점수의 분모로 사용된다. **그림 4-12**에 이러한 차이점(표본 대 모집단)이 강조된다.

개별 환자들의 변화 점수(Δ)
(Change Scores (Δ) for Individual Patients)

Roland-Morris 척도와 같이, 보다 높은 점수가 보다 높은 자가 인식 장애도를 의미하는 장애도 척도를 사용할 사례, 변화 점수(Δ = 초기-퇴원 점수)는 환자가 개선될 사례 양의 값을 갖는다. 예를 들면:

환자 변화 점수 (Δ) :

초기 평가 시 환자 점수 = 20 Roland 점수(높은 장애도)

퇴원 시 환자 점수 = 5 Roland 점수(보다 낮아진 장애도)

Δ 점수 = 20 − 5 = **+15** (**개선**)

연습을 위한 통계값 예 (아래와 같은 값이 주어질 사례)

평균 Δ 점수 = 13

변화 점수의 SD = 5 변화 점수

변화 점수의 SE = 1 변화 점수

변화 점수는 원점수의 방식과 같은 방법으로 z-점수 방정식에 대입된다. 한편, z-점수의 분자와 분모는 이제 원점수가 아닌 Δ점수가 된다.

변화 점수는 결과 측정치의 척도와 관련이 있도록 해석되어야 한다. 이 예에서 양의 Δ점수를 가진 환자는 평균보다 우수한 기능 수준을 갖고 있다(참조 z-점수 = 0).

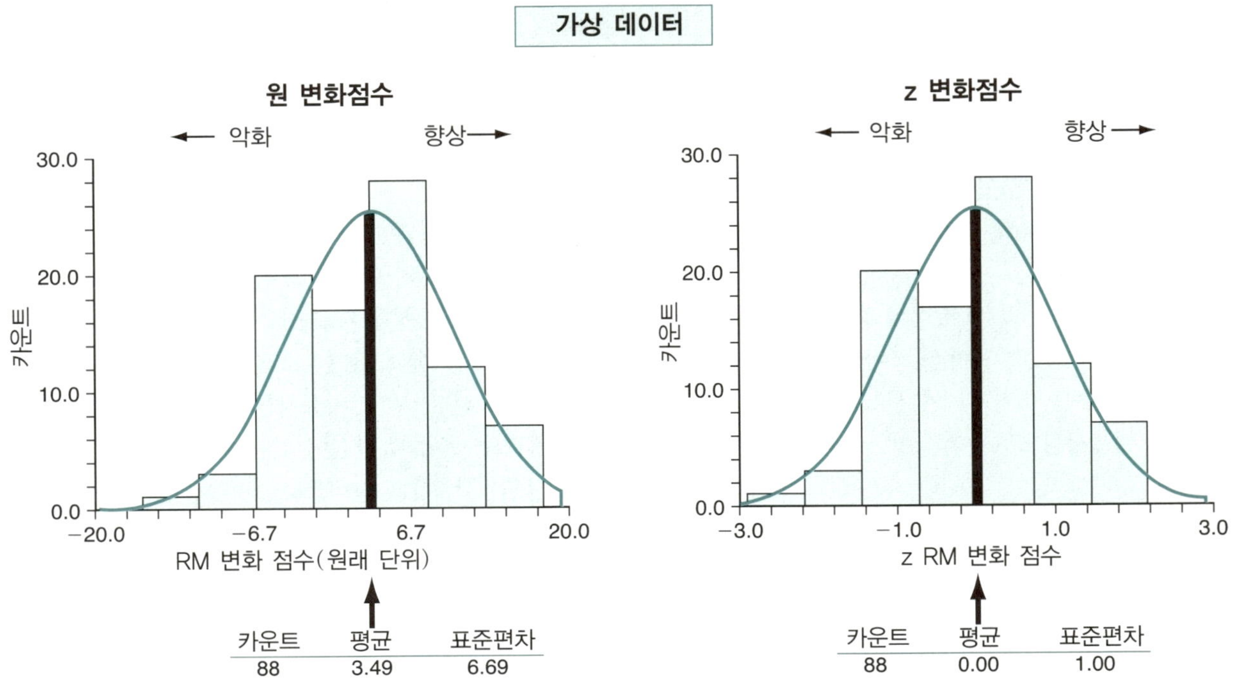

그림 4-13 원래 장애 단위와 z 점수로의 이들 변화 점수 전환의 비교를 보여주기 위해 사용된 가상 데이터. z 점수 분포의 평균은 항상 "0"이고, SD는 항상 "1"이다.

이 가상의 환자는, 표본에 대한 평균 변화 점수(**방정식 A4-5**)보다 0.4 SD가 높고, 집단에 대한 평균 변화 점수(**방정식 A4-6**)보다 2 SD가 높은, 초기에서 후속 평가까지 변화를 나타냈다. 만약 초기에서 후속 델타 점수를 빼는 것이 뒤바뀌면, 음의 변화 점수가 개선을 의미함을 기억하라. z-점수를 계산하기 위한 방법이나 z-점수로 변환되는 결과 측정치(예. 근력 측정치, 인지도 지표, 또는 장애도 점수)에 관계 없이, z-점수의 분포는 항상 평균 = 0 과 SD = 1의 값을 가질 것이다(**그림 4-13**).

방정식 A4-5

$$z\ (\text{샘플})\ \text{점수} = \frac{\text{환자}\Delta\text{점수} - \text{샘플 평균}\Delta\text{점수}}{SD\Delta\text{점수}}$$

$$= \frac{15-13}{5} = \frac{2}{5} = 0.4$$

방정식 A4-6

$$z\ \text{점수}\ (\text{모집단}) = \frac{\text{환자}\Delta\text{점수} - \text{모집단 평균}\Delta\text{점수}}{SE\Delta\text{점수}}$$

$$= \frac{15-13}{1} = \frac{2}{1} = 2$$

신뢰 구간의 임계 z값
(Critical z Values for Confidence Intervals)

임계 z 값은 상수이며 가설 검증에 대한 신뢰 구간이나 결정 역치의 경계를 없애준다(5장에서 논의). 이러한 목적을 위해 가장 흔히 사용되는 두 가지 임계 z값이 있다: 1.645 와 1.96 (**표 4-5**).

예를 들면, 90% 신뢰 구간(CI)의 통계는 그 구간에서 그러한 통계가 발생할 것인지에 대한 신뢰성 여부를 보여줄 것이다. 1.645의 임계 z-점수를 사용하여 MDC를 계산할 사례, 이 상수 값은 MDC 주위의 90% CI를 규정하게 된다(**그림 4-10** 참조). 만약 보다 높은 수준의 신뢰도를 원한다면(예. 95% CI), z = 1.96이 사용될 것이다(**표 4-5** 참조). 95% 신뢰도 수준은 보다 큰 MDC를 가져올 것임을 기억하라(**방정식 4-2**를 사용하면):

90% 신뢰: MDC = 주로 $z\text{-점수}_{\text{신뢰수준}}$ $* \text{SEM} * \sqrt{2}$ = **1.65** *4.8* 1.41 = **11**

95% 신뢰: MDC = 주로 $z\text{-점수}_{\text{신뢰수준}}$ $* \text{SEM} * \sqrt{2}$ = **1.96** *4.8* 1.41 = **13**

표 4-5 신뢰구간의 임계 z값. 표준편차 (SD) 또는 표준오차 (SE)

정규 곡선의 SD (혹은 SE)	평균값과 SD (혹은 SE) 사이의 사례 백분율	신뢰구간
1.645	45%	90% 신뢰구간의 상수 (45%*2)
1.96	47.5%	95% 신뢰구간의 상수 (47.5*2)

이것은 CI가 95%로 증가할 사례, 참의 점수를 포함할 가능성이 높은 구간(예. 초기 평가에서 후속 평가까지 11점에서 13점으로의 장애도 점수 변화)이 넓어진다는 것을 의미한다. **그림 4-14**에 CI의 너비 변화가 나타나 있다. MDC 방정식의 다른 모든 요인들이 고정되었을 때, 95% 신뢰도에서의 MDC 증가가 발생하는데, 이것은 정규 곡선 아래의 보다 많은 면적이 포함되기 때문이다(1.96 SD 대 1.645 SD).

신뢰도 수준을 결정하기 위해 일단 상수(constant)가 선택되면, MDC에 가장 큰 영향을 주는 변수는 SEM이다(**방정식 4-1**). 일반적으로, CI가 주어졌을 사례, 작은 MDC를 갖는 것이 좋다. 90% 또는 95% 신뢰도 수준 모두에서, 예를 들면 11점 또는 13점과 상반되는 5점의 장애도 점수의 점 추정치 변화 점수를 갖는 것이 나을 것이다. 그 이유는 MDC가 임상 변화에 대하여 오차가 없는 가장 작은 점수를 의미하기 때문이다.

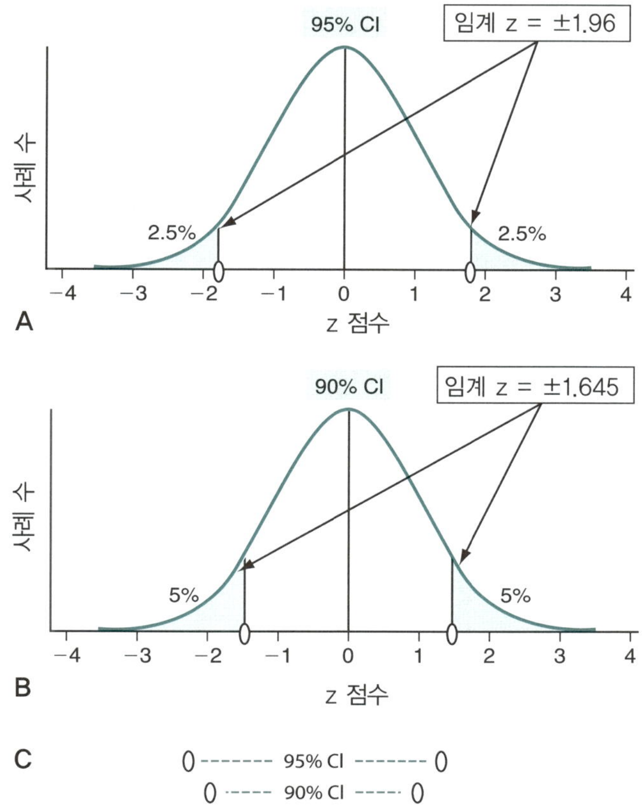

그림 4-14 신뢰구간과 다른 임계 z의 비교. (A) 95% CI, (B) 90% CI 및 (C) 95% CI과 90% CI의 간격 폭.

연습 (PRACTICE)

1. 흥미로운 평가 도구는 임상가가 뇌졸중 환자의 운동 기능을 직접 관찰하는 새로운 임상 도구이다. 도구는 50개의 운동 기능(예, 잡기 능력과 서기 능력)을 평가하고, 점수 범위는 0점(최소 장애)에서 100점(최대 장애)까지이다. 초기에 환자를 평가했고, 또 치료 후 4주 동안 평가했다. 문헌의 리뷰는 이런 임상 평가도구에서 MDC를 평가하는 연구로부터 다음 데이터를 나타냈다:

   초기 평가의 SD 점수는 14이다.

   초기 점수와 퇴원 점수 사이의 상관관계는 0.69이다.

   a. 90% 신뢰구간을 했을 때, MDC는 무엇인가?

   b. 95% 신뢰구간($MDC_{95\%}$)을 이용했을 때 MDC에서 변화가 있는가? 만약 그렇다면, 새로운 수치가 무엇인가?

   c. MDC_{90} = 18이라면, 평균값은 무엇인가?

   d. 만약 저자들이 ROC 분석을 이용하지 않고, MDC의 계산을 결정하기를 원한다면, 그들은 어떤 통계 소프트웨어를 사용할 것인가?

   e. 초기 평가의 SD 점수 = 14이고, 초기 평가와 추적 평가의 상관관계가 0.69라면, MCID의 근사값은 무엇인가?

   f. MCID = 18이라면, 평균값은 무엇인가?

2. +LR = 14(95% 신뢰구간 2-31)이라면,

   a. 이 수치가 진단 타당도에서 어떻게 해석되는가?

   b. 이 수치가 유의한 임상 변화에서 어떻게 해석되는가?

3. 다음의 산출은 MCC를 결정하기 위해 anchor 방법을 이용한 가상 연구로부터 나온 것이다. "변화 점수"는 초기 평가와 치료후 2주 평가에서의 환자의 수행 변화이다. 엑셀이나 다른 그래프 프로그램을 이용하여 ROC 곡선을 그리고, 곡선의 최적 MCID를 확인한다.

변화점수	A	B	C	D	민감도	1 - 특이도
1.00	36	18	0	34	1.00000	0.34615
2.00	36	17	0	35	1.00000	0.32692
3.00	35	13	1	39	0.97222	0.25000
4.00	35	12	1	40	0.97222	0.23077
5.00	35	7	1	45	0.97222	0.13462
6.00	31	6	5	46	0.86111	0.11538
7.00	28	2	8	50	0.77778	0.03846
8.00	22	1	14	51	0.61111	0.01923
9.00	18	1	18	51	0.50000	0.01923
10.00	14	1	22	51	0.38889	0.01923

4. Anchor 방법을 이용한 MCC 연구에서 어떤 분할표가 적합한가?

a.

		병리	
		예	아니오
임상검사는 **병리**를 확인한다.	예	A	B
	아니오	C	D

b.

		향상	
		예	아니오
임상검사 변화 점수는 **향상**을 보여준다.	예	A	B
	아니오	C	D

c.

		병리	
		예	아니오
환자 **증상**이나 현재의 **특성**	예	A	B
	아니오	C	D

5. 표적 모집단(MCC 연구에 초점을 맞춘 환자 집단)의 명확한 확인은 재활 중재를 받고 있는 특정 환자에 대한 MCC 역치의 적절한 일반화를 확보하는데 필수적이다. 가상의 Roland Morris 장애 점수를 이용한 데이터 목록은 넓은 범위의 자가인식 장애 환자를 포함한다. 초기 장애 점수 ≤ 12를 가진 환자와 초기 장애 점수 >12를 가진 환자에 대한 MDC_{90}를 비교하기 위해 여러분의 컴퓨터에 통계 소프트웨어를 깔고, 실증 데이터 목록을 이용한다.

NCSS 주요 작용

필터 다이아로그 상자를 찾는다.

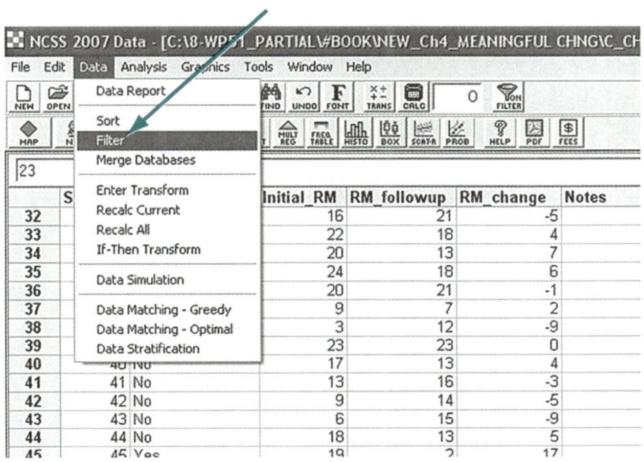

초기 RM 점수 ≤ 12를 가진 환자 (낮은 자가 인식 장애를 가진 환자)만을 분석하기 위해 NCSS 필터를 돌린다.

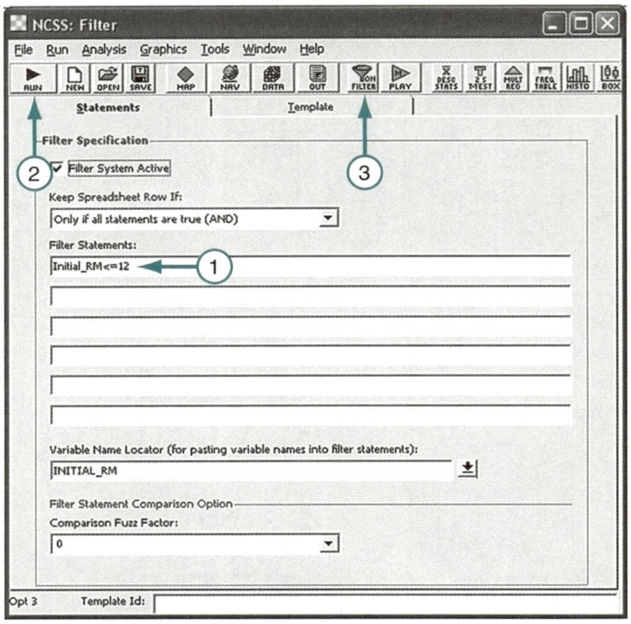

1. filter statement 란 안에 활자를 친다("initial-RM"은 초기 RM 점수에 대한 변수 이름이고, "<= **12**"은 분석을 : RM 점수 12점이거나 이하(**낮은** 장애 점수)인 대상자만을 대상으로 한 분석을 의미한다).
2. Run을 클릭하여 필터를 활성화한다.
3. Filter를 클릭하여 "On Filter" 버턴을 노란색으로 바꾼다.

초기 RM 점수 > 12를 가진 환자(높은 자가 인식 장애를 가진 환자)만을 분석하기 위해 NCSS 필터를 돌린다.

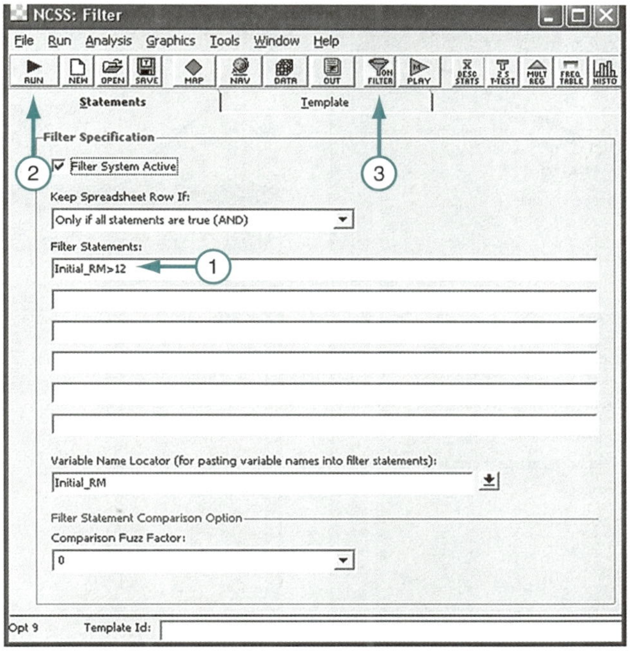

1. filter statement 란 안에 활자를 친다("initial-RM"은 초기 RM 점수에 대한 변수 이름이고, "> **12**"은 분석을 : RM 점수 12점 이상(**높은** 장애 점수)인 대상자만을 대상으로 한 분석을 의미한다).
2. Run을 클릭하여 필터를 활성화한다.
3. Filter를 클릭하여 "On Filter" 버턴을 노란색으로 바꾼다.

SPSS 주요 작용

필터 다이아로그 상자를 찾는다.

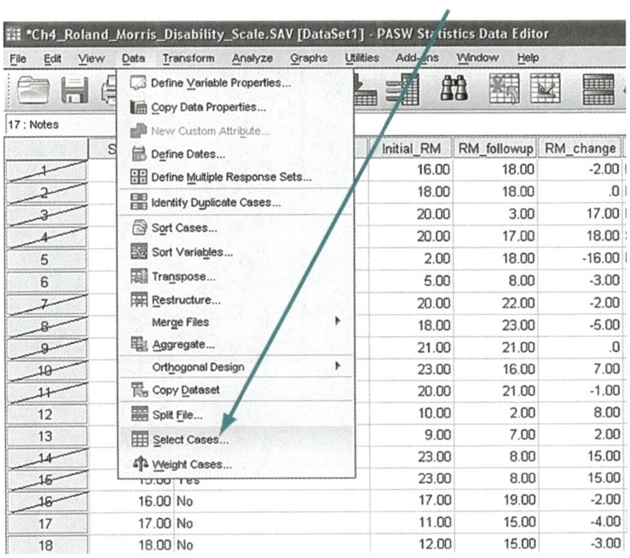

초기 RM 점수 ≤ 12를 가진 환자 (낮은 자가 인식 장애를 가진 환자)만을 분석하기 위해 SPSS 필터를 돌린다.

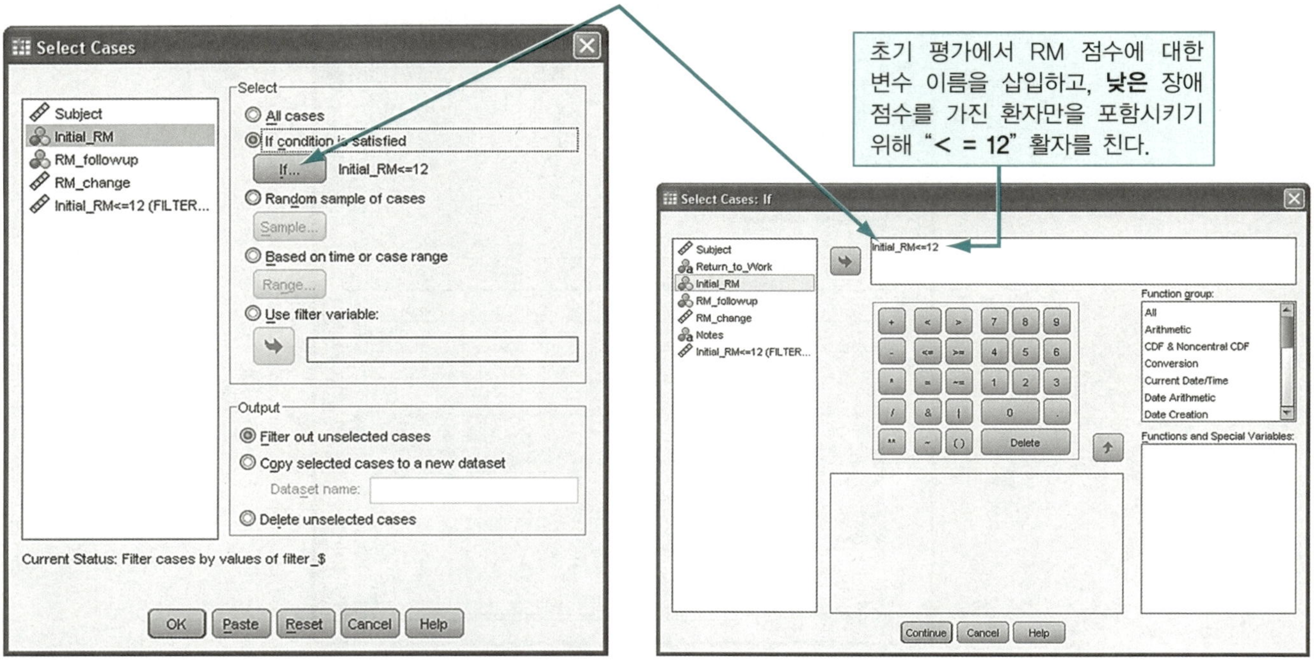

초기 RM 점수 > 12를 가진 환자(높은 자가 인식 장애를 가진 환자)만을 분석하기 위해 SPSS 필터를 돌린다.

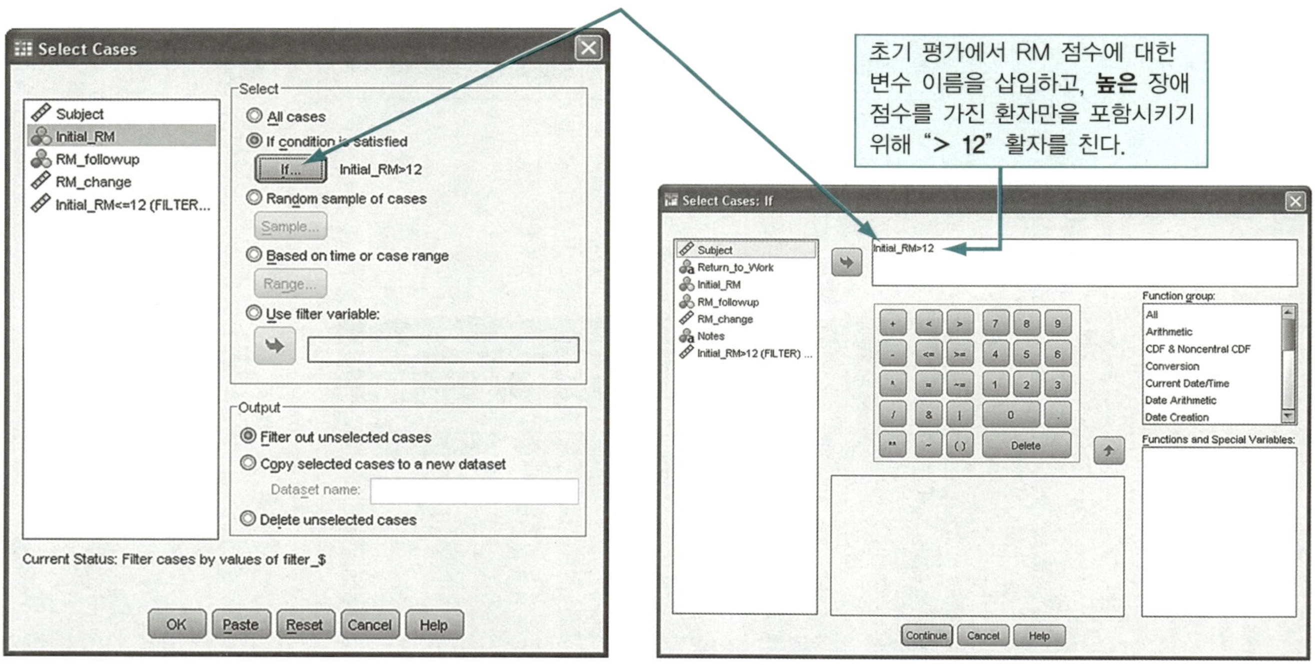

NCSS와 SPSS에서의 분석

필터를 활성화시킨 후, **비디오 교육 4-2: 분배 방법에서 절차를 따른**다.

참고문헌 (References)

1. Haley SM, Fragala-Pinkham MA. Interpreting change scores of tests and measures used in physical therapy. Phys Ther 2006; 86:735-743.
2. Crosby RD, Kolotkin RL, Williams GR. Defining clinically meaningful change in health-related quality of life. Clin Epidemiol 2003; 56:395-407.
3. Jaeschke R, Singer J, Guyatt GH. Measurement of health status. Ascertaining the minimal clinically important difference. Control Clin Trials 1989; 10:407-415.
4. Palombaro KM, Craik RL, Mangione KK, et al. Determining meaningful changes in gait speed after hip fracture. Phys Ther 2006; 86:809-816.
5. Lydick F, Epstein RS. Interpretation of quality of life changes. Qual Life Res 1993; 2:221-226.
6. Schmitt J, Di Fabio RP. The validity of prospective and retrospective global change criterion measures. Arch Phys Med Rehabil 2004; 86:2270-2276.
7. Schmitt J, Di Fabio RP. Reliable change and mini-mum important difference (MID) proportions facili-tated group responsiveness comparisons using individual threshold criteria. J Clin Epidemiol 2004; 57:1008-1018.
8. Stratford PW, Binkley JM, Riddle DL. Health status measures: strategies and analytic methods for assessing change scores. Phys Ther 1996; 76:1109-1123.
9. Herrmann D. Reporting current, past, and changed health status. What we know about distortion. Med Care 1995; 33:AS89-94.
10. Norman GR, Stratford P, Regehr G. Methodological problems in the retrospective computation of responsiveness to change: the lesson of Cronbach. J Clin Epidemiol 1997; 50:869-879.
11. BenDebba M, Heller J, Ducker TB, et al. Cervical spine outcomes questionnaire: its development and psychometric properties. Spine 2002; 27:2116-2124.
12. L' Insalata JC, Warren RF, Cohen SB, et al. A self-administered questionnaire for assessment of symptoms and function of the shoulder. J Bone Joint Surg Am 1997; 79:738-748.
13. Stucki G, Liang MH, Fossel AH, et al. Relative responsiveness of condition-specific and generic health status measures in degenerative lumbar spinal stenosis. J Clin Epidemiol 1995; 48:1369-1378.
14. Wright JG, Young NL. A comparison of different indices of responsiveness. J Clin Epidemiol 1997; 50:239-246.
15. van der Windt DA, van der Heijden GJ, de Winter AF, et al. The responsiveness of the Shoulder Disability Questionnaire. Ann Rheum Dis 1998; 57:82-87.
16. Iyer LV, Haley SM, Watkins MP, et al. Establishing minimal clinically important differences for scores on the Pediatric Evaluation of Disability Inventory for inpatient rehabilitation. Phys Ther 2003; 83: 888-898.
17. Hoving JL, Koes BW, de Vet HC, et al. Manual therapy, physical therapy, or continued care by a general practitioner for patients with neck pain. A randomized, controlled trial. Ann Intern Med 2002; 136:713-722.
18. Smidt N, van der Windt DA, Assendelft WJ, et al. Corticosteroid injections, physiotherapy, or a wait-and-see policy for lateral epicondylitis: a randomised controlled trial. Lancet 2002; 359: 657-662.
19. Wells G, Beaton D, Shea B, et al. Minimal clinically important differences: review of methods. J Rheumatol 2001; 28:406-412.
20. Paltamaa J, Sarasoja T, Leskinen E, et al. Measuring deterioration in international classification of functioning domains of people with multiple sclerosis who are ambulatory. Phys Ther 2008; 88:176-190.
21. Brach JS, Perera S, Studensk S, et al. Meaningful change in measures of gait variability in older adults. Gait and Posture 2010; 31:175-179.
22. de Vet HCW, Bouter LM, Bezemer PD, et al. Reproducibility and responsiveness of evaluative outcome measures. Int J Tech Assess in Health Care 2001; 17:479-487.
23. Deyo RA, Centor RM. Assessing the responsiveness of functional scales to clinical change: an analogy to diagnostic test performance. J Chronic Dis 1986; 39:897-906.
24. Guyatt GH, Sullivan MJ, Thompson PJ, et al. The 6-minute walk: a new measure of exercise capacity in patients with chronic heart failure. Can Med Assoc J 1985; 132:919-923.
25. Roland M, Fairbank J. The Roland?Morris Disability Questionnaire and the Oswestry Disability Questionnaire. Spine 2000; 25:3115-3124.
26. Roland M, Morris R. A study of the natural history of back pain part l: development of a reliable and sensitive measure of disability in low-back pain. Spine 1983; 8:141-144.
27. Cherkin DC, Deyo RA, Battie M, et al. A comparison of physical therapy, chiropractic manipulation, and provision of an educational booklet for treatment of patients with low back pain. N Engl J Med 1998; 339:1021-1029.

28. Ostelo RWJG, deVet HCW, Knola DL, et al. 24-item Roland-Morris Disability Questionnaire was preferred out of six functional status questionnaires for post-lumbar disc surgery. J Clin Epidemiol 2004; 57:268-276.
29. Wiesinger GF, Nuhr M, Quittan M, et al. Cross-cultural adaptation of the Roland-Morris Questionnaire for German-speaking patients with low back pain. Spine 1999; 24:1099-1103.
30. Jacobson NS, Truax P. Clinical significance: a statistical approach to defining meaningful change in psychotherapy research. J Consult Clin Psychol 1991; 59:12-19.
31. Ottenbacher KJ, Johnson MB, Hojem M. The significance of clinical change and clinical change of significance: issues and methods. Am J Occup Ther 1988; 42:156-163.
32. Riddle DL, Stratford PW. Interpreting validity indexes for diagnostic tests: an illustration using the Berg Balance Test. Phys Ther 1999; 79:939-948.
33. Wyrwich KW, Nienaber NA, Tierney WM, et al. Linking clinical relevance and statistical significance in evaluating intra-individual changes in health-related quality of life. Med Care 1999; 37:469-478.
34. Wyrwich KW. Minimal important difference thresholds and the standard error of measurement: is there a connection? J Biopharm Stat 2004; 14:97-110.
35. Wyrwich KW, Tierney WM, Wolinsky FD. Further evidence supporting standard error of measurement based criterion for identifying meaningful intra-individual change in health-related quality of life. J Clin Epidemiol 1999; 52:861-873.
36. Kupferberg DH, Kaplan RM, Slymen DJ, et al. Minimal clinically important difference for the UCSD Shortness of Breath Questionnaire. J Cardiopulmon Rehab 2005; 25:370-377.
37. Leidy NK, Wyrwich KW. Bridging the gap: using triangulation methodology to estimate minimal clinically important differences (MCIDs). COPD 2005;2:157-165.
38. Schrag A, Sampaio C, Counsell N, et al. Minimal clinically important change on the Unified Parkinson' s Disease Rating Scale. Movement Disorders 2006; 21:1200-1207.
39. Jordan K, Dunn KM, Lewis M, et al. A minimal clinically important difference was derived for the Roland-Morris Disability Questionnaire for low back pain. J Clin Epidemiol 2006; 59:45-52.
40. Stratford PW, Binkley JM, Riddle DL, et al. Sensitivity to change of the Roland-Morris Back Pain Questionnaire: part 1. Phy Ther 1998; 78:1186-1196.
41. Hinze J. NCSS Help System. Kaysville, UT: NCSS, 2007.

제 5 장

임상 평가 비교: 어느 것이 나은가?

(Comparing Clinical Assessments: Which Is Better?)

임상 질문 (Clinical Questions)

- **나의 임상 평가는 환자 상태 변화를 충분히 파악해 내는가?**
- **장애를 평가할 때, 환자와 모집단의 (치료에 대한 정신적 물질적) 부담, 장애의 중증도와 만성도를 고려했을 때, 그 평가도구가 최선의 평가도구인가?**

환자 기능을 충분히 이해할 수 있도록 다수의 임상 평가가 자주 사용된다. 종합 검사에 포함된 도구를 조심스럽게 고려해야 하는데, 그 이유는 시간 경과에 따른 환자의 진전을 평가하는 도구가 너무 많을 경우 환자와 치료사 모두에게 부담이 되기 때문이다. 증상의 중증도로 인해 평가 도구의 선택을 제한 받을 수 있는데, 그 이유는 목표 대상자 집단에 중증 환자가 포함되어있거나 가벼운 증상의 환자가 포함되어 있을 경우, 어떤 평가는 임상 변화에 대해 민감하지 않을 수 있기 때문이다. 또한, 현실적인 문제로서, 임상 직무에 앞서 검사를 시행하기 위해 필요한 훈련의 양을 고려해야 한다. 서로 다른 도구들, 또는 같은 도구의 다른 버전을 서로 비교하기 위해 평가 도구의 다양한 특성을 살펴보아야 한다. 이러한 측정되는 특성은 다음과 같다.

- 검사 시행에 걸리는 시간
- 타당도(3장에서 다룬 것과 같이 그 도구가 질병이나 장애 유무를 정확하게 측정하는가?)
- 유의한 임상적 변화(4장에서 다루어진, 도구가 어느 정도의 변화를 측정해야 기능적 유의성에 부합되는가?)
- 신뢰성
- 바닥/천장 효과
- 반응도

이 장의 핵심은 평가와 바닥/천장 효과의 반응도에 관한 것이다. 이러한 특성에 관한 연구는, 특정 환자 집단을 평가하는 도구의 선택을 정립하기 위한 중요한 여러 증거를 제시한다.

반응도가 좋은 평가 도구는 유의한 임상적 변화가 발생했을 경우, 첫째, 그것을 바로 탐지해야 하고, 둘째, 아무런 변화가 발생하지 않았을 때 그 상태를 유지해야 한다. 반응도를 측정하는 수 많은 여러 통계적 접근이 있지만, 임상적 변화에 대한 반응도를 어떻게 계산하고 보고할 것인지에 대해 서로 의견이 같은 논문은 적다. 덧붙이자면, 반응도 연구의 결과는, 특정 반응도 지표의 선택, 반응도를 평가하기 위한 연구의 설계, 그리고 목표 환자 수에 의해 영향을 받는다.

반응도 연구의 적용

(Applications of Responsiveness Research)

반응도를 평가하는 논문은 임상 환경에 직접 적용될 수 있는 여러 주제를 제시하는데, 이는 다음과 같다(**그림 5-1**).

- 같은 도구의 항목을 많이 적용하는 것과 적게 적용하는 것의 반응도가 비슷하도록 함으로써 그 도구의 단순화된 적용이 환자와 치료사의 부담을 덜 수 있도록 하라. 예를 들면, Berg Balance Scale는 균형 기능을 평가하기 위해 널리 쓰이는 평가도구이다. 그 척도는 0점(도움이 필

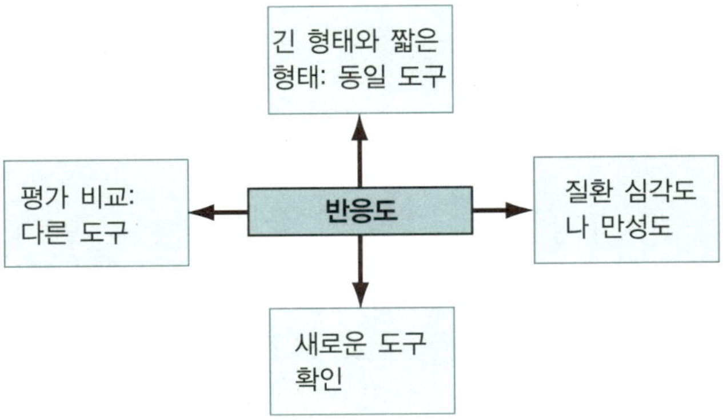

그림 5-1 일상 시설에서의 반응도 연구의 적용

요하거나 기능 부족)에서 4점(도움이 필요 없거나 독립적 기능 가능)까지 점수가 매겨지는 14가지 기능 동작으로 구성되어 있다. 14가지에 대한 합산 점수는 0에서 56까지 나올 수 있으며, 높은 점수는 보다 나은 기능을 의미한다(그림 5-2). Chou 등은 뇌졸중 환자를 연구하며 그들의 점수 변화를 평가하였다(뇌졸중 후 14일 대 90일. 그들은 Berg Balance Scale(14가지 항목)을 사용했으며, 이 도구의 단순화된 버전도 사용하였다. 기존 Berg Scale이 7가지 기능 검사로 줄여지고, 각각의 기능에 대한 척도가 새로운 3점-Berg Scale(0-2-4)로 줄었을 때, 그 결과는 기존의 도구와 비슷한 반응도를 보여주었다. 저자들은 치료실에서 더 적은 항목의 도구를 쓰는 것을 추천하는데, 그 이유는, 많은 항목의 Berg Balance Scale에 비해 간단하고 더 빨리 장애 점수를 나타낼 수 있기 때문이다.

- *평가 과정의 반응도를 비교하라. 일반 건강 평가법이 특정 질환 평가법 만큼 환자 상태 변화를 효과적으로 탐지하는가?* SF-36, SF-12, 또는 OPTIMAL 도구와 같은 일반 건강 평가법의 장점은 각 진단에 관계 없이 모든 환자군에 쓰일 수 있다는 것이다. 일반 평가법은 환자 상태 평가를 단순화함으로써 특정 질환, 또는 특정 지역 평가와 같은 추가적인 평가도구 없이 치료실 중심의 결과를 볼 수 있도록 한다. 그러한 반면, 신뢰도 있는 일반 건강 평가법을 사용하기 위해서는, 이러한 도구들의 심리측정학적 속성이 고성능의 특정 질환 평가법과 비교될 수 있어야 한다.
- 예를 들면, Schmitt와 Di Fabio는 DASH(Disabilities of the Arm, Shoulder, and Hand)와 SPADI(Shoulder Pain and Disability Index)의 반응도를 SF-12의 그것과 비교했다. 근위 상지 질환이 있는 환자들에 있어서 특정 질환 평가 도구가 일반 건강 평가 도구에 비해 월등한 반응도가 있다는 것을 그들은 발견했다. 이러한 발견은 일반 건강 평가법 보다 특정 질환 평가법을 사용하는 것이 이러한 환자 집단에게 더 적절함을 뒷받침한다. 반면, 대상 집단에 따라 다양한 발견이 각 평가에서 나타날 수 있기에, 치료실에서 사용될 다수의 평가법을 선택함에 앞서 논문을 검토하는 것이 필요하다.
- *목표 환자 집단의 서로 다른 양상(증상)에 적용되었을 때, 같은 도구의 반응도를 평가하라.* 서로 다른 질환 중증도나 만성도를 가진 환자들에게 그 도구는 동일한 반응도를 보이는가? 예를 들면, Mao 등은 뇌졸중 회복의 여러 단계에서 Berg Balance 점수를 비교하여 모든 단계에서 허용 가능한 반응도의 단계를 발견했다. 한편, 회복의 초기단계에서 가장 높은 반응도를 보였다.
- *새로운 도구와 기존 도구 사이에 비슷한 반응도를 보이도록 새로운 도구의 타당도를 입증하라.* 예를 들면, 새롭게 만들어진 PASS(Postural Assessment Scale for Stroke Patients) 균형 척도를 기존의 평가도구(Berg Balance Scale와 Fugl-Meyer Balance Scale)와 비

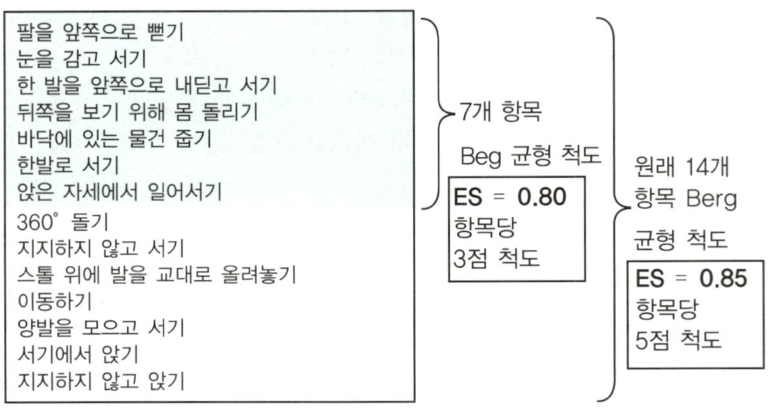

그림 5-2 Berg 균형 척도의 항목들. 이 도구의 짧은 버전은 Chou 등에 의해 보고된 첫 번째 7개 항목을 비교한 것이고, 이것은 3점 척도를 이용했다(강조되어 있음). ES 는 다른 척도를 근거로 한 효과 크기이다. 항목 당 5점 척도를 보려면, Kornetti 등을 참고하기 바란다(출처: Chou CY, Chien CW, Hsueh IP et al. Developing a short form of the Berg Balance Scale for people with stroke. Phys Ther 2006; 86:195-204. 이 자료의 권한과 추적 생산과 배분은 APTA에게 있다).

교하였다. 모든 세 가지 도구가 비슷한 반응도를 지녔다는 점은, 이러한 심리측정학적 속성에 근거하여 치료사들로 하여금 세 가지 도구 중 한 가지를 선택함에 있어서 어느 정도의 자유를 부여하게 된다.

환자 집단 대 개별 환자의 반응도 지표

(Group Versus Individual Patient Responsivenss Indices)

개별 환자 반응도 지표와 환자 집단 반응도 지표가 있다. 개별 환자 반응도 단계 지표는 참의 유의한 변화가 나타났던 연구의 환자 비율에 관한 정보를 제공한다(양 또는 음). 이와 반대로, 환자 집단 반응도 단계 지표는 개별 환자와 관계 없이, 모든 환자 집단 기능의 개요를 제공한다.

개별 환자 지표

현재로선, 개별 환자 단계에 있어 검사 반응도 측정을 허용하는 기준은 없다. 그러나, 모든 개별 환자의 반응도 측정 검사의 한 가지 공통점은, 임상적 변화 역치이다. 임상적 변화 역치란, 초기 평가에서 후속 치료까지, 유의한 또는 참의 변화를 의미하는, 환자 평가의 변화량이다(4장 참조). 예를 들면, 장애 설문지에서 임상적 변화 역치가 10점이라고 나온다면, 10점이 개선된 환자는 유의한 양의 변화를 보인 것이다. 10점 이하의 변화를 보인 환자들은 유의한 양성 변화를 나타내는 역치에 도달하지 못한 것이다. 기능 악화의 방향으로 10점 이상 점수가 변화한 환자들은 유의한 음성 변화를 보이는 것이다. 임상적 변화 역치는 최소 임상적 중요 차이(minimum clinically important difference(MCID)) 또는 최소 탐지 가능한 변화(minimal detectable change(MDC))로 표현된다. 4장에 이러한 역치를 결정하는 과정이 설명되어 있다.

장애 설문지 연구는, 적어도 변화 역치 만큼의 변화를 보인 환자의 비율을 알아내는 것은, 반응도 검사의 지표를 제공할 것임을 제안하였다. 다시 말하면, 같은 시간에 동일한 환자 집단에게 적용된 서로 다른 여러 평가 도구를 비교함으로써, 임상적 변화 역치를 넘어서는 가장 많은 환자 비율을 보여주는 도구가 가장 반응도가 좋다는 것을 알아낼 수 있다.

신뢰 변화 비율

신뢰 변화 비율은 MDC에 기초한다. MDC가 측정 오류보다는 참의 변화를 반영하는 최소한의 점수를 의미하기에, 신뢰 변화 비율은 임상 기능에 있어서 참의 양성 또는 음성 변화를 가진 환자의 비율이다. 신뢰 변화 비율은 다음과 같이 계산된다.

$$\text{신뢰 변화 비율} = \frac{(\# \geq \text{MDC}) + (\# \leq -\text{MDC})}{N} \quad \textbf{방정식 5-1}$$

#은 MDC와 같거나 많은 환자 수("≥") 또는 음의 MDC보다 같거나 적은 환자 수("≤")이고, N은 평가된 모든 환자 수, 그리고 **MDC**는 변화 역치값으로 사용된다.

예를 들면, Stevenson은 뇌졸중 환자에 대해 MDC_{90}이 ±점수라고 보고했다. **5-1 방정식**, Berg 척도의 MDC, 그리고 아래의 가상 숫자를 사용하면, 신뢰 변화 비율은 다음과 같다.

$N = 48$

$\# \geq 6 = 29$

$\# \leq -6 = 10$

$$\text{신뢰 변화 비율}^{a} = \frac{(\# \geq \text{MDC}) + (\# \leq -\text{MDC})}{N}$$

$$= \frac{(29) + (10)}{48} = 0.81 \textit{ or } 81\%$$

MCID 비율

MCID 비율이란, 개선을 보여줌에 있어서 MCID[b] 변화 역치를 능가하는 환자의 비율이다. MCID를 계산하기 위해 수신자조작 특성(receiver operating characteristic (ROC)) 곡선과 2×2 분할표가 사용되었다면, 참의 양성(A칸)과 참의 음성(D칸)으로 분류된 환자의 수를 알 수 있다. 반응도의 정의는, 환자에게 실제로 변화가 발생했을 때 임상 도구가 변화를 보여주고, 환자에게 아무런 변화가 없을 때는 그것이 아무런 변화를 보여주지 않는 것이기에, MCID 비율의 A칸과 D칸의 수를 합하는 것이 적절하다.

[a] 6점을 충족하지 못하거나, 초과하거나, −6점 이상 아래로 떨어지는 가상 실증의 9명 환자가 있다.

[b] MCID를 계산하기 위해 분할표를 사용하지 않을 때, MCID 역치를 초과하는 환자의 숫자는 유의한 향상을 가진 환자로 계산된다.

MCID는 4장에서 계산되었다. 그리고 MCID 비율의 계산은 다음과 같다.

$$\text{MCID 비율} = \frac{(\#\ \text{cell A}) + (\# \leq -\text{MDC})}{N} \quad \textbf{방정식 5-2}$$

#는 분할표의 A칸과 D칸의 환자 수이고, N은 평가된 모든 환자 수, 그리고 MCID는 변화 역치값으로 사용된다.

집단 지표

효과 크기(effect size(ESresponsiveness)), 표준 평균 반응(standardized response mean(SRM)), 그리고 Guyatt' s Responsiveness Index(GRI)와 같은 집단 수준의 통계를 통하여서도 평가도구의 반응도를 측정할 수 있다. 이러한 통계는 "집단 수준"이라고 불리는데, 그 이유는 개별 환자의 점수에 반하는, 집단 환자의 점수에 의해 변화를 측정하기 때문이다.

효과 크기는 초기에서 후속치료까지의 평균 변화를, 시간경과에 따라 변화했다고 판단되는 집단 환자의 초기 평가 점수(기준 점수)의 표준 편차로 나눈 값이다. SRM과 GRI는 효과 크기로부터 변이된 개념이다.

- $ES_{반응도}$:

$$\frac{\text{초기에서 후속 평가에 대한 평균변화}}{\text{초기 평가 점수의 표준편차}} \quad \textbf{방정식 5-3}$$

- SRM :

$$\frac{\text{초기에서 후속 평가에 대한 평균변화}}{\text{변화 점수의 표준편차}} \quad \textbf{방정식 5-4}$$

- GRI :

$$\frac{\text{변화를 겪을 것으로 예상되는 집단에서 관찰된 평균변화}}{\text{안정된 환자에서의 변화 점수의 표준편차}} \quad \textbf{방정식 5-5}$$

반응도 지표의 통계학적 유의성 평가 (Evaluating the Statistical Significance of Responsiveness Indices)

반응도의 추정치는 어떤 도구가 가장 최선의 임상적 변화에 대한 반응도를 가졌는지에 대한 기술적인 설명을 제공한다. 대체로, 보다 큰 반응도 지표는 변화에 대한 보다 큰 민감도를 의미한다. 치료사는 결과를 단순히 관찰하고 보다 높은 지표를 가진 평가 도구에 집중하게 된다. $ES_{반응도}$는 반응도 측정에 흔히 사용된다. ES 절대값의 기술적 해석은 Cohen이 제안한 임의의 협약으로 이루어져 있다; 0.8의 ES는 큰 값이고, 0.5는 중간, 그리고 0.2는 작은 값이다. SRM 역시 Cohen의 기술을 사용하여 해석된다.

ES 크기의 기술적 척도를 쓰는 것의 제한점은, 통계적으로 유의한 차이를 기술할 수 있는 명확한 경계가 없다는 것이다. 만약 반응도를 알아보기 위해 서로 다른 평가도구가 평가되었을 때, 도구 "A"의 0.8 ES가 도구 "B"의 0.6 ES와 확연히 다른 것인가? 평가 도구들의 반응도 차이가 임상적으로 유의함을 반드시 결정해야 할 경우(예. 반응도 지표가 일치하지 않는 결과를 나타낼 때), 신뢰구간 비교 또는 ROC(receiver operating characteristic) 분석의 비교-두 가지 또는 그 이상의 임상 평가 도구의 유의성을 검사-를 통해 잠재적으로 충돌을 해결할 수 있다.

반응도 지표를 위한 신뢰 구간 (Confidence Intervals for Responsiveness Indices)

반응도 지표의 점 추정치를 포함하는 95% 신뢰 구간(CI)의 계산은 점 추정치의 가능한 참의 값 범위를 결정할 수 있는 방법을 제공한다. 두 가지 평가 도구를 비교할 경우, 한 쌍의 점 추정치가 존재할 것이다(예. 도구 A의 ES와 도구 B의 ES). 만약 반응도 점 추정치의 신뢰구간(CI)이 서로 겹치면, 이 지표에 대하여 평가 도구 간에 아무런 통계적 차이가 없는 것이다.

반응도 지표가 정규분포한다고 가정함으로써, 확률과 정규 곡선의 통계 이론이 점 추정치를 포함하는 점수 변화 비교에 적용될 수 있도록 한다(4장 부록 참조). 이러한 가정이 비율(개별 반응도 지표)에 적용된다면, Wilson이 발전시키고, Agresti와 Coull이 인용한 방정식을 사용한다. 집단 반응도 지표의 경우, 분자의 차이 값은 ES, SRM, 그리고 GRI[C]에 대해 정규분포한다고 가정한다.

반응도의 점추정치를 위한 95% 신뢰구간(CI)의 수작업 계산은 번거롭다. 그러나, 이 단원을 위한 첨부 CD

Oswestry 장애 지표 2.0

여러분은 아래 질문에 답을 해주시기 바란다. 이 질문들은 여러분의 등(혹은 다리) 문제가 여러분의 일상생활 능력을 관리하는데 어떤 영향을 주는지에 대한 정보를 우리에게 제공하기 위해 고안된 것이다. 각 영역에 답을 해주시기 바란다. 현재 여러분의 상태를 가장 잘 나타내는 질문에 하나의 답만 체크해야 한다.

영역 1: 통증 강도
___ 어떤 순간에도 통증이 없다.
___ 어느 순간에 매우 약한 통증이 있다.
___ 어느 순간에 중등도 통증이 있다.
___ 어느 순간에 약간 심한 통증이 있다.
___ 어느 순간에 매우 심한 통증이 있다.
___ 어느 순간에 상상할 수 있는 최고의 통증이 있다.

영역 2: 개인관리(씻기, 옷입기 등)
___ 부가적인 통증을 일으키지 않고 정상적으로 자신을 돌볼 수 있다.
___ 정상적으로 자신을 돌볼 수 있지만, 통증은 심한 편이다.
___ 자신을 관리할 때 통증이 있지만, 천천히 그리고 조심스럽게 자신을 돌본다.
___ 약간의 도움이 필요하지만, 거의 대부분 관리를 혼자서 할 수 있다.
___ 자신을 돌볼 때 거의 도움을 필요로 한다.
___ 옷을 입을 수 없고, 씻기가 어렵고, 거의 침대에서 지낸다.

영역 3: 들기
___ 나는 통증없이 무거운 물건을 들 수 있다.
___ 나는 통증이 있지만, 무거운 물건을 들 수 있다.
___ 바닥에 있는 물건을 들어올릴 때 통증이 방해를 하지만, 테이블 위에 있는 물건은 들어올릴 수 있다.
___ 물건을 들어올릴 때 통증이 방해를 하지만, 들기 편안한 위치에 있는 중간 무게의 물건을 들 수 있다.
___ 나는 매우 가벼운 물건만 들 수 있다.
___ 나는 어떤 물건도 들거나 운반할 수 없다.

영역 4: 걷기
___ 내가 특정 거리를 걸을 때 통증이 방해하지 않는다.
___ 내가 1 마일 이상의 거리를 걸을 때 통증이 방해한다.
___ 내가 1/4 마일 이상의 거리를 걸을 때 통증이 방해한다.
___ 내가 100 야드 이상의 거리를 걸을 때 통증이 방해한다.
___ 나는 지팡이나 목발로만 걸을 수 있다.
___ 나는 거의 대부분의 시간을 침대에서 보내고 있고, 화장실을 갈 때는 기어서 간다.

영역 5: 앉기
___ 나는 어느 의자에서도 오랫동안 앉아 있을 수 있다.
___ 나는 내가 좋아하는 의자에서 오랫동안 앉아 있을 수 있다.
___ 1시간 이상 앉아 있으면 통증이 발생하여 더 이상 앉아 있을 수 없다.
___ 30분 이상 앉아 있으면 통증이 발생하여 더 이상 앉아 있을 수 없다.
___ 10분 이상 앉아 있으면 통증이 발생하여 더 이상 앉아 있을 수 없다.
___ 전혀 앉아 있을 수 없다.

영역 6: 서기
___ 통증 없이 내가 원하는 만큼 오랫동안 서 있을 수 있다.
___ 어느 순간에 매우 약한 통증이 있다.
___ 어느 순간에 중등도 통증이 있다.
___ 어느 순간에 약간 심한 통증이 있다.
___ 어느 순간에 매우 심한 통증이 있다.
___ 어느 순간에 상상할 수 있는 최고의 통증이 있다.

영역 7: 잠자기
___ 통증 없이 잠을 잘 수 있다.
___ 가끔 통증 때문에 잠을 설친다.
___ 통증 때문에, 6시간 이상 잠을 잘 수 없다.
___ 통증 때문에, 4시간 이상 잠을 잘 수 없다.
___ 통증 때문에, 2시간 이상 잠을 잘 수 없다.
___ 통증 때문에, 전혀 잠을 잘 수 없다.

영역 8: 성생활(적용하다면)
___ 통증 없이 정상적인 성생활을 할 수 있다.
___ 정상적인 성생활을 할 수 있지만, 약간의 통증이 있다.
___ 거의 정상적인 성생활을 하지만, 통증이 심하다.
___ 통증 때문에 성생활이 심하게 제한받는다.
___ 통증 때문에 성생활을 거의 할 수 없다.
___ 통증 때문에 성생활을 전혀 할 수 없다.

영역 9: 사회생활
___ 통증 없이 정상적인 사회생활을 할 수 있다.
___ 정상적인 사회생활을 할 수 있지만, 통증이 약간 증가한다.
___ 스포츠와 같이 에너지가 필요한 사회생활 말고는, 통증이 사회생활을 하는데 큰 영향을 주지 않는다.
___ 통증 때문에 사회생활이 방해를 받고 있고, 종종 집 밖으로 나가지 않는다.
___ 통증 때문에 집에서 이루어지는 사회생활만 한다.
___ 통증 때문에 사회생활을 전혀 할 수 없다.

영역 10: 여행
___ 통증 없이 어느 곳이든지 여행을 할 수 있다.
___ 통증은 있지만, 어느 곳이든지 여행을 할 수 있다.
___ 통증이 심한 편이지만, 2시간 이상 여행을 할 수 있다.
___ 통증 때문에 1시간 이상 여행을 할 수 없다.
___ 통증 때문에 30분 미만으로만 여행을 할 수 있다.
___ 치료를 받지 않으면, 통증 때문에 여행을 할 수 없다.

ODI 점수 매기기

6개의 각 진술 항목의 총 점수는 5점이다. 만약 첫 번째 진술에 표시를 하면, 점수는 0 점이고, 만약 마지막 진술에 표시를 하면 그 점수는 5점이 된다. 중간에 있는 진술은 차례대로 점수가 매겨진다. 만약 각 영역에서 1개 이상의 표시가 이루어지면, 가장 높은 점수를 선택한다. 10개의 모든 영역에 표시가 이루어지면, 다음과 같이 점수를 산출한다: 50점 중에서 16점이 총 점수라면, 32%이다. 만약 1개 영역에서 체크 표시가 이루어지지 않으면, 점수는 다음과 같이 계산된다: 총 45점에서 16 점이기 때문에, 35.5%된다. 그러므로, 최종 점수는 다음과 같이 요약될 수 있다: 선택된 점수를 체크된 총 점수로 나눈 후, 100를 곱한 값이다. 저자들은 편리를 위해 백분율로 표기하고 있다.

그림 5-3 Oswestry 장애 지표 2.0 (출처: Roland M, Fairbank J. The Roland-Morris Disability Questionnarie and the Oswestry Disability Questionnarie. Spine 2000; 25:3115-3124).

산출표를 사용하면 CI를 미리 계산할 수 있다.

연습 예: 반응도 평가
(Demonstration: Assessing Responsiveness)

가상 데이터를 사용한 예를 통해, 어느 임상 평가 도구가 보다 좋은 반응도를 갖는지 결정하기 위해 Roland-Morris Disability Questionnaire(4장)과 Oswestry Disability Questionnaire을 비교한다. 따라서 이 예의 결과는 완전히 가상적인 것이다.

Oswestry Disability Questionnaire은 허리 장애 환자들의 자가 인식 장애도를 측정한다. 이 도구는 10가지 설문(또는 "부분")이 있으며 각 부분의 점수는 기록되어 100% 점수로 환산된다(**그림 5-3**). Roland-Morris 평가에서는, 보다 높은 Oswestry 점수가 보다 낮은 점수에 비해 많은 장애도를 의미한다.

c 집단 지표의 경우, 차이 점수의 분포는 "0"의 평균값과 SE = (1/sqrt(N))를 가진 것으로 추정되었다. Beaton 등을 참고하기 바란다. 그런 다음, 점수 추정치 주위의 95% 신뢰구간을 추정하기 위해 임계 z 점수(±1.96)를 곱하여 SE를 계산한다.

연습 설계

그림 5-4에 반응도를 알아보기 위한 연습 설계가 나타나 있다. 이 가상적인 예의 모든 대상이 초기 평가와 후속 평가에 Roland-Morris와 Oswestry 장애도 척도 모두에 점수가 매겨진다는 것을 기억하라. 개선을 의미하는 표준 기준은 일상 직업으로의 복귀이다(초기 평가 시 모든 가상 환자는 일하고 있지 않은 상태였다). **그림 5-5**에 위 연습 예를 위한 가상 데이터 목록이 나타나 있다(대상

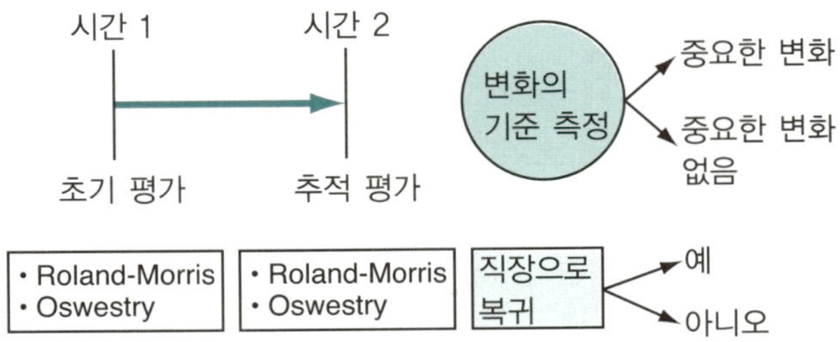

그림 5-4 반응도를 위한 실증 운동의 디자인(출처: Stratford PW, Binkley JM, Riddle DL. Health status measure: strategies and analytic methods for assessing change scores. Phys Ther 1996; 76:1109-1123. 이 자료의 권한과 추적 생산과 배분은 APTA에게 있다).

대상자	직장으로의 복귀	초기 RM	추적 RM	RM 변화	초기 Oswestry	추후 Oswestry	Oswestry 변화
1	아니오	16	18	−2	54	29	25
2	아니오	18	18	0	65	12	53
3	예	20	3	17	64	25	39
4	예	20	17	18	30	19	11
5	아니오	2	18	−16	82	38	44
6	아니오	5	8	−3	93	42	51
7	아니오	20	22	−2	6	48	−42
8	아니오	18	23	−5	15	35	−20
9	아니오	21	21	0	12	42	−30
10	예	23	16	7	42	27	15
11	아니오	20	21	−1	40	46	−6
12	예	10	2	8	62	39	23
13	아니오	9	7	2	19	49	−30
14	예	23	8	15	89	23	66
15	예	23	8	15	86	32	54
16	아니오	17	19	−2	8	42	−34
17	아니오	11	15	−4	52	36	16
18	아니오	12	15	−3	82	29	53
19	아니오	8	10	−2	48	28	20
20	예	20	10	10	63	9	54
21	예	24	15	9	78	11	67
22	예	12	6	6	57	16	41
23	아니오	4	7	−3	88	12	76
24	예	23	12	11	64	20	44
25	아니오	23	23	0	31	47	−16
26	예	23	13	10	89	8	81
27	아니오	21	17	4	25	25	0
28	예	21	11	10	75	47	28
29	예	10	2	8	38	5	33

그림 5-5 두 가지 장애 척도의 반응도 비교를 위한 가상 데이터 목록. RM = Roland-Morris 장애 점수이다. 88명 중 20명의 환자만을 보여주고 있다. DVD 안에 있는 엑셀, NCSS, SPSS에 대한 "5장-반응도" 데이터 파일을 참고하기 바란다.

자 88명 중 29명).

가정할 수 있는 것은, 직업으로 복귀한 환자들은 유의한 임상적 변화를 보여주고, 그렇지 못한 환자들은 유의한 임상적 변화를 보여주지 않을 것이라는 것이다.

반응도 지표를 위한 계산 연습
(Calculation Demonstration for Responsiveness Indices)

개별 환자 지표

신뢰 변화율 계산 연습

Step 1: 각 평가 도구의 SEM을 계산한다(4장 **방정식 4-1** 참조):

- Roland-Morris
  - $SD_{initial}$ = 6.48
  - r_S = 0.45
  - SEM = 4.81~5 점(척도의 설문이 단위가 된다)
- Oswestry
  - $SD_{initial}$ = 24.5
  - r_S = −0.083
  - SEM = 25.5% 장애도

Step 2: 각 평가 도구의 MDC_{90}을 계산한다(4장 **방정식 4-2** 참조):

- Roland-Morris MDC_{90} = 11 장애 점수(척도의 설문이 단위가 된다)
- Oswestry MDC_{90} = 59% 장애도

Step 3: 각 평가 도구에 대한 신뢰 변화율의 점 추정치를 계산한다(**방정식 5-1**):

- Roland-Morris 신뢰 변화율
  - # ≥ MDC_{90} = 11
  - # ≤ −MDC_{90} = 1
  - RM 신뢰 변화율 = 11+1/88 = 0.14
- Oswestry 신뢰 변화율
  - # ≥ MDC_{90} = 9
  - # ≤ −MDC_{90} = 0
- Oswestry 신뢰 변화율 = 9 + 0/88 = 0.10

Step 4: N = 88일 때, 각 평가 도구에 대하여, 각 신뢰 변화율의 95% CI를 계산한다:

- 95% CI Roland-Morris *신뢰 변화율* = 0.08 에서 0.22
- 95% CI Oswestry *신뢰 변화율* = 0.05 에서 0.18

MCID 비율 예
(MCID Proportion Demonstration)

Step 1: ROC 곡선 분석은 임상적으로 유의한 차이의 점수 변화를 보여주는 결과를 만들어낸다(4장에 나온 방법 복습). MCID는 개선되거나, 임상적으로 유의한 악화를 보인 가장 많은 환자 수를 올바르게 분류할 수 있는 최적의 분할점(경계점)이다.

- Roland-Morris 척도 MCID = 장애점수 5
- Oswestry 척도 MCID = 25% 장애도[d]

[d] 가상 Oswestry 데이터에 대한 ROC 곡선상의 2 지점은 유의한 임상 변화를 감지할 때 동등한 정확성을 보여주었다. 25%과 26%의 변화 점수들은 각각 가장 참 양성 환자와 참 음성 환자로 분류되었다. 그림의 목적을 위해, 25% 변화 점수가 이용되었다.

비디오 교육 5-1

신뢰변화 비율: 엑셀 스프레드 시트 이용

적용:
- 다음을 계산하기 위해 가상 환자를 이용하여 엑셀 스프레드 시트를 어떻게 이용할 수 있는지를 알아본다:
  - 표준편차(SD)
  - 상관관계
  - 측정 표준오차(SEM)
  - 최소한 감지할 수 있는 변화(MDC)
  - 신뢰 변화 비율

실증 데이터:
- 5장-반응도.xls

단계:
1. 디스크를 열고, 본 장을 찾는다.
2. 비디오 교육 5-1: 평가 반응도의 개별 측정 계산: 신뢰변화 비율.
3. 엑셀 스프레드시트를 이용하여 분석을 어떻게 운영하는지를 확인한다.

소프트웨어 이용:
1. 여러분의 컴퓨터에 엑셀 소프트웨어가 깔려 있는지를 확인한다.
2. 비디오에 들어 있는 분석을 운영한다.

Step 2: 각 평가 도구에 대하여, MCID 비율의 점 추정치를 계산한다(**방정식 5-2**). 이를 계산하기 위해선, MCID보다 크거나 같은 변화 점수를 가진 환자 수(참의 양성)(# ≥ MCID)와 실제로 변화를 보이지 않았던 환자 수(참의 음성)가 필요하다.

- Roland-Morris 척도의 MCID 비율
  - A 칸 35 + D 칸 45/*N* 88 = **91%**
- Oswestry 척도의 MCID 비율
  - A 칸 28 + D 칸 38/*N* 88 = **75%**

Step 3: N = 88일 때, 각 평가 도구에 대하여, 각 MCID 비율의 95% CI를 계산한다:

- 95% CI Roland-Morris *MCID* 비율 = 0.83 에서 0.95
- 95% CI Oswestry *MCID* 비율 = 0.65 에서 0.83

집단 지표 (Group Indices)

반응도의 효과 크기($ES_{반응도}$) 계산 연습

Step 1: 주어진 평가 도구의 변화 점수를 평균화하기 위해 Excel을 사용하고(초기 값 − 후속 값), 각 평가 도구에 대하여 이를 반복한다:

- Roland-Morris 평균 변화 점수 = 3.5 점 (척도의 설문이 단위가 된다)
- Oswestry 평균 변화 점수 = 22% 장애도

Step 2: 각 평가 도구의 초기 점수 표준편차(SD)를 계산하기 위해 Excel을 사용한다:

- 초기 점수의 Roland-Morris SD = 6.5점
- 초기 점수의 Oswestry SD = 24.5% 장애도

Step 3: $ES_{반응도}$ 계산 (**방정식 5-3**):

- Roland-Morris $ES_{반응도}$ = 3.5/6.5 = **0.54**
- Oswestry $ES_{반응도}$ = 22%/24.5% = **0.90**

Step 4: *N*=88일 때, 각 평가 도구에 대하여 각 ES의 95% CI를 계산한다(첨부된 CD의 5장 관련 산출표 참조);

- 95% CI Roland-Morris $ES_{반응도}$ = 0.33 에서 0.75
- 95% CI Oswestry $ES_{반응도}$ = 0.69 에서 1.11

> **비디오 교육 5-2**
>
> **MCID 비율: 통계 소프트웨어 이용**
>
> **적용:**
> - 가상 환자 데이터를 이용하여 통계 소프트웨어를 어떻게 이용할 수 있는지를 알아본다:
>   - ROC 분석을 이용하여 최적 변화 점수를 결정한다.
>   - 각 평구 도구에 대한 MCID를 계산한다.
>
> **실증 데이터:**
> - 5장-반응도.s0(NCSS)
> - 5장-반응도.sav(SPSS)
> - 5장-반응도.xls(엑셀)
>
> **단계:**
> 1. 디스크를 열고, 본 장을 찾는다.
> 2. 비디오 교육 5-2: 평가 반응도의 개별 측정 계산: 최소 임상 중요 차이(MCID).
> 3. 엑셀 스프레드시트를 이용하여 분석을 어떻게 운영하는지를 확인한다.
>
> **소프트웨어 이용:**
> 1. 여러분의 컴퓨터에 엑셀 소프트웨어가 깔려 있는지를 확인한다.
> 2. 비디오에 들어 있는 분석을 운영한다.

SRM 연습 예

Step 1: 주어진 평가 도구에 대한 변화 점수를 평균화하고(초기 점수 − 후속 점수), 각 평가 도구에 대해 반복한다($ES_{반응도}$ 와 같은 분자):

- Roland-Morris 평균 변화 점수 = 3.5점 (척도의 설문이 단위가 된다)
- Oswestry 평균 변화 점수 = 22% 장애도

Step 2: 각 평가 도구의 변화 점수의 SD를 계산하기 위해 Excel을 사용한다:

- 변화 점수의 Roland-Morris SD = 6.7 점 (척도의 설문이 단위가 된다)
- 변화 점수의 Oswestry SD = 29.3% 장애도

Step 3: 반응도의 SRM을 계산한다(**방정식 5-4**):

- Roland-Morris SRM = 3.5/6.7 = **0.52**
- Oswestry SRM = 22%/29.3% = **0.75**

Step 4: N=88일 때, 각 평가 도구에 대하여 각 SRM의 95% CI를 계산한다(첨부된 CD의 5장 관련 산출표

참조):

- 95% CI Roland-Morris SRM = 0.31에서 0.73
- 95% CI Oswestry SRM = 0.54 에서 0.96

Guyatt의 반응도 지표(GRI) 연습 예

Step 1: 다시 일을 할 수 있게 된 환자들에 대하여[e], Excel을 사용하여 주어진 평가 도구의 변화 점수를 평균화하고(초기 점수 - 후속 점수), 각 평가 도구에 대하여 반복한다:

- Roland-Morris 평균 변화 점수 = 9.4점
- Oswestry 평균 변화 점수 = 39.6% 장애도

Step 2: 다시 일을 할 수 없었던 환자들에 대하여[f], Excel을 사용하여 각 평가 도구에 대한 변화 점수의 SD를 계산한다:

- 변화 점수의 Roland-Morris SD = 4.7 점 (척도의 설문)
- 변화 점수의 Oswestry SD = 29.1% 장애도

Step 3: 반응도의 GRI를 계산한다(**방정식 5-5**):

- Roland-Morris GRI = 9.4/4.7 = **2**
- Oswestry GRI = 39.6/29.1 = **1.36**

Step 4: N=88일때, 각 평가 도구에 대하여, 각 GRI의 95% CI를 계산한다(산출표 참조):

- 95% CI Roland-Morris SRM = 1.79 에서 2.21
- 95% CI Oswestry SRM = 1.15 에서 1.57

e "직장으로의 복귀 변수" 세로 기둥에 따라 가로 기둥을 기록하기 위해, 엑셀 안에 있는 SORT 기능을 이용한다. 분류된 후, "직장으로의 복귀 변수" 세로 기둥 안에 "예"를 위해 RM과 Oswestry에 대한 변화 점수를 강조하고, 평균값을 계산한다. 이것은 필터를 이용하여 NCSS나 SPSS 안에서 수행될 수 있다.

f "직장으로의 복귀 변수" 세로 기둥에 따라 가로 기둥을 기록하기 위해, 엑셀 안에 있는 SORT 기능을 이용한다. 분류된 후, "직장으로의 복귀 변수" 세로 기둥 안에 "아니오"를 위해 RM과 Oswestry에 대한 변화 점수를 강조하고, 평균값을 계산한다. 이것은 필터를 이용하여 NCSS나 SPSS 안에서 수행될 수 있다.

CI를 통한 반응도 지표들간의 불일치 해결

(Resolving Discrepancies Among Responsiveness Indices With CIs)

표 5-1과 **그림 5-6**에 여기까지의 가상 데이터 분석 결과가 요약되어 있다. 반응도를 결정하는 것은 사용되는 반응도 통계의 종류에 따라 다양하다는 것을 알 수 있다. 만약 95% CI가 무시되고 기술적 방법으로 점 추정치가 측정된다면, RM에 대한 각각의 반응도가 Oswestry보다 좋게 나타난다는 것을 알 수 있다. 그러나, ES responsiveness(0.90 대 0.54)와 SRM(0.75 대 0.52)에 의하면 oswestry 설문이 Roland-Morris 척도에 비해 보다 큰 반응도를 갖는다고 보여질 수도 있다. 한편, 그 반대의 경우도 GRI(1.36 대 2)에서 발견되었다.

95% CI를 요약에 포함시킬 경우, Roland와 Oswestry 점수 간에 반응도 차이가 없는데, 그 이유는 모든 반응도 지표에 대한 CI(GRI 제외)가 겹쳐지기 때문이다(**그림 5-6** 참조). 따라서, Roland-Morris 척도가 Oswestry 척도보다 좋은 반응도를 보임을 가상으로 보여줄 수 있도록 평가 척도 간의 주목할 만한 차이를 나타내는 유일한 척도는 GRI가 된다.

여러 반응도 지표가 서로 다른 것은 특이한 일이 아니다. 집단 수준에서의 변화는 개인 수준의 변화에 반영되지 않을 수 있다. 결과적으로, 집단에서의 평균 효과는 개별 환자에겐 의미가 없을 수 있다. 반응도 연구 설계는 또한 변화에 대한 민감도 결정에 영향을 미칠 수 있다(추가적인 학습을 위해 Stratford 참조). 이 책에 나와 있는 예는, 외부 평가 척도(다시 일을 할 수 있는 것)와 마주하게 되는 환자들이 그렇지 못한 환자들보다 좋은 개선을 보일 것이라고 가정하는 전-후 설계이다(**그림 5-4** 참조). GRI는 연습의 예시 설계와 호환되는데, 그 이유는 이러한 지표가 변화할 것이라고 기대되는 환자 반응과 그렇지 않을 것이라는 환자 반응을 분리하고 있기 때문이다(**방정식 5-5**). 이러한 특성은 ES responsiveness 또는 SRM에서는 발견되지 않는다.

표 5-1 가상 데이터를 이용하여 Roland-Morris 장애 설문과 Oswestry 장애 설문을 비교한 반응도 분석의 요약
(ES = effect size, SRM = standardized response mean, GRI = Guyatt's responseness index).

실증: 가상 데이터를 이용한 반응도 분석			
		Roland-Morris 지표(95% CI)	Oswestry 지표(95% CI)
개별 반응도 지표			
	신뢰변화 비율	0.14 [0.08-0.22]	0.10 [0.05-0.18]
	MCID 비율	0.91 [0.83-0.95]	0.75 [0.65-0.83]
집단 반응도 지표			
	$ES_{반응도}$	0.54 [0.33-0.75]	0.90 [0.69-1.11]
	SRM	0.52 [0.31-0.73]	0.75 [0.54-0.96]
	GRI	2 [1.79-2.21]	1.36 [1.15-1.57]

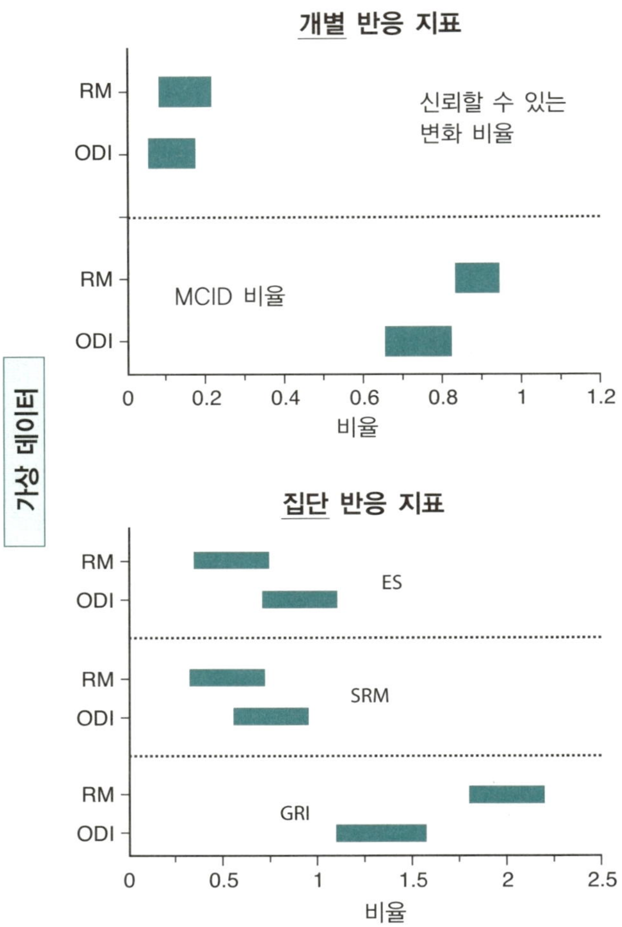

그림 5-6 가상 데이터를 이용한 실증 분석에서의 반응도 지표에 대한 95% 신뢰구간의 비교. RM = Roland-Morris. ODI = Oswestry Disability Index. 이중 수평 화살표는 중첩되지 않는 GRI CI의 영역을 보여준다.

반응도 지표 간 불일치 해결을 위한 ROC 곡선 분석
(ROC Curve Analysis to Resolve Discrepancies Among Responsiveness Indices)

3장에서 ROC 곡선 분석의 기본적 특징이 소개되었다. 변화 점수에 대한 ROC 분석은 4장에서 소개되었다. 이 장에서, MCID의 최적 분할점을 얻기 위해 **그림 5-5**에 나타난 데이터 목록을 사용하여 ROC 분석이 반복되었다(비디오 교육: 5-2 참조). **그림 5-7**에 이러한 단계를 거친 ROC 결과가 나타나 있다.

이러한 ROC 분석의 새로운 관점에는, 두 가지 이상의 임상 평가 도구의 변화 점수가 그려질 경우, ROC 곡선 하단 면적("AUC")의 가설 검증이 필요하다. 두 가지 기본 가설을 검증할 것을 Stratford 등은 권한다.
연습 예에서, 이러한 가설은 다음과 같다.

영 가설 (1): 임상 변화를 평가할 수 있는 Roland-Morris와 Oswestry 장애도 척도의 양에는 차이가 없을 것이다.

대립 가설 (1): 임상 변화를 평가할 수 있는 Roland-Morris와 Oswestry 장애도 척도의 기능에는 차이가 있을 것이다.

영 가설 (2): 각 척도의 AUC는 이론적인 "쓸모 없는" AUC 보다 작거나 같을 것이다.

대립 가설 (2): 각 척도는, 임상 변화를 평가할 수 있는, 이론적인 "쓸모 없는" 척도보다 훨씬 많은 양을 가질 것이다("쓸모 없음" 보다 AUC가 큼).

가상 데이터

Roland-Morris 변화 점수 ROC 분석

상태에 대한 ROC 데이터 = 직장으로의 복귀(경험적 ROC 곡선을 이용하여)

RM 변화 구분점	숫자 +|P A	숫자 +|A B	숫자 −|P C	숫자 −|A D	민감도 A/(A+C)	C/(A+C)	거짓양성+ B/(B+D)	특이도 D/(B+D)
0.00	36	24	0	28	1.00000	0.00000	0.46154	0.53846
1.00	36	18	0	34	1.00000	0.00000	0.34615	0.65385
2.00	36	17	0	35	1.00000	0.00000	0.32692	0.67308
3.00	35	13	1	39	0.97222	0.02778	0.25000	0.75000
4.00	35	12	1	40	0.97222	0.02778	0.23077	0.86538
5.00	35	7	1	45	0.97222	0.02778	0.13462	0.76923
6.00	31	6	5	46	0.86111	0.13889	0.11538	0.88462
7.00	28	2	8	50	0.77778	0.22222	0.03846	0.96154
8.00	22	1	14	51	0.61111	0.38889	0.01923	0.98077
9.00	18	1	18	51	0.50000	0.50000	0.01923	0.98077
10.00	14	1	22	51	0.38889	0.61111	0.01923	0.98077
11.00	10	1	26	51	0.27778	0.72222	0.01923	0.98077

기준표준

Roland-Morris 평가도구		직장으로의 복귀	직장으로 복귀하지 않음
향상을 의미한다.	≥검사 전-검사 후 변화 점수 구분점 5점	A 35	B 7
악화나 변화 없음을 의미한다.	<검사 전-검사 후 변화 점수 구분점 5점	C 1	D 45

Oswestry 변화 점수 ROC 분석

상태에 대한 ROC 데이터 = 직장으로의 복귀(경험적 ROC 곡선을 이용하여)

Oswestry 변화 구분점	숫자 +|P A	숫자 +|A B	숫자 −|P C	숫자 −|A D	민감도 A/(A+C)	C/(A+C)	거짓양성+ B/(B+D)	특이도 D/(B+D)
20.00	30	19	6	33	0.83333	0.16667	0.36538	0.63462
21.00	30	18	6	34	0.83333	0.16667	0.34615	0.65385
22.00	29	17	7	35	0.80556	0.19444	0.32692	0.67308
23.00	29	16	7	36	0.80556	0.19444	0.30769	0.69231
24.00	28	16	8	36	0.77778	0.22222	0.30769	0.69231
25.00	28	14	8	38	0.77778	0.22222	0.26923	0.73077
26.00	27	13	9	39	0.75000	0.25000	0.25000	0.75000
27.00	26	13	10	39	0.72222	0.27778	0.25000	0.75000
28.00	25	13	11	39	0.69444	0.30556	0.25000	0.75000
30.00	24	13	12	39	0.66667	0.33333	0.25000	0.75000
57.00	7	3	29	49	0.19444	0.80556	0.05769	0.94231
59.00	7	2	29	50	0.19444	0.80556	0.03846	0.96154
63.00	6	2	30	50	0.16667	0.83333	0.03846	0.96154

기준표준

Oswestry 평가도구		직장으로의 복귀	직장으로 복귀하지 않음
향상을 의미한다.	≥검사 전-검사 후 변화 점수 구분점 25점	A 28	B 14
악화나 변화 없음을 의미한다.	<검사 전-검사 후 변화 점수 구분점 25점	C 8	D 38

그림 5-7 ROC 분석의 구분점을 분할표로 이동시킨다. Roland-Morris 장애 설문과 Oswestry 장애 설문의 변화 점수에 대한 모든 구분점은 공간적 제한 때문에 제공되지 않았다. 최적 변화 점수에 대한 구분점은 각 평가 도구를 위해 강조되었다. ROC 곡선 분석은 분할표로 전환된다(각 숫자 표 아래에). 도표의 목적을 위해, 비록 26%가 타당한 변화 점수 구분점을 보여주고 있지만, 25%에서의 Oswestry 변화 점수 구분점을 선택했다(칸 A에서 참 양성과 칸 D에서의 참 음성을 확인했을 때, 양쪽 점수가 동일한 총 점수를 가지고 있다). 산출은 NCSS으로 나온 것이다(2007 버전).

AUC 가설 (1) 검증: Roland-Morris 대 Oswestry

(Testing AUC Hypothesis (1): Roland-Morris Versus Oswestry)

ROC 곡선 분석은 이러한 가설을 검증하기 위해 사용될 수 있고, 결과적으로 한 임상 평가 도구의 변화에 대한 민감도가 다른 평가 도구에 비해 훨씬 높다는 것을 결정하게 된다. 평가 도구 간 AUC에 아무런 차이가 없다면, 임상 변화에 대한 반응도에 큰 차이가 없다는 결론에 다다를 수 있다. ROC 분석을 사용한 통계적 유의성 검증은 도구간 차이가 우연 차이를 넘어서서 발생할 수 있는지를 결정한다. 통계적 유의성 검증의 이러한 방법은 CI 중복검사와 함께 사용되거나, 반응도 평가의 독립적인 방법으로 사용될 수 있다.

각 임상 평가 도구의 변화 점수에 대한 모든 가능한 임계점에 있어서, 그 임상 변화에 대한 민감도와 특이도가 평가된다는 관점에서 ROC는 종합적인 분석이다. **그림 5-7** 결과의 각 열은, 4장에서 언급된 바와 같이, A, B, C, D 칸의 분할표를 나타낸다. 참의 양성(A 칸)과 거짓- 양성(B 칸)의 백분율을 나타내는 양은 **그림 5-8**에 나타난 것과 같이 그려진다.

AUC 가설 검증 결과 (1)

위 예에서와 같이, Roland-Morris와 Oswestry 설문의 변화 점수에 의해 만들어진 AUC가 유의하게 다른가?(**그림 5-8** 참조). 통계 소프트웨어로 얻어진 위 가설 검증의 결과는 **그림 5-9**에 나타나 있다. 통계적 결과와

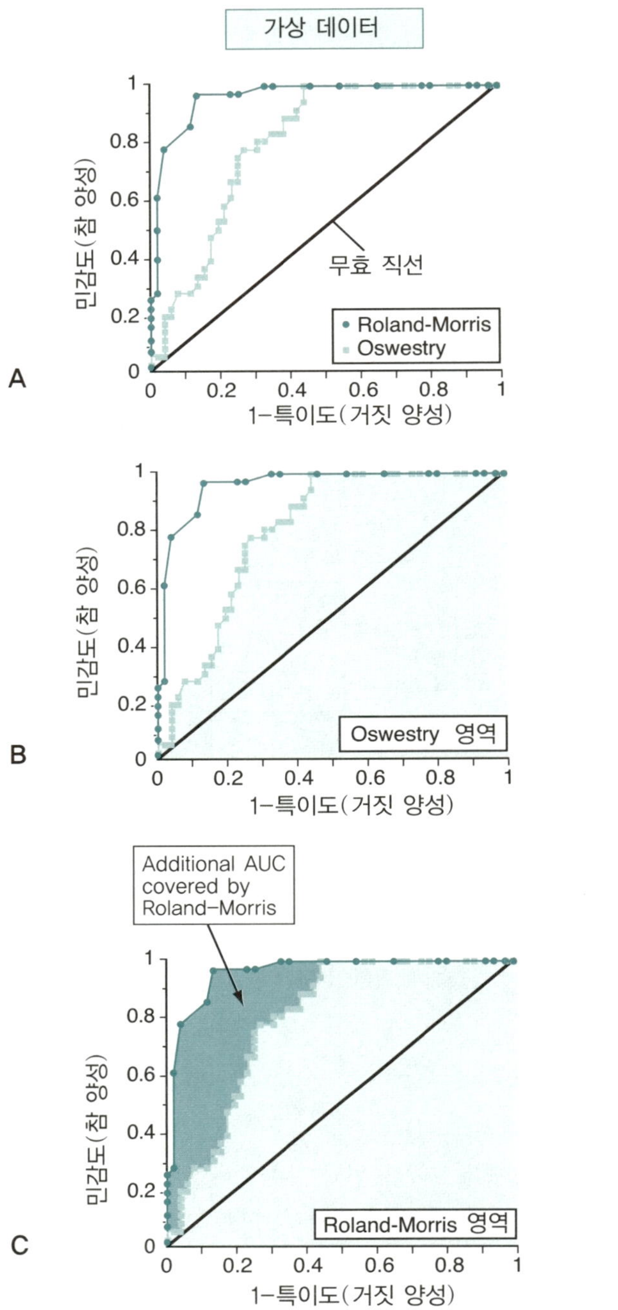

그림 5-8 (A) Roland-Morris 장애 측정과 Oswestry 장애 측정(가상 데이터)의 반응도를 비교한 ROC 곡선. (B) Oswestry 변화 점수에 의해 덮여진 AUC(곡선 아래의 영역). (C) Roland-Morris 변화 점수에 의해 덮여진 AUC.

관련있는 요소는 다음과 같다:

- 가상 데이터를 사용한 각 임상 평가의 AUC가 나열됨 (Oswestry의 0.80과 Roland-Morris의 0.96)
- 각 도구의 가상 CI에 대해 중복이 검사된다. 만약 중복이 있으면, AUC는 통계적으로 서로 다르지 않다. 그러나, 이러한 경우, 중복이 없고, 가상 RM 변화 점수 그림이 Oswestry 변화 점수 그림보다 많은 CI 면적을 차지하는 것을 볼 수 있다. 따라서, 이러한 가상의 예에서, Roland-Morris 척도가 유의하게 큰 반응도를 보여준다 (**그림 5-10**).

AUC 가설 (2) 검증: 반응도 수치가 "쓸모 없는" 도구와 차이를 보이는가?

(Testing AUC Hypothesis (2): Does the Responsive Measure Differ From a "Useless" Tool?)

선택된 평가 도구가 가성의 "쓸모 없는" 도구보다 유의하게 우수한지를 결정하기 위해 확인 분석을 하게 된다. 쓸모 없는 선(3장 참조)은 참 또는 거짓 양성이 동일하게 발생하는 ROC 곡선 상의 직선을 의미한다. 이것이 "쓸모 없는"이라고 여겨지는 이유는, 이 직선에 근접하는 변화 점수는 아무 값이 없고, 임상 변화에 반응하지 않기 때문이다.

쓸모 없는 선 아래의 AUC는 0.5(도식된 면적의 하단 절반)이다. 변화 점수의 도식이 0.5와 유의하게 다르지 않은 AUC를 나타내게 되면, 그러한 변화 점수를 만들어 내는 평가 도구는 "쓸모 없는" 것이다(예. 도구의 민감도가 증가할수록 거짓 양성 비율도 증가하는 것).

AUC 가설 검증 결과 (2): 평가 도구 대 이론적인 "쓸모 없는"도구

이 예에서, 쓸모 없는 선 아래의 면적과 각 평가 도구에 의해 만들어진 면적을 비교한 통계적 결과값이 **그림 5-9**에 나타나 있다. 통계적 결과와 관련있는 요소는 다음과 같다:

- 각 임상 평가 도구에 대한 AUC가 이론적인 "쓸모 없는 도구"와 비교되었다(쓸모 없는 AUC = 0.5).
- 쓸모 없는 선의 AUC와 유의하게 다르기 위해, 임상 평가 도구의 AUC는 쓸모 없는 값을 포함하지 않는 95% CI를 나타내야만 한다.

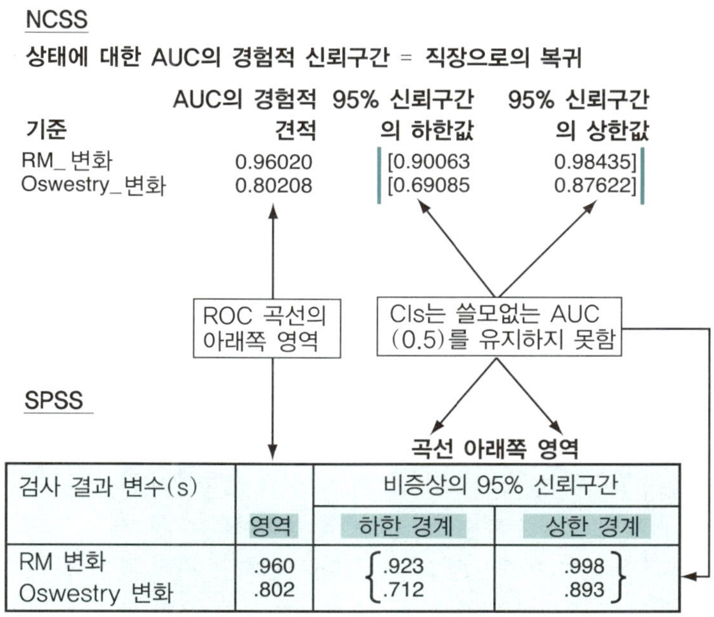

그림 5-9 가상 검사는 (1) Roland-Morris 가상 데이터와 Oswestry 가상 데이터에 대한 AUC와 (2) 각 도구에 대한 AUC와 "쓸모없는 AUC"를 비교한다. NCSS 산출은 위쪽 패널에 위치하고, SPSS 산출은 아래쪽 패널에 위치한다. 계산의 다른 방법 때문에 산출은 약간 다르고, 타당한 결과만을 보여주기 위해 편집되었다.

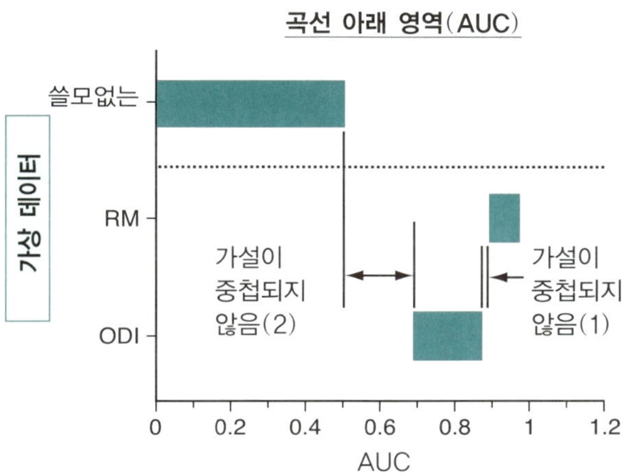

그림 5-10 ROC 곡선 아래 영역에 대한 95% CI는 Roland-Morris 척도 산출과 Oswestry 산출을 비교하는 가상 데이터를 위해 제시된다. 가상 데이터는 양쪽 95% CI가 서로(가설 1) 혹은 쓸모없는 영역(가설 2) 중첩되지 않는 것을 보여주고 있다. RM=Roland-Morris, ODI=Oswestry Disability Index, AUC=Area Under Curve. 토의를 위해 책의 내용을 참고하기 바란다.

그림 5-9와 **그림** 5-10의 결과로부터, 쓸모 없는 AUC = 0.5가 두 가지 도구 모두에 대하여 95% CI에 보여지지 않는다는 것을 알 수 있다. 그러므로, 가상 데이터를 사용한 가설 (2)의 대안(대립 가설)(각 임상 평가 도구는 이론적인 "쓸모 없는" 척도보다 임상 변화를 평가하기 위한 훨씬 많은 양을 가질 것이다)이 입증된다.

가상의 반응도 예시에 대한 종합적인 요약 (Overall Summary of Hypothetical Responsiveness Demonstration)

가상의 데이터를 사용한 결과는 개개인과 집단 반응도 지표의 점 추정치가 상반된다는 것을 보여주었다. CI가 평가되었을 때, 단 하나의 집단 지표(group index(GRI))만이 Roland-Morris 척도를 (가상적으로) 만족시키는, 여러 임상 평가 도구 간 중복 없는 95% CI를 보여주었다(**그림** 5-6 참조). ROC 방법과 가설 검증을 사용한 더 많은 분석으로부터 Roland-Morris 척도가 Oswestry 보다 ROC 곡선에서 더 많은 면적을 차지한다는 것을 보여주었다(가상적으로). 그러나 두 가지 도구 모두가 "쓸모 없는" 보다 훨씬 우수한 반응도 양을 나타냈다(**그림** 5-10 참조).

바닥, 천장 효과와 목표 집단

평가 도구를 선택할 때, 반응도와 더불어, 목표 집단과 바닥과 천장 효과가 고려되어야만 한다. 바닥 효과는 최소 가능 점수를 받는 환자들의 백분율이다. 이와 반대로, 천장 효과는 평가 도구에서 최대 가능 점수를 받는 환자들의 백분율이다. 어떤 평가가 높은 천장 또는 바닥 효과를 갖는다면(≥ 20%), 그 도구는 환자들 간 기능 차이를 충분히 측정하지 못하는 것이다. 바닥과 천장 결손이란, 많은 환자가 가장 낮거나 높은 가능 점수를 가질 경우, 치료사가 환자 기능의 실제 수준을 알지 못하는 것이다. 만약 환자들이 검사의 한계에 다다르지 못했을 경우, 환자들이 얼마나 좋지 않은(혹은 좋은) 기능을 한 것인가? 이러한 질문은 바닥 또는 천장 결손이 있는 평가 도구로는 답할 수 없다. 만약 치료사가 바닥 또는 천장 효과가 있는 평가 도구를 선호한다면, 다른 임상 평가와 병행하여 평가하길 권한다.

예를 들면, 앞서 논의된 Berg Balance Scale은 0 에서 56 까지 달라지는 복합 점수를 가지며, 보다 높은 점수가 보다 우수한 기능을 의미한다. 본래 Berg Balance Scale은 지역 노인들(목표 집단)의 기능을 평가하기 위해 고안되었다. 그것이 고안된 이래, 그 도구는 파킨슨 병 환자, 다발성 경화증 환자, 그리고 뇌졸중 환자를 포함한 서로 다른 많은 환자들에게 사용되었다. 뇌졸중 환자에게 Berg Balance Scale이 사용되었을 때, 회복의 급성기 동안에는 바닥 효과를 나타냈고(뇌졸중 후 14일에서 24%), 뇌졸중 후 38일에는 천장 효과(26%)를 나타냈다. 이것은 평가 도구의 측정 특성이 서로 다른 환자 집단이나 중증도가 개선되는 환자에게 사용될 경우 변할 수 있다는 사실을 강조한다. 이 경우, 인용된 논문에 따르면, 치료사가 뇌졸중 목표 집단에 Berg Balance Scale을 사용할 경우, 회복 단계에서 평가 척도의 극단 점수를 보이는 환자들의 실제 기능 단계를 측정하는 것이 어렵다는 것을 지적한다.

논문에 바닥과 천장 효과가 언급될 경우, 척도의 특성이 반드시 고려되어야만 한다. 예를 들면, Berg Scale의 낮은 점수는 부족한 기능을 의미하는 반면, 평가 도구의 낮은 점수(예. OPTIMAL, 9장 참조)는 많은 기능을 의미한다. 이러한 차이를 가진 척도를 비교할 경우, 바닥과 천장 효과를 정의하는 것이 필수적이다(**그림 5-11**). 최소 가능 점수를 기록한 환자의 백분율을 의미하는 바닥 효과가 낮은 기능을 의미하는가? 아니면 최고의 기능을 의미하는가?

그림 5-11에 의하면, 바닥 효과의 낮은 점수는, 낮은 기능 환자 집단(Berg) 또는 높은 기능 환자 집단(OPTIMAL)이 있음을 의미한다. 서로 다른 평가 도구 간의 바닥과 천장 효과를 비교하기 위해서는, 바닥 효과가 가장 낮은 기능을 의미하고, 천장 효과가 가장 높은 기능을 의미하도록 치료사가 모든 결과를 변환시킬 것을 추천하는 바이다(**방정식 5-6** 과 **5-7**).

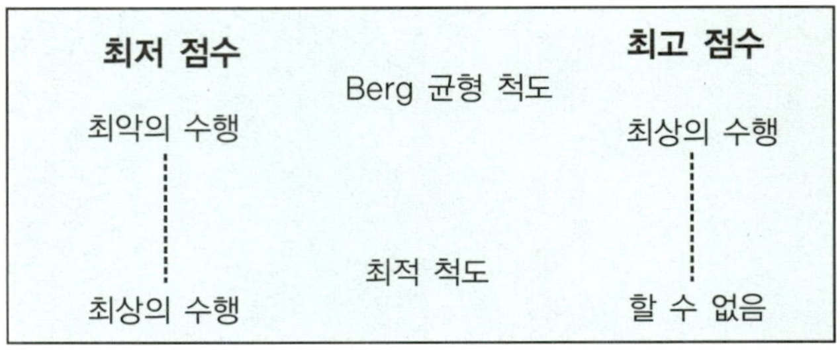

그림 5-11 다른 끝 지점을 가진 척도에서의 바닥 효과와 천장 효과의 비교. Berg 균형 척도와 최적 척도는 예제로서 이용된다.

바닥 효과 = 최저 가능 점수를 가진 환자 수 / 모든 환자 수 **방정식 5-6**

천장 효과 = 최고 가능 점수를 가진 환자 수 / 모든 환자 수 **방정식 5-7**

결과의 일반화
(Generalization of Findings)

유의한 임상 변화를 의미하는 진단 타당도 연구와 과제에 관한 한, 임상 도구의 반응도와 바닥/천장 효과가 규명된 다음에야 치료사들은 그 정보를 활용하여 시간 경과에 따른 환자의 상태를 평가하기 위한 도구 선택의 이론적 근거를 보완할 수 있다. 반응도와 바닥/천장 효과를 규명하는 연구는 특정 목표 집단에 해당될 뿐이며, 만약 다른 환자 집단에게 적용할 경우에는 매우 신중하게 해석되어야 한다.

반응도 결과는 특정 반응도 지표의 선택, 반응도 평가 연구의 설계 방식, 그리고 대상 집단 등의 요인과 더불어 다른 여러 요인들에 의해서도 달라질 수 있다. 덧붙이자면, 대상 집단의 질병이나 장애의 중증도가 반응도 결과의 일반화에 영향을 미칠 것이다. 어떤 특정 평가 도구 사용을 결정을 뒷받침하기 위해 논문을 검토할 경우, 치료실에서 만나게 되는 집단과 그 특성을 연관시키는 것은 평가 도구 사용을 위한 최적의 근거-중심의 이론적 근거를 제공할 것이다.

유의한 임상 변화의 효과 크기, 검증력, 그리고 평가
(Effect size, Power, and Estimation of Meaningful Clinical Change)

ES반응도는 통계적 검증력의 결정을 위해 유용하다. 두 집단의 임상 연구에 있어서 검증력이란, 만약 차이점이 실제로 존재할 경우, 실험군과 대조군 간의 차이(또는 같은 집단의 두 가지 실험)를 발견할 수 있는 능력이다. 허용 가능 검증력의 기준은 80%이다. 다시 말하면, 한 실험에서 20%의 2종 오류를 허용한다[g].

검증력 수치가 매겨진 도표에 통계 도표를 입력함으로써 ES는 통계적 검증력 결정의 기본으로 쓰인다[h]. 만약 두 집단의 평균 점수(또는 평균 변화 점수)를 비교하는 기술 연구에서 ES=0.6이라고 보고되었다면, 그 연구는 집단 간의 차이를 알아내기 위해, 만약 어떤 차이가 존재했다면, 적어도 45명의 환자/집단을 포함시켰어야만 한다(**그림 5-12**).

효과 크기

n	.10	.20	.30	.40	.50	.60	.70	.80	1.00	1.20	1.40
8	05	07	09	11	15	20	25	31	46	60	73
9	05	07	09	12	16	22	28	35	51	65	79
10	06	07	10	13	18	24	31	39	56	71	84
11	06	07	10	14	20	26	34	43	61	76	87
12	06	08	11	15	21	28	37	46	65	80	90
13	06	08	11	16	23	31	40	50	69	83	93
14	06	08	12	17	25	33	43	53	72	86	94
....											
35	07	13	23	38	54	70	82	91	98		
36	07	13	24	39	55	71	83	92	99		
37	07	14	25	39	56	72	84	92	99		
38	07	14	25	40	57	73	85	93	99		
39	07	14	26	41	58	74	86	94	99		
40	07	14	26	42	60	75	87	94	99		
42	07	15	27	44	62	77	89	95	99		
44	07	15	28	46	64	79	90	96	*		
46	08	16	30	48	66	81	91	97			
48	08	16	31	49	68	83	92	97			

그림 5-12 p = 0.05에서 양측 검정($\alpha 2$)에 대한 초기 평가와 추적 평가의 환자 수행 차이점을 비교할 때의 검증력은 한쪽 확률 분포의 한쪽 꼬리 부분과 감소하는 반대쪽 꼬리 부분의 결과를 보여주는 양측 검정의 차이점을 나타낸다. 2개의 독립 집단을 위한 검증력을 계산하기 위해 검증력 표(power table)를 설정한다. 2번 검사된 동일 환자 집단을 분석할 때, ES $*\sqrt{2}$를 곱함으로서 ES를 조절한다. 자세한 내용을 알고 싶으면, 10장을 참고하기 바란다(출처: Cohen J에 의한 행동 과학에 대한 통계 검증력 분석. Copyright Clearance Center를 통한 format Textbook의 Copyright 1988. 13장에 있는 분할표, 표 13-7)

표 5-2 통계 검증력의 표준 수준을 달성하기 위한 연구의 대상자 숫자에 대한 2가지 효과 크기의 비교

ES반응도	검증력	집단 (검증력 테이블로부터)
0.60	81	45
0.94 (~1.00)	80	17

측정 도구의 반응도를 규명하는 연구가 변화에 대한 높은 수준의 민감도를 가진 임상 평가를 감정할 경우, 치료사는 임상 평가를 통해 감지할 수 있는 변화량에 대해 알 수 있다. 이러한 정보는, 검증력의 기준을 얻기 위한 임상 연구에 포함되어야 할 환자들의 인원 수를 알아내는데 사용될 수 있다.

예를 들면, 만약 임상 연구에서 두 가지 결과 평가의 사용 여부가 고려되고 있을 때, ES반응도가 각각 0.6과 0.94라면, ES=0.94의 도구가 선호될 것이다(단지 검증력만 고려 시). 이러한 선호의 근거는, 고정된 환자 수일 경우, ES=0.94의 도구가 ES=0.60의 도구보다 더욱 큰 검증력을 갖기 때문이다(**표 5-2**).

다른 경우에서, 일부 연구는 유의한 임상 변화를 판단하기 위해 ES반응도를 사용한다. 한편, ES 반응도는 유의한 임상 변화의 직접적 척도가 아니며, 그 경우 해석이 용이하지 않다.

요약 (Summary)

- 반응도가 높은 평가 도구란 유의한 임상 변화가 발생했을 경우 그것을 감지할 수 있는 것이며, 변화가 없을 시 그대로 안정하게 유지되는 것이다.
- 개선된 환자의 비율(개별적 환자-수준 반응도)을 반영하거나 환자 집단 전체와 관련된 반응도의 요약된 척도를 제공하는 서로 다른 반응도 지표가 있다.

[g] Type II 오차는 β로서 간주되고, 사실 차이점이 존재할 때 연구자들은 집단 사이의 다른 차이점을 찾을 것이다.

[h] 80% 검증력의 표준에 가까울 때, ES 0.6을 가진 기둥을 따른다. 그런 다음, 왼쪽으로 이동한다: 검증력 수준을 달성하는데 요구되는 집단의 환자 숫자.

- 반응도 지표의 선택은 반응도 연구를 위해 사용되는 연구의 설계에 좌우된다.
- 일관성 있는 반응도의 형태를 보여주는 종합적인 지표를 제공하기 위해 집단 반응도 척도를 개별적 환자-수준 척도와 함께 짝지어야 한다.
- 반응도 지표가 일관성을 보이지 않을 경우, 두 가지 이상 평가 도구의 유의한 반응도 차이 존재 여부를 결정하기 위해 95% CI와 ROC 곡선 분석 검사가 사용될 수 있다. 또한, 이 방법은 선택된 평가 도구가 이론적으로 "쓸모없는" 도구보다 유의한 반응도를 갖는지 결정할 수 있다.
- 과도한 바닥/천장 효과는 환자 기능 평가를 제대로 하지 못하게 할 수 있다. 따라서, 이러한 효과를 최소화하기 위해서는 평가도구의 선택이 중증도, 회복 단계, 그리고 대상 집단에 맞춰 실시되어야 한다.

연습 (PRACTICE)

1. 250명의 환자를 대상으로한 연구에서, 만약 환자의 숫자가 "MDC = 50"을 충족하거나 초과하고 표본집단의 환자가 MDC 역치를 따르지 않으면, 개별 반응도 지표에 해당하는 점수는 무엇인가?

2. 1번 문제의 시나리오를 위해, 한정된 연구 숫자로서 시간의 95%에 기대되는 반응도 수치의 범위는 무엇인가?

3. 2가지 임상 평가 도구의 95% 신뢰구간를 비교할 때, 다음의 어느 반응도 지표가 도구 사이의 유의한 차이점을 보이는가?

   a. 신뢰변화 비율: 1번 도구(0.4–0.6), 2번 도구(0.5–0.7)

   b. MCID 비율: 1번 도구(0.25–0.75), 2번 도구(0.80–0.90)

   c. $ES_{반응도}$: 1번 도구(0.52–0.73), 2번 도구(0.19–0.43)

   d. SRM: 1번 도구(0.52–0.73), 2번 도구(0.19–0.53)

   e. GRI: 1번 도구(0.69–0.78), 2번 도구(0.22–0.59)

4. 3번 문제에서, CI의 중간에 추정값이 있는 것으로 추정할 때, 어떤 반응도 지표가 추정값에 대한 부정적 결과를 제공하는가?

5. 평가 도구 변화 점수의 ROC 곡선에 대한 최적 구분점은 어느 반응도 지표와 연결되는가?

6. ROC 분석을 이용하여 2가지 평가 도구의 반응도를 비교했을 때, 각 도구에 대한 AUC의 95% CI를 비교했다. 본 예제의 AUC CI가 무엇 사이의 통계 차이점을 결정하는가?

7. 환자 운동 기능을 위해 사용된 임상 평가 도구는 10개 항목에서 1점(최상의 수행)에서 10점(최악의 수행)까지 점수를 제공한다. 최소 점수는 10점이고 최대 점수는 100점이다. 본 예에서, 50명의 환자 중 22명이 100점을 받았고, 50명 환자 중 3명이 10점을 받았다. 권장되는 계산을 사용하여, 아래에 대한 수치는 무엇인가?

   a. 바닥 효과?

   b. 천장 효과?

8. 7번 문제의 도구가 환자에게 쉬운 도구인가 아니면 어려운 도구인가? 그 이유는?

참고문헌 (References)

1. Blum L, Korner-Bitensky N. Usefulness of the Berg Balance Scale in stroke rehabilitation: a systematic review. Phys Ther 2008; 88:559-566.
2. de Vet HCW, Bouter LM, Bezemer PD, et al. Reproducibility and responsiveness of evaluative outcome measures. Int J Tech Assess in Health Care 2001; 17:479-487.
3. Fritz JM. Sensitivity to change [Letter]. Phys Ther 1999; 79:420-422.
4. Stratford PW, Binkley JM, Riddle DL. Health status measures: strategies and analytic methods for assessing change scores. Phys Ther 1996; 76:1109-1123.
5. Crosby RD, Kolotkin RL, Williams GR. Defining clinically meaningful change in health-related quality of life. Clin Epidemiol 2003; 56:395-407.
6. Norman GR, Stratford P, Regehr G. Methodological problems in the retrospective computation of responsiveness to change: the lesson of Cronbach. J Clin Epidemiol 1997; 50:869-879.
7. Schmitt J, Di Fabio RP. The validity of prospective and retrospective global change criterion measures. Arch Phys Med Rehabil 2004; 86:2270-2276.
8. Stratford PW, Riddle DL, Binkley JM, et al. Sensitivity to change [Letter]. Phys Ther 1999; 79:420-422.
9. Chou CY, Chien CW, Hsueh IP, et al. Developing a short form of the Berg Balance Scale for people with stroke. Phys Ther 2006; 86:195-204.
10. Kornetti DL, Fritz SL, Chiu Y-P, et al. Rating scale analysis of the Berg Balance Scale. Arch Phys Med Rehabil 2004; 85:1128-1135.
11. Schmitt J, Di Fabio RP. Reliable change and minimum important difference (MID) proportions facilitated group responsiveness comparisons using individual threshold criteria. J Clin Epidemiol 2004; 57:1008-1018.
12. Ware JE, Sherbourne CD. A 36-item short form health survey (SF-36): I. Conceptual framework and item selection. Med Care 1992; 30:473-483.
13. Jenkinson C, Layte R, Jenkinson D, et al. A shorter form health survey: can the SF-12 replicate results from the SF-36 in longitudinal studies? J Public Health Med 1997; 19:179-86.
14. Guccione AA, Mielenz TJ, DeVellis R, et al. Development and testing of a self-report instrument to measure actions: Outpatient Physical Therapy Improvement in Movement Assessment Log (OPTIMAL). Phys Ther 2005; 85:515-530.
15. Hudak PL, Amadio PC, Bombardier C. The Upper Extremity Collaborative Group (UECG). Development of an upper extremity outcome measure: the DASH (disabilities of the arm, shoulder and hand). Am J Ind Med 1996; 29:602-608.
16. Roach KE, Budiman-Mak E, Songsiridej N, et al. Development of a shoulder pain and disability index. Arthritis Care Res 1991; 4:143-149.
17. Williams JW Jr, Holleman DR Jr, Simel DL. Measuring shoulder function with the Shoulder Pain and Disability Index. J Rheumatol 1995; 22:727-732.
18. Mao HF, Hsueh IP, Tang PF, et al. Analysis and comparison of the psychometric properties of three balance measures for stroke patients. Stroke 2002; 33:1022-1027.
19. Davidson M, Keating JL. A comparison of five low back disability questionnaires: reliability and responsiveness. Phys Ther 2002; 82:8-24.
20. Stevenson TJ. Detecting change in patients with stroke using the Berg Balance Scale. Austral J Physiother 2001; 47:29-38.
21. Kazis LE, Anderson JJ, Meenan RS. Effect sizes for interpreting changes in health status. Med Care 1989; 27(Suppl 3):S178-89.
22. Liang MH, Fossel AH, Larson MG. Comparisons of five health status instruments for orthopedic evaluation. Med Care 1990; 28:632-642.
23. Guyatt GH, Walter S, Norman G. Measuring change over time: assessing the usefulness of evaluative instruments. J Chronic Dis 1987:171-178.
24. Cohen J. Statistical Power Analysis for the Behavioral Sciences. Hillsdale, NJ: Lawrence Erlbaum Associates, 1988.
25. Stucki G, Liang MH, Fossel AH, et al. Relative responsiveness of condition-specific and generic health status measures in degenerative lumbar spinal stenosis. J Clin Epidemiol 1995; 48:1369-1378.
26. English CK, Hillier SL. The sensitivity of three commonly used outcome measures to detect change amongst patients receiving inpatient rehabilitation following stroke. Clin Rehab 2006; 20.
27. Wilson EB. Probable inference, the law of succession, and statistical inference. J Amer Stat Assoc 1927; 22:209-212.
28. Agresti A, Coull B. Approximate is better than "exact" for interval estimation of binomial proportions. Amer Statistician 1998; 52:119-126.
29. Beaton DE, Hog-Johnson S, Bomburdier C. Evaluating changes in health status: reliability and responsiveness of five generic health status measures in workers with musculoskeletal disorders. J Clin

Epidemiol 1997; 50:79-93.

30. Tuley MR, Mulrow CD, McMahan CA. Estimating and testing an index of responsiveness and the relationship of the index to power. J Clin Epidemiol 1991; 44:417-421.
31. Andresen EM. Criteria for assessing the tools of disability outcomes research. Arch Phys Med Rehabil 2000; 81:S15-S20.
32. Berg KO, Wood-Dauphinée SL, Williams JI, et al. Measuring balance in the elderly: validation of an instrument. Can J Public Health 1992; 83:S7-S11.
33. Qutubuddin AA, Pegg PO, Cifu DX, et al. Validating the Berg Balance Scale for patients with Parkinson' s disease: a key to rehabilitation evaluation. Arch Phys Med Rehabil 2005; 86:789-792.
34. Paltamaa J, Sarasoja T, Leskinen E, et al. Measures of physical functioning predict self-reported performance in self-care, mobility, and domestic life in ambulatory persons with multiple sclerosis. Arch Phys Med Rehabil 2007; 88:1649-1657.
35. Salbach NM, Mayo NE, Higgins J, et al. Responsiveness and predictability of gait speed and other disability measures in acute stroke. Arch Phys Med Rehabil 2001; 82:1204-1212.
36. DiCenso A, Guyatt G, et al. Evidence-Based Nursing: A Guide to Clinical Practice. St Louis, MO: Elsevier Mosby, 2005.

제 6 장

환자 평가 일치성

(Consensus on Patient Assessment)

임상 질문 (Clinical Questions)

- 서로 다른 두 치료사가 같은 환자를 평가하면, 그들은 같은 결론에 도달하는가?
- 만약 환자 평가의 결과가 재활치료 중재의 방향을 제시할 수 있다면, 신뢰성 없는 평가는 부적절하거나 비효과적인 치료행위를 하게 만들 것인가?

환자 분류가 치료사로 하여금 특정한 치료 절차를 따르도록 하는 사례가 늘고 있다(예. 안면 운동신경 장애, 무릎 골관절염, 뇌졸중, 또는 손목굴 증후군의 임상적 징후를 가진 사람들의 분류). 환자들이 받는 치료는 그들을 어떤 특정 중재 항목으로 분류하는 징후와 증상에 따라 달라지게 된다. 만약 환자의 기능에 대한 동의가 취약하다면, 환자를 잘못 분류할 가능성이 커지게 된다. 일부 사례들에선 오분류(또는 미분류)가 치료 효과를 줄인다는 것을 보여주지만, 이러한 가정은 아직 여러가지 다양한 분류 보고를 통해 입증되어야 할 여지가 있다.

환자 분류와 연관된 특정 치료 방법의 예가 Currier 등에 의해 보고되었다. 그들은 고관절 운동 치료(각 관절에서의 제한된 PROM과 엉덩관절 폄 시의 통증 포함)에 반응을 보이는 환자를 파악하는데 있어 중요한 여러 임상 변수를 발견했다. 환자 평가 동안 단 한 가지 징후의 결과만이 검사 전 확률 68%에서 검사 후 확률 92%로 운동 치료 성과를 증가시켰다. 임상 측정치는 검사를 반복할수록 달라지는 경향이 있다.[a]

만약 일치성이 좋다면, 서로 다른 치료사들이 환자의 징후와 증상에 대해 일관되게 동의할 수 있을 것이다. 반면, 일치성이 적다면, 어떤 치료사는 환자의 징후(예. 성공적인 치료 후 있을 수 있는 제한된 운동 범위(limited range of motion))를 발견하고 어떤 특정 중재의 절차에 들어가겠지만, 또 다른 치료사는 다른 특징을 발견하고 다른 치료 과정에 돌입할 것이다. 이러한 과정은 모든 분류 규칙의 모든 징후와 증상에 모두 적용될 수 있다. 환자 분류 논문을 검토하는 치료사들에게 대두되는 질문은, "증상 분류 체계의 확신을 확보하려면, 치료사 간에 얼마나 많은 동의가 있어야 할까?"이다.

동의란, 일치성을 측정하는 신뢰도의 형식이다. 치료사는 평가도구가 좋은 동의를 보여준다는 확신과 더불어, 적절한 경우, 다음과 같은 동의도 있어야 한다.

- 동일한 표준화된 평가를 실행하는 두 치료사 간의 동의
- 환자와 간병인 간의 동의
- 오랜 기간 동안 단일 치료사가 동일한 환자를 평가할 때 치료사 자신과의 동의 또는 환자 스스로 반복한 자가 평가와의 동의[b]

표 6-1에 동의에 관한 임상적 적용 사례가 몇 가지 나타나있다.

[a] 표 6-3에 있는 측정 표준오차를 참고하기 바란다.

[b] 자신과의 동의를 결정할 때, 검사전-검사후 간격은 환자의 상태가 변하지 않고, 초기 검사 결과가 상기되지 않는 것으로 추정되는 기간이다. 측정 동의의 적절성에 관한 통계 문헌에 있어서 검사전-검사후 신뢰도를 추정하는데 논란이 있는데, 그 이유는 시간의 경과에 따른 대상자의 반응이 데이터 점수에 의존하기 때문이다. 토의의 확장을 위해 Tooth와 Ottenbacher, Sim과 Wright를 참고하기 바란다.

표 6-1 재활 문헌에서 일치성 평가의 예

저자	표적 집단	일차 임상 평가도구	그들 사이의 동의
Sander 등	외상성 뇌손상 성인	지역 통합 설문지	평가자간 (환자와 가족구성원)
Verheyden 등	다발성 경화증	몸통 손상 척도	평가자간 (2명의 임상가) 평가간 (동일 임상가의 검사-재검사 동의)
Akinwuntan 등	뇌졸중	드라이빙 검사	평가자간 (2명의 평가자)
Razmjou 등	허리 문제	McKenzie 진단 분류	평가자간 (2명의 임상가)

일치성 분석 실행을 위한 가정 (Assumptions for Conducting Consensus Analysis)

동의에 관한 포괄적 평가를 제공하는 통계적 검사법이 있다. 동의적 통계를 사용하는 데 필요한 밑바탕이 되는 가정은 다음과 같다.

- 결과 수치가 항목적 또는 순서적이어야 한다 (**표 6-2** 참조)[c].
- 평가자의 평가가 독립적이어야 한다.
- 환자들의 반응이 독립적이어야 한다.

두 명의 치료사가 환자 기능을 평가할 경우(평가 간 (inter rater agreement)), 각 평가자는 독립적으로 평가해야 한다. Sim과 Wright는 평가의 일치성에 대해 다음과 같이 강조한다. "평가의 일치성이란, 한 평가자가 다른 평가자의 앞선 평가에 대한 확신 또는 불확신이 필요한 상황에는 적합하지 않다." 이러한 경우, 두 번째 평가값을 제공하는 치료사가 첫 번째 평가값을 이미 알고 있기 때문에 데이터는 독립적이지 못하게 된다.

같은 치료사가 스스로 평가한 서로 다른 두 가지 경우의 환자 평가를 비교할 경우(평가 간 동의(intra rater agreement)), 동의성을 해석하는 데 있어서 주의가 요구되는데, 그 이유는 평가자 또는 환자가 첫 번째 측정값을 기억할 수 있기 때문이다(그리고 그것은 이 이후 이뤄

c 전문가는 동의를 측정할 때 순서 데이터의 사용에 동의하지 않는다. Tooth와 Ottenbacher는 이런 직무에 반대하고, Sim과 Wright은 직무를 지지한다.

표 6-2 데이터의 종류

데이터의 종류	설명	예
범주 데이터 (고유의 순서 크기가 없는 범주)	2분법(2개의 범주만) 다중분법(여러 범주)	성별 (남성/여성) 통과/실패 2개 이상의 범주를 가진 환자 분류 (예, 보행리듬의 문제, 보행속도, 보행 지구력)
	명목 (범주와 동의어) 분리 (범주와 동의어)	이분 변수와 다중 변수 이분 변수와 다중 변수
순서 데이터 (숫자는 순서의 크기를 의미하지만, 간격은 동일하지 않다).	순위	기능 비율 나쁨(1) 양호(2) 우수(3) 통증 비율 없음(0) 최소(1) 중등도(2) 심함(3)
연속 데이터 (숫자는 순서의 크기를 의미하고, 유의한 간격을 가진다)	척도나 수치	Timed Up & Go 검사(초) 삶의 질 점수(0–100%)

* 노트: 몇몇 통계 소프트웨어 프로그램은 수치 데이터 라벨 아래에 있는 순위 데이터를 포함하고 있다.

지는 환자 기능 측정값에 영향을 미치게 된다). 이러한 회상 현상은 측정된 동의값을 부풀리는 경향이 있다.

일부 전문가들은 평가 간 동의(intra rater agreement)(또는 검사-재검사 동의)가 적절하지 않음을 주장하는데 그 이유는, 독립성 필요의 가정에 위배되기 때문이다. 그러나 다른 이들은, 비록 평가 간 동의 연구가 검사-재검사 수치에서 어느 정도의 비독립성이 있음을 인정하긴 하지만, 측정시간을 늘리거나(평가되는 임상 증상이 안정적이고 변하지 않는다는 전제하에), 환자평가 순서를 무작위하는 것과 같은 다양한 연구 설계를 통해 이러한 비독립성을 최소화할 수 있다고 주장한다.

이분적 범주형 데이터를 사용한 일치성 측정
(Measurement of Consensus Using Dichotomous Categorical Data)

백분율 동의

이분화할 수 있는 항목 데이터는 단 두 개의 항목만을 갖는다(예. 예/아니오, 통과/실패, 넘어짐/넘어지지 않음, **표 6-2** 참조). 흔히 사용되고 이해하기 쉬운 이분화된 항목 데이터의 일치성 측정법은 평가자 간 동의의 백분율을 보는 것이다. 동의 백분율을 계산하기 위해 전형적으로 2×2 분할표를 사용하여 동의와 비동의를 분류하게 된다(**그림 6-1**). 예를 들면, 만약 뇌졸중에서 회복하는

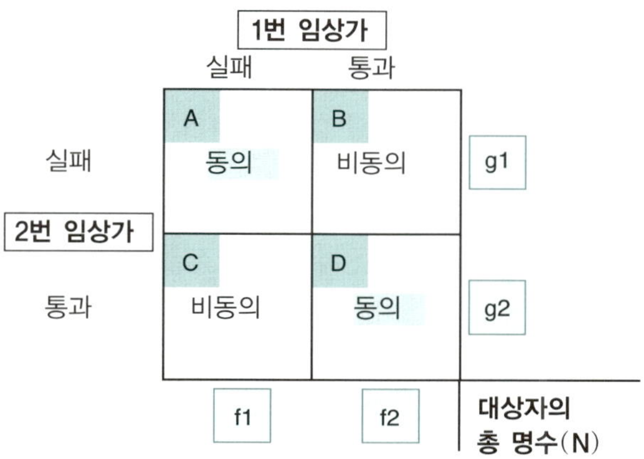

그림 6-1 2명의 평가자의 동의와 비동의를 나타내는 2×2 분할표. 동의는 분할표에서 대각선 상으로 위치한다("동의 대각선"에 대한 음영된 A와 D 참고). 각 세로 기둥에 대한 한계 총 명수는 f1과 f2이고, 가로 기둥의 한계 총 명수는 g1과 g2이다.

환자의 운전 능력을 평가하는 치료사 간의 일치성을 측정하는 것이 목적이었다면(Akinwuntan et al.이 사용한 방법과 유사), 4개의 칸을 가진 분할표가 사용될 수 있다. 운전 검사에서 환자를 통과 또는 실패로 두 평가자 모두가 동의한 환자 수를 세는 것은, 동의의 비율(Po)로 표현될 수 있다.

$$Po = \frac{(cell\ A) + (cell\ D)}{N} \qquad \text{방정식 6-1}$$

A+D 칸의 수를 더한 후 측정 횟수(N)으로 나누게 된다. 그리고 동의 백분율은 다음과 같이 계산된다.

$$\text{백분율 동의} = Po * 100 \qquad \text{방정식 6-2}$$

평가자 간 비동의는 다음과 같은 경우에 발생한다.

- 1번 평가자는 환자가 주행 검사를 통과했다고 본 반면, 2번 평가자는 실패로 처리한 경우(B칸)
- 1번 평가자는 환자가 주행 검사를 실패했다고 본 반면, 2번 평가자는 통과으로 처리한 경우(C칸)

Kappa: 우연-수정 동의
(Kappa: Chance-Corrected Agreement)

일부 저자들은 일치성 측정을 위해 동의 백분율만을 사용하는 것은 제한적인 수치를 가진다고 하는데, 그것은 우연한 동의에 대한 보완이 없기 때문이다. 다시 말하면, 한 평가자가 어떤 환자의 상태를 예측해서 단순히 다른 평가자와 동의할 수도 있다.

Kappa 통계("k")는 평가자 간의 우연 동의를 설명하기 위해 고안되었다. Kappa의 값은 0(우연히 이뤄진 동의)에서 1(완전한 동의)까지 변한다. 일부 경우, Kappa는 0보다 작을 수 있다(우연보다 적은 동의). Kappa는 **방정식 6-3**으로 계산할 수 있다.

$$K = \frac{Po - Pc}{1 - Pc} \qquad \text{방정식 6-3}$$

ｒ각 가로 기둥(g)과 각 세로 기둥(f)dp 대한 라벨의 전환은 Sim J과 Wright CC. The kappa statistic in reliability studies: use, interpretation and sample size requirements. Phys Ther 2005; 85:257-268에서 출처된 것이다. 이 자료는 APTA에 저작권이 있고, APTA에 의해 허용된 생산이나 분배가 허용된다

Po는 관찰된 동의의 비율이고, Pc는 우연 동의의 비율이다.

우연 동의

각 칸에서 우연히 발생하는 동의의 수는, 총 행의 수와 총 열 수를 곱한 값을 N 값으로 나누면 된다. 예를 들면, 가상의 운전 준비 단계의 연구를 설정하도록 한다. 이 연구에서, 가상의 두 명의 치료사의 데이터가 **그림 6-2**에 나타나 있다.

그림 6-2에 나타나 있는 동의 대각선(A칸과 D칸) 칸의 우연 동의 빈도는 다음과 같다.

우연 합의 수

$$\text{Cell A} = (f1 * g1)/N = (59 * 66)/84 = \sim 46 \qquad \textbf{방정식 6-4}$$

우연 합의 수

$$\text{Cell D} = (f2 * g2)/N = (25 * 18)/84 = \sim 5 \qquad \textbf{방정식 6-5}$$

이것이 의미하는 바는, 가상의 두 명의 치료사가 가상의 환자 46명이 운전 기능 검사에서 실패를 했거나(참의 양성), 5명이 통과한 것에(참의 음성) 우연히 동의했을 수 있음을 의미한다[d]. 우연 동의 비율(Pc)은 동의 대각선상의 우연 동의의 합을 N으로 나눈 값이다(**방정식 6-6**). **그림 6-2**의 2×2 분할표를 보자면, Sim et al.에 의해 고안된 형식이 우연 동의 비율을 구하는데 사용된다(Pc, **방정식 6-6; 그림 6-2**의 칸 값).

$$Pc = \frac{(f1 * g1/N) + (f2 * g2/N)}{N} \qquad \textbf{방정식 6-6}$$

$$Pc = \frac{(59 * 66/84) + (25 * 18/84)}{84} = \sim 0.62$$

관찰 동의

동의 대각선 상의 관찰 동의 비율(Po)은 다음과 같다.

$$Po = \frac{(cell\ A) + (cell\ D)}{N} \qquad (\text{방정식 6-1 사용})$$

$$Po = \frac{(54) + (13)}{84} = \sim 0.80$$

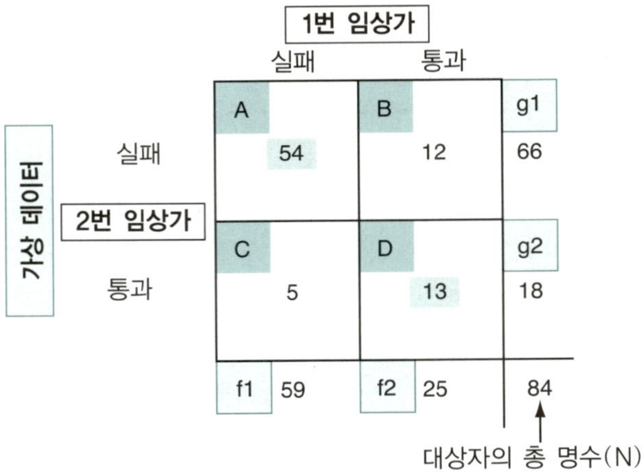

그림 6-2 준비-드라이브 평가의 비교에 이용된 가상 데이터로서 2명의 가상 평가자에서 나온 것이다. 각 칸의 숫자는 84명의 가상 환자에 대한 환자의 숫자이다. 동의는 분할표에서 대각선 상으로 위치한다("동의 대각선"에 대한 음영된 A와 D 참고). 각 세로 기둥에 대한 한계 총 명수는 f1과 f2이고, 가로 기둥의 한계 총 명수는 g1과 g2이다.

그러므로, Kappa는 "기회 수정" 동의의 비율인 것이다.

$$K = \frac{Po - Pc}{1 - Pc} \qquad (\text{방정식 6-3 사용})$$

$$K = \frac{0.80 - 0.62}{1 - 0.62} = 0.47 = 47\%$$

위 결과가 의미하는 것은, 기회 동의가 수정될 경우, 47%의 경우에서 가상의 치료사들이 환자의 운전 기능에 동의한 것이다. 이 예에서, 관찰 동의(Po = 0.80 = 80%)와 기회 수정 동의(k = 0.47 = 47%) 사이에는 불일치가 존재한다. 이러한 불일치는 빈번하게 일어나며, 이러한 현상을 잘 설명할 수 있는 여러 이유가 여러 논문에 나타나 있다.

분할표 상의 수의 분배가 치우쳐져 있다면, k와 Po는 상반되는 결과를 이끌어 낼 수 있다. 예를 들면, **그림 6-2**의 수를 보면, 동의 대각선에 대해 A칸에는 54가지 경우가 있지만 D칸에는 겨우 13가지 경우가 있다. 만약 A칸과 D칸의 수가 거의 비슷하다면 (예를 들면 각각 34와 33), 치우침은 최소화될 수 있다. Po는 여전히 0.80이지

[d] 노트: 드라이버 검사의 실패는 기능부전 존재에 대한 양성 결과, 즉 참 양성으로 고려된다.

만, k는 0.60으로 증가한다. 따라서, Kappa의 값은 분할표 칸의 수 분배 치우침에 민감하다고 볼 수 있다.

Kappa 동의와 관찰 동의 사이의 충돌 해결
(Resolving Conflicts Between Kappa and Observed)

관찰 동의와 Kappa 동의 크기 사이의 불일치를 해결하기 위해, Cicchetti 와 Feinstein은 kappa와 더불어 두 가지 부가적인 관찰 동의("Ppos"와 "Pneg")의 측정을 권한다. Ppos는 임상 검사의 양의 점수의 동의 비율이고, Pneg는 임상 검사의 음의 점수의 동의 비율이다. 이러한 통계값은 앞서 설명된 진단 유효성 검사를 위한 민감도와 특이성과 유사하다(3장 참조).

$$Ppos = \frac{2 * 4}{f1 + g1} \quad \text{방정식 6-7}$$

$$Pneg = \frac{2 * D}{f2 + g2} \quad \text{방정식 6-8}$$

그림 6-1에 A칸, D칸, 그리고 한계 합계, f1, f2, g1, g2가 정의되어 있다.

예(**그림 6-2**의 가상 데이터 사용)

$$Ppos = \frac{2 * A}{f1 + g1} = \frac{2 * 54}{59 + 66} = 0.86 = 86\%$$

$$Pneg = \frac{2 * D}{f2 + g2} = \frac{2 * 13}{25 + 19} = 0.60 = 60\%$$

위 예의 Ppos와 Pneg 값은, 가상의 평가자가 실패자를 파악할 때(Ppos ~ "일치 민감도"), 운전검사 통과 결정 동의(Pneg ~ "일치 특이성")에 비해 더욱 좋은 동의를 갖는다는 것을 의미한다. 이러한 정보는 관찰 동의(Po)와 kappa가 왜 크게 다른 값을 지니는지 설명할 수 있도록 해준다. 요약하자면, 가상의 평가자들은 운전 검사에서 양성 결과를 보인 환자에 대한 동의가 음성 결과를 보인 환자의 동의에 비해 훨씬 더 많았다. 이러한 치우침의 불균형은 kappa 크기에 영향을 미친다. 일반적인 법칙에 의하면, Ppos와 Pneg가 모두 비슷한 크기를 가져야 kappa가 유효한 통계적 일치성을 의미할 수 있다.

Kappa, 유병률, 그리고 편향
(Kappa, Prevalence, and Bias)

Kappa 값은 유병률과 편향에 의해서도 영향받는다. 유병률은 표본 내 목표 상태의 빈도수로 계산한다(3장, **방정식 3-4**; A + C칸/N). 같은 백분율 동의일 경우, 양방향(높은 쪽 또는 낮은 쪽)으로 크게 50%를 넘도록 멀어지는 유병률은 50%에 가까운 유병률에 비해 더욱 Kappa를 변하게 한다. 이러한 가정은 동의(A칸 대 D칸)가 비대칭인 상황을 반영하게 된다. 분할표의 유병률 크기를 측정하기 위해 유병률 지표가 고안되었다.

$$유병률\ 지수 = \frac{|a - d|}{N} \quad \text{방정식 6-9}$$

a와 d는 분할표의 칸 값이고, N은 총 환자 수이다[e].

예(**그림 6-2**의 가상 데이터 사용)

$$유병률\ 지수 = \frac{|54 - 13|}{84} = 0.49$$

오차 역시 분할표 내 경우의 분배에 대한 치우침을 반영하지만, 이 경우, 비동의가 비대칭(B칸 대 C칸)이다. 분할표 내의 오차 크기를 측정하기 위해 오차 지표가 고안되었다.

$$편향\ 지수 = \frac{|b - c|}{N} \quad \text{방정식 6-10}$$

예(**그림 6-2**의 가상 데이터 사용)

$$편향\ 지수 = \frac{|12 - 5|}{84} = 0.08$$

이상적인 유병률과 오차 지표는 0 이다[f]. 제시되는 임의의 규칙에 의하면, 어느 한쪽 지표가 > 0.40이면 분할표 내 경우의 분배가 치우칠 수 있음을 나타내는데, 이것은 Kappa 유효성을 잠재적으로 위협할 수 있음을 유의

[e] 유병률이 본질적으로 50%미만인 시나리오를 나타내는 유병률 지수에서 칸 A와 칸 D 사이에 있는 차이의 절대값을 얻고, 음성 지수의 가능성을 제거한다.

[f] Pc, 편향지수,유병률 지수는 다음에서 출처되었다: Sim J과 Wright CC. The kappa statistic in reliability studies: use, interpretation and sample size requirements. Phys Ther 2005; 85:257-268에서 출처된 것이다. 이 자료는 APTA에 저작권이 있고, APTA에 의해 허용된 생산이나 분배가 허용된다

해야 한다.

Kappa의 기술적 중요성
(Descriptive Significance of Kappa)

Kappa의 크기는 기술적으로, 또는 통계적 유의성 검사를 통해 평가될 수 있다. Landis와 Koch는 6개의 등급("poor"에서 "almost perfect"까지 증가)을 가진 Kappa 크기를 평가하는 임의의 기술적 척도를 제안하였다. 임상 연구자들은 Kappa의 크기를 판단함에 있어 실제 상황을 고려하였다. 낮은 Kappa를 나타내기 위해 제시된 역치는 0.40에서 0.60까지 달랐다. 단순화된(그러나 유효성 확립은 되지 않은) 등급 척도가 임상적 적용을 위한 일반적 지침으로 사용될 수 있다(**표 6-3**). 이러한 임상 척도는 Po, Ppos, Pneg에도 적용될 수 있다(**표 6-4**). 허용 가능한 동의의 최소치가 상황에 따라 달라질 수 있지만, 적어도 "좋은" 신뢰도를 가진 평가 도구나 치료 절차를 사용하는 것이 합리적인 것은 틀림 없다.

기술적 척도를 사용한 일치성 수치의 해석
(Interpretation of Consensus Measures Using a Descriptive Scale)

그림 6-2의 가상 데이터를 사용하여 유도한, 일치성 수치를 반영하는 통계적 검사의 요약이 **표 6-4**에 나타나 있다. 이 예에서, kappa는 일치성의 강건한(robust) 지표가 아니게 되는데, 그 이유는 유병률 지표가 높기 때문이다. 다시 말하면, 분할표 값의 치우침이 Kappa의 유효성을 떨어뜨리기 때문이다. 이것은 관찰 동의 측정을 보다 좋은 결과 해석(Po, Ppos, Pneg)이 되도록 한다. 이 예의 가상의 평가자들은, 아직 운전할 준비가 되지 않은 환자들에 대한 완벽한 동의(Ppos)와 함께, 좋은 총 관찰 동의(Po)가 있었다. 비록 Pneg 값이 낮지만, 운전 준비에 결정을 위한 가상의 방법은 환자와 공공 안전을 충분히 강조하는 것이다. **표 6-4**의 모든 통계값은 일치성에 관한 정보를 제공한다. 논문을 검토하는 치료사는 완벽한 논문 검토를 위해(가능하다면), 특히 출판된 안내책자가 그 정보를 담고 있지 않을 경우, 2×2 도표의 수 많은 일치성 통계값을 계산하도록 권한다[9].

표 6-3 동의 강도를 나타내는 임의 척도의 예

Kappa 통계	동의 강도
0.00–0.40	나쁨
0.41–0.60	양호
0.61–0.80	우수
0.81–1.00	최우수

표 6-4 그림 6-2에 있는 가상 이분 범주 데이터에 대한 일치성 측정의 요약

일치성 측정	가상 준비 –드라이브 예제++의 수치	설명
관찰된 동의 비율 (Po)	0.80	우수 동의 (기회를 교정하지 못함)
*Ppos (일치성 민감도)	0.86	드라이브가 준비되지 않는 환자에 대한 최우수 동의
*Pneg (일치성 특이도)	0.60	드라이브가 허용된 환자에 대한 양호 동의
Kappa (κ)	0.47	기회를 위해 교정된 환자에 대한 양호 동의
***유병률 지수**	> 0.40	수용이 불가능한 왜도:동의된 사례의 분포(칸 A와 칸 D)
***편향 지수**	< 0.40	수용이 가능한 왜도: 동의되지 않는 사례의 분포(칸 B와 세로 C)

++ 그림 6.2를 참고한다.

Kappa의 통계적 중요성
(Statistical Significance of Kappa)

Kappa 통계값은 "점 추정치(즉, 단일 값)"이다. 대상 집단으로부터 서로 다른 환자 표본을 취하는 것만으로도 단순한 표본 오차에 의해 각각의 경우에 대한 서로 다른 Kappa를 나타내게 된다. 같은 대상 집단에 대한 수 많은 실험들의 Kappa 다양성은, "참"의 Kappa 값이 통계적

9 이원 분할표를 위한 일치성 통계의 전체 배터리는 DVD 안에 있는 일치성 계산기를 통해 이용될 수 있다.

일치성 계산기

적용:

- kappa와 다른 일치성 통계 수치를 계산하기 위해 엑셀 스프레드시트를 이용한다.

단계:

1. 여러분의 컴퓨터에 마이크로소프트 엑셀 소프트웨어가 있는지를 확인한다.
2. 디스크를 열고, 본 장을 찾는다.
3. P_Consensus CALCULATOR.xls를 선택하고, kappa를 위해 탭(워크시트)를 클릭한다.
4. 칸 A, B, C, D를 위해 분할표 숫자를 기입한다.
5. 칸 수치가 기입되면, 일치성 결과는 자동적으로 계산된다.

계산기 이용:

일치성 통계의 수기 계산을 증명하거나, 스프레드시트 결과와 문헌에 보고된 결과를 비교하기 위해 계산기를 사용할 수 있다.

중요성을 나타내는 범위에 속하는지를 결정하기 위해, z-점수와 신뢰 구간(confidence interval(CI))으로 계산한다(z-점수의 복습을 위해 4장 부록을 참조하라).

Kappa 점 추정치 주변의 CI 계산은 다음을 필요로 한다.

- 신뢰 구간 %에 대응하는 z-점수(상수)
  - 95% CI에 대한 1.96 또는
  - 90% CI에 대한 1.645
- Kappa의 표준 오차(standard error(SE)) (첨부된 CD의 통계 소프트웨어로 계산)

그리고 이것은 Fleiss et al.의 방정식을 기반으로 한다[h]. Kappa의 95% CI는 다음과 같이 계산된다.

$$95\%\ CI = kappa \pm (z_{95\%} * SE) \quad \textbf{방정식 6-11}$$

Kappa의 90% CI는 다음과 같이 계산된다.

$$90\%\ CI = kappa \pm (z_{90\%} * SE) \quad \textbf{방정식 6-12}$$

h kappa 통계의 SE는 kappa의 표본 분포의 표준편차로서 간주될 수 있다. SE가 크다는 것은 연구간의 kappa 변수가 크다는 것을 의미한다.

만약 **표 6-3**의 분류 체계가 사용된다면, 0.40보다 작거나 같은 kappa 값은 적은 동의를 나타낸다. 즉, 0.40보다 작거나 같은 Kappa 값이 신뢰 구간에 포함된다면, 점 추정치의 크기에 관계 없이 평가자 간의 동의는 적다고 할 수 있다. 운전 준비를 평가하는 두 명의 가상 평가자에 대한 위 예시에서,

Kappa = 0.47
SE_{kappa} = 0.10(CD로부터 계산),
그리고 이것은 다음과 같은 값을 산출한다.

$$95\%\ CI = kappa \pm (z_{95\%} * SE) = 0.47 \pm (1.96 * 0.10),$$

또는 간격

$$95\%\ CI = [0.27 \text{———} (0.47) \text{———} 0.67]$$

$$90\%\ CI = kappa \pm (z_{90\%} * SE) = 0.47 \pm (1.645 * 0.10),$$

또는 간격

$$90\%\ CI = [0.31 \text{———} (0.47) \text{———} 0.63]$$

가상 데이터를 사용한 위 예의 결과에 의하면, 대상 집단에 대하여 반복된 검사를 실시하면, 0.27에서 0.67의 범위에 Kappa가 있을 것이라는 것에 대해 치료사는 95% 확신할 수 있다. 다른 한편으론, 0.31에서 0.63의 범위에 Kappa가 있을 것이라는 것에 대해 치료사는 90% 확신할 수 있는 것이다.

CI의 보다 확장된 해석은 유의한 최소 Kappa 값에 달려있다. 평가자 간 유의한 동의를 이끌어내기 위해서는, 0.40의 Kappa 역치 대신 보다 높은 역치가 필요하다는 결정을 치료사가 내릴 수 있다. 만약 Kappa = 0.60이 기회-수정 동의의 역치로 사용된다면, 이 값을 포함하는 CI는 평가자들 사이에서 유의한 일치성이라고 여겨지지 않을 것이다(Verheyden et al.의 예 참조).

또한, CI의 너비가 Kappa의 통계적 중요성의 해석을 달리할 수 있게 한다. 90% CI의 너비가 95% CI의 너비보다 작다는 점을 유의해야 한다. 이것은 한 구간에서 Kappa 역치 값을 찾을 수 있는 반면, 다른 구간에서는 그렇지 못하다는 것을 의미한다. 어떤 CI를 사용할 것인지에 대한 선택은 일반적으로 연구자의 기호에 달려있다. 한편, 95% CI가 90% CI에 비하여 더욱 엄격한(정확한) 분석을 제공한다. 위 예의 결과로부터, 두 CI에 대해 Kappa = 0.47은 통계적으로 유의하지 않음을 알 수 있다.

다중 항목 데이터를 사용한 일치성 측정
(Measurement of Consensus Using Polytomous Categorical Data)

Kappa는 모든 균형잡힌 또는 “정사각형의” 분할표(예. 2×2, 3×3, 4×4, …, k × k)에 대해 계산될 수 있다. 항목 데이터에 두 가지 이상의 항목이 있으면, 그 데이터는 “다중(polytomous)”이라고 표현된다. 재활치료 연구의 관점에서 다중 데이터에 대한 일치성은 진단 분류의 동의 측정과 밀접한 관계가 있다. 다중 분류의 예에는, 뇌졸중 환자(“운동 능력 장애”, “분절 움직임 장애”, 그리고 “인지 장애”), 요통 장애(“자세 움직임 형태”, “범위 축소 움직임 형태”, 또는 “조직 유착 형태”), 또는 안면 뇌운동 장애 환자(“초기화 장애”, “촉진 장애”, “움직임 제어 장애”, “이완 장애”의 분류)가 있다.

다중 데이터를 사용한 일치성 분석 예

Kappa 계산 연습을 위해서, Scheets 등이 제안한 분류 체계를 이용한 뇌졸중 환자의 데이터 목록(**그림 6-3**)이 고안되었다. 이 데이터는 가상의 데이터이며, 통계적 절차에 대한 이해를 돕고자 본 예에서만 사용될 것이다. 이 예에서, 가상의 치료사 두명이 각각의 뇌졸중 환자 42명을 동시에 분류했다. 이것의 목표는 세 가지 가능한 움직임으로 진단 시, 평가자 간 일치성의 등급을 측정하는 것이다.

가상의 데이터 목록에 적용된 통계 소프트웨어는 교차분석 절차를 사용하여 **표 6-5**와 비슷한 도표를 다시 만들어내게 되는데, 이것은 Kappa와 Kappa의 표준 오차(standard error(SE))를 계산하기 위함이다.

2×2 분할표(**표 6-4**)에서 Kappa에 적용된 유효성 지표는 다른 크기의 정사각형 도표로 쉽게 변환되지 않는다. 따라서, 분할표가 2×2보다 클 경우, SE_{kappa}, 95% CI, 그리고 평가자 간 백분율 동의(기회 동의가 수정되지 않은)와 함께 kappa가 보고될 것을 권한다.

이 예에서,

Kappa = 0.71
SE_{kappa} = 0.11
95% CI = [0.49 ——(0.71)—— 0.93]
(*via hand calculation using* **방정식 6-11**)
Po = 0.80%

NCSS와 SPSS로부터 관계된 통계적 결과를 보려면 **비디오 교육 6-1**을 참조하라.

일부 전문가들은 Kappa 통계와 함께 다중 데이터를 사용하여 일치성을 평가하는 것은 적절하지 않다고 생각한다. Tooth와 Ottenbacher는 Kappa가 다수의 항목에서 동의 측정을 기본적으로 평균화한다고 지적한다. 예를 들면, **표 6-5**에서 Kappa의 계산은 단일 통계로서, 힘 장애 대 분절 움직임, 힘 장애 대 인지 장애, 그리고 분절 움직임 대 인지 장애에 대한 가상의 평가자 간 진단의 동의를 포함한다. Tooth와 Ottenbacher는 개별적인 kappa 통계가 유도될 수 있도록 다중 데이터를 여러 양분화 도표로 세분화할 것을 권한다(예. 힘 대 분절 움직임 분류의 분리 등). 이러한 접근은 비록 통계적으로 적절하지만, 데이터 목록에 많은 항목이 존재할 경우 매우 힘겨울 수 있다.

비디오 교육 6-1

통계 소프트웨어를 이용한 다중 데이터에 대한 kappa와 SE_{kappa} 계산하기

적용:
- 다중 범주 데이터를 위한 kappa 통계와 kappa의 표준편차를 계산하기 위해 통계 소프트웨어를 어떻게 사용하는지를 알아본다.

실증 데이터:
- 6장–Polytomous Kappa. **SO**(NCSS)
- 6장–Polytomous Kappa. **Sav**(SPSS)

단계:
1. 디스크를 열고, 본 장을 찾는다.
2. 비디오 교육 6-1: 일치성 측정 계산: 다중 kappa를 선택한다.
3. 소프트웨어를 이용하여 분석을 어떻게 운영하는지를 확인한다.

소프트웨어 이용:
1. 여러분의 컴퓨터에 NCSS 소프트웨어나, SPSS 소프트웨어가 깔려 있는지를 확인한다.
2. 여러분이 인스톨한 통계 소프트웨어를 위해 적절한 데이터를 이용하여 비디오에 있는 분석을 운영한다.

환자 번호	1번 평가자	2번 평가자
1	힘	힘
2	분할된 움직임	분할된 움직임
3	분할된 움직임	분할된 움직임
4	인지	인지
5	인지	인지
6	인지	인지
7	인지	인지
8	인지	인지
9	분할된 움직임	분할된 움직임
10	분할된 움직임	분할된 움직임
11	인지	인지
12	인지	인지
13	힘	힘
14	힘	힘
15	분할된 움직임	분할된 움직임
16	분할된 움직임	분할된 움직임
17	분할된 움직임	분할된 움직임
18	분할된 움직임	분할된 움직임
19	힘	분할된 움직임
20	힘	분할된 움직임
21	힘	분할된 움직임
22	힘	분할된 움직임
23	분할된 움직임	분할된 움직임
24	분할된 움직임	분할된 움직임
25	분할된 움직임	분할된 움직임

그림 6-3 kappa 통계를 하는 다중 데이터의 일치성 분석에 이용된 가상 데이터. 여기에서는 42명 중 25명만 제시하고 있다. 완전한 데이터 입력은 DVD에 이용될 수 있다("6장-다중 kappa"를 이용하고, NCSS와 SPSS의 확장본으로 필터를 선택한다).

연속형 데이터를 사용한 일치성 측정: 가중된(weighted) Kappa

(Measurement of Consensus Using Ordinal Data: Weighted Kappa)

Kappa 통계는 가중이 없다. 이것은 평가자 간 모든 비동의가 Kappa 값에 똑같은 영향을 미친다는 의미이다. 서열화된 데이터일 경우, 혹은 범주형 '다른 비동의에 대한 가치평가를 위한 사전임상 또는 이론적 근거가 있는' 비동의에 치우침을 할당하는 것이 적절할 것이다. 예를 들면, 잠재적 재활치료에 대한 가상의 연구에서, 가상의 환자 27명이 다수의 표준 임상 평가법으로 평가되었다. 치료사들은 환자들의 재활치료 잠재성을 1에서 3의 등급으로 점수를 매겼다(1="good", 2="fair", 그리고 3="poor"). 만약 재활치료를 받아야 할 경우가 "fair" 등급이고, "poor" 등급을 받지 않을것 같다면, "good" 대 "fair" 비동의 보다는 "good" 대 "poor" 비동의로 등급을 매기는 것이 적합할 것이다.

가중 Kappa를 계산하는 방정식은 다음과 같다.

$$kappa\ (w) = 1 - \frac{\sum wfo}{\sum wfc} \qquad \text{방정식 6-13}$$

위 식에서, fo는 관찰된 빈도, fc는 우연 빈도, w는 세 가중(cell weight), wfo는 관찰된 비동의의 가중 빈도, 그리고 wfc는 우연 비동의의 가중 빈도이다.

비동의에 가중을 주는 몇 가지 방법이 있다. 여기에 소개된 예를 위해 2차 방정식(quadratic) 방법이 선택되었다. 등급 간 불일치 양의 제곱이 사용된다. 즉, 완벽한 동의에서는 불일치가 0이므로, 가중은 $(0)^2 = 0$이다. "good"와 "fair" 간 불일치는 1 점 이므로, $(1)^2 = 1$이 된다. 마지막으로, 잠재적 재활치료의 "good" 대 "poor" 간 불일치는 2이므로, $(2)^2 = 4$ 점이 되는 것이다. 위 예에서, 각 칸의 치우침을 알아내기 위해 곱해지는 수들이 **표 6-6**에 나와 있다.

그림 6-4에 27명의 환자를 위한 가상의 데이터가 정리되어 있다. 첫번째 열부터 각각 환자 번호, 치료사 #1의 점수, 치료사 #2의 점수를 나타낸다. 그 다음 두 열에서는 각각의 치료사의 점수가 숫자로 기입되어 있다. 마지막으로, 가중 비동의가 입력된다(치료사 간 점수 차이의 제곱).

표 6-5 가상 환자의 분류를 위해 Scheets 등에 의해 제안된 분류 도표를 이용한 다중 데이터 분석의 3×3 분할표.

가상 데이터

		평가자 1			
		힘 결손	분할된 움직임	인지 문제	총점
평가자 2	힘 결손	7	0	0	7
	분할된 움직임	5	11	1	17
	인지 문제	2	0	16	18
	총점	14	11	17	42

이러한 가상의 데이터 목록을 사용하여, 도표의 각 칸에 대한 관찰 값(fo)과 우연히 발생하는 값(fc)을 구하기 위해 통계 소프트웨어와 함께 분할표 절차가 행해진다. 많은 통계 소프트웨어 패키지는 단지 가중 없는(unweighted) Kappa만을 계산한다. 평가자 간 비동의 가중의 제곱수 방식을 적용하기 위해, 보다 많은 처리가 가능하도록 Excel 표계산 프로그램(spreadsheet)에 선택된 출력 부분(f_o 와 f_c)을 복사하게 된다(**그림 6-5**).

일단 Σfo와 Σfc가 Excel로 계산되면(3단계의 동그라미 쳐진 숫자들, **그림 6-5**), 이 결과들이 **방정식 6-13**에 입력된다.

$$kappa\ (w) = 1 - \frac{\sum wfo}{\sum wfc} = 1 - \left(\frac{26}{38.1}\right) = 0.32$$

이 예에서, 재활치료 잠재성을 평가하는 가상의 치료사들 사이의 비동의에, 가중 제곱이 적용된다면, 우연 동의가 수정될 경우 32%의 동의를 보이게 된다. 가중된 Kappa의 크기는 Kappa와 같은 방식으로 해석된다. 그러나, 많은 통계 소프트웨어로부터 유도되는 SE_{kappa}는 가중 없는 kappa에 기초한다. 따라서, 가중된 Kappa의 CI들은 정확하지 않을 수 있다.

치료사들이 일치성 데이터에 가중 방식을 적용함에 따라, 그들은 주관적이며 임의적인 요소를 결과에 나타낸다. 서로 다른 가중 방식은 서로 다른 결과를 도출하게 된다. **그림 6-5**의 예에 나온 가중 없는 Kappa(k = 0.12; 계산과정 생략)는, 만약 가까운 동의가 없다면, 우연 수정 동의가 가중 Kappa보다 낮음을 지적한다. 어느 특정한 가중 Kappa를 사용하는데 있어서 뚜렷한 이론적 또는 임상적 근거가 없다면, 일치성 측정을 위해 치우친 Kappa를 선택하는 것을 피해야 한다고 Soeken과 Prescott는 주의를 준다. 어떤 특정 상황에서(다음 부분에서 설명), 급내상관계수(intraclass correlation coefficient)가 가중된 Kappa 통계 대신에 사용될 수 있다.

표 6-6 정사각형 가중 도표를 이용한 비동의 가중의 승수(상수)

		1번 임상가		
		우수	양호	나쁨
2번 임상가	우수	0	1	4
	양호	1	0	1
	나쁨	4	1	0

임상가 사이의 정확한 동의(음영된 동의 대각선)는 가중이 "0"인데, 그 이유는 비동의가 없기 때문이다. 각 상수를 분할표의 수치에다 곱한다.

일치성 측정을 위한 급내상관계수

(Intraclass Correlation Coefficients as Measures of Consensus)

급내상관계수(Intraclass Correlation Coefficient)(ICC)를 사용하여 일치성을 측정하는 장점은 비동의에 대해 임의적인 치우침을 적용할 필요가 없다는 것이다[i]. 사실 ICC는, 진행성 또는 서열 데이터과 사용될 수 있는(**표 6-2** 데이터 등급 참조), Fleiss로부터 고안된 세 가지 서로 다른 상관계수 중의 하나이다. 모든 경우에서 ICC는 0(적은 동의)에서 1(완벽한 동의; **표 6-3**의 Kappa와 같은 기술적 척도)까지 변화한다.

[i] 비동의를 가중하기 위해 2차 방정식 가중 방법을 순서 데이터에 이용할 때, 결과들은 ICC에 가깝다(Rae, Educ Psychol Meas 1988; 48:367-374). 그러나 다른 가중 도표는 비슷한 결과를 만들 수 없을 것이다.

비디오 교육 6-2

통계 소프트웨어를 이용한 가중 kappa 계산하기

적용:
- 가중 kappa 통계를 계산하기 위해 통계 소프트웨어와 마이크로소프트 엑셀을 어떻게 사용하는지를 알아본다.

실증 데이터:
- 6장-Weighted Kappa.**SO**(NCSS)
- 6장-Weighted Kappa.**Sav**(SPSS)

단계:
1. 디스크를 열고, 본 장을 찾는다.
2. 비디오 교육 6-2: 일치성 측정 계산: 다중 kappa를 선택한다.
3. 소프트웨어를 이용하여 분석을 어떻게 운영하는지를 확인한다.

소프트웨어 이용:
1. 여러분의 컴퓨터에 NCSS 소프트웨어나, SPSS 소프트웨어가 깔려 있는지를 확인한다.
2. 여러분이 인스톨한 통계 소프트웨어를 위해 적절한 데이터를 이용하여 비디오에 있는 분석을 운영한다.

환자	1번 임상가	2번 임상가	1번 임상가 점수	2번 임상가 점수	가중된 비동의
1	A_우수	B_양호	1	2	1
2	A_우수	A_우수	1	1	0
3	A_우수	A_우수	1	1	0
4	B_양호	C_나쁨	2	3	1
5	A_우수	A_우수	1	1	0
6	C_나쁨	B_양호	3	2	1
7	A_우수	A_우수	1	1	0
8	A_우수	A_우수	1	1	0
9	C_나쁨	B_양호	3	2	1
10	A_우수	A_우수	1	1	0
11	A_우수	A_우수	1	1	0
12	B_양호	C_나쁨	2	3	1
13	A_우수	B_양호	1	2	1
14	A_우수	A_우수	1	1	0
15	C_나쁨	C_나쁨	3	3	0
16	A_우수	B_양호	1	2	1
17	A_우수	C_나쁨	1	3	4
18	C_나쁨	B_양호	3	2	1
19	A_우수	A_우수	1	1	0
20	C_나쁨	A_우수	3	1	4
21	C_나쁨	C_나쁨	3	3	0
22	A_우수	C_나쁨	1	3	4
23	A_우수	A_우수	1	1	0
24	B_양호	A_우수	2	1	1
25	A_우수	A_우수	1	1	0
26	C_나쁨	A_우수	3	1	4
27	A_우수	B_양호	1	2	1

그림 6-4 가중 kappa 통계를 하는 다중 데이터의 일치성 분석에 이용된 가상 데이터. 27명 모두가 여기에 제시되어 있다. 완전한 데이터 입력은 DVD에 이용될 수 있다("6장-가중 kappa"를 이용하고, NCSS와 SPSS 라벨로 필터를 선택한다). 세로 기둥의 제목은 분석에 이용되는 변수 라벨을 보여주고 있다. 1점은 우수 재활이고, 2점은 양호 재활이고, 3점은 나쁜 재활이다. "가중 비동의"의 변수는 1번 임상가와 2번 임상가 사이의 차이점을 보여주고 있다(가중된 비동의).

- 만약 단일 치료사(또는 평가자)가 두 시기 이상에서 지속적으로 같은 환자를 평가하는지 여부를 판단하는 것이 목적이라면, 평가 간(intra rater) ICC가 사용된다($ICC_{intra\ rater}$). 이 경우, 일치성 평가는 반복된 측정을 시행하는 한 명으로부터 얻어진다(그러므로, 평가 간 동의). 환자가 무작위로 선별되었다는 가정이 전제된다.

평가자 간 동의를 평가하기 위한 뚜렷이 다른 두 가지 ICC가 존재한다. 평가자 간 ICC의 선택은 평가자가 어떻게 선별되었는가에 달려있다.

- *고정된 평가자:* 많은 평가자 집단에서 치료사들이 무작위로 선택되지 않았다면, 고정된 치료사 집단만이 대상 치료사가 된다. 그리고, 그 결과를 다른 평가자들의 결과로 일반화시킬 필요가 없다(예. 환자의 초기 평가 시, 단일 치료실에 국한된 평가에 치료사들이 얼마나 잘 동의하는지 알아보는 일치성 연구). 이러한 가정 하의 일치성 평가를 ICC 고정된 평가자 간 이라고 하는데, 그 이유는 평가자들이 고정된 집단으로 구성되기 때문이다.
- *무작위 평가자:* 많은 평가자 집단에서 치료사들이 무작위로 선택된다면, 그 평가자들은 언젠가 환자 평가를 수행하는 많은 치료사 집단을 대표할 수 있다고 가정한다. 이 경우, 임상평가에서 동의할 수 있는 기능을 다른 평가자들의 경우로 일반화시키는 것이 요구된다(환자의 초기 평가 시, 환자 평가에 치료사들이 얼마나 잘 동의하는지 알아보는 다중심(multicenter) 일치성 연구). 이러한 가정 하의 일치성 평가를 ICC inter rater random라고 하는데, 그 이유는 평가자들이 무작위하게 선별되기 때문이다.

분산분석(analysis of variance)을 통한 ICC 계산

모든 ICC는 반복 측정 분산분석(repeated measures analysis of variance(RM-ANOVA))이라고 불리는 통계 절차를 통해 유도된다. RM-ANOVA를 통해 만들어진 요약 도표가 ICC 계산을 위해 필요한 값을 제공하게 된다. 일치성을 분산의 개념으로 기억해 두면 편리하다. 분산이란, 단순히 점수의 변수인 것이다. 앞 장에서는, 표준 편차, 표준 오차, 그리고 표준 측정 오차의 개념은 변수를 측정하는 서로 다른 척도였다(**방정식 4-1**, 방

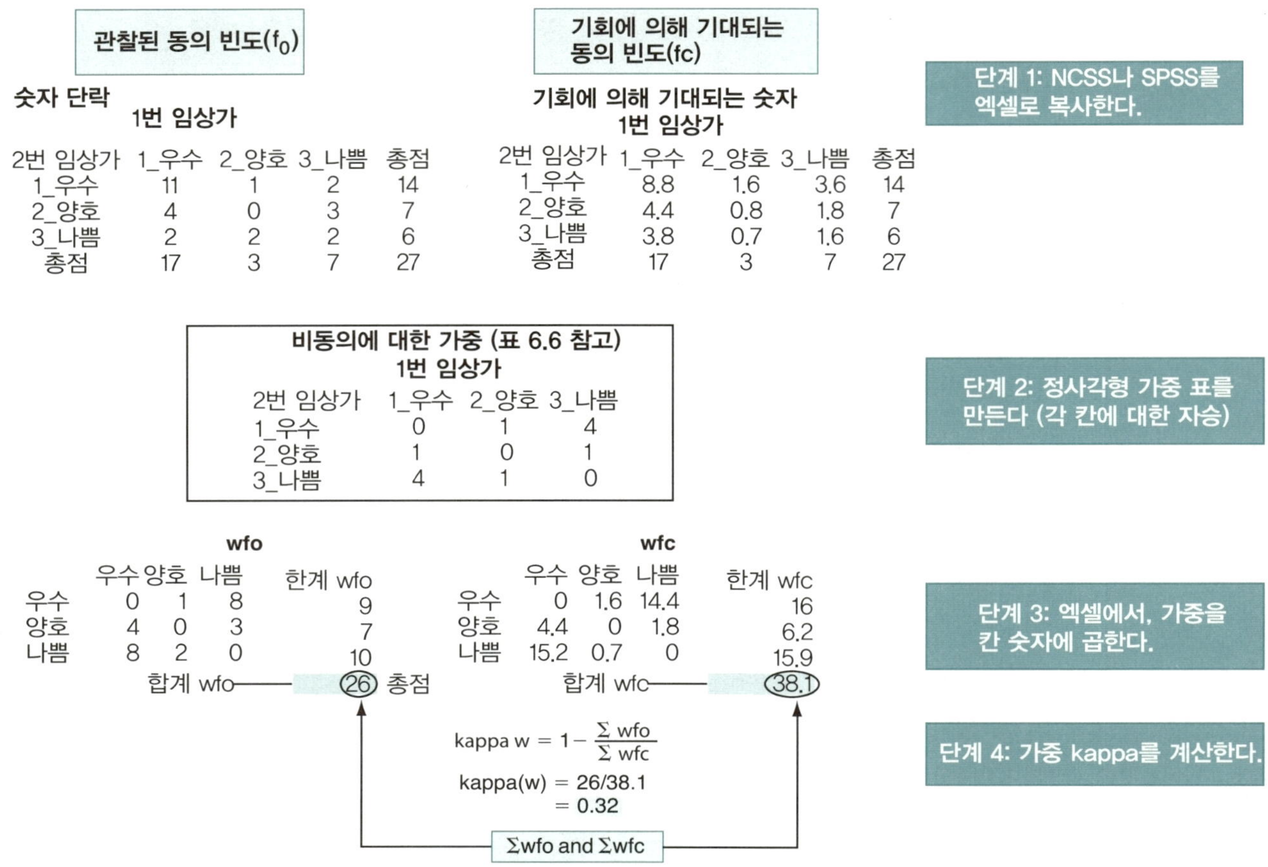

그림 6-5 평가자 사이의 가중 비동의의 2차 방정식을 이용한 가중 kappa의 계산 단계. Σwfo와 Σwfc가 단계 3에서 화살표로 강조되고 있다.

정식 A4-2, 그리고 **방정식 A4-3** 참조). 통계 소프트웨어로 생성된 ANOVA 요약 도표에서, "제곱의 합" 과 "평균 제곱수"와 같은 용어로 변수가 측정된다(**표 6-7**). **그림 6-6**에 이러한 용어가 어떻게 점수의 변수를 반영하는지 나타나 있다.

제곱의 합이라는 용어의 의미는, 평균으로부터 점수의 편차 제곱의 합이다[j]. **그림 6-6**에서 보는 바와 같이, 제곱의 합이 평균화되면, 여기에서 "평균 제곱"이 생겨난다. 일치성의 척도를 만들기 위해 평균 제곱이라는 용어가 ICC 방정식에서 사용된다. ANOVA가 서로 다른 데이터에 대하여 분할되거나, 분산을 분리하기에(예. 환자의 분산 대 평가자의 분산), 각각의 평균 제곱이라는 용어는 각각의 데이터를 대표하게 된다(**표 6-7**). 평균 제곱이 작을 경우, 평균으로부터 낮은 점수의 변수가 있는 것이다(**그림 6-6A**). 그와 반대로, 평균 제곱수가 클 경우, 평균으로부터 멀어지는 점수가 크다(**그림 6-6B**).

ANOVA의 변수 분할은 다음을 포함한다.

- 환자들 평균제곱 (Patient Mean Square 또는 PMS)
- 시도 (trial) 평균제곱 (Trial Mean Square)
- 평가자 평균제곱 (Rater Mean Square 또는 RMS)
- 오차 분산 (미숙한 평가자나 정확치 않은 평가 도구와 같은 요소로 인한 점수의 분산 정도; 오차 평균 점수 또는 EMS라고 한다. EMS는 "설명되지 않은 분산"이라고도 하는데, 그 이유는 오차 변수가 다른 변수 데이터로 설명될 수 없기 때문이다.)

각각의 ICC에 대한 유도 방식을 원활히 이해하기 위해 이 책의 부록에서 ANOVA 절차의 여러 관점을 재확인 시켜준다. ICC 계산 연습에 앞서, 부록을 읽어 볼 것을 권한다.

[j] 몇몇 사례에서는, 전체 평균에서 나온 평균의 집단 분산

표 6-7 ANOVA 용어의 해석

ANOVA 용어	해석	설명	예
Source	분산의 근원	분석에서의 특정 근원에 의해 분할되고 분리되는 분산	• 환자에 의한 분산 • 평가자에 의한 분산 • 시도에 의한 분산 • 오류에 의한 분산
Df	자유도	관찰, 환자, 평가자 및 시도의 숫자를 반영한다.	• 환자 자유도 = 환자수 – 1 • 평가자 자유도 = 평가자 – 1 • 시도 자유도 = 시도 – 1 • 상호작용 환자 × 시도 = 환자 자유도*시도 자유도 • 총 자유도 = 총 관찰 수
SS 혹은 제곱의 합	전체 평균의 집단 평균으로부터의 제곱의 합 편차	• 집단 평균(그룹내)에서 편향된 개별 점수 사이의 SS • 전체 평균(그룹간)의 각 집단 평균에서 편향된 집단 사이의 SS	그림 6-6 참고
MS 혹은 평균 제곱	제곱합의 평균(분산)	평균 제곱은 ANOVA 요약 도표에 있는 특정 근원에 대한 분산이다.	그림 6-6 참고

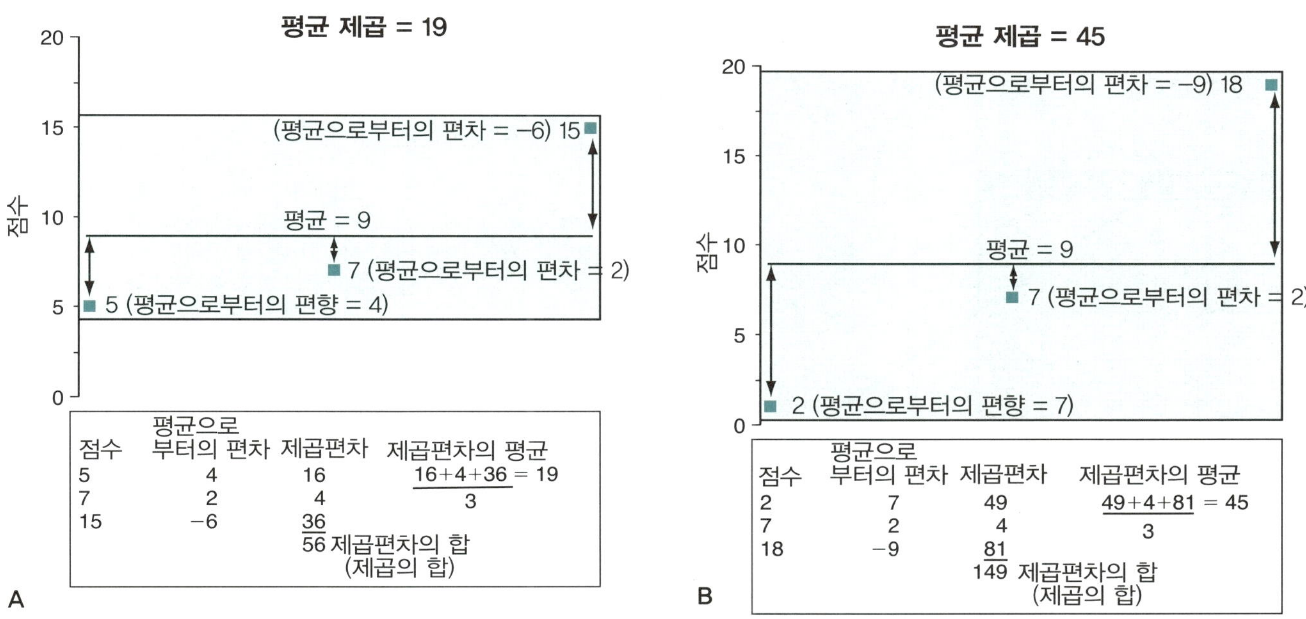

그림 6-6 제곱의 합과 평균 제곱의 개념 그림. (A) 평균에서 나온 점수 분산은 19의 평균제곱을 양산한다. (B) 동일 평균일 때, 평균으로부터 더 큰 점수 분산이 더 큰 45의 평균 제곱을 양산한다. 두 개 패널의 분산 범위는 음영된 직사각형으로 표기된다. 노트: 분산 = 평균 제곱. 만약 이 그림에서 제시된 계산은 표본 통계를 토대로 하였다. 분산 계산은 계산 도표에서 N–1를 사용할 수 있다 (이 사례에서는 3 대신에 2이다).

평가 간 동의를 위한 ICC 계산 연습

연속형 또는 순위 데이터를 위한 평가 간 동의는 간단한 반복 연구를 통해 계산될 수 있는데, 이는 한 치료사가 환자 집단을 여러번 평가하게 되는 것이다. 그 중 한 방법이 RM-ANOVA이다(단일 요소는 "시도(Trials)"이다. 왜냐하면, 각각의 환자에 대해 다수의 시도가 모아지기 때문이다). "환자(Patient)"라는 요소는 RM-ANOVA에 항상 포함되는데, 그 이유는 각각의 환자에 대한 이러한 다수의 시도가 얼마나 지속될 수 있는지에 우리의 관심이 있기 때문이다. RM-ANOVA의 분류는 "한 방향" 또는 "한 가지 요소"의 ANOVA라 할 수 있는데, 그 이유는 "환자"라는 요소가 전체의 개념이고, 요소를 셀 때 포함되지 않기 때문이다. 이러한 ANOVA에서 "환자" 집단의 등급 수는 환자 수와 동일하다.

그림 6-7에 ICC intra rater 계산을 위한 데이터 목록이 나타나 있다. 이것은 가상의 데이터이다. 보행 장애를 가진 가상의 환자 69명이 한 명의 가상의 치료사로부터 3번(시도) 평가받았다(**그림 6-7A**). 결과 값은 6분 동안 몇 미터를 걸었는지 이다("Walk_6min_m"라고 표기된 변수 열). 이 연구 설계는 "환자"와 시도에 따라 어떻게 환자 평가가 달라지는 데 초점을 맞추고 있다(**그림 6-7B**)[k]. RM-ANOVA는 환자들과 환자들 내에서 보행 거리의 변수를 비교한다(첫 번째, 두 번째, 세 번째 시도). 이 예의 목적을 위해 가상의 환자는 무작위로 선별되었다.

k 시도 요소는 무시되는데, 그 이유는 임상가가 환자내 분산과 환자간 분산에 흥미를 갖지만, "시도내" 분산에 흥미를 갖지 않기 때문이다. 그러나 시도의 횟수는 ICC의 분모 크기를 조절하기 위해 ICC의 공식에 이용되고, 시도 X 환자의 상호작용은 오차 항을 계산하는데 이용된다.

ICC $_{평가 간}$를 위한 ANOVA 요약 도표

ICC 평가 간 계산을 위한 RM-ANOVA 요약 방법 사용의 바탕이 되는 개념은, ICC 통계 계산에서 실제로 어떤 측정이 이루어지는지에 대한 이해를 촉진시킨다. 평가 간 동의를 위해선, ICC의 분자는 개념적으로 오차가 없는 환자 등급 간의 차이이다(PMS-EMS). 이것은 환자들의 6분 보행 검사에서 등급의 "참의 분산(True Variance)"을 의미한다. 분모는 등급 간의 "총 분산(Total Variance)"인데, 그 이유는 이 값이 환자 간 효과(개념적으로, 각 환자 점수의 평균이 모든 환자의 평균과 얼마나 다른지)와 오차항(개념적으로, 각 환자 점수가 그들 스스로 반복한 시도와 다른 모든 분산을 합한 것과 얼마나 다른지)을 통합하기 때문이다.

환자	시도	6분 보행(m)
1	1	402
1	2	471
1	3	462
2	1	493
2	2	500
2	3	453
3	1	417
3	2	499
3	3	464
4	1	410
4	2	515
4	3	461
5	1	466
5	2	452
5	3	499
6	1	426
6	2	442
6	3	510
7	1	439
7	2	458
7	3	475
8	1	439
8	2	455
8	3	479
9	1	441
9	2	466
9	3	481

A

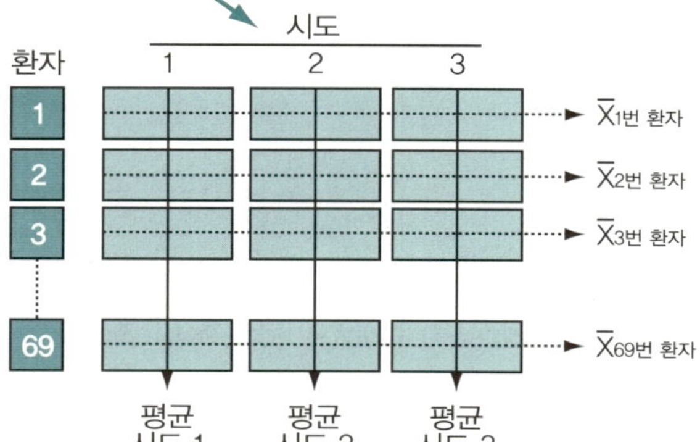

B

그림 6-7 (A) ICC 평가간의 계산을 위해 일원 반복 측정 ANOVA를 하기 위한 가상 데이터. 207명의 환자 중 27명만이 여기에 제시되어 있다. DVD 안에 있는 완전 데이터 목록을 이용할 수 있다("6장-ICC 평가간"을 이용하고, NCSS나 SPSS로 파일을 선택한다). (B) 시도에 대한 각 환자의 수행 양식과 6분 보행 거리에 대한 연구는 환자의 평균 점수를 산출하기 위해 설계되었다.

ICC 평가자 간은 환자들의 6분 보행 검사 점수를 보행 검사 점수의 총 분산으로 나눈 것이다. ICC $_{평가\ 간}$를 포함한, 모든 ICC의 이론적 방정식은 다음과 같다.

$$ICC = \frac{환자\ 점수\ 중\ 참분산}{점수\ 중\ 총분산} \quad \textbf{방정식 6-14}$$

모든 환자에서, 오차("집단 내"; 또는 EMS)는 각 환자에 대하여 각 행에서 보여지는 변수이다(**그림 6-7B**; 첫 번째 시도 대 두 번째 시도 대 세 번째 시도). 일치성 분석의 이러한 관점(오차항)은 본질적으로 환자×시도(patient×trial) 간의 상호작용인 것이다(각 시도에 대한 각 환자 점수의 분산; 이 장의 부록에 나온 세부사항 참조). 여기서 원하는 것은, 시도에 대한 각 환자의 측정이 일정해서 보다 작은 오차항이 만들어지는 것이다(즉, 작은 EMS).

환자들을 비교할 경우(예. 1번 환자 대 2번 환자 외), "환자 간 변수"(PMS)가 환자 평균의 열 아래 보여진다($X_{환자1}$에서 $X_{환자69}$까지). 만약 스스로의 시도에 대해 환자들이 일정한 값으로 점수가 매겨지지만, 그 점수들이 모든 환자의 평균과 다르다면(보다 큰 환자 간 변수), 오차 변수가 상대적으로 큰 상황과 비교 시 ICC가 큰 경향을 보일 것이다. 가상 데이터로부터 만들어진 한 방향 RM-ANOVA 요약 도표가 **그림 6-8**에 나타나 있다.

ICC $_{평가\ 간}$의 방정식은 다음과 같다.

$$\frac{ICC}{평가\ 간} = \frac{PMS - EMS}{PMS + (ko-1)*EMS} = \frac{참분산}{참분산}$$

방정식 6-15

위 식에서, PMS = 환자 간 평균 제곱수("집단" 간 평균 제곱수), EMS = 집단 내 평균 제곱수("오차" 평균 제곱수 또는 각 시도에 대한 환자와 점수의 상호작용을 읽어보아라. 즉, NCSS의 "AB" 또는 SPSS의 "Residual"), 그리고 ko = 각 환자에게 나타난 반복의 수.

위 예에서, $ICC_{평가\ 간}$을 계산하는 모든 방식은 **그림 6-8**로부터 유도된다. 그 계산은 다음과 같다.

$$ICC\ intrarater = \frac{PMS - EMS}{PMS + (ko-1) * EMS}$$

$$= \frac{3785 - 845}{3785 + (3-1) * 845} = 0.54$$

ANOVA 요약 도표의 평균 제곱 방식이 산출표 또는 Microsoft Excel에 입력되어 ICC를 구하게 된다[l]. Excel에서 생성되는 ICC산출표에 대해 알아보려면 첨부 CD를 참조하면 된다. 0에서 1까지의 척도에서 평가 간 동의 ICC = 0.54 이다. Kappa에서 사용되는 기술적 척도를 적용하면(**표** 6-3), ICC = 0.54는 한 명의 평가자가 세 번의 시도로 환자를 평가할 경우 "양호" 등급의 동의를 보여준다.

ICC의 표준 측정 오차(Standard Error of Measure(SEM))와 95% CI

방정식 6-15는 평가 간 신뢰도에 대한 점 추정치를 만들어낸다. 그러나, ICC의 통계적 유의성을 평가할 때는, 점 추정치 주변의 신뢰 구간[m]을 계산하는 여러 방법들이 있다. Fleiss가 확인한 한 가지 접근 방식은 각 환자 점수 주변의 신뢰 구간을 사용한다. 이 방식은 결과 값의 원래 단위를 유지하면서 표준 측정 오차(SEM)에 의해 좌우된다.

$$SEM = SD\sqrt{1-r} \quad \textbf{방정식 6-16}\ (방정식\ 4\text{-}1과\ 유사)$$

또는

$$SEM = \sqrt{EMS} \quad \textbf{방정식 6-17}$$

위에서, SD = 표준 편차, r = 검사-재검사 상관계수(4장, 방정식 4-1)

다른 방식으로, ANOVA 요약 도표의 평균 오차항 제곱(EMS)의 제곱근이 사용될 수도 있다.

SEM 계산: 예

$ICC_{고정된\ 평가간}$에 대해, 이 예의 어느 특정 환자가 6분 보행 검사에서 서로 다른 세 번 시도의 평균값으로 433미터의 점수를 받았다(**그림 6-7A**의 데이터).

l SPSS는 다양한 형식의 ICC를 계산한다. 이 책에서의 ICC 표현은 ANOVA 요약 도표로부터 파생된 수기 계산에 의해 나타난다.

m 몇몇 통계 소프트웨어도 정상 분포에서 대칭적 CI가 만들어질 수 있도록 ICC의 SE를 계산한다. 이것이 이런 경우일 때, ICC에 대한 CI는 kappa에 대한 CI와 같은 방법으로 해석된다.

NCSS

PMS (환자간 평균 제곱)

분산 분석 도표

근원항	자유도(DF)	제곱의 합	평균 제곱	F 비	확률 수준
A: 환자	68	257358.3	3784.68		
B: 시도	2	24207.49	12103.74	14.32	0.000002*
AB	136	114948.5	845.2097		
S	0				
총점 (조절된)	206	396514.3			
총점	207				

EMS (환자내 혹은 "오차" 평균 제곱)

SPSS

항목은 시도

PMS (환자간 평균 제곱)

ANOVA

		제곱의 합	DF	평균 제곱	F	유의수준
사람간		257358.271	68	3784.680		
사람내	항목간	24207.488	2	12103.744	14.320	.000
	나머지	114948.512	136	845.210		
	총점	139156.000	138	1008.377		
총점		396514.271	206	1924.827		

EMS (환자내 혹은 "오차" 평균 제곱)

	평가간 상관관계	95% 신뢰구간	
		하한값	상한값
ICC평가간	.537	.400	.662

그림 6-8
가설 데이터 설정으로부터 ICC평가자내를 계산하는 일원 RM-ANOVA의 ANOVA 요약 표. 결과값은 6분동안 보행한 거리이다. 위쪽 패널은 NCC 출력이다; SPSS 출력은 아래에 나타나 있다. 가장 타당한 결과를 보여주기 위해 출력의 일부를 잘라냈다.

선택된 환자 점수 (averaged across 3 raters)

= 433 meters

EMS (from 그림 6-8) = 845

$$SEM = \sqrt{845} = 29 \text{ meters}$$

SEM은 정확도를 나타내는 한 값이다. 이런 맥락에서, SEM이 유의한 임상 변화를 추정하는데 대리값(proxy)으로 쓰였던 것과 같은 방식으로, SEM은 오차 간격을 계산하는데 있어서 "대리값(proxy)"로 쓰일 수 있다(4장 참조). 이 예에서, 반복된 6분 보행 거리 측정값은 ±29미터 내에서 정확하다고 추정된다. 한편, 95% CI(오차간격에 대해 보다 이해하기 쉬운 지표)가 쓰이는 것이 좋다.

환자 보행 검사 점수의 신뢰 구간은 다음과 같다.

$$95\%\ CI = \text{환자평균점수} \pm 1.96 * (SEM) \div \sqrt{m}$$

방정식 6-18

위 식에서, SEM = 측정의 표준 오차, m = 평균으로 인한 환자 당 관찰 수 = $433 \pm 1.96 * (29) / \sqrt{3} = 33$,

상위 신뢰 한계 = 433 + 33 = 466미터, 그리고 하위 신뢰 한계 = 433 − 33 = 400미터가 된다.

위 95% 신뢰로부터, 433점을 받은 환자는(한 명의 평가자에게 평가받은 세 번 시도의 평균 값), 참의 점수가 400미터에서 466미터까지 변할 수 있다는 것을 보여준다. ICC의 95% CI가 커질수록, 측정의 안정성(평가자간 동의로 인하여)이 악화된다. ANOVA 요약 도표가 만들어짐에 따라, ICC의 자동 계산을 위해 첨부된 CD의 일치성 산출표를 참조하라.

평가자 간 동의를 위한 ICC

진행성 또는 순위성 데이터를 위한 평가자 간 동의는, 두 명 이상의 치료사가 환자 집단을 여러 번 평가하도록 설계된 연구로부터 계산될 수 있다. 각 종류의 ICC평가자 간에 ICC의 이론적 방정식(**방정식 6-14**)이 적용된다.

비디오 교육 6-3

통계 소프트웨어를 이용한 ICC평가자 간 계산하기

적용:
- ICC평가자 간을 계산하기 위해 통계 소프트웨어와 엑셀을 어떻게 사용하는지를 알아본다.

실증 데이터:
- 6장-ICC intra rater.**SO**(NCSS)
- 6장-ICC intra rater.**Sav**(SPSS)

단계:
1. 디스크를 열고, 본 장을 찾는다.
2. 비디오 교육 6-3: 일치성 측정 계산: ICC intra rater를 선택한다.
3. 무비는 NCSS 분석을 먼저 보여주고, 그 다음 SPSS 분석을 보여 준다. 그 다음, 엑셀 스프레드시트를 이용하여 ICC 계산을 완성한다(DVD에 있는 일치성 계산기)

소프트웨어 이용:
1. 여러분의 컴퓨터에 NCSS나 SPSS의 통계 소프트웨어가 깔려 있는지를 확인한다.
2. 여러분이 인스톨한 통계 소프트웨어를 위해 적절한 데이터를 이용하여 비디오에 있는 분석을 운영한다.

ANOVA 요약 도표를 만들기 위해 RM-ANOVA가 사용된다. 여기에 사용되는 RM-ANOVA는 한 방향성(한 가지 요소, "평가자")이고, 이 RM-ANOVA로부터 유도된 ICC는 $\text{ICC}_{\text{고정된 평가자 간}}$ 또는 $\text{ICC}_{\text{무작위 평가자 간}}$이다. 이 두 종류의 평가자 간 ICC의 차이점은 오로지 평가자 선별 방식에 좌우된다(앞서 언급한 바와 같이, 무작위 선별 대 편의상 선별). 두 가지 경우 모두, 환자는 무작위로 선별되었다고 가정한다.

무작위 대 비무작위 평가자 선별에 관한 임상의들의 가장 주요한 걱정은 ICC가 일반화되는 것이다. 일반적으로, 만약 평가자들이 무작위로 선별된다면, 유사한 평가자 집단으로 계수가 일반화될 수 있다(예. 노인병학에 대하 최소 5년의 경험이 있는 치료사들). 그와 반대로, 만약 평가자들이 무작위로 선별되지 않고 편의상 선별된다면(예. 특정 치료실에서 근무하는 치료사), ICC 결과는 오직 그 평가자 집단에만 적용될 수 있다.

$\text{ICC}_{\text{고정된 평가자 간}}$와 $\text{ICC}_{\text{무작위 평가자 간}}$을 계산하기 위한 연습용 데이터 목록이 **그림 6-9**에 나타나 있다. 이것은 가상의 데이터이다. 무작위로 선별된 가상의 환자 69명이 3명의 치료사들("평가자")에게 독립적으로 평가받았다. 이 예의 목적에 부응하기 위해, $\text{ICC}_{\text{고정된 평가자 간}}$를 계산 가능하도록 하기 위한 첫 번째 가정은 평가자들이 편의에 따라 선택되었다는 것이다. 그리고 $\text{ICC}_{\text{무작위 평가자 간}}$을 계산하기 위해 더 많은 치료사 집단으로부터 치료사들이 무작위로 선별되었다는 것을 가정한다. 각 종류의 평가자 간 ICC 방정식은 ANOVA 요약의 값을 사용하지만, 각 종류의 평가자 간 ICC를 구하는 방정식이 근소하게 다르다는 것을 명심하라. 결과값은, 이번에도 6분 동안의 보행 거리이다.

평가자 간 동의를 위한 ICC 계산 연습: 평가자 "고정"

그림 6-10에 한 방향 RM-ANOVA 요약 도표가 나타나 있다. 이 도표의 DF를 보면, 69명의 환자(df 환자 = 69−1 = 68)가 3명의 평가자(df 평가자 = 3−1 = 2)에게 평가받았으며, 그들이 모두 207번의 평가를 했음을 알 수 있다(총 DF). 이것은 69명의 환자가 3명의 평가자에게 평가받았다는 것을 증명한다(3 × 69 = 207).

평가자 간 ICC의 방정식에서 "RMS"(평가자 평균 제곱수)가 도입된다. 이 용어는 평가자 간 변수 대 모든 평가자의 평균을 반영한다. 환자의 종합 점수에 평가자들이 동의하지 않는다면, RMS는 부풀려지게 된다. 다른 모든 요소가 일정할 때, 큰 RMS 값은 ICC를 감소시키는데, 그 이유는 ICC 방정식의 분모(총 오차를 의미)가 증가하기 때문이다(**방정식 6-14**).

$\text{ICC}_{\text{고정된 평가자 간}}$의 방정식은 다음과 같다.

$$\text{ICC 고정된 평가자 간} = \frac{N(PMS-EMS)}{N*PMS + (k-1)*RMS + (N-1)(K-1)*EMS}$$

방정식 6-19

위에서, PMS = 환자들의 집단 간 평균 제곱, RMS = 평가자들의 집단 간 평균 제곱, EMS = 집단 평균 제곱의 오차, k = 평가자 수, 그리고 N = 환자 수이다.
본 예에서 $\text{ICC}_{\text{고정된 평가자 간}}$을 계산하는 모든 방법이 **그림 6-10**으로부터 유도된다. 그 계산 과정은 아래와 같다.

환자	평가자	6분 보행(m)
9	3	481
10	1	468
10	2	466
10	3	467
11	1	400
11	2	401
11	3	402
12	1	475
12	2	475
12	3	476
13	1	505
13	2	505
13	3	506
14	1	453
14	2	453
14	3	452
15	1	399
15	2	395
15	3	397
16	1	469
16	2	469
16	3	469
17	1	400
17	2	401
17	3	400
18	1	471
18	2	472
18	3	471

A

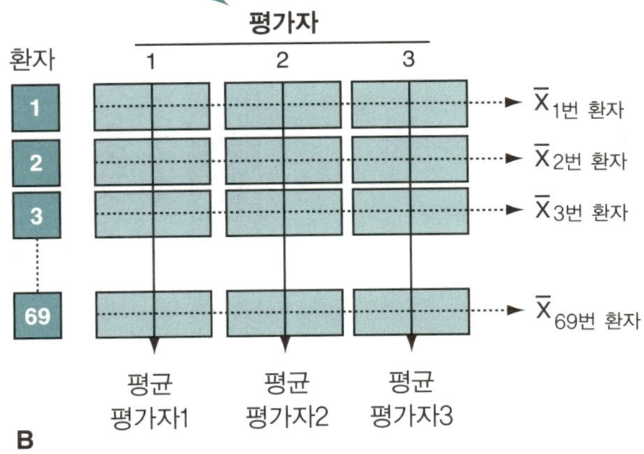

B

그림 6-9 (A) ICC고정 평가자 간과 ICC무작위 평가간의 계산을 위해 일원 반복 측정 ANOVA를 하기 위한 가상 데이터. 각 칸의 수치는 6분 보행 검사시 보행한 거리이다. 207명의 환자 중 27명만이 여기에 제시되어 있다. 완전한 데이터 목록은 DVD를 이용하기 바란다("6장-ICC 평가자간"을 이용하고, NCSS나 SPSS로 파일을 선택한다). (B) 평가자에 대한 각 환자의 수행 양식과 6분 보행 거리에 대한 연구는 환자의 평균 점수를 산출하기 위해 설계되었다.

NCSS

PMS (환자간 평균 제곱) → 3919.907
RMS (평가자간 평균 제곱) → 862.2077
EMS (오차 평균 제곱) → 146.4234

분산분석 도표 근원항	자유도(DF) (α = 0.05)	제곱의 합	평균 제곱	F값	확률 수준
A: 환자	68	266553.7	3919.907		
→ B: 평가자	2	1724.415	862.2077	5.89	0.003527*
AB	136	19913.58	146.4234		
S	0				
총점(조절된)	206	288191.7			
총점	207				

SPSS

항목은 평가자이다.
PMS (환자간 평균 제곱) → 3919.907
RMS (평가자간 평균 제곱) → 862.208
EMS (오차 평균 제곱) → 146.423

ANOVA

		제곱의 합	DF	평균 제곱	F	유의수준
사람간		266553.691	68	3919.907		
사람내	항목간	1724.415	2	862.208	5.888	.004
	나머지	19913.585	136	146.423		
	총점	21638.000	138	156.797		
총점		288191.691	206	1398.989		

전체 평균 = 445.4831

그림 6-10 고정 평가자[S]: ICC 평가자간을 계산하기 위한 일원 반복 측정 ANOVA 요약 도표. 산출 측정은 6분 동안의 보행 거리이다. NCSS와 SPSS의 통계 소프트웨어 프로그램에 대한 PMS, EMS, RMS은 동일 수치를 가지고 있다.

[S] 대부분의 통계 프로그램은 평가자가 무작위로 선택되었음을 의미하는 체크 상자나 변수 상자를 가지고 있다. 이 방법은 통계 산출을 변화시킬 수도 있다. 실증에서, 고정된 평가자와 무작위 평가자에 대한 산출은 변하지 않는다. 각종 ICC 종류에 대한 ICC의 차이는 고정된 평가간 ICC와 무작위 평가간 ICC에 대한 계산의 공식 차이로부터 일어난다. NCSS와 SPSS에서 이런 특징을 이용하는 비디오 교육을 참고하기 바란다.

$$ICC_{\text{고정된 평가자 간}} = \frac{N(PMS-EMS)}{(N*PMS)+((k-1)*RMS))+((N-1)(K-1)*EMS))}$$

$$= \frac{69(3920-146)}{69*3920+((3-1)*862)+((69-1)(3-1)*146)}$$

즉, 0에서 1의 척도에서 평가자 간 동의(평가자가 무작위로 선별되지 않았을 때)는 0.89이다. 기술적인 면에서, 이러한 동의 등급은 "최우수 (excellent)"이다.

정확도 평가는 다음을 보여준다.

SEM = sqrt(EMS) = sqrt(146) = 12

(방정식 6-17 참조)

선별된 환자 점수 = 400m

95% CI = 400m ± 1.96 * 12/sqrt(3) = 13.6

(방정식 6-18 참조)

또는

[386.4 m ―――――(400 m)――――― 413.6 m]

평가자 간 동의를 위한 ICC 계산 연습: 평가자 "무작위"

평가자가 무작위로 선별될 경우의 RM-ANOVA 요약 도표는 **그림 6-10**과 같다. 한편, $ICC_{\text{무작위 평가자 간}}$을 계산하기 위해 RM-ANOVA 요약 값이 사용되는 방법은 $ICC_{\text{고정된 평가자 간}}$에서와 근소한 차이를 보인다.

$ICC_{\text{무작위 평가자 간}}$의 방정식은 다음과 같다.

$$ICC_{\text{무작위 평가자 간}} = \frac{N(PMS-EMS)}{(N*PMS)+((k)*RMS)+((Nk-N-K)*EMS)}$$

방정식 6-20

위에서, PMS = 환자들의 집단 간 평균 제곱, RMS = 평가자들의 집단 간 평균 제곱, EMS = 집단 평균 제곱의 오차, k = 평가자 수, 그리고 N = 환자 수이다.

본 예에서 ICC 무작위 평가자 간을 계산하는 모든 방법이 **그림 6-10**으로부터 유도된다. 그 계산 과정은 아래와 같다.

$$ICC_{\text{무작위 평가자 간}} = \frac{69(3920-146)}{69*3920+((3)*862)+((69)(3)-69-3)*146} = 0.89$$

즉, 0에서 1의 척도에서 평가자 간 동의(평가자가 무작위로 선별되었을 때)는 0.89이다(이 경우 평가자 간 고정과 같다). 기술적인 면에서, 이러한 동의 등급은 "최우수(excellent)"이다. $ICC_{\text{고정된 평가자 간}}$를 위해 만들어진 것과 EMS[n]가 같기에, SEM과 95% CI 모두가 두 종류의 평가자 간 ICC 모두와 같다. 그러나, 항상 이런 경우인 것은 아니다.

$ICC_{\text{고정된 평가자 간}}$와 $ICC_{\text{무작위 평가자 간}}$ 계산을 위한, 선택된 ANOVA 요약 방법 사용의 바탕이 되는 개념은, 이러한 ICC 통계로부터 실제로 측정되는 것이 무엇인지 보여준다. 평가자 간 동의에서, ICC의 분자는 개념적으로 오차가 제거된(PMS – EMS)[n] 각 평가자가 기록한 환자 등급의 편차이다. 이것은 평가자들 간의 6분 보행 검사

[n] 이 사례에서 환자 효과는 3명의 평가자로부터 나온 보행 점수의 평균이다. 이런 사실은 평가자간 동의를 측정하는 분자를 만든다. ICC 평가간과는 달리, 분자는 동일 근원(한 명의 임상가)으로부터 각 환자에 대한 측정을 반영한다.

비디오 교육 6-4

통계 소프트웨어를 이용한 ICC평가자 간 계산하기

적용:

- ICC평가자 간을 계산하기 위해 통계 소프트웨어와 엑셀을 어떻게 사용하는지를 알아본다.

실증 데이터:

- 6장-$ICC_{\text{inter rater}}$.**SO**(NCSS)
- 6장-$ICC_{\text{inter rater}}$.**Sav**(SPSS)

단계:

1. 디스크를 열고, 본 장을 찾는다.
2. 비디오 교육 6-4: 일치성 측정 계산: $ICC_{\text{inter rater}}$를 선택한다.
3. 무비는 NCSS 분석을 먼저 보여주고, 그 다음 SPSS 분석을 보여 준다. 그 다음, 엑셀 스프레드시트를 이용하여 ICC 계산을 완성한다(DVD에 있는 일치성 계산기)

소프트웨어 이용:

1. 여러분의 컴퓨터에 NCSS나 SPSS의 통계 소프트웨어가 깔려 있는지를 확인한다.
2. 여러분이 인스톨한 통계 소프트웨어를 위해 적절한 데이터를 이용하여 비디오에 있는 분석을 운영한다.

등급의 "참"의 편차를 나타내게 되는데, 그 이유는 오차항이 환자 등급에서 제거되었기 때문이다. 분모는 환자 점수 간 편차, 평가자 간 편차, 그리고 오차 편차를 통합함으로써 점수의 "총 편차"를 나타내게 된다.

요약 (Summary)

- 치료사 또는 평가자들의 동의는 일치성 측정과 관계있는 신뢰도의 한 형태이다.
  - 적절한 종류의 일치성 척도를 선택하는 것은 분석되는 다음과 같은 데이터의 종류에 달려있다(**표 6-2**):
  - 항목 데이터와 함께 사용되는 Kappa 통계값
  - 평가자들 사이에서, 비동의의 단계까지 가중이 나타나는 명확하고 논리적인 이유가 있는 경우의, 서열 데이터와 함께 사용되는 가중된 Kappa
  - 연속형 데이터와 함께 사용되는 급내 상관 계수(또는 평가자들 사이에서 비동의 가중이 명확하지 않은 순위 데이터)
- 항목 데이터가 포함된 2×2 분할표에서, Kappa 해석을 돕는 여러 검사 방법이 있다(**표 6-4**).

  세 가지 급내 상관계수(ICC)는 다음과 같다.
  - 평가 간(Intra rater)
  - 평가자 간, 편의상 선별된 평가자 집단
  - 평가자 간, 많은 평가자 집단에서 무작위로 선별된 평가자 집단
- Kappa와 ICC는 0(우연과 같은 동의)에서 1(최우수 동의)까지 변한다.

  Kappa, 가중된 Kappa, 또는 ICC와 같은 일치성 척도는 동의의 "점 추정치"이다(일치성의 정도를 나타내는 한 수).

  임의의 기술적 척도는 점 추정치로부터 제공된 일치성의 양에 대한 항목을 제공한다(**표 6-3**).

  Kappa 또는 가중된 Kappa의 점 추정치 주변의 신뢰구간(CI)은, 반복된 실험으로 예측 가능한 일치성의 변수량을 보여준다.

  동의에 대해 미리 정의된 "poor" 값을 포함하는 CI(예. kappa = 0.40)는 동의의 양이 통계적으로 유의하지 않음을 보여준다.
  - ICC의 점 추정치 주변의 신뢰구간은 개별적인 환자 점수로 계산한다.

    모든 일치성 척도의 큰 신뢰구간은 작은 신뢰구간과 비교했을 경우, 척도의 낮은 안정성을 의미한다.

6장 부록

환자 평가의 일치성을 위한 통계적 토대
(Statistical Foundations for Measuring Consensus on Patient Assessment)

핵심 용어 (Key Terms)

- 분산 분석 (Analysis of Variance(ANOVA))
  - 집단간 분산 (Between Group Variance)
  - 집단내 ("오차") 분산 (Within Group ("error") Variance)
  - 통계적 자유도 (Statistical Degrees of Freedom)
  - 제곱의 합 (Sum of Squares)
  - 평균 제곱수 (Mean Square)
  - F 값 (F ratio)
  - 주요 효과 (Main Effect)
- 분산의 반복 측정 분석 (RM-ANOVA)
  - 대상자 간 효과 (Between Subjects Effect)
  - 대상자 내 효과 (Within Subjects Effect)
- 유형 1 오차 (Type 1 Error)

서문: 분산 분석에 관한 예비지식
(Introduction: Background on Analysis of Variance)

분산 분석(ANOVA)이란 무엇인가? ANOVA란, 점수 분산의 데이터를 "구분"하거나 분리하는 통계적 절차의 한 갈래이다. 재활치료 논문에는 다음과 같은 ANOVA의 두 가지 주요한 적용이 있다:

1. ICC계산을 위해 사용되는 구분된 분산 측정이 포함된 ANOVA 요약 도표의 제작
2. 둘 또는 그 이상 집단 평균의 차이점 평가 (예, 치료 대 위약)

ICC 계산을 위한 ANOVA

RM-ANOVA 사용의 목적이 ICC를 계산하기 위해서일 경우, 가설 검증(집단, 치료 방법, 또는 치료시간의 통계적 차이를 평가하는 것)은 무의미하다. RM-ANOVA 요약 도표를 만드는 것이 ICC 계산을 위한 핵심인데, 그 이유는 그것이 환자, 평가자, 시도, 그리고 오차 항의 분산을 반영하는 평균 제곱 값을 지니기 때문이다. ICC 계산 방정식은 F 비율 계산 방정식과 확연하게 다르다(예를 들면, 이론적인 **방정식 6-14**와 **방정식 6-21**을 비교해 보아라). 그러므로, 분석을 시행하기에 앞서 ANOVA 요약 도표를 만드는 목적을 명확하게 규명해야 한다.

집단 간 차이 평가를 위한 ANOVA

ANOVA는 점수의 변동성(종속 변수)을 평가하여 치료사들로 하여금 치료효과에 의한 변동성과 측정 오차에 의한 변동성을 구분할 수 있도록 돕는다. 이러한 통계 절차를 위한 가정은 다음과 같다.

- 각 집단의 점수가 정규분포 하는 경우 (종 모양의 형태를 이룸)
- 집단 간 균등한 분산이 존재하는 경우 (각각의 점수는 기본적으로 같은 높이와 너비를 가진 종 모양의 형태를 이룸)
- 반복 측정 설계에 관한 한(이 부록 후반부에 다룸), 같은 대상에 대한 측정의 차이는(예, 시도1 대 시도2, 시도1 대 시도3, 그리고 시도2 대 시도3), 같은 사람을 측정하는 것이기 때문에, 그 수치가 상대적으로 같을 뿐만 아니라 서로 연관되어 있을 것이다. 이러한 가정을 구형성 또는 원형성 가정이라 부른다.

일반적으로 ANOVA는 robust 검정(극단값에 영향을 받지 않는)으로 여겨지는데, 그것은 결과의 유효성이 보존되면서도 가정이 위배될 수 있음을 의미한다. 반면, Portney와 Watkins는, 반복 측정 설계의 경우에 구형성 가정이 반드시 이루어져야 한다는 것에 주의를 기울이도록 요구하는데, 그 이유는 이 가정이 위배될 경우 더욱 쉽

게 통계적 유의성에 도달할 수 있기 때문이다. 통계 소프트웨어는 특히 통계적 자유도를 보완함으로써 자동적으로 이러한 가정의 위배를 수정하게 된다. 이러한 보완은 통계적 유의성에 도달할 수 있는 역치를 증가시킴으로써 데이터의 구형성 부족을 보상하게 된다.

6분 보행 검사를 통한 ANOVA의 예

Deyle et al.은 무릎 관절의 골관절염(osteoarthritis) 처방의 서로 다른 중재 효과에 대해 연구했다. 이 연구의 한 가지 측정 결과(종속 변인)는 6분 동안 평지를 걸은 거리를 미터 단위로 측정하는 것이었다. 설정된 가설은, 더욱 효과적인 중재가 처방된 집단의 사람들이 위약(placebo) 집단에 비해 더욱 많은 거리를 걸을 것이라는 것이었다.

6분 동안 걷는 거리를 결과 척도로 사용하여, 그들의 분산을 구분하는 서로 다른 두 가지 관점에서 이러한 "이동거리 점수"의 변동성이 측정되었다.

- 오차(집단 내) 분산
- 집단 간 분산

"집단 내" 또는 "오차" 분산이란 무엇인가?

처방 집단과 위약 집단 사이의 결과 차이를 발견할 가능성을 최적화시키기 위해 연구원들은 측정 오차를 최소화하기 위한 단계를 밟는다. 6분 보행 검사를 실시할 경우, 여러가지 측정 오차를 발생시킬 수 있는 아래와 같은 여러 가지 잠재적 요인들이 존재한다.

- 치료 과정에서 측정을 시작하고 멈추는 시점의 불일치성
- 환자들에게 서로 다른 지시를 내리는 것 (스스로 걷는 속도 결정? 편안한 속도로 걷기? 가장 빨리 걷기?)
- 검사 도중 환자들에게 힘을 내도록 동일하게 칭찬하지 않은 것
- 하루 중 서로 다른 시간에 대상자를 검사하여 그 시기 복용하는 약물의 효과가 서로 다른 것

이 예가 6분 보행 검사를 다루고 있지만, 측정 오차의 개념은 그 어느 측정 결과에서도 본질적인 것이다. 분산분석(ANOVA)은 일반적으로 측정 오차에 의한 점수의 변동성을 파악하지만, 그 오차로 인한 명확한 요소를 파악하지는 못한다.

ANOVA 결과에서 만들어지는 오차 분산의 동의어는 다음과 같다.

- 집단 내 분산
- 설명되지 않는 분산

오차 분산이란, 각각의 집단 평균 주변에 흩어진 점수이다. 이 예에서, 플라시보 집단은 플라시보 평균 주변에 흩어진 점수를 갖고 있고, 처방 집단은 처방 평균 주변에 흩어진 점수를 갖고 있다. 양 집단이 위약 또는 처방 상태를 대표하기에, 이 집단들 내의 점수 분산은 중재 효과로 기인될 수 없다. 다시 말하면, 처방 집단의 모든 대상이 처방을 받았다는 것이다. 만약 그들의 점수가 처방 집단 평균과 다르다면, 이러한 편차의 이유는 중재 효과를 통해 설명될 수 없다. 마찬가지로, 위약 집단의 모든 대상은 플라시보를 받았다. 만약 플라시보 집단 내 어떤 개인의 점수가 플라시보 집단 평균과 다르다면, 이러한 편차의 이유도 플라시보 중재를 통해 설명될 수 없는 것이다. 따라서, 집단 내 분산을 설명되지 않은 분산 또는 오차 분산이라고 한다. 보다 큰 오차 분산은, 작은 오차 분산에 비해, 결과 점수에 대한 보다 큰 설명되지 않는 분산을 의미한다. 일반적으로, 작은 오차 분산을 갖는 것이 최적이다. 오차 분산이 낮을 경우, 오차의 잠재적 요인들이 적절하게 위약되었음을 의미한다.

"집단 간" 분산이란 무엇인가?

집단 간 분산이란, 전체 평균에 대한 집단 평균의 편차이다. 전체 평균은 지정된 집단에 관계 없는 모든 점수의 평균이다. 보다 큰 집단 간 분산은, 보다 작은 집단 간 분산이 있는 경우에 비해, 각 집단의 평균 점수가 전체 평균과 더욱 차이가 났음을 의미한다. 보다 큰 집단 간 분산이 있는 것이 최적인데, 그 이유는 그 지표가 처방 효과를 반영하는 것이기 때문이다. 집단간 분산이 오차 분산에 비해 충분히 클 경우, 집단 간 측정 결과(예. 6분 동안 걸은 미터 거리)의 유의한 차이가 나타날 것이다. F 비의 형태로 이 분산을 표현하면 다음과 같다:

방정식 6-21

$$F\ 비 = \frac{집단간\ 분산}{집단내\ 분산}$$

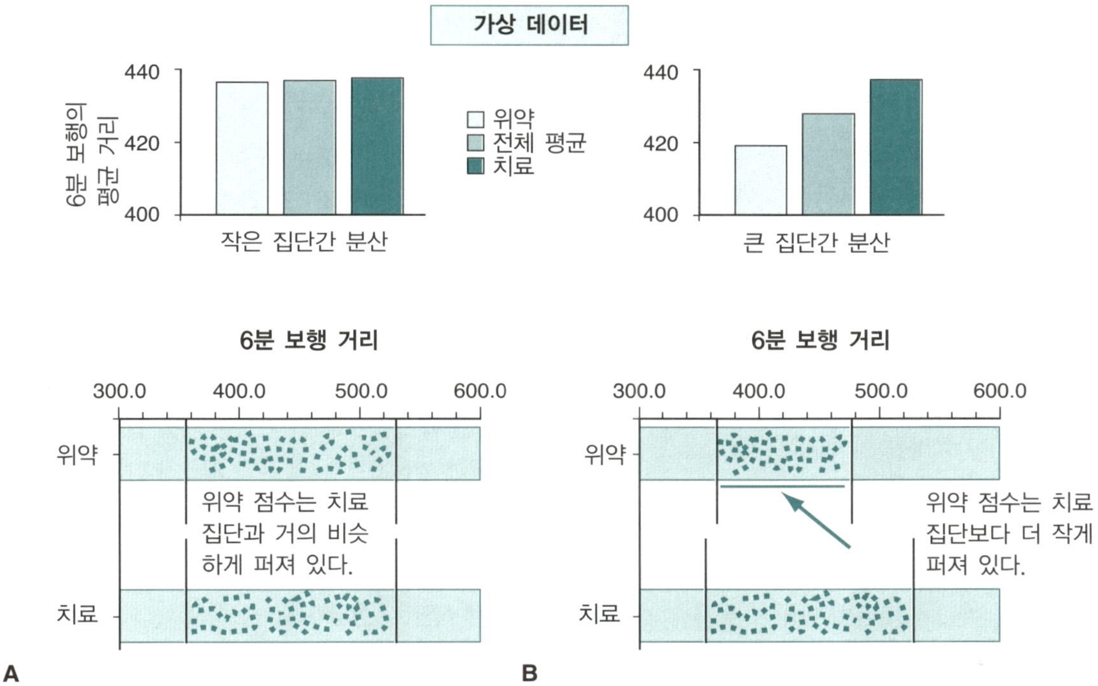

그림 6-11 다른 2가지 시나리오 아래에서 분석된 가상 6분 보행 데이터. (A) 작은 집단간 분산. (B) 큰 집단간 분산. 각 점들은 각 가상 대상자의 데이터 점수이다. 집단내 분산은 위약 집단내의 작은 분산 때문에 전반적으로 감소한다(화살표에 의해 강조되고 있음).

A **반응: 6분 보행 m 더 큰 오차**

분산분석 도표

근원항	DF	제곱의 합	평균 제곱	F값	확률 수준
A: 집단	1	29.68116	29.68116	0.01	0.909170
S	136	308989.5	2271.982		
총점(조절된)	137	309019.2			
총점	138				

집단에 대한 유의한 "주요 효과"

평균과 표준편차 단락

항	숫자	평균	표준오차
모든	138	437.3044	
A: 집단			
위약	69	436.8406	5.738229
치료	69	437.7681	5.738229

B **반응: 6분 보행 m**

분산분석 도표

근원항	DF	제곱의 합	평균 제곱	F값	확률 수준
A: 집단	1	11595.83	11595.83	7.42	0.007316*
S	136	212674.5	1563.783		
총점(조절된)	137	224270.3			
총점	138				

집단에 대한 유의한 "주요 효과"

평균과 표준편차 단락

항	숫자	평균	표준오차
모든	138	427.6739	
A: 집단			
위약	69	418.5072	4.760622
치료	69	436.8406	4.760622

그림 6-12 평균보행거리를 요약한 가상 6분 보행 데이터로 만들어진 일원 ANOVA 도표의 예이다. 평균 제곱항을 참고하기 바란다: (A) 작은 집단간 분산과 큰 집단내 분산의 결과. (B) 큰 집단간 분산과 작은 집단내 분산의 요약. 각 패널의 제목인 "반응"은 종속 변수를 의미한다(6분 동안의 보행한 거리). 산출은 NCSS에서 나온 것이다.

집단 간 분산과 집단 내 분산의 상호작용

그림 6-11에 나타난 것과 같이 집단 간 분산과 오차 분산의 상호작용이 시각화될 수 있다. 가상의 138명 환자에 대해 6분 보행 데이터가 분석된 가상 실험에서(두 집단 각각에 대해 n=69: 처방 대 플라시보), 첫 번째 경우, 6분 보행 거리는 큰 오차 분산(**그림** 6-11A)을 지니고 각 집단의 평균은 전체 평균과 크게 다르지 않다. 즉, 작은 집단 간 분산이 큰 오차 분산과 짝을 이룰 경우(**그림** 6-11, 점 그림 A), 집단 내 분산에 대한 집단 간 분산의 비는 매우 작을 것이고(즉, 작은 F 비), 결과적으로 그것은 효과적이지 못한 처방 효과를 의미한다.

반면, 가상 실험 B에는, 보다 큰 집단 간 분산과 보다 작은 집단 내 분산이 존재한다(**그림** 6-11B). 이와 같은 경우, 오차 분산에 대한 집단 간 분산의 비는 앞서 언급한 가상 실험보다 더욱 크다. 따라서, 집단 간 분산이 증가함과 동시에 오차 분산이 감소함에 따라(즉, 보다 큰 F 비율), 집단 간 차이는 더욱 명확해진다. 결과적으로 처방을 받은 집단이 위약 집단보다 유의하게 많은 거리를 걸을 수 있었다는 것이다.

분산 분석(ANOVA)은 여러 통계 소프트웨어들 사이에서 비슷한 요약 도표를 만들어낸다. ANOVA 요약 도표는 **그림** 6-12에 나타난 구성 요소를 지닌다. 이 도표는 "1요인 분산분석" ANOVA로부터 만들어졌는데, 이는 단 하나의 독립 변수 또는 요인("집단")이 존재함을 의미한다. 이 예의 "집단" 요인은 두 가지 단계를 가진다: 플라시보와 처방. 각 집단에는 69명의 대상자가 있다(총 관찰 수 = 138). ANOVA 요약 도표의 용어는 아래와 같이 정의된다[o]:

- 근원 항: 분산의 근원. A = 집단 간 분산, S = 오차 분산. 하나 이상의 요인이 분석되면(예를 들면, 초기 평가에서 퇴원까지의 "집단"), "시간"은 Source 아래 "B:시간"으로 표기하고 두 단계를 가지게 된다: 초기 평가와 퇴원 시 평가. 덧붙이자면, "AB"라는 상호작용 항이 있는데, 이는 시간 경과에 따른 집단 결과의 상호작용을 보여주게 된다.
- 오차항이 아닌 각각의 Source Term은 "주요 효과(main effect)"를 의미한다. 즉, 이 예에서의 "집단(group)"에 대한 주요 효과는 통계적으로 유의하다. 플라시보 집단의 보행 거리와 처방 후 집단의 보행 거리가 차이가 있음을 보여주기 때문이다. 평균 도표를 관찰함으로써 처방 후 집단이 플라시보 집단에 비해 보다 긴(더 나은) 보행거리를 걸었음을 알 수 있다(**그림 6-12**)[p].

자유도(Degrees of Freedom(DF)). DF는 집단 수, 대상자 수, 그리고 시도 회수의 측정치이다.

집단에 대한 DF는 k−1이며, 여기서 k는 집단의 수이다(따라서, df=2−1=1).

Error Term(오차항)의 DF는 관찰 횟수−집단 DF−1이며, 여기서 관찰 횟수란 연구 과정 동안의 총 측정 회수 이다.

총 DF = 대상자 수 또는 관찰 횟수.

- 제곱의 합 : 전체 평균 또는 개별 집단 평균 (오차항과 함께 발생하므로)의 편차 제곱의 합.
- 평균 제곱 : 각각의 DF로 나누어진 제곱의 합.
- F비 : 오차 MS(각 집단 내 평균 제곱)으로 나누어진 각 집단 간 평균 제곱.

그림 6-12A:

$$\text{집단 효과 F 비} = \frac{\text{집단간 분산}}{\text{집단내 분산}} = \frac{30}{2272} \cong 0.01,\ p > 0.05$$

그림 6-12B:

$$\text{집단 효과 F 비} = \frac{\text{집단간 분산}}{\text{집단내 분산}} = \frac{11596}{1564} \cong 7.42,\ p < 0.05$$

- Prob Level : F비가 단순히 우연으로 발생할 확률. 0.05보다 작은 값은 낮은 우연 확률을 의미하므로, 이 역치 미만의 결과는 통계적으로 유의하며(**그림 6-12B**의 *에 나타남), 그것은 치료 중재에 의한 것이다.
- **그림 6-12**에 나와 있는 ANOVA 요약 도표의 DF를 검토하면, 서로 다른 두 집단의 환자를 검사하였다는 것을 치료사는 알 수 있다(df 집단+1 = 2). 138회의 관찰이 이루어졌기에(총 df = 138), 한 집단에는 69명의 환자가 있어야만 한다(69 * 2 = 138).

o ANOVA 요약 도표의 보고와 라벨 붙임에 있어서 통계 소프트웨어 프로그램 사이에 약간의 차이가 있다.

p 독립변수가 2개 수준 이상(위약, 치료 1, 치료 2)을 가질 때, 요소내의 쌍비교가 통계학적으로 다른지를 결정하기 위해 post-hoc testing을 수행한다. post-hoc testing은 본 책의 범위를 벗어난 것이지만, 이 주제에 대한 부가적인 정보가 Portney와 Watkins에서 발견될 수 있다.

A

환자	치료	6분 보행 m
1	요가	402
1	보행	471
2	요가	433
2	보행	500
3	요가	417
3	보행	499
4	요가	410
4	보행	515
5	요가	466
5	보행	452
6	요가	426
6	보행	442
7	요가	439
7	보행	458
8	요가	439

B

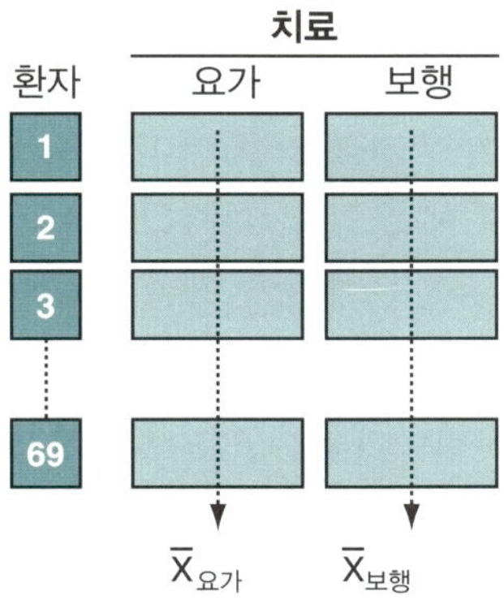

그림 6-13 (A) 흥미 요소로서 "치료"를 이용한 일원 반복 측정 ANOVA로부터 만들어진 가상 데이터. 138명 중 15명만이 여기에서 제시되고 있다. 완전한 데이터 목록은 DVD를 이용하기 바란다(NCSS나 SPSS으로 "6장-Append_1-Way_RM-ANOVA"를 이용한다). (B) 세로 기둥의 제목은 분석에서 이용된 변수의 라벨을 보여주고 있다. (B) 연구 디자인은 "치료"의 주요 효과(요가 평균과 보행 치료 사이의 차이)를 보여주고 있다. 노트: 이 사례에서의 RM-ANOVA의 목적은 치료간의 차이를 평가하고, 치료의 주요 효과를 이용하는 것이다. 반면 ICC를 계산할 때 치료 효과는 무시된다.

1요인 반복 측정 분산분석의 예

반복 측정 ANOVA(repeated measures ANOVA("RM-ANOVA"))란 모든 대상자가 어떤 처방 또는 환자 기능을 평가하는 치료사에게 노출되는 특수한 종류의 ANOVA이다. 이러한 ANOVA에서는, "환자" 또는 "대상자"를 대표하는 요인이 항상 포함된다. 특정 측정 결과에 대한 환자 또는 대상자의 주요 효과 분석은 ANOVA 오차항(error term)의 계산을 위한 값을 제공하지만, 환자의 주요 효과는 대부분 해석할 수 없다(환자들은 서로 다르다는 가정하에 환자의 주요 효과에 대한 F 비율은 무시되며, ANOVA의 "요소"로서 고려되지 않는다).

RM-ANOVA의 오차항은 그 분석에서 각각의 나머지 요소들과 환자들과의 상호작용으로 만들어진다. 개념적으로, RM-ANOVA는 같은 대상자에 대한 반복 측정이 독립적인 데이터점(data point)이 아니라는 사실을 설명해 준다. 따라서, RM-ANOVA의 오차항은 전형적으로 basic ANOVA보다 작다. 반복 측정에 근거한 오차항 생성은 F 비의 분모를 감소시키고(**방정식 6-21**), 결과적으로 보다 큰 F 통계를 만들어낸다. F 비가 크면 클수록 통계적 유의성에 도달할 기회가 높아지게 된다.

이 예에서는, 69명의 보행 장애를 가진 가상 환자에게 요가 처방을 하고, 그 후 보행 프로그램 처방을 받도록 하는 가상의 실험을 하였다. 각 처방 후 측정 결과(6분 동안 걷는 거리)를 평가하였다. **그림 6-13**에 이 가상 실험의 데이터와 설계 방식이 나타나 있다.

그림 6-14에 이 예의 RM-ANOVA 요약 도표가 나타나 있다. 치료사는 DF를 검토함으로써, 69명의 환자를 검사하였고(df 환자 = 69-1 = 68), 모두 138회의 관찰

반복 측정 ANOVA 보고서

분산분석 도표

근원항	DF	제곱의 합	평균 제곱	F값	확률 수준
A: 환자	68	141991.8	2088.115	11.16	0.001363*
B: 치료	1	11595.83	11595.83		
AB	68	70682.66	1039.451		
S	0				
총점(조절된)	137	224270.3			
총점	138				

Rx에 대한 "주요 효과"

RM-ANOVA에 대한 오차항

평균과 표준편차 단락
(오직 선택된 선만 보임)

B: 치료		평균	SE
보행	69	436.8406	3.881302
요가	69	418.5072	3.881302

그림 6-14 평균의 요약(6분 보행거리는 meter이다)으로 가상 6분 보행 데이터로 만들어진 일원 ANOVA 도표의 예이다. 노트: "근원" 아래의 오차항은 AB이다(환자와 치료 요소의 상호작용). 비록 환자가 하나의 요소로 목록되어 있지만, 그것은 단순히 치료 주요 효과를 위해 오차항을 계산하는 대상자를 의미한다. 환자간의 차이는 분석의 초점이 아니고, 결과 평가에서 서로 다를 것으로 기대된다. 이 상호작용의 평균 제곱은 F 값의 분모이다. 약어 Rx = 치료를 의미하고, SE = 평균의 표준오차를 의미한다.

비디오 교육 6-5

통계 소프트웨어를 이용한 2가지 치료 사이의 차이점을 평가하는 반복 측정 ANOVA

적용:
- 요가와 보행 치료 사이의 보행 거리 점수 차이를 평가하기 위해 통계 소프트웨어를 이용하여 반복 측정 ANOVA를 어떻게 사용하는지를 알아본다.

실증 데이터:
- 6장-Append_1-Way_RM-ANOVA.**SO**(NCSS)
- 6장-Append_1-Way_RM-ANOVA.**Sav**(SPSS)

단계:
1. 디스크를 열고, 본 장을 찾는다.
2. 비디오 교육 6-5: 반복 측정 ANOVA 리뷰를 선택한다.
3. NCSS나 SPSS 소프트웨어를 이용하여 분석을 어떻게 운영하는지를 확인한다.

소프트웨어 이용:
1. 여러분의 컴퓨터에 NCSS나 SPSS의 통계 소프트웨어가 깔려 있는지를 확인한다.
2. 여러분이 인스톨한 통계 소프트웨어를 위해 적절한 데이터를 이용하여 비디오에 있는 분석을 운영한다.

(총 DF)이 이루어졌음을 알아낼 수 있다. 이 단일 환자 집단에게 두 가지 처방이 이루어졌다(df 처방 = 2−1 = 1). 이것은 69명의 환자가 두 번 평가되었음(2×69 = 138)을 확인시켜 준다. 만약 RM-ANOVA의 목적이 각 처방의 차이점을 평가하는 것이라면, 환자 평균 효과의 유의성은 상관이 없다(환자들의 기능이 서로 다르다는 것이 가정된다).

"환자"와 "처방" 요소 사이의 상호작용을 통해 한 방향 RM-ANOVA의 오차항을 알아볼 수 있다(**그림 6-14**의 "AB" 항). 다시 말하면, 시도 간 각 환자들의 점수 편차이다. 오차항은 처방의 주요 효과를 평가하는 F 비의 분모이다.

$$\text{처방 F비} = \frac{\text{집단간 분산}}{\text{집단내 분산}}$$

$$= \frac{11596}{1040} \cong 11.16,\ p < 0.05$$

이러한 경우, "처방"의 주요 효과가 통계적 유의성에 도달했다(5% 미만의 영 분포(null distribution)에서 F 비가 우연히 발생). 도출된 평균(**그림 6-14** 하단 칸)들은 요가 처방에 비해 보행 프로그램 처방 후에 더욱 긴 보행거리를 걸었음을 보여준다(437m 대 419m).

반복 측정 (RM)ANOVA의 용어 이해

ANOVA의 구성 요소를 정의하는 용어와 RM-ANOVA의 구성 요소를 정의하는 용어는 서로 다르다. ANOVA(반복 측정 요소를 제외한 경우)의 경우에 "집단 간(between group)" 효과는, 예를 들면 처방 집단 대 플라시보 집단의 환자 평균과 같이, 각각의 환자 집단을 비교하는 모든 요소가 해당된다. 반면, "집단 내(within group)" 효과의 경우에는, 예를 들면 처방 집단과 위약 집단 내에 흩어진 점수와 같이, 집단 내에서 환자의 점수를 비교하게 된다.

한편, RM-ANOVA에서는, "대상자 간"과 "대상자 내"라는 용어가 환자들 간 차이 대 반복측정에서의 차이를 결정하기 위해 쓰인다. 환자들이 서로 다르다고 가정된다. 환자 효과에 대한 평균 제곱(patient mean square, PMS)은 RM-ANOVA 요약 도표에 만들어지고 $ICC_{\text{평가자 간}}$와 같은 신뢰계수의 계산에 사용된다.

치료사의 관심은 주로 1요인 RM-ANOVA의 "대상자 내" 효과에 집중된다. 다시 말하면, 연구에서 모든 대상자에 대해 반복되는 요소는 "대상자 내" 요소인 것이다. **그림 6-14**에서, 모든 대상자에게 두 가지 형태의 처방(요가와 보행)이 주어졌다. 따라서, "처방"은 "대상자 내" 요소가 되는 것이다. 처방 집단 간 차이의 유의성을 검사하는 F 비는, 반복 측정을 제외한 ANOVA를 설명할 수 있는 비슷한 비율 형태에 기초한다("집단" 간 평균 분산을 "집단" 내 점수의 분산으로 나눈 값). 이 경우에서의 집단은 반복측정의 단계이다: 요가 처방 대 보행.

$$\text{대상자 내 효과의 F비} = \frac{\text{집단간 분산}}{\text{집단내 분산}}$$

$$= \frac{\text{반복치료 평균간 보행거리 분산}}{\text{각 치료내 보행거리 분산}}$$

"대상자 내" 효과의 F 비("반복 측정 효과 (Repeated Measure Effect)" 또는 "처방 효과 (Treatment Effect)"를 읽어볼 것)은 통계적으로 유의하며($F_{1,68}$ = 11.16, $p < 0.05$), 이것은 보행 처방을 따른 후의 보행 거리가 요가 처방을 따른 후의 보행 거리보다 많다는 것을 보여준다(**그림 6-14**에 나타난 바와 같이 평균 보행 거리는 각각 437m와 419m).

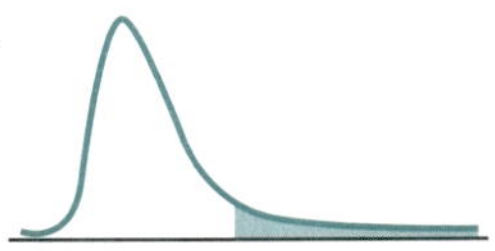

df 분자 / df 분모

d f2/d f1	1	2	3	4	5	6
1	161.4476	199.5000	215.7073	224.5832	230.1619	233.9860
2	18.5128	19.0000	19.1643	19.2468	19.2964	19.3295
3	10.1280	9.5521	9.2766	9.1172	9.0135	8.9406
4	7.7086	6.9443	6.5914	6.3882	6.2561	6.1631
5	6.6079	5.7861	5.4095	5.1922	5.0503	4.9503
⋮						
40	4.0847	3.2317	2.8387	2.6060	2.4495	2.3359
60	4.0012	3.1504	2.7581	2.5252	2.3683	2.2541
120	3.9201	3.0718	2.6802	2.4472	2.2899	2.1750
inf	3.8415	2.9957	2.6049	2.3719	2.2141	2.0986

그림 6-15 통계표에서 제외된 것은 α = 0.05에서 F 값의 주요 수치이다. df 1,68과 주요 F 값은 화살표로 확인되고 있다. 완전한 도표는 13장의 "통계표"에 있다(출처: StatSoft, Inc. Electronic Statistics Textbook. StatSoft: Tulsa, OK, 2007. http://www.statsoft.com/textbook/stathome.html).

주요 효과의 통계적 유의성

한 방향 ANOVA(**그림 6-12** 참조) 또는 한 방향 RM-ANOVA(**그림 6-14** 참조)에서, F 비의 분자와 분모는 각각 통계적 자유도(df)를 지닌다. 예를 들면, **그림 6-14**에서와 같이, 1df의 처방 주요 효과와 68 df의 반복 측정 오차항을 가진 처방 주요 효과를 위해 계산된 F 비는 다음과 같다:

$$F_{1,68} = 11.16$$

통계 도표는 그것이 마치 영 분포에서 유도된 것(13장, "통계 도표 – 임계값(critical value) F, a = 0.05" 참조)과 같이 F 비의 값(다른 통계값과 마찬가지로)을 포함한다. 통계 값의 영의 분포는 영의 결과(차이 없음)의 통계값을 의미한다. 이것이 의미하는 바는, 예를 들면, 처방 효과가 없는 상황에서(예. 요가와 보행 연습이 각각 서로 다른 보행 거리를 나타내지 않음), 통계 도표는 영 분포에서 5%로 발생하는 "임계의" F 비를 보여줄 것이다[q].

Critical $F_{1,68}$ = 4.00 (그림 6-15로 부터 근사값을 얻음)

통계 소프트웨어는 자동적으로 계산된 통계값과 임계값을 비교한다. 한편, 그 과정에 대한 이해를 돕기 위한 목적으로, 위 예에서 F 비의 임계값을 선택하기 위해 사용된 절차가 **그림 6-15**에 나타나 있다.

통계학자들이 통계적 유의성을 지정할 수 있는 지점은 영 분포에서 5%의 "임계점"이다. 이 임계점을 알파 수준(alpha level)이라 한다(α). F 비가 증가함에 따라, 처방 효과가 증가하고 영 분포에서 큰 F 비를 찾을 확률은 감소하게 된다. α = 0.05 일 때, 계산된 F 비가 임계 F 비보다 크기 때문에, 계산된 F 비가 통계적으로 유의한 것이다. 다시 말하면, 위 예(**그림 6-14** 참조)에서 관찰된 요가와 보행 처방의 차이는 5%보다 적게 발생했을 수 있다는 것이다. 영 분포에서 F 비의 분포를 보여주는 통계 도표는(집단 간 차이가 없을 때), 계산된 F 비가 임계 F 비율을 능가하는 것을 그 도표에서 보여줌으로 이것이 참이라는 것을 뒷받침한다(**그림 6-15**). 중재에 의해 집단 간 차이가 발생한다는 것을 결론 지을 수 있는데, 그 이유는 영분포에서 관찰된 차이(F 비율에 반영됨)가 드물게 발생하기 때문이다.

유의한 차이를 결정짓는 것에 대해 오류가 존재할 확률이 항상 존재한다. 오류 존재 확률을 Type I error(1종 오류)라 하고, 이 예에서 Type I error는 5% 이다. 이것은 통계적 유의성을 결정하는 데 5%의 오류 비율이 공존한다는 것을 의미한다. 처방 효과 수립을 위한 연구가 행해질 때 통계학자들은 이러한 오류 비율을 정상으로 받아들인다. 수 많은 통계 소프트웨어들이 정확한 Type I error 비율을 제공하고, 이 값이 바로 p값 또는 α 이다.

q 여러 통계 도표도 영 분포(예, p=0.01, 1%)의 다른 α 수준에서 주요 수치를 가진다.

$$\text{Type I 오차} = p = \alpha \qquad \textbf{방정식 A6-22}$$

예를 들면, **그림** 6-14에서 $F_{1,68}$ = 11.16에 대한 Type I error는, p = 0.001 (또는 1% 미만)이다.

ANOVA 예비 지식에 대한 요약 (SUMMARY ON ANOVA BACKGROUND)

- ANOVA란 분산을 '집단 간(처방에 의한 분산)'과 '집단 내(오류에 의한 분산)'로 구분하는 절차이다.
- 반복측정 ANOVA (RM-ANOVA)(반복 측정 ANOVA)란 오차항이 대상자 수("대상자" 또는 "환자" 주요 효과)에 영향을 받는 특수한 경우의 ANOVA이다.
- 한 방향 ANOVA 또는 한 방향 RM-ANOVA란 단일 독립 변수가 분석되는 것을 말한다(예. 집단).
- 독립 변수는 여러 단계(수준)를 지닐 수 있다(예. "집단"에 두 단계(수준)가 있는데, 플라시보 대 처방 "집단"이 그것이다).
- df가 주어졌을 때, 영 분포에서는 보다 작은 F 비율보다 보다 큰 F 비율이 발생하기 쉽다.
- ANOVA의 가정이 쉽게 위배될 수 있는데, 통계 소프트웨어는 이러한 가정이 위배되는 것을 수정해 준다.
- ANOVA 요약 도표의 정보는 연구의 목적에 따라 다른 방식으로 적용된다(일치성 분석 대 집단이나 치료의 유의성 차이 검사).

본 부록에서 소개된 ANOVA는, ICC를 위한 ANOVA와 집단 간 차이를 평가하기 위한 ANOVA를 대조하고 비교하는 것에 초점을 맞추었다. 집단 간 차이 또는 변수들을 평가할 때는, ANOVA가 다양한 단계(수준)와 함께 다양한 요인들을 지닐 수 있다. ANOVA의 이러한 측면을 폭넓게 공부하기 위해서는 통계적 방법론에 관한 서적을 읽어보도록 권한다.

연습 (PRACTICE)

1. 2명의 임상가는 무릎 증상을 가진 가상의 35명 골관절염 환자의 심각도에 대한 그들의 일치성 수준을 검사하기로 결정했다. 심각도 수준은 "약간", "중등도", "심한"으로 구분되었다. 분할표는 다음과 같다.

		1번 임상가			
		약한	중등도	심한	총점
2번 임상가	약한	10	3	2	15
	중등도	5	5	1	11
	심한	3	1	5	9
	총점	18	9	8	35

a. 관찰된 동의의 비율은 무엇인가?

b. 교정된 동의를 반영하는 통계 수치는 무엇인가?

c. kappa의 기술적 중요도는 무엇인가?

2. 만약 1번 문제에서 임상가가 사각 도표를 이용하여 니어 미스(near misses, 다른 말로, 가중 kappa를 계산한)를 신뢰하기로 결정했다면, 아래에 있는 각 칸에 대한 가중 상수는 무엇일까("약한"과 "중등도", 그리고 "중등도"와 "심한" 사이의 비율은 1점으로 추정되고, "약한"과 "심한"사이의 점수는 2점으로 추정된다)?

		1번 임상가		
		약한	중등도	심한
2번 임상가	약한			
	중등도			
	심한			

3. a. 2번 문제에서 가중 상수에 제공된 가중 kappa는 무엇인가?

b. 가중 kappa의 기술적 중요도는 무엇인가?

4. 방사선 상의 "약한" 수준과 "중등도" 수준 사이에서는 기능적 차이가 거의 없다는 것을 임상적 경험을 통해 알기 때문에, 임상가는 데이터를 2×2 분할표 안에 넣지 않기로 결심했다.

a. 새롭고 작은 분할표에서 어떤 숫자가 기입될 것인가?

b. 새로운 kappa와 Po는 무엇인가?

c. kappa와 Po 사이의 구분을 무엇이 차지하는가?

d. 만약 kappa = 0.40이 나쁜 일치성의 역치였다면, 새로운 kappa가 이 역치값을 충분히 넘어서는가?

5. 비정상 근육톤을 측정하는 새로운 척도는 클리닉에서 검사되었다. 척도의 등급: 톤이 약간 증가되어 있을 때를 3점, 상당히 증가되어 있을 때를 2점, 팔다리에 강직이 있을 때를 1점. 일치성 측정은 2명의 전문가가 환자 평가에 동의하는지를 결정하는 것이다. ICC는 가중 kappa로 선호되는데, 그 이유는 임상가가 임의의 가중치를 적용하지 않으려고 하기 때문이다. 이 문제에 대한 데이터는 DVD 안의 본장(NCSS와 SPSS로 이용되는 **6장-Practice ICC**)에 수록되어 있다.

 a. 무작위로 선택된 27명 환자의 근육톤을 평가한 2명 임상가 사이의 일치성 수준을 반영하는 ICC는 무엇인가?

 b. 기술적으로 이 ICC의 강도는 무엇인가?

 c. 환자의 근육톤 점수를 2점으로 했을 때, 진짜 값이 시간의 95% 내에서 발견될 수 있는 점수의 범위는 무엇인가?

참고문헌 (References)

1. VanSwearingen JM, Brach JS. Validation of a treatment-based classification system for individuals with facial neuromotor disorders. Phy Ther 1998; 78: 678-689.
2. Currier LL, Froehlich PJ, Carow SD, et al. Development of a clinical prediction rule to identify patients with knee pain and clinical evidence of knee osteoarthritis who demonstrate a favorable short-term response to hip mobilization. Phys Ther 2007; 87:1106-1119.
3. Scheets PL, Sahrmann SA, Norton BJ. Use of movement system diagnoses in the management of patients with neuromuscular conditions: a multiple-patient case report. Phys Ther 2007; 87:654-669.
4. Wainner RS, Fritz JM, Irrgang JJ, et al. Development of a clinical prediction rule for the diagnosis of carpal tunnel syndrome. Arch Phys Med Rehabil 2005; 86:609-618.
5. Childs JD, Fritz JM, Flynn TW, et al. A clinical prediction rule to identify patients with low back pain most likely to benefit from spinal manipulation: a validation study. Ann Intern Med 2004; 141:920-928.
6. Fritz JM, Delitto A, Erhard RE. Comparison of classification-based physical therapy with therapy based on clinical practice guidelines for patients with acute low back pain: a randomized clinical trial. Spine 2003; 28:1363-1372.
7. Ottenbacher K, Tomchek SD. Measurement in rehabilitation research: consistency versus consensus. Phys Med Rehabil Clin N Am 1993; 4:463-474.
8. Tooth LR, Ottenbacher KJ. The k statistic in rehabilitation research: an examination. Arch Phys Med Rehabil 2004; 85:1371-1376.
9. Sander AM, Seel RT, Kreutzer JS, et al. Agreement between persons with traumatic brain injury and their relatives regarding psychosocial outcome using the Community Integration Questionnaire. Arch Phys Med Rehabil 1997; 78:353-357.
10. Verheyden G, Nuyens G, Nieuwboer A, et al. Reliability and validity of trunk assessment for people with multiple sclerosis. Phys Ther 2006; 86:66-76.
11. Akinwuntan AE, De Weerdt W, Feys H, et al. The validity of a road test after stroke. Arch Phys Med Rehabil 2005; 86:421-426.
12. Razmjou H, Kramer JF, Yamada R. Intertester reliability of the McKenzie evaluation in assessing patients with mechanical low-back pain. J Orthop Sports Phys Ther 2000; 30:368-389.
13. Guggenmoos-Holzmnn I. The Meaning of kappa: probabilistic concepts of reliability and validity revisited. J Clin Epidemiol 1996; 49:775?782.
14. Sim J, Wright CC. The kappa statistic in reliability studies: use, interpretation, and sample size requirements. Phys Ther 2005; 85:257-268.
15. Watkins MW, Pacheco M. Interobserver agreement in behavioral research: importance and calculation. J Behav Educ 2000; 10:205-212.
16. Thompson WD, Walter SD. A reappraisal of the kappa coefficient. J Clin Epidemiol 1988; 41:949-958.
17. Cohen J. A coefficient of agreement for nominal scales. Educ Psychol Meas 1960; 20:37-46.
18. Landis JR, Koch GG. The measurement of observer agreement for categorical data. Biometrics 1977; 33:159-174.
19. Feinstein AR, Cicchetti DV. High agreement but low kappa, I. The problems of 2 paradoxes. J Clin Epidemiol 1990; 43:543-549.
20. Cicchetti DV, Feinstein AR. High agreement but low kappa II. Resolving the paradoxes. J Clin Epi-demiol

1990; 43:551-558.

21. Riddle DL, Freburger JK. North American Orthopaedic Rehabilitation Research Network. Evaluation of the presence of sacroiliac joint region dysfunction using a combination of tests: a multicenter intertester reliability study. Phys Ther 2002; 82:772-781.
22. Verheyden G, Nieuwboer A, Mertin J, et al. The Trunk Impairment Scale: a new tool to measure motor impairment of the trunk after stroke. Clin Rehab 2004; 18:326-334.
23. Fleiss JL, Cohen J, Everitt BS. Large sample standard errors of kappa and weighted kappa. Psychol Bull, 1969; 72:323-327.
24. Hanley JA. Standard error of the kappa statistic. Psychol Bull 1987; 102:315-321.
25. Cohen J. Weighted kappa: nominal scale agreement with provision for scaled disagreement or partial credit. Psychol Bull 1968; 70:213-220.
26. Kraemer HC, Periyakoil VS, Noda A. Tutorial in biostatistics: Kappa coeffcients in medical research. Statistics in Medicine 2002; 21:2109-2129.
27. Soeken KL, Prescott PA. Issues in the use of kappa to estimate reliability. Med Care 1986; 24:733-741.
28. Fleiss JL. The Design and Analysis of Clinical Experiments. New York: Wiley, 1986.
29. Rae G. The equivalence of multiple rater kappa statistics and intraclass correlation coefficients. Educ Psychol Meas 1988; 48:367-374.
30. Portney LG, Watkins MP. Foundations of Clinical Research: Applications to Practice. Princeton: Prentice-Hall, 2000.
31. Hinze J. NCSS Help System. Kaysville, UT: NCSS, 2007.
32. Deyle GD, Henderson NE, Matekel RL, et al. Effectiveness of manual physical therapy and exercise in osteoarthritis of the knee: a randomized, controlled trial. Ann Intern Med 2000; 132:173-181.
33. Guyatt GH, Sullivan MJ, Thompson PJ, et al. The 6-minute walk: a new measure of exercise capacity in patients with chronic heart failure. Can Med Assoc J 1985; 132:919-923.
34. Portney LG, Watkins MP. Foundations of Clinical Research: Applications to Practice. Upper Saddle River, NJ: Prentice-Hall, 2009.
35. StatSoft Inc. Electronic Statistics Textbook. Tulsa, OK: StatSoft, 2007. http://www.statsoft.com/textbook/.

제 7 장

임상 변수 사이의 연관 관계

(Associations Among Clinical Variables)

임상 질문 (Clinical Questions)

- 임상 변수 사이에는 연관성이 있을까(예. 처방 기간이나 종류와 치료 결과)?

서문 (Introduction)

가상의 임상 치료 환경에서 재활팀의 리더가 환자와 치료사 간의 긍정적인 관계가 그렇지 않은 경우보다 더 나은 치료 결과를 가져올 것인가를 증명하고자 하였다. 재활프로그램에 대한 환자들의 충실도를 알아보고자 치료실 내에서 재활 프로그램을 시작하기 전에, 실험자는 출판된 논문 데이터를 통해 환자와 치료사간의 강한 유대관계는 긍정적인 결과물들, 즉 처방에 대한 충실도, 치료 만족도, 그리고 육체적 기능범위 간 어떤 형태의 상관관계가 있다는 것을 알게 되었다. 논문 데이터에서 다루어진 다수의 연구데이터에는 환자와 치료사들의 유대관계와 임상 치료 결과 사이의 연관성 여부를 일종의 상관계수로 나타내려는 시도도 포함되어 있었다. 이러한 이유로, 상관계수에 대한 이해도는 이러한 연구조사를 보다 더 심층적으로 이해하기 위해 필요할 뿐만 아니라 치료에 대한 환자의 충실도를 더욱 높이기 위한 새로운 시도를 연구하기 위해 필수적으로 습득해야 하는 지식이다.

두 개의 변수와의 관계, 예를 들어 환자와 치료사와의 관계 혹은 환자의 치료 충실도는 상관계수를 이용해 그 정도를 측정할 수 있다. 이러한 변수는 물론, 다른 여러 임상적 변수 사이의 연관 관계를 결정하는 이유는 다음과 같다:

- 잠재적으로 치료에 도움이 될 수 있는 임상 변수와의 관계를 측정
- 신뢰성 측정 방법 연구(시간에 따른 임상 수치들 간의 일관성을 입증하기 위해)
- 준거관련 타당도의 척도 제공
- 임상 평가 도구의 내적 일관성의 측정

표 7-1에 다양한 유형의 상관계수에 관한 임상 논문의 예가 추가로 나타나 있다.

합당한 상관 계수의 선택 (Selecting the appropriate Correlation Coefficient)

연관성 정도를 알아보기 위해 선택되는 특정 유형의 상관 계수는 수집되는 데이터의 내용(6장, 표 6-3 복습)과 등급 분포 형태에 의해 결정된다. 이 두 변수가 이변량 상관(Bivariate Correlation)과 연관성이 있기에, 각각의 변수는 아주 많은 변수들에 노출되어 있다. 예를 들어, 하나의 변수는 연속적 혹은 비정규분포적일 수 있고 두 번째 변수는 순위 정렬성일 수 있다(rank ordered). 혹은, 첫 번째 변수는 범주형(categorical)일 수 있고, 두 번째 결과는 연속적인 정규 분포성의 연속형 변수일 수 있다. 이러한 수 많은 순서 변환을 조절할 수 있는 상관계수가 존재한다. 한편, 이 입문서의 목적에 부응하기 위해, 가장 많이 쓰이는 상관계수와 그 사용법이 **표 7-2**에 정리되어 있다.

표 7-1 재활 연구에서 상관관계를 이용한 예

저자	표적 집단	상관계수의 유형	연관성을 측정하는 목적
Lewis 등	가정건강 서비스를 받고 있는 환자	Chi square	낙상 경험을 가진 선택된 환자 특성의 연관성
Sezer 등	뇌졸중	Spearman rank	손 기능 평가의 타당도 관련 기준 설정
Vasconcelos 등	후 소아마비 증후군	Pearson product moment	피로의 다른 임상 평가에 대한 점수사이의 연관성
Jensen 등	신경근 질환과 만성 통증	Cronbach's alpha	FIM 자가보고 평가의 내적 일치성 결정

표 7-2 그들 사용을 위해 흔하게 이용되는 상관계수와 법칙

이용을 위한 법칙

상관계수	데이터 수준	점수 분포의	범위
Chi square[i] (χ^2와 r_{CV})	2개 범주형 변수사이의 연관관계	적용할 수 없음	−1 에서 +1
Spearman rank(r_S)	다음 사이의 연관관계[j] • 2개의 순서변수 • 하나의 순서변수와 하나의 연속 변수 • 2개의 비정상 분포되지 않은 연속 변수	적용할 수 없음	−1 에서 +1
Pearson product moment(r)	정상적으로 분포된 2개의 연속 변수	정상 분포	−1 에서 +1
Cronbach's alpha	연속 데이터, 순위 데이터 및 범주 데이터의 단일 임상 평가 도구의 절반에 대한 점수 사이의 연관성	적용할 수 없음	0 에서 +1

[i] 상관계수 χ^2의 전환은 Cramers V 계수(r_{CV})를 이용하여 수행된다. 분할표가 2×2일 때, χ^2에서 나온 상관계수는 파이(φ)로 불린다.
[j] 몇몇 경우에서, 순위 데이터는 환자 숫자를 유지하는 범주형 데이터로 이용된다: 예를 들어, 통증 수준은 "약한", "중등도", "심한"이다. 그러나 분할표의 각 칸은 범주형 데이터를 가진다.

상관 계수 해석에 적용되는 일반적인 원칙들

(General Principles Applied to Interpreting Correlation Coefficients)

표 7-2에 정리된 모든 상관계수들에 있어서, 그 계수의 크기는 연관 강도를 의미 한다. 연관 강도는 인과관계를 의미하지는 않는다. Cronbach Alpha를 제외 하고 **표 7-2**에 나타난 상관계수는 몇 가지 특성들을 공유한다.

- 계수의 절대값 크기에 대한 기술적 의미는 임의(Arbitrarily)로 평가되었다. 이 입문서의 목적에 부합하기 위해, quarter system(쿼터제)가 사용되었다[a].

| 0.75 to 1.00 | = 강
| 0.50 to 0.74 | = 중
| 0.25 to 0.49 | = 약
| 0.00 to 0.24 | = 미세하거나 없음

[a] 기술적 유의성은 방향과 크기를 모두 포함해야 한다(예, "강한 직접 연관성"이나 "약한 역 연관성").

계수의 표시는 직접(+) 또는 역(−) 관계를 의미한다(**그림 7-1**).

- 통계학적 유의성은 상관계수가 0 (H_0:r = 0)이라는 null hypothesis'(영가설)을 토대로 결정되었다. 대체 가설은 H_a: r≠ 0 이다.

  만약 계수의 확률이 영 분포도(null distribution) 내에 출현하는 확률이 5%보다 적을 때($p<0.05$), 상관성은 통계학적으로 0과 다르다. 다시 말하면, "통계적으로 유의하다."

  통계적 유의함을 결정짓는데 쓰여진 임계값(critical value)은 Appendix B, 표 B-5와 B-6에서 찾을 수 있다. 통계 소프트웨어는 자동적으로 통계적 유의함을 계산하는 과정을 사용자에게 보여준다. 통계적으로 유의한 상관계수(0과 다른 값)가 반드시 큰 연관성을 의미한다는 것은 아님을 기억하라.

- 공유된 분산의 백분율은 계수를 제곱한 값이며 결정계수(coefficient of determination)라고 부른다(**방정식 7-1**). 공유된 분산 백분율은 0%에서 100%까지 범위를 갖는데, 보다 큰 값은 상관 변수 간 더욱 큰 공유된 분산을 의미한다. 결정계수가 증가할수록:

  설명 가능한 분산(explained variance)은 더욱 증가한다(상관지수 선상에 있는 두 변수와의 상호작용을 통해 입증된 점수의 가변성을 의미함).

  설명 불가능한 분산(unexplained variance)은 감소한다(다른 원인, 이를테면 측정오류에 의한 변수).

$$\text{결정계수} = (\text{상관계수})^2 \qquad \textbf{방정식 7-1}$$

개념적으로 설명하자면, 공유된 분산의 백분율이 40%라면, 이것은 하나의 변수가 바뀔 경우 다른 변수가 예측이 가능하도록 바뀌는 경우가 40%에 해당됨을 의미한다(같은 방향으로 움직일 때는 양의 상관관계이고 반대일 때는 음의 상관관계이다). 이것은 또한 60%의 경우, 변수가 예측 불가능한 상태로 변화함을 의미하는 것이다(따라서 이는 설명 불가능한 분산(unexplained variance)으로 불린다).

상관계수의 해석: 개요
(Interpretation of Correlation Coefficients: Overview)

위 예에서 제시된 초기 평가에서 퇴원까지 기록된 가상의 장애 점수에 있어서, Spearman 순위 상관계수는

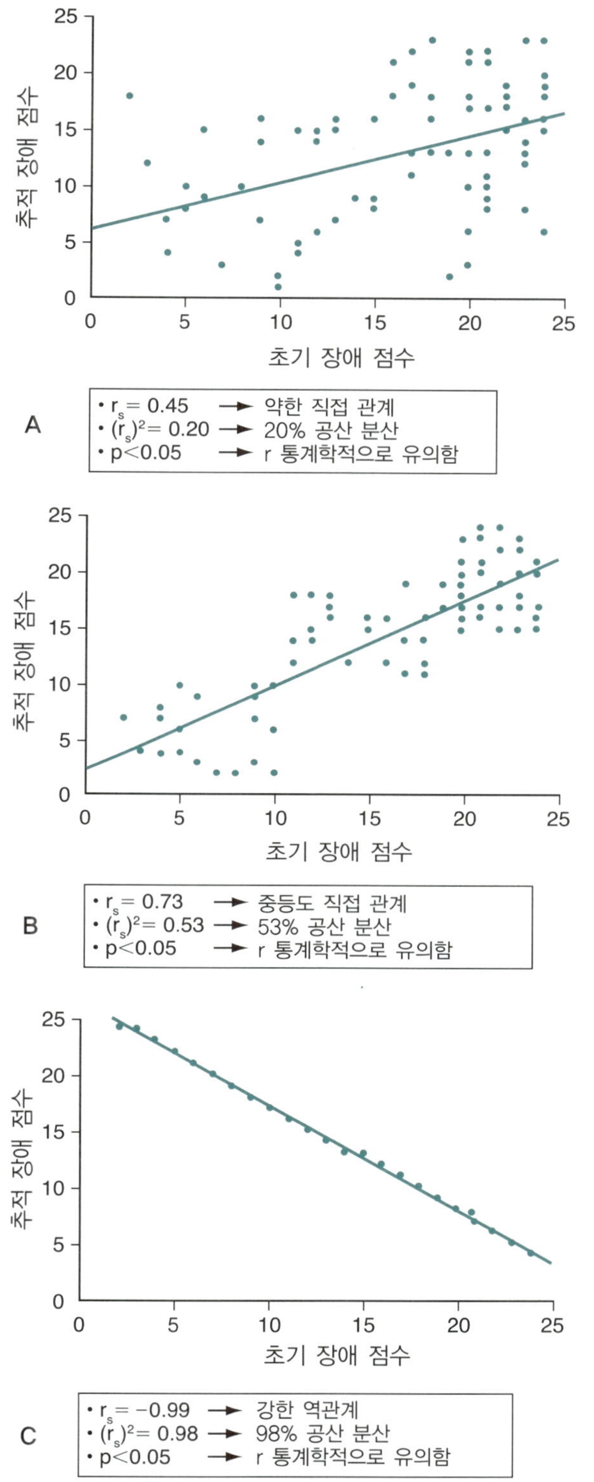

그림 7-1 2개 변수 사이의 연관성을 기술하는 지표를 보여주는 가상 데이터의 이변량 분산 도표. 각 패널에서, 첫 번째 불렛(총알)은 기술적 유의성을 갖고, 두 번째 불렛은 결정계수이고, 세 번째 불렛은 통계학적 유의성이다. 3개 패널에서의 상관계수는 통계학적으로 다르다(r_s =0). 최소 제곱 회귀선(일치성이 가장 좋은)은 상관관계의 방향: 직접(+), 역(−)를 나타낸다.

$r_s = 0.45$ (**그림 7-1A**) 이다. 기술적 분류에 따르면, 이 표시와 크기의 상관관계는 각각 "직접적" 과 "약함" 이다. 결정계수는 20%의 공유된 분산이 존재함을 의미한다(개념상으로는 초기 장애 점수가 커질수록 후속 치료 후 점수는 매 회마다 20%씩 증가한다). 이러한 상관계수는, 비록 강도가 '약함' 으로 나타나지만 통계적으로 0과는 유의하게 다른 것을 의미한다(따라서 $H_0: r_s = 0$ 은 성립되지 않는다).

상관계수의 통계적 유의성과 기술적 크기 사이의 역설적인 관계는 보편적이다. 이러한 불일치성이 발생하는 이유는 통계적 유의성 검사가 낮은 기준에 기초하기 때문이다(r이 0과 다르다). 그러므로, 다수의 상관계수는 점수 분산이 그렇게 크지 않음에도 불구하고 0과 유의하게 다를 것이다. 상관계수에 관한 포괄적인 평가를 얻기 위해, 연구원들과 치료사들은 3개의 서로 연관되는 지표들을 보고하도록 권한다(**그림 7-1** 참조):

1. 기술적 크기와 표시
2. 결정계수(r^2)
3. 가상 실험 결과($H_0: r = 0$ vs. $H_a: r \neq 0$)

Chi Square(x^2): 항목별 데이터
(Chi Square (x^2): Categorical Data)

카이 제곱 검정(Chi square test of association)의 연관성은 "범주형 변수 사이에 연관성이 있는가?"라는 연구 질문에 답변을 해 준다. 예를 들면, Lewis 등은 자택 관리(home care)를 받고 있는 환자들에게 적용되는 치료의 종류와 환자가 넘어지는 경우와의 연관성을 관찰했다. 이 실험에서 수집한 데이터 목록이 **그림 7-2**에 나타나 있다.

카이 제곱을 사용하는데 필요한 1차적 요구 조건은 분할표에 기입되는 데이터들이 서로 독립적이어야 한다는 것이다(예를 들면, 동일 환자에게 반복적인 검사를 통해 얻어진 결과가 아니어야 한다). Lewis 등의 데이터는 이러한 요구사항을 충족시킨다. 카이 제곱은 다음의 일반식을 사용하여 통계 소프트웨어로 계산되었다.

$$\chi^2 = \sum \frac{(fo - fe)^2}{fe} \qquad \textbf{방정식 7-2}$$

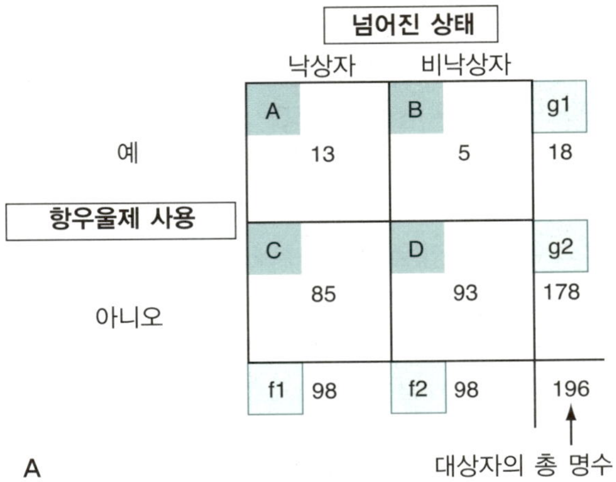

A

환자 ID	집단	항우울제
84	낙상자	z아니오
85	낙상자	z아니오
86	낙상자	예
87	낙상자	예
88	낙상자	예
89	낙상자	예
90	낙상자	예
91	낙상자	예
92	낙상자	예
93	낙상자	예
94	낙상자	예
95	낙상자	예
96	낙상자	예
97	낙상자	예
98	낙상자	예
99	비낙상자	예
100	비낙상자	예
101	비낙상자	예
102	비낙상자	예
103	비낙상자	예
104	비낙상자	z아니오
105	비낙상자	z아니오
106	비낙상자	z아니오
107	비낙상자	z아니오
108	비낙상자	z아니오

B

그림 7-2 (A)낙상자와 비낙상자로 분류되는 환자의 약물 상태(f1과 f2는 세로 기둥 합계이고, g1과 g2는 가로 기둥 합계이다)를 보여주는 Lewis 등의 분할표(그들의 표 5). (B) 분할표에서 나온 데이터 목록. 196명 중에서 25명만 여기에서 제시되고 있다. 완전한 데이터 목록은 DVD에서 이용할 수 있다(NCSS와 SPSS로 이용하는 "7장_Chi_Square"을 연다) (출처: Lewis CL, Moutoux M, Slaughter M, Bailey SP. Characteristics of individuals who fell while receiving home health services. Phys Ther 2004; 84:23-32. 이 자료는 APTA에 저작권이 있고, APTA에 의해 허용된 생산이나 분배가 허용된다).

위 방정식에서 fo 는 각 칸에서 관찰된 빈도이고[b], fe는 각 칸에서 우연히 예측될 수 있는 빈도이며, Σ는 분할표

[b] 기회에 의해 관찰되고 기대되는 빈도는 6장의 실증된 계산으로 정의된다.

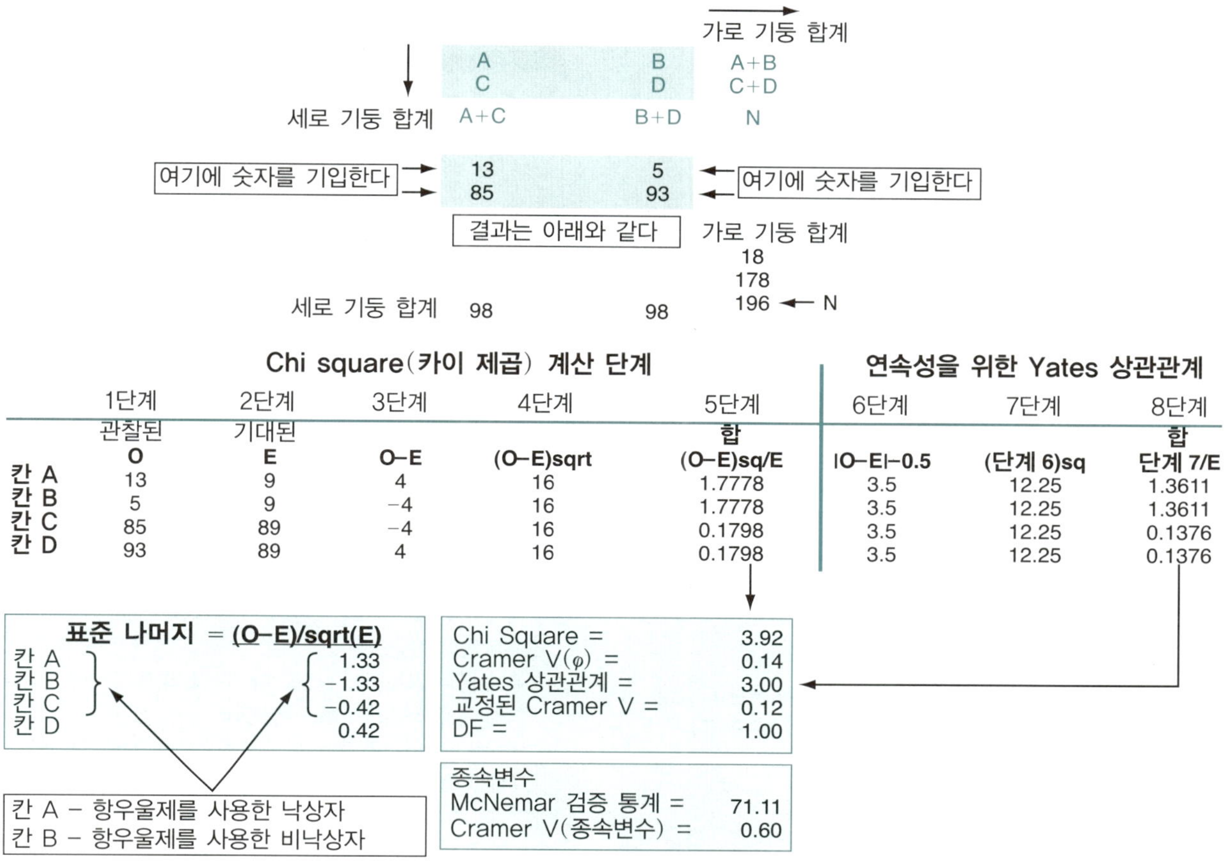

그림 7–3 2×2 분할표(엑셀 스프레드시트)로부터 x^2과 Yates 교정된 x^2를 계산하는 단계. O: 관찰된 빈도, E: 기대되는 빈도, SQ: 제곱, aqrt: 제곱근. DVD에 있는 계산기를 이용할 수 있다("P_Chi sq calculator").

의 모든 칸의 총합을 나타낸다.

우연히 예측될 수 있는 빈도 수의 계산은 앞서 일치성을 측정할 때 설명되었다(6장, kappa 참조). 그 경우, 단지 대각선 상의 합의 칸 들만 참조되었다. 여기에서는, 분할표의 모든 칸들이 카이 제곱 계산에 사용되었다. 이 예의 카이 제곱 계산의 배경을 공부하고 싶다면, 엑셀 스프레드 시트를 사용하여 개발된 산출표가 CD에 제공된다. 그 산출표의 출력데이터가 **그림 7–3**에 나타나 있다.

Yates의 카이 제곱 수정

작은 표본 크기는 낮은 예측 빈도로 이어질 가능성이 크다. 모든 칸의 예측 빈도가 1보다 작고 전체 칸의 20%가 5보다 작은 예측 빈도를 가질때, Yates 수정은 카이 제곱의 수를 조정(축소)하기 위해 사용될 수 있다(Cochran, Portney와 Watkins가 인용). 이러한 조정은 보수적인 통계적 절차이며, 이는 통계적 유의성을 이끌어 내는 것을 더욱 어렵게 만든다. Yates 수정은 제곱을 하기 전에 O – E 값에서 0.5를 뺀다. **그림 7–3**에, Yates 수정으로 수정된 카이 제곱과 Yates 수정에 근거하여 조정된 Cramer's V 모두가 그림 아래 results box에 나타나 있다. 두 종류의 카이 제곱이 보여질 때, 조정되지 않은 카이 제곱 대신 Yates 수정 카이 제곱의 사용 여부를 결정하기 위해 반드시 Yates 법칙을 적용시켜야 한다.

카이 제곱의 통계적 유의성 결정

두 가지 범주형 변수의 관계가 카이 제곱을 통해 평가될 경우, 통계적 유의성은 분할표의 크기에 영향을 받는다. 임계 카이 제곱(예. 통계적 유의성의 시작)은 자유도(degrees of freedom(df))에 의해 결정된다. 방대한 분할표는 더욱 큰 df를 이끌어 낸다. 간단한 도식 법칙이 모든 크기의 분할표의 df를 결정하는 데 사용될 수 있다(선택적인 예를 위해 **그림 7–4** 참조). 반경의 절반 정도로 선

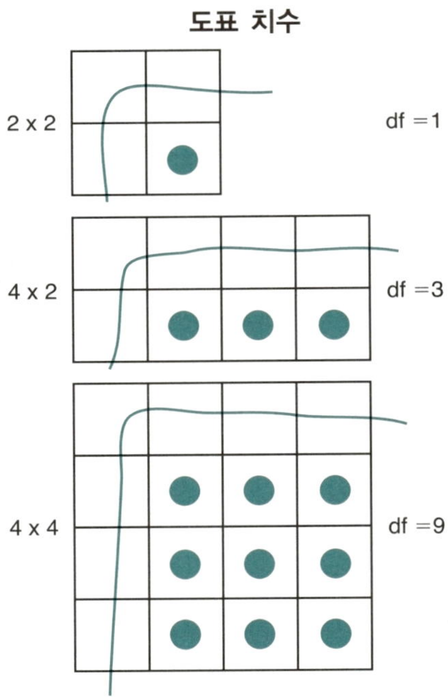

그림 7-4 χ^2 분할표 결정. 곡선은 각 분할표에서 보듯이, 주변 칸의 절반을 통과해 그린다. 나머지 칸의 숫자는 자유도이다.

을 그으면 일부 칸들은 변경되지 않는다. 이러한 변경되지 않는 칸의 수가 그 분할표의 df를 나타낸다.

일단 df가 파악되면, **표 B-3**(부록 B)을 기입하여 임계 카이 제곱을 확인한다. 이 예에서(**그림 7-3** 참조), 도표는 2x2 이며 df=1이다. **표 B-3**의 임계 카이 제곱은 1df를 갖는 행과 a(도표에서 "면적"으로 표기됨)=0.05인 열의 교차 지점에서 찾을 수 있다. **그림 7-3**의 예에 나타난 임계값은 $X^2_{\text{주요}} = 3.84$이다. 예측빈도가 1보다 작은 칸이 없기 때문에, Yates 수정은 적용되지 않는다. 그러므로, 계산된 X^2 (3.92)은 임계값(3.84)보다 크거나 같고, 연구에서 주어진 변수들 사이에는 통계적으로 유의한 연관성이 존재한다(항우울제 사용과 낙상 사례). 계산된 카이 제곱이 임계값보다 작을 경우, 변수들 사이에 유의한 연관성은 없고 영가설($r_{cv} = 0$)이 부정될 수 없다.

표준 오차의 Hot Spots 감지
(Standardized Residuals Identify Hot Spots)

표준 오차는 분할표의 가장 중요한 칸("hot spot")에 대한 청사진을 제공한다[c]. 오차는 카이 제곱이 통계적으로

> **비디오 교육 7-1**
>
> **통계 소프트웨어를 이용하여 Chi square와 관련 통계 계산하기**
>
> **적용:**
> - 2개 범주형 데이터 사이의 연관성을 측정하는 Chi square와 관련 통계를 계산하기 위해, 통계 소프트웨어와 엑셀 스프레드시트를 어떻게 사용하는지를 알아본다.
>
> **실증 데이터:**
> - 7장-Chi square.**SO** (NCSS)
> - 7장-Chi square.**Sav** (SPSS)
>
> **단계:**
> 1. 디스크를 열고, 본 장을 찾는다.
> 2. 비디오 교육 7-1: 임상 평가 사이의 연관성: Chi square를 선택한다.
> 3. 하드웨어를 이용하여 분석을 어떻게 운영하는지를 확인한다.
>
> **소프트웨어 이용:**
> 1. 여러분의 컴퓨터에 NCSS나 SPSS의 통계 소프트웨어나 엑셀이 깔려 있는지를 확인한다.
> 2. 여러분이 인스톨한 통계 소프트웨어를 위해 적절한 데이터를 이용하여 비디오에 있는 분석을 운영한다.

유의할 때만 사용된다. 가장 큰 양과 음의 오차를 찾는 것을 사후 검사라 한다(통계적 유의성이 발견된 후에 이루어지는 실험). 이러한 값의 표시는 치료사들로 하여금 결론을 내릴 수 있도록 돕는다. 이 예를 설명하자면, 가장 큰 양의 오차(**그림 7-3** 참조)가 A칸에 나타나 있는데, 그것은 항우울제를 복용하는 낙상자의 수이다. 양의 표시가 나타내는 바는, 항우울제를 복용하는 낙상자의 수가 우연히 발생한 낙상자의 수보다 유의하게 높다는 것이다. 가장 큰 음의 오차는 B칸에 나타나 있는데, 그것은 낙상이 없는 항우울제 복용자 들이다(**그림 7-3** 참조). 음의 표시가 나타내는 바는, 그 칸에서 관찰된 수는 우연보다 적다는 것이다. 다시 말하면, 낙상하지 않는 항우울제 복용자의 수가 우연히 낙상이 발생하는 환자보다 유의하게 적었다는 것이다. 따라서, 표준 오차는 약물 상태가 낙상과 어떻게 연관이 있는지 치료사가 이해할 수 있도록 한다.

c 표준 나머지를 계산하는 공식은 그림 7-3에 있다.

숫자 영역 ← fo = 관찰 빈도

항우울제	집단 낙상자	비낙상자	합계
예	13	5	18
아니오	85	93	178
합계	98	98	196

기대 숫자 독립 영역 추정 ← fe = 기회에 의한 기대 빈도

항우울제	집단 낙상자	비낙상자	합계
예	9.0	9.0	18.0
아니오	89.0	89.0	178.0
합계	98.0	98.0	196.0

표준 나머지 영역 ← 가장 큰 양성과 음성의 나머지 (1.33, −1.33)

항우울제	집단 낙상자	비낙상자	합계
예	**1.33**	**−1.33**	0.00
아니오	−0.42	0.42	0.00
합계	0.00	0.00	0.00

Chi Square 영역

Chi-Square	3.915106	← Chi-Square 검증의 유의성
자유도	1	
확률 수준	0.047854	거부 H0
파이(φ)	0.141333	
Cramer V ← r_{cv}	0.141333	
•		
•		
•		
McNemar 검증 통계	71.111111	
McNemar의 자유도	1	
McNemar의 확률 수준	0.000000	

그림 7-5 "7장_Chi-Square"의 데이터 목록을 분석하는 통계 소프트웨어(NCSS에서 나온 산출)의 Chi-Square 계산과 관련 상관관계. 산출은 타당한 결과로 나타난다.

통계 소프트웨어를 이용한 카이 제곱 계산 (Using Statistical Software to Calculate χ^2)

사용자가 통계 소프트웨어를 선호한다면, 카이 제곱을 계산하기 위해 교차 분석 방식이 먼저 시작된다. **그림 7-5**에 그 결과가 나타나 있다(**비디오 교육 7-1** 참조). 카이 제곱은 통계적 df와 p값으로 설명될 수 있다. 그 결과는 부록CD에 포함되어 있는 엑셀 스프레드 시트를 사용한 것과 유사하다.

카이 제곱을 상관계수로 변환하기 (Converting χ^2 to a Correlation Coefficient)

지금까지 계산된 카이 제곱은 연관성의 정도의 범위가 +1.00(완벽한 직접 연관)에서 −1.00(완벽한 역 연관)까지 이르는 다른 상관계수와 비교될 수 없다. 카이 제곱을 이러한 형식에 맞추기 위해, 계산된 카이 제곱을 Cramer' s V를 이용하여 상관계수로 변환할 필요가 있다[d].

$$r_{cv} = \sqrt{\frac{\chi^2}{N(q-1)}} \qquad \textbf{방정식 7-3}$$

위 식에서, χ^2는 카이 제곱 값, N은 총 관찰 수, 그리고 q는 행 또는 열의 수를 나타낸다(보다 작은 값). 위 예에서:

$$r_{cv} = \sqrt{\frac{\chi^2}{N(q-1)}} = \sqrt{\frac{3.92}{196(2-1)}} = 0.14$$

위 식의 r_{cv} 결과 값은 엑셀 스프레드 시트와 통계 소프

[d] χ^2의 r_{cv}로 전환은 절대로 음(−)이 아닐 것이다. 대각선의 칸 A-D를 반드시 살펴보아야 한다. 더 많은 사례가 A-D 대각선과 B-C 대각선에서 일어날 때, 상관관계는 정관계(직접 관계)이다.

트웨어에서 계산된 값과 동일하다. 세 가지 관계 지표를 위 예에 적용시키면:

- $r_{CV} = 0.14 \rightarrow$ 연관성이 적거나 없음
- $(r_{CV})^2 = 0.02 \rightarrow$ 2% 공유된 분산
- $p < 0.05$ (카이 제곱 유의성 검사 참조) → r_{CV}는 0과 통계적으로 다름

종속 데이터와 함께 카이 제곱 사용하기

2×2 분할표의 데이터가 독립적이지 않은 사례에서(예를 들면, 같은 환자 샘플의 검사-재검사 평가), 카이 제곱에 대한 McNemar 수정이 독립적 데이터에 대한 카이 제곱 대신 사용되어야 한다. 그것은 다음과 같이 계산된다.

$$\chi^2_{McNemar} = \frac{(b-c)^2}{b+c}$$ **방정식 7-4**

위 식에서 b와 c는 분할 표의 각각의 칸에 대한 값이다.

$$\chi^2_{McNemar} = \frac{(b-c)^2}{b+c} = \frac{(5-85)^2}{5+85} = \frac{6400}{90} = 71.11$$

이 결과는 **그림 7-3**과 **7-5**에 기재되어 있는 McNemar 통계를 충족시킨다[e].

통계 소프트웨어는 주기적으로 McNemar 검사를 교차 분석을 통해 보고 하고 치료사들은 언제 이 통계가 사용되어야 적절한 지에 대한 결정을 내려야 한다. 예에서와 같이, 항우울제 데이터는 두 집단에서 수집되었고, 이 경우 McNemar 테스트 결과는 무시되어야 한다. 그러나 같은 피실험 대상들에 대해 균형 훈련 전후의 약물 사용을 반영하기 위해 실험 방식에 변화를 주었다면, McNemar 조정이 r_{cv}를 계산함에 있어서 카이 제곱을 대신할 수 있는 통계가 된다. 이러한 경우의 결과는 다음과 같다:

$$r_{CV} = \sqrt{\frac{McNemar}{N(q-1)}} = \sqrt{\frac{71.11}{196(2-1)}} = 0.61$$

이러한 검사-재검사 예에 세 가지 연관 지표를 적용하면 다음과 같다:

e 통계 소프트웨어는 McNemar 조정값을 표시하지 않는 경우, 쉽게 방정식 7-4를 이용하여, 이 조정을 계산할 수 있다.

지표	결과	해석
크기와 부호	$r_{CV} = 0.61$	→ 중등도 직접 관계
결정계수	$(r_{CV})^2 = 0.37$	→ 37% 공산 분산
가설 검정 (H_0:$r_{CV} = 0$?)	$p < 0.05$	→ $r_{CV} \neq 0$

모수 대 비모수 상관계수

(Parametric Versus Nonparametric Correlation Coefficients)

정규분포 점수에 기반하는 가정에 의존하는 통계(예. 평균으로부터 각각의 표준 편차가 예측 가능한 백분율 점수를 갖는 종 모양의 분포)를 "모수 통계학(parametric statistics)" 라고 지칭한다. 예를 들면, z-점수의 사용은 점수의 정규분포라는 가정에 의존한다(4장 부록 참조). 모수 검사의 사용은 주어진 표본을 초월하는 추론을 가능케 하고, 연구 대상 환자의 대상 모집단을 의미한다[f]. 이에 따르면, Pearson product moment 상관계수는 모수 검사이고, 그 이유는 그것이 정규분포하는 연속적인 점수를 측정하는 데 쓰여지기 때문이다.

통계가 비정규 데이터를 사용하기 위해 설계되면, 이는 "비모수" 검사를 지칭한다. 여기에서, 정규분포에 의존하지 않는 통계의 일반적인 예로써 Spearman 순위 상관계수가 선택되었다. Spearman 상관계수는 점수 자체보다 점수의 순위를 이용하기에, 이는 "분포와 관계 없는" 통계이다(**그림 7-6**). 점수를 순위로 변형시킴에 따라, 정규성 가정은 더 이상 적용되지 않는다. 그러므로, Spearman 순위 계수는 연속적 데이터와 함께 사용되고, 전체 대상 집단이 아닌, 연구에 참여하는 환자 표본 내에서 변수들의 관계에 대한 추론을 이끌어 낸다.

상관계수 선택에 앞서 정규성 가정을 확인하는 것은 중요한데, 그 이유는 통계의 종류가 치료사로 하여금 대상 모집단에 대한 추론을 도출하거나, 급조된 환자 표본에 대

f Zeller와 Levine은 정규 가정 r이 튼튼하다고 보고했다. 한편, 그들은 집단 정규 가정의 왜곡이 r의 해석을 뚜렷하게 변화시키지 않는다는 것을 발견했다. 본 책은 데이터가 정상적으로 분포되고 연속될 때, Pearson product moment 상관계수의 이용을 권장하고 있다. 데이터를 정상 분포로 전환하는 시도를 실패하여 연속 데이터가 비정규 분포될 때, 임상 연구 과정을 막 시작한 임상가를 위해 가장 보전적인 접근 방법인 Spearman 상관계수의 이용을 권장한다.

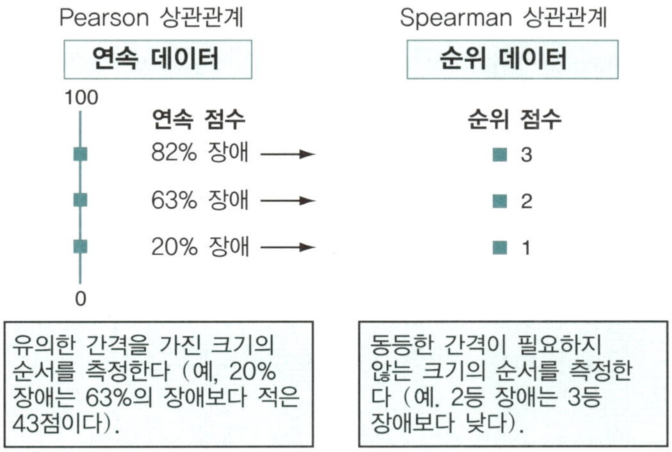

그림 7-6 Pearson 상관계수와 Spearman 상관계수에 의한 데이터 유형으로서 각각 연속 장애 점수와 해당 순위 점수를 그림으로 표현하고 있다. 순위 1은 가장 작은 연속 값이다.

한 추론의 제한을 결정하는데 필요한 요인이기 때문이다.

정규도 가정과 상관계수 선택 (Assumptions of Normality and Selection of Correlation coefficients)

점수의 정규분포도 선별 검사는 통계 소프트웨어를 사용하여 구할 수 있다(**그림** 7-7). 정규성 가정이 위반되었을 때, 연구원들은 데이터를 대략적인 정규 곡선으로 만들기 위해 데이터를 변형시키거나(다음 부분 참조), 정규성 가정에 의존하지 않는 상관계수를 사용할 수 있다.

본 섹션의 상관계수 적용 예에서, 실습 데이터는 초기 평가에서 수집된 가상의 장애 점수와 퇴원 시 점수를 사용하였다. 이 예로부터 답을 얻을 수 있는 질문은 다음과 같다. "환자의 퇴원 시 장애도는 초기 평가에서 수집된 장애도와 관련이 있는가?" 많은 장애 점수는 연속적 변수로 고려된다(예. 0%–100%, 점수가 높을수록 장애도가 높아진다). 이 예에서, 초기와 후속 검사에 대한 가상의 장애 점수 정규성의 선별 평가에서 비정규 분포가 포착되었다(**그림** 7-7 참조). 이러한 상황에서(연속적인

NCSS 산출

정규 검정 영역									
	왜도(Skewness) 검정			첨도(Kurtosis) 검정			총괄(Omnibus)검정		
변수	값	Z	확률	값	Z	확률	K2	확률	정상 변수?
초기 장애	−0.61	−2.35	0.0190	2.08	−2.91	0.0036	13.96	0.0009	No
추적 장애	−0.11	−0.45	0.6498	2.10	−2.75	0.0060	7.76	0.0206	No

SPSS 산출

정규 검정

	Kolmogorov-Smirnov[a]			Shapiro-Wilk		
	통계	자유도	유의값	통계	자유도	유의값
초기 장애	.190	88	.000	.899	88	.000
추적 장애	.076	88	.200*	.969	88	.035

a. Lilliefors 유의성 상관관계
* 이것은 참 유의성의 하한값이다.

"sig" 혹은 $p<0.05$일 때, 정규의 유의한 왜곡 결정: 비정상

그림 7-7 정규 검정. 위쪽: NCSS 산출은 왜도, 첨도에 대한 D'Agostino 정규 검정을 이용한다. 아래쪽: SPSS는 정규 검정을 위해 Kolmogorov–Smirnov 검정과 Shapiro–Wilk 검정을 이용한다. 양쪽 경우에서, 정규의 유의한 왜곡은 $p<0.05$에 의해 제시된다. 초기 가상 장애 점수와 추적 가상 장애 점수는 실증 데이터로 이용된다. 높은 점수는 심한 장애를 의미한다. 완전한 데이터 목록을 위해 DVD에 있는 "7장_Spearman" 파일을 참고하기 바란다.

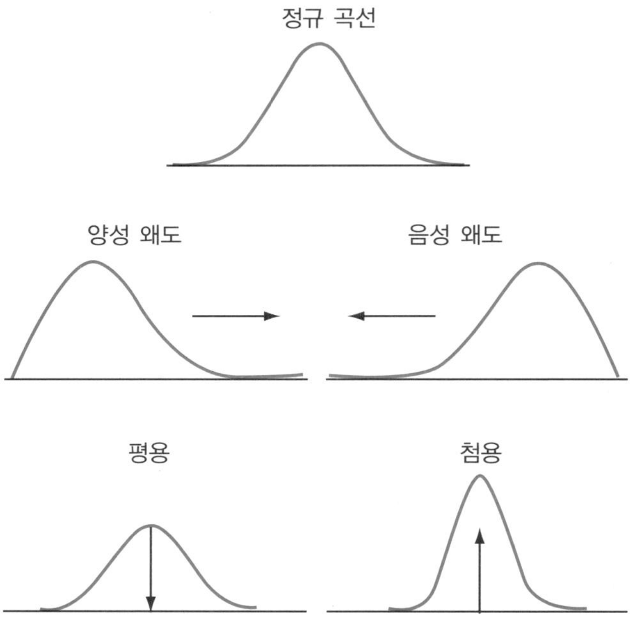

그림 7-8 정규 곡선과 왜도와 첨도된 곡선

데이터의 적어도 하나 혹은 두 개의 변수가 비정규분포 양상을 보일때), Spearman 순위 상관성은 초기와 후속 장애 점수의 연관성을 측정하기 위한 적절한 선택이다.

- 정규 검정은 통계 소프트웨어를 통해 이루어진다. 그림 7-7에 분포 형태에 관한 몇 가지 검사가 정리되어 있다 (왜도와 첨도 검사). **그림 7-8**에 왜도의 종류가 나타나 있다.
- 이상적인 정규분포 점수에는 왜도가 없어야 한다 (예. 종 모양의 곡선은 왜도 = 0 과 대칭이어야 한다). 정규 곡선은 첨도가 없는 최적의 꼭대기를 보여주어야 한다.

D' Agostino 정규성 평가는 첨도와 왜도를 측정하기 위해 z-score를 사용한다. 총괄(omnibus) 평가는 왜도와 첨도를 합해 하나의 지표로 만든다(이는 "K2" 통계라 지칭한다). 정규성의 특정 요소에 대한 z-score가 임계 z(±1.96, two-tailed 검사)를 넘어서거나 K2의 확률이 0.05보다 더 낮을때, 분포도는 정규성 검사를 충족시키지 못한다. Kolmogorov-Smirnov 검사는 두 개의 개별적인 표본이 똑같은 분포 양상을 보인 집단(같은 대상자에게서 검사 전후 데이터가 수집된 이 예와 무관)에서 수집되었는가를 확인하기 위한 비모수 통계 검사(nonparametric statistical test)이다. 마지막으로, Shapiro-Wilk 검사는 샘플이 정규분포를 보인 개체에서 수집되었다는 가설을 검사한다. **그림 7-7**에서, 초기와 후속 장애도 점수 모두가 적어도 하나의 정규분포 검사를 충족시키지 못함을 유의하라.

통계 소프트웨어로부터의 상관산출(Correlation Output) 데이터가 **그림 7-8**에 나타나 있다. 이 산출값은 상관 행렬(correlation matrix)의 형식으로 나타나 있다. 이러한 결과가 **그림 7-1A**의 도면에 나타나 있다.

Spearman 순위 상관성의 통계적 유의성 결정하기

계산값 r_s(이 예에서는 0.45)가 임계 r_s(Appendix B, **표** B-5 참조)와 비교되었다. 임계 r_s는 표의 열("n" 혹은 짝 관찰(paired observation)의 수)이 a= 0.05와 교차되는 지점에서 찾을 수 있다(한쪽 혹은 양쪽 검증(one or two tailed test)). 예를 들면, n=88 이고 a=0.05일 때 two-tailed 임계 r_s는 0.21 이다. 계산된 $r_s(0.45) \geq r_s$ 임계(0.21)이기에, 영가설(Ho: r_s=0)은 성립하지 않고, 대립가설을 사용한다(H_a:$r_s \neq 0$). 통계 소프트웨어 산출은 자동적으로 이 결과들을 계산한다(**그림 7-9**).

스피어만 순위 결과의 해석

Spearman 순위 상관성의 해석은 이 장의 앞 부분에서 설명했던 세 가지 지표들이 필요하다:

지표	결과	해석
크기와 부호	r_s = 0.45	→ 약한 직접 관계
결정계수	$(r_s)^2$ = 0.20	→ 20% 공산 분산
가설 검정 (H_0: r_s = 0?)	P < 0.05	→ $r_s \neq 0$

그러므로, 가상 환자에 대한 이 예에서는 퇴원시 장애도와 초기에 평가된 장애도에는 미약한 상관관계가 있다고 결론지을 수 있다. 퇴원시 장애도 점수 분산의 80%의 경우는 상관성이 r_s = 0과 확연히 다름에도 불구하고, 초기 장애도 점수의 분산으로 설명할 수 없다.

기준타당성과 상관계수
(Criterion-Related Validity and Correlation Coefficients)

"개념이나 변수의 표준 지표로 받아들여지는 측정 가능한 기준"으로 임상평가 결과를 비교한 끝에 기준관련 타당도[9](동시발생 타당도(concurrent validity)이라고도 한다)의 근거가 수집된다.

예를 들면, 시간 측정 선별 과제 수행 능력(예. 계단을 오르거나 바닥에서 서기까지의 동작) 평가와 같이 시간 측정에 의존하는 새로운 평가 도구가 노인들의 운동성을 측정하기 위해 설계되었다. 이 새로운 도구의 타당도를 강화하기 위한, Timed Movement Battery(TMB) Test 라는 검사가, 운동성 측정 기준의 표준으로 널리 쓰이는 도구와 TMB 결과를 상호 연관지음으로써 얻어질 수 있었다(Timed Up & Go Test와 Berg Balance Test). 운동성을 측정하는 새 도구와 기존의 운동성 측정 도구들과의 강한 상관관계는 새 도구의 운동성 측정에 대한 타당도를 의미한다.

9 이 책의 범위를 벗어나는 여러 유형의 타당도가 있다. 타당도에 대한 근거를 제공하는 타당도의 유형과 측정에 관심이 있는 독자들은 Sim과 Arnell(Phys Ther 1993; 73(2):102-115)을 참고하기 바란다.

목표 모집단에게 상호 연관 결과를 일반화시키기 위한 점수 변환
(Transforming Scores to Generalize Correlation Results to Target Populations)

연속형 점수가 기준타당성을 알아보기 위해 분석했을 경우, 목표 모집단에 대한 추론을 가능케 하는 모수 통계를 가급적 사용하는 것이 적절하다. 예를 들면, Verschuren 등은 소아 뇌성마비 환자들의 유산소 지구력을 측정하기 위해 여러 왕복 달리기 검사법을 개발하였다. 유산소 능력 측정을 위해 표준 기준을 적용시키는 것(treadmill testing)보다 임상 환경에서 이러한 검사가 이루어지는 것이 훨씬 수월하다. 연구원들은 최대산소섭취량을 하나의 결과 척도로 사용했다(VO_2를 L/min으로 측정). 왕복 달리기 검사와 표준 트레드밀 검사에서 측정된 산소섭취량 사이에는 강한 Pearson 상관관계가 발견됐고, 이는 다른 새로운 임상 검사들의 기준타당성을 확고히 했다.

이 예의 여러 목적에 부합하여, 여러 정규성 검사를 충족시키지 못할 가능성이 있는 연속형 데이터 변환을 독자들에게 인식시키고자 가상의 데이터를 사용한 가상의 연구가 제공된다. Pearson 상관계수가 기준타당성을 보강할 수 있도록 이러한 과정이 수행되었다. **그림 7-10**에 이 예의 데이터 목록이 나타나 있다.

NCSS 산출

Spearman 상관관계 영역 (Row-Wise Deletion)

	초기 장애	추적 장애	
초기 장애	1.000000	0.445546	← r_s
	0.000000	0.000014	← P 값
	88.000000	88.000000	← 짝 관찰의 수

SPSS 산출

상관관계

			초기 장애	추적 장애	
Spearman's rho	초기 장애	상관계수	1.000	.446**	← r_s
		Sig(양측 검정)		.000	← P 값
		N	88	88	← 짝 관찰의 수

** 상관관계는 0.01 수준에서 유의하다(양측검정).

그림 7-9 Spearman 순위 상관관계의 산출; $r_s = 0.46$(위쪽 패널: NCSS; 아래쪽 패널: SPSS). Sig는 유의 수준의 정확한 p 값이고, 이것은 기회에 의한 상관관계의 확률이다. 상관계수는 0과는 유의하게 다르다 ($p<0.05$).

상관관계 분석의 첫 번째 단계는, 앞서 설명했듯이, 데이터가 정규분포를 보이는지 확인하기 위함이다. **그림 7-11**은 정규성 평가 결과와 정규성 평가를 충족시키지 못한 가상의 VO_2 변수를 보여준다. 이 시점에서 왕복달리기 검사와 트레드밀 검사 사이의 VO_2 측정값 연관성을 측정하는 데 있어 Pearson 상관계수는 최적의 선택이 아니다. 연구자는 이 사실을 인정하고 Spearman 순위 상관계수를 선택하거나, 분포도를 재구성하기 위해 점수를 변환 할 수 있다.

점수들이 정규분포를 보이도록 데이터를 변환하는 것은 적절한 방법이다. 다양한 방식의 데이터 변환이 있다. 여기서는 로그 변환(log transformation)이 적용된다(VO_2 점수의 로그 값을 구함). 변환된 VO_2 점수는 이제 정규성 검사를 통과할 수 있다(**그림** 7-11 참조).

상관 분석(correlation analysis)은 변환된 데이터를 사용해 수행한다. **그림** 7-12에 Pearson product moment를 사용한 통계 소프트웨어의 출력 값이 나타나 있다.

Pearson 상관계수의 통계적 유의성 결정

계산된 r(이 예에서는>0.99)과 Appendix B에 수록된 임계 r 값을 서로 비교된다. 임계 r 값은 표의 열(df = n−1)이 $\alpha = 0.05$값과 교차하는 지점에서 찾을 수 있다(단측 검정 또는 양측 검정 어느 한 쪽). 이 예에서, df = 8−1 = 7 이고 $\alpha = 0.05$일 때, 양측 검정 임계 r 값은 0.67 이다. $r_{calculated}$ (0.99) ≥ $r_{critical}$(0.67) 이기에, 영가설 (H_o:r = 0)은 성립되지 않으니 다른 대안인 (H_a:r ≠ 0)을 선택한다. 통계 소프트웨어는 자동적으로 정확한 p값을 계산해 준다.

Pearson 상관계수의 해석

아래 가상 데이터 분석에 대한 Pearson 상관계수의 해석은 다음과 같다.

지표	결과	해석
크기와 부호	r = 0.99	→ 강한 직접 관계
결정계수	$(r)^2 = 0.98$	→ 98% 공산 분산
가설 검정 (H_0:r = 0?)	$P < 0.05$	→ r ≠ 0

가상의 환자를 사용한 이 예시의 결론은, 최대유산소능력에 대하여 임상 검사(왕복 달리기)와 표준 기준(treadmill 검사) 사이에는 강한 직접적 연관성이 존재한다는 것이다. 그러므로, 가상의 데이터는 임상 검사의 기준타당도를 뒷받침한다.

Cronbach's Alpha

Cronbach's Alpha는 평가도구의 내적 일관성을 측정하는 통계이다. 내적 일관성은 평가 도구의 부분적인 상관성 여부를 가리기 위한 신뢰도의 형태이다. 이 개념이 의미하는 바는, 높은 내적 일관성을 가진 평가도구의 분리된 각 부분 점수가 높은 연관성을 보일 때, 그 평가도구는 높은 상관성을 보인다는 것이다. Cronbach alpha는 반복성을 지니고 있는 복합 상관성으로서, 그 평가 도구는 다양한 부분에서 분할되어 있으며 각각 분할될 때마다 상관계수를 사용하여 평가된다. 수용 가능한 내적 일관성은 Cronbach alpha의 값이 0.80 보다 크거나 같을 때이다. 이 계수는 상관계수와 유사하지만, 단지 0에서 1 사이에서만 존재한다.

Unified Parkinson's Disease Rating Scale의 운동 부분(약어는 UPDRSm)이 Cronbach alpha의 예를 보여

비디오 교육 7-2

통계 소프트웨어를 이용하여 정상 분포를 검사하고 상관계수를 선택하기

적용:

- 점수의 정상 분포를 검사하고, Spearman rank 순위와 Pearson product moment 상관계수를 계산하기 위해 통계 소프트웨어를 어떻게 사용하는지를 알아본다.

실증 데이터:

- 7장-Spearman.**SO** (NCSS)
- 7장-Spearman.**Sav** (SPSS)
- 7장-Pearson.**SO** (NCSS)
- 7장-Pearson.**Sav** (SPSS)

단계:

1. 디스크를 열고, 본 장을 찾는다.
2. 비디오 교육 7-2: 임상 평가 사이의 연관성: Correlation을 선택한다.
3. 소프트웨어를 이용하여 분석을 어떻게 운영하는지를 확인한다.

> **소프트웨어 이용:**
> 1. 여러분의 컴퓨터에 NCSS나 SPSS의 통계 소프트웨어가 깔려 있는지를 확인한다.
> 2. 여러분이 인스톨한 통계 소프트웨어를 위해 적절한 데이터를 이용하여 비디오에 있는 분석을 운영한다.

주기 위해 선택되었다. 이 평가 도구는 각각 0 에서 4의 척도를 갖는 14개의 요소로 이루어져있다. 중증도를 나타내는 이 5단계 시스템에서 0은 손상이 없음을 나타내고 4는 그 요소의 최대 중증도를 나타내며, 총 합계 점수는 56점에 이른다. **표 7-3**에 UPDRSm scale에서 다루는 기능이 나타나 있다.

이 예에서 통계 소프트웨어를 사용하여 Cronbach alpha 값을 계산했을 경우, 단 하나의 계수만이 연관성을 지닌다. 그러한 단일 통계가 실제로 복합 상관성인 것이다. 개념적으로, 그 배경에서 UPDRSm은 나뉘어진다. 예를 들면, 항목 8에서 그러한데, 그것은 항목 1에서 6까지의 점수(최대 점수 = 24)가 항목 7에서 14까지의 점수(최대 점수 = 32)와 연관될 수 있도록 하기 위함이다. 이 과정은 composite(평균) 상관계수가 Cronbach alpha로 유도될 때까지 반복적으로 서로 다른 분열 지점에서 실행된다(예. 항목 10에서 분리하고, 그 후 item 3에서 분리하고, 이런 식으로 무작위하게 분리한다). 이 예에서 파킨슨병을 가진 가상의 환자 105명이 UPDRSm을 사용하여 평가되었다. **그림 7-13**에 그 데이터가 정리되어 있다.

가상 데이터의 Cronbach 분석에 대한 통계 출력값은 0.85[h]이다(**그림 7-13B** 와 **C**). 역치 0.80을 이용한 UPDRSm의 내적 일관성은 가상의 환자를 이용한 이 예에서 용인 가능한 수준으로 나타났다.

h 표준화된 Cronbach의 α는 α를 계산하기 전에, 항목 평균을 빼고, 항목 표준편차를 나눔으로서 이루어진다(Hinze 2007).

가상 데이터

대상자	V02_ShuttleRun	V02_Treadmill	Log_V02_ShuttleRun	Log_V02_Treadmill
1	0.5	0.7	−0.3010299957	−0.15490196
2	1	1.2	0	0.07918124605
3	1.5	1.7	0.1760912591	0.2304489214
4	5	5.2	0.6989700043	0.7160033436
5	1	1.2	0	0.07918124605
6	1.5	1.7	0.1760912591	0.2304489214
7	0.2	0.4	−0.6989700043	−0.3979400087
8	0.3	0.5	−0.5228787453	−0.3010299957

그림 7-10 상관관계 분석을 위한 가상 데이터. VO_2의 이름을 가진 변수는 L/min이다. "Log"이라는 라벨이 붙은 것은 상대적인 VO_2 검정의 log이다. NCSS와 SPSS로 이용되는 Essentials DVD에 "7장_Pearson"에 있는 데이터 목록을 연다.

NCSS 산출

정규 검정 영역

변수	왜도 검정 값	Z	확률	첨도 검정 값	Z	확률	총괄 검정 K2	확률	정상 변수?
V02_ShuttleRun	1.81	2.92	0.0035	5.03	2.63	0.0086	15.44	0.0004	아니오
V02_Treadmill	1.81	2.92	0.0035	5.03	2.63	0.0086	15.44	0.0004	아니오
Log_V02_ShuttleRun	0.15	0.25	0.8003	2.34	0.19	0.8532	0.10	0.9521	예
Log_V02_Treadmill	0.48	0.80	0.4210	2.61	0.55	0.5790	0.96	0.6202	예

SPSS 산출

정규 검정

	Kolmogorov-Smimov[a] 통계	df	Sig.	Shapiro-Wilk 통계	df	Sig.
V02_ShuttleRun	.343	8	.006	.714	8	.003
V02_Treadmill	.343	8	.006	.714	8	.003
Log_V02_ShuttleRun	.178	8	.200*	.962	8	.832
Log_V02_Treadmill	.190	8	.200*	.945	8	.662

정규의 유의한 왜곡이 없는 경우("sig" 혹은 $p>0.05$)일 때 – 정상

그림 7-11 가상의 어깨 유산소능력 점수(VO_2)는 실증 원 데이터가 정규 검정을 통과하지 못하고, log 전환 데이터가 이런 환자 샘플을 위해 정상적으로 분포될 때 이용된다.

NCSS 산출

Pearson 상관관계 영역(Row-Wise Deletion)

	Log_V02_ShuttleRun	Log_V02 Treadmill	
Log_V02_ShuttleRun	1.000000	0.995374	← r
	0.000000	0.000000	← P 값
	8.000000	8.000000	← 짝 관찰의 수

SPSS 산출

상관관계

		Log_V02_ShuttleRun	Log_V02_Treadmill	
Log_V02_ShuttleRun	Pearson 상관관계	1	.995**	← r
	Sig. (양측 검정)		.000	← P 값
	N	8	8	← 짝 관찰의 수

** 상관관계는 0.01 수준에서 유의하다(양측 검정).

그림 7-12 Pearson product moment의 산출; r = 0.99(위쪽 패널: NCSS, 아래쪽 패널: SPSS). Sig는 유의 수준의 정확한 p 값이고, 이것은 기회에 의한 상관관계의 확률이다. 상관계수는 0과는 유의하게 다르다 ($p<0.05$).

표 7-3 통합된 파킨스병 비율 척도-운동영역의 구성

항목	항목 점수 범위
1. 말	0-4
2. 얼굴 가동성	0-4
3. 안정시 떨림	0-4
4. 활동시 떨림	0-4
5. 강직	0-4
6. 손가락 두드리기	0-4
7. 손 움직임	0-4
8. 빠른 교대 운동	0-4
9. 다리 민첩성	0-4
10. 의자에서 일어서기	0-4
11. 자세	0-4
12. 보행	0-4
13. 자세 안정성	0-4
14. 느린 운동	0-4
합계	0-56

높은 점수는 손상이 심함을 의미한다. 원래 척도와 업데이트의 시행을 보려면, Goetz 등을 참고하기 바란다.

Cronbach alpha는 임상 설문의 특징 연구에서 흔히 사용되고, 아이템 분석 연구(예를 들면, 요인이나 주성분분석)를 보완하기도 하나 그 내용은 이 입문서의 범위 밖이다. Cronbach 통계는 임상평가 도구의 내적 일관성 측정도구로서, 천장/바닥 효과, 도구의 반응도(5장 참조), 그리고 유의한 임상 변화(4장 참조)와 더불어 임상평가의 유용성을 정의할 수 있는 많은 통계에 속한다.

신뢰도: 일관성 대 일치성

(Reliability: Consistency vs. Consensus)

신뢰도는 반복성과 동일한 개념이다. 신뢰할 수 있는 임상 평가도구를 치료실에서 사용하는 일은 실수를 최소화할 수 있다(예. 환자의 기능 점수와 무관한 점수의 변화를 측정하는 것을 방지한다). 평가의 신뢰도는 일치성(Consensus)으로 측정할 수 있다(6장의 평가자 사이의 의견 일치, 또는 상관계수를 이용한 평가자 사이의 일관성 측정). Tooth와 Ottenbacher는 각각의 신뢰도 양식 구분의 중요성을 강조했는데, 이는 통계 검사의 선택과 신뢰성의 해석은 일치성(consensus) 대 일관성(consistency) 측정의 의도에 달려있기 때문이었다. 예를 들면, **그림** 7-14A는 어깨 벌림 운동범위를 도 단위로 나타내는 임상평가 결과를 보여주고, 이는 가상의 치료사 두 명(inter rater)에 의해 행해졌으며, 이들은 무작위로 선택된 것이 아니었다. 치료사 #1 과 치료사 #2가 평가한 점수를 나타낸 도면에 따르면, 두 치료사는 높은 일관성을 보이는 것을 알 수 있다(**그림** 7-14 B).

이 예에서 각각의 치료사들이 측정한 점수는 정규분포를 보이며, Pearson product moment 상관계수, r = 0.99 이고, 이는 완벽에 가까운 일관성을 나타낸다. 각각의 치료사들이 환자1에서 환자4까지 평가를 진행했을 때, ROM 점수는 증가했다. 다시 말하면, 치료사들의 점수는 완벽에 가까운 공분산을 나타낸 것이다. **그림** 7-14A를 단순하게 살펴보면, 환자#1의 ROM은 치료사#1에 의하면 5도였고, 치료사#2에 의하면 10도였다. 이러한 ROM 측정값은 합의를 보이지 않는다. 이러한 합의가 검토 되었을 경우($ICC_{inter\ rater\ fixed}$ = 0.73), 합의의 측정값이 일관성의 측정값보다 확연히 낮음을 알 수 있다. 그와 반대로, **그림** 7-15는 이 두 치료사들 사이에 100% 정확한 합의(agreement)가 있음을 보여주지만, 데이터는 공분산(covary)하지 않는다. 이는 치료사#1 와 치료사#2 사이의 상관성이 매우 낮음을 나타낸다(r 또는 $r_s = 0$; **그림** 7-15B).

합의와 일관성 사이의 모순관계는, 대부분의 경우에, 명확한 연구 과제와 그 데이터의 종류와 일치하는 통계가 짝을 이루면 해결된다. 연구 과제가 합의와 관련이 있으면 백분율 합의(percent agreement), kappa, 가중된 kappa, 등급간 상관계수의 사용을 고려해야 한다(6장 참조). 반면, 만약 연구 과제가 일관성을 나타낸다면(점수

A

가상데이터

대상자 ID	X1 말	X2 얼굴 표현	X3 안정시 떨림
1	2	1	0
2	2	2	0
3	2	3	0
4	0	3	0
5	1	2	0
6	2	3	0
7	2	1	0
8	2	1	3
9	2	4	1
10	3	3	0
11	1	2	0
12	2	4	0
13	0	1	0
14	0	1	0
15	1	3	2
16	1	2	1
17	2	2	0
18	3	4	0
19	2	2	0
20	1	2	0
21	1	2	0
22	2	1	0
23	2	2	0
24	2	3	0
25	0	3	0
26	1	2	0

B NCSS 산출

	X1 말	X2 얼굴표현	X3 안정시 떨림
X1 말	1.000000	0.390016	0.023993...
X2 얼굴표현	0.390016	1.000000	−0.062384...
X3 안정시 떨림	0.023993	−0.062384	1.000000... (UPDRSm 검증 항목에 대한 상관관계는 보이지 않음)
X14 신체 느린 운동	0.128897	0.575575	0.043027...

Cronbach의 α = 0.845869 표준화된 Cronbach의 α = 0.836175

C SPSS 산출

신뢰도 통계

Cronbach의 α	항목의 수
.846	14

그림 7-13 (A) Cronbach α 평가의 UPDRSm에 대한 가상 데이터. 26명(154명 중)과 UPDRSm 점수를 가지는 3 검정 항목 (세로 기둥)만이 제시되고 있다. 완전한 데이터 목록을 위해 DVD를 이용한다. NCSS와 SPSS로 이용되는 "7장_Cronbach α"파일을 연다. (B) Cronbach의 α에 대한 NCSS 산출은 Pearson 상관관계의 바닥에서 나타난다. (C) SPSS 산출은 단순히 "α"로서 Cronbach의 α를 보고한다.

ROM

	1번 임상가	2번 임상가
1번 환자	5	10
2번 환자	10	15
3번 환자	15	40
4번 환자	50	100

1번 임상가 = 20
2번 임상가 = 41

A

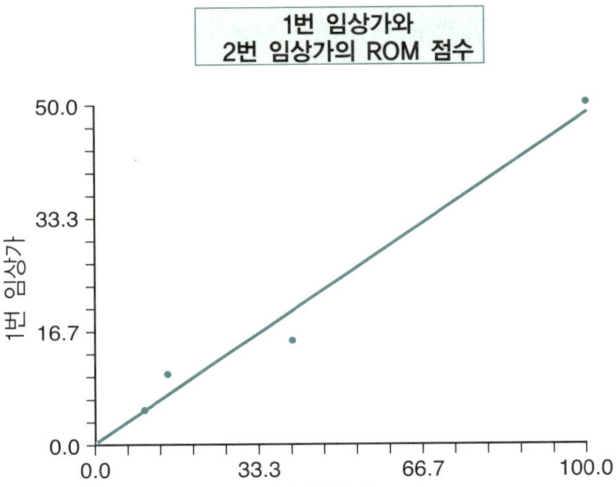

B

그림 7-14 일치성: (A) 어깨 벌림 ROM을 평가한 2명의 임상가에서 나온 가상 데이터. (B) (A)의 데이터 분산 도표는 임상가간의 높은 일치성을 보여주고 있다(r = 0.99).

ROM

	1번 임상가	2번 임상가
1번 환자	5	5
2번 환자	5	5
3번 환자	5	5
4번 환자	5	5

1번 임상가 = 5
2번 임상가 = 5

A

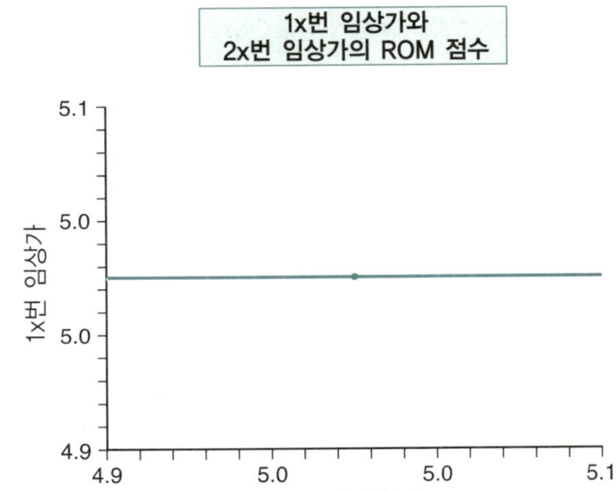

B

그림 7-15 동의: (A) 어깨 벌림 ROM을 평가한 2명의 임상가에서 나온 가상 데이터. (B) (A)의 데이터 분산 도표는 임상가간의 높은 일치성을 보여주지 않는다(r 혹은 r_s = 0.00).

의 공분산), Cramer's V를 동반한 카이 제곱(χ^2), Spearman 순위, 또는 Pearson product moment 상관계수를 사용하는 것이 보다 적절하다.

요약 (Summary)

상관계수의 임상적 적용은 환자 치료를 올바른 길로 인도할 수 있는 관련 임상 변수 사이의 연관성 평가를 포함한다. 상관성 분석은 또한 평가도구의 신뢰도와 내적 일관성을 정립한다. 특정 유형의 상관계수 선택은 데이터의 수준, 점수 분포의 정규성, 그리고 어떠한 경우에는 데이터 의존성과도 연관이 있다(예. 데이터가 같은 환자로부터 두 번 검사 받은 데이터인지, 아니면 서로 다른 두 명의 환자들에게서 수집된 데이터 인지). 선택된 상관계수와는 관계없이, 상관성의 의미를 해석하기 위해 세 가지 필수적인 지표들이 사용되었다. 이는 계수의 크기와 표시(sign), 공산 분산 백분율(percent shared variance), 그리고 연관성 정도가 0과 통계적으로 다른지 여부를 결정하기 위한 가상의 통계 검사가 그것이다.

연습 (PRACTICE)

1. 가동성에 대한 가상 임상 연구는 환자를 무작위로 통제군과 치료군으로 배당했다. 연구를 수행하는 임상가의 관심은 연구를 들어갈 때 환자들이 동등한 가동성 문제를 가지고 있지 않을 수도 있다는 것이다. 연구자들은 각 환자들이 사용하는 보조 장비를 기록함으로서 가동성 결손을 정량화했다. 분할표의 숫자는 다음과 같다:

연구를 시작할 때		
보조 장비	통제군	치료군
없음	3	7
목발	2	9
지팡이	12	5
워커	10	13

DVD 안에 들어있는 "7장_Practice 1"의 데이터 목록을 이용하여, "기준선에서 보조장비와 통제군 혹은 치료군의 등록 사이에 연관성이 있는지"에 대한 질문을 평가해 본다. x^2, df, 통계적 유의성의 측면에서 여러분의 답을 만들어 본다. 또한 r_{cv}의 크기와 부호, 결정계수, 가설 검정(H_0: r_{cv} = 0)을 포함시킨다. 그런 다음, 여러분의 가이드로서 표준화된 나머지를 이용하여 그 결과들을 설명해 본다.

2. 만약 1번 문제의 분할표가 2×2 분할표로 바뀐다면, 데이터는 다음과 같이 요약될 것이다:

연구를 시작할 때		
보조 장비	통제군	치료군
아니오	3	7
예	24	27

엑셀 스프레드시트에서 개발된 계산기(DVD 안에 들어있는 "P_Chi square calculator")를 이용하여, 1번 문제에서 요구되는 결과를 다시 계산해 보고, 각 소견을 비교해 본다.

3. 가상의 임상가는 시간적 가동성 검사(Timed Up & Go – 높은 점수가 더 심한 장애를 의미하는)와 기능적 균형 측정(Berg 균형 척도 – 높은 점수가 적은 손상을 의미하는) 사이의 상관관계에 흥미를 가지고 있었다. 그녀는 뇌졸중 환자 13명을 검사했고, 다음 데이터를 수집했다.

환자	Berg	Timed Up & Go
1	32	25
2	55	10
3	37	59
4	49	17
5	45	18
6	50	19
7	41	24
8	55	14
9	54	19
10	33	38
11	50	23
12	48	10
13	45	20

DVD에 있는 "7장_Practice 2"의 데이터 목록을 이용하여, 2명의 임상 측정사이의 연관성을 평가하는 최상의 통계를 선택하고, 상관계수를 평가하는 정규 검정과 3개의 필수 지표를 포함시킨다. 상관관계가 무엇을 가르키는지를 기술한다.

4. 정규 검정을 3번 문제에 적용하지 않고, 임상가가 실수로 Pearson product moment 상관관계를 사용했다면, 상관계수의 절대값에서 다른 결과가 나타날 수 있는가?

5. "7장_Practice 2"의 Timed Up & Go를 log 변환을 이용하여 정상 형태의 분포로 전환할 수 있는가?

6. "7장_Practice 2"의 데이터 목록에 있는 log 변환을 이용할 때, 2명의 임상가 변수 사이의 연관성을 측정하는 최상의 통계 방법은 무엇이고, 또 그 결과는 무엇인가?

참고문헌 (References)

1. Hall AM, Ferreira PH, Maher CG, et al. The influence of the therapist-patient relationship on treatment outcome in physical rehabilitation: a systematic review. Phys Ther 2010; 90:1099-1110.
2. Lewis CL, Moutoux M, Slaughter M, et al. Characteristics of individuals who fell while receiving home health services. Phys Ther 2004; 84:23-32.
3. Sezer N, Yavuzer G, Sivrioglu K, et al. Clinimetric properties of the Duruoz Hand Index in patients with stroke. Arch Phys Med Rehabil 2007; 88:309-314.
4. Vasconcelos Jr OM, Prokhorenko OA, Kelley KF, et al. A comparison of fatigue scales in postpo-liomyelitis syndrome. Arch Phys Med Rehabil 2006; 87:1213-1217.
5. Jensen MP, Abresch RT, Carter GT. The reliability and validity of a self-report version of the FIM instru-ment in persons with neuromuscular disease and chronic pain. Arch Phys Med Rehabil 2005; 86:116-122.
6. Portney LG, Watkins MP. Foundations of Clinical Research: Applications to Practice. Princeton: Prentice-Hall, 2000.
7. Di Fabio RP. Significance of relationships. J Orthop Sports Phys Ther 1999; 29:572-573.
8. Ottenbacher K. The chi-square test: its use in rehabilitation research. Arch Phys Med Rehabil 1995; 76:678-681.
9. Cochrane WG. Some methods for strengthening the common X^2 test. Biometrics 1954; 10:417-451.
10. Portney LG, Watkins MP. Foundations of Clinical Research: Applications to Practice. Upper Saddle River, NJ: Prentice-Hall, 2009.
11. Zeller RA, Levine ZH. The effects of violating the normality assumption underlying r. Sociol Meth & Res 1974; 2:511-519.
12. D' Agostino RB, Ralph B., Belanger A, et al. A suggestion for using powerful and informative tests of normality. Amer Stat 1990; 44:316-321.
13. Sim J, Amell P. Measurement validity in physical therapy research. Phys Ther 1993; 73:102-115.
14. Creel GL, Light KE, Thigpen MT. Concurrent and construct validity of scores on the Timed Movement Battery. Phys Ther 2001; 81:789-798.
15. Verschuren O, Takken T, Ketelaar M, et al. Reliability and validity of data for 2 newly developed shuttle run tests in children with cerebral palsy. Phys Ther 2006; 86:1107-1117.
16. Carmines EG, Zeller RA. Reliability and Validity Assessment, Vol. 17. Beverly Hills, CA: SAGE, 1979.
17. Cubo E, Stebbins GT, Golbe LI, et al. Application of the Unified Parkinson' s Disease Rating Scale in progressive supranuclear palsy: factor analysis of the motor scale. Movement Disorders 2000; 15:276-279.
18. Richards M, Marder K, Cote L, et al. Interrater reliability of the Unified Parkinson' s Disease Rating Scale Motor Examination. Movement Disorders 1994; 9:89-91.
19. Goetz CG, Stebbins GT, Chmura TA, et al. Teaching tape for the motor section of the Unified Parkinson' s Disease Rating Scale. Movement Disorders 1995; 10:263-266.
20. Goetz CG, Fahn S, Martinez-Martin P, et al. Movement Disorder Society-sponsored revision of the Unified Parkinson' s Disease Rating Scale (MDS-UPDRS): process, format, and clinimetric testing plan. Movement Disorders 2007; 22:41-47.
21. Tooth LR, Ottenbacher KJ. The k Statistic in rehabilitation research: an examination. Arch Phys Med Rehabil 2004; 85:1371-1376.

제 8 장

임상적 결과 예측

(Prediction of Clinical Outcome)

임상 질문 (Clinical Questions)

- 환자와 간병인들이 치료로부터 어떤 결과를 기대할 수 있는가?
- 환자의 예후는 어떠한가?

서문 (Introduction)

임상 치료실에서 환자나 간병인은 다음과 같은 질문을 자주 할 것이다. "당신의 치료로부터 저는 무엇을 기대할 수 있나요?" 또는 "재활치료 결과에 따른 제 예후는 어떤가요?" 치료사의 경험이 임상 결과에 대한 판단을 하는데 핵심 역할을 할 것이다. 한편, 임상 경험은 비슷한 대상 집단의 결과를 예측한 근거 중심의 논문으로 보완될 수 있다. 초기 평가 시의 환자 상태가 좋은 재활 결과에 어떤 영향을 미칠 것인가를 치료사들은 궁금해 할 것이다. 어떠한 인지적 또는 행동 결손이 외상성 뇌손상을 가진 사람들의 직업으로의 복귀에 영향을 미칠 것인가? 뇌졸중 환자의 재활 이후 기능적 독립에 영향을 미치는 임상적 특징은 무엇인가? 엉덩뼈 골절 환자들은 수술후 어떤 임상적 특징이 보행 독립성을 예측하는데 가치가 있는가?

우수한 예측 모형은 치료사로 하여금 환자와 간병인에게 환자의 예후를 설명하는 데 도움을 줄 뿐만 아니라, 일부 경우(예. 외상성 뇌손상)에는 "… 좋은 결과가 예측되는 경우에는 특정 운동치료 중재를 사용하고, 그렇지 않은 경우에는 그것을 줄이는 것"을 안내하고 올바로 실행할 수 있도록 한다.

예측 모형이란 무엇인가? (What is a Prediction Model?)

모형이라는 말은 단순히 어떤 방정식을 의미한다. 외상성 뇌손상 후의 결과를 예측하도록 선택된 모형에 대하여, 관심 변수(예측요소 또는 독립변수)에 대한 환자 점수가 방정식에 대입되어 예측된 결과(예. 치료 종결 시 환자에게 필요한 보살핌 정도)를 얻어내거나, 환자가 심한 장애를 가질 수 있는 예측 가능한 위험도를 얻어내거나, 또는 환자가 어떤 특정 집단으로 분류될 수 있는 최대 가능성(직업으로의 복귀 또는 미복귀와 같은 양분된 결과)을 예측하게 된다.

재활치료에서 예측 모형 개발을 위해 흔히 사용되는 두 가지 방법은 선형 회귀와 로지스틱 회귀분석(**그림 8-1**)이다. 이 두 과정은 치료 결과를 예측하거나 간병 방법을 분류하는 공통적인 목적을 지니지만, 예측할 수 있는 결과의 종류는 각각 다르다. 선형회귀 모형은 연속적인 변수(예. 장애도 점수, 기능적 독립 척도, 근력 또는 인지 점수)에 대한 결과를 예측한다. 이와 반대로, 로지스틱 회귀는 특정한 대상 집단에 대한 이분적인 결과(예. 독립적인 자가 관리와 그렇지 못한 것, 직업으로의 복귀 대 복귀하지 못하는 것)를 예측한다.

최종 목표는 치료실 환경에서 초기 예측 모형 개발과 관계 없는 새로운 환자에게 예측 모형을 적용하는 것이다. 만약 예측 모형이 정확하다면, 정확한 결과 예측을 가져올 것이다. 한편, 만약 예측 모형이 부정확하다면, 임상 환경에서 그것은 그다지 유용하지 않을 것이다.

이 장은 예측 모형 개발과 관계된 기초적인 개념과 임상에서의 예측 모형 사용법을 이해하고자 하는 치료사

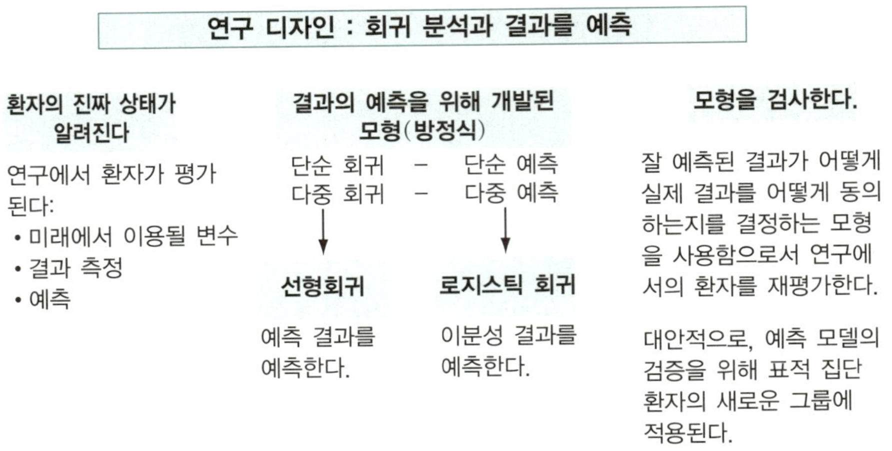

그림 8-1 결과를 예측하는 일반 디자인과 통계 절차.
*노트: 다중 데이터로 이용될 수 있는 로지스틱 회귀의 형태가 있지만, 이 절차(다항성 로지스틱 회귀를 참고한다)는 본 책의 범위를 벗어난다.

들에게 필수적인 정보를 제공할 것이다.

선형 예측 모형: 타당도
(Linear prediction Models: Validity)

결과 예측을 위해 선형회귀가 사용될 경우, 예측 모형이 타당한 추정 결과를 확실히 낼 수 있도록 임상 연구원들이 다루어야만 하는 세 가지 통계적 쟁점이 있다:

1. 과잉 부재화(Absence of redundancy 다중공선성(multicollinearity)). 다중공선성(multicollinearity)라는 용어는 모형의 예측인자 간 연관성을 의미한다. 예를 들면, 연령과 근력에 상관관계가 있다면, 이러한 변수 중 한 가지만이 재활 후 독립 수준을 예측하는 데 사용될 수 있다. 다시 말하면, 만약 다중공선성(multicollinearity)가 존재한다면, 다른 예측인자의 과잉으로 인하여 예측 모형에 오차가 생길 것이다. 다중공선성(multicollinearity)이 발견된다면, 예측에 과잉을 가장 크게 조장하는 변수가 제거되고 회귀분석이 반복된다(정확한 과정을 이 장의 뒷부분에서 설명할 것이다).
2. 0과 다른 종합 회귀선의 경사. 다중 회귀에서, 데이터의 최적선(line of best fit)은 다차원적이며 설명이 어렵다. 그러나, 단순회귀에서는 그것이 이론적으로 최적선과 유사하다(단순 예측인자 변수 대 직선적인 예측선을 내는 단일한 결과 척도). 회귀분석에서 ANOVA라 부르는 통계적 절차는 종합회귀선의 기울기가 통계적으로 0과 다른지 여부를 결정하게 된다(영가설 Ho:slope = 0). 예측선의 기울기는 예측에서 발생하는 오차의 양을 의미한다. ±1.00에 접근하는 기울기는 그보다 낮은 기울기에 비해 보다 적은 예측 오차를 갖는다. 이러한 현상의 이유는 예측선 주변을 둘러싸는 나머지의 크기와 관련이 깊다(이후에 설명됨).

0과 다른 예측선 경사가 항상 정확한 모형을 의미하는 것은 아니다. 반면, 회귀선의 기울기가 0과 다르지 않다면, 그것은 정확한 모형이 될 수 없다. **그림 8-2**에 예측 결과에 대한 낮은 기울기의 영향이 나타나 있다. 도식화된 변수는 가상의 장애도 점수이다(높은 점수 = 스스로 인지할 수 있는 장애가 더욱 많음)

나머지와 예측선 기울기: 예측 결과와 실제 결과의 비교
(Residuals and Prediction Line Slope: Comparing Predicted Versus Actual Outcomes)

"나머지"에 대한 분석은, 실제 값과 예측 값 사이의 불일치를 시각화하는 도구로서 유용하다. 예측 모형의 나머지는 실제 결과와 예측된 결과 사이의 차이로 정의된다[a,b].

a **7장에서**, post hoc 분석은 2개 범주형 변수 사이의 연관성에 가장 크게 영향을 주는 칸(셀)을 평가하기 위해 나머지를 사용했다. 본 책에서, 나머지 분석은 (+) 숫자나 (−) 숫자로 칸을 확인했다.

b **7장에서**, post hoc 분석은 2개 범주형 변수 사이의 연관성에 가장 크게 영향을 주는 칸(셀)을 평가하기 위해 나머지를 사용했다. 본 책에서, 나머지 분석은 (+) 숫자나 (−) 숫자로 칸을 확인했다.

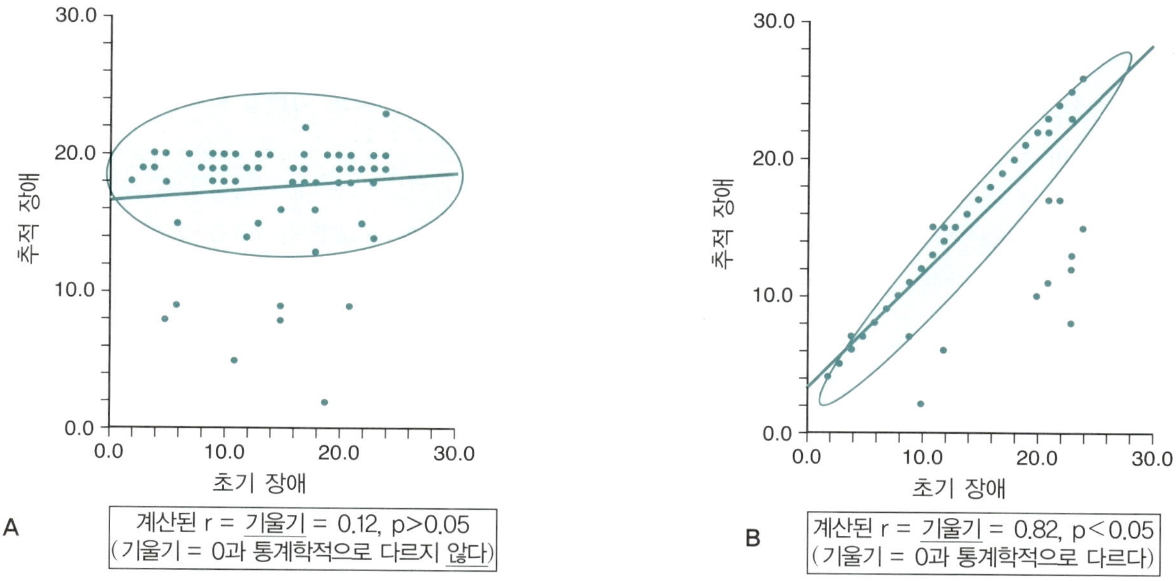

그림 8-2 선형회귀 분석에서 나온 적합도 선의 기울기를 보여주는 가상 데이터. (A) 초기 장애 점수가 x 축을 따라 증가할 때, y 축의 추적 장애 점수는 거의 변함이 없다. 예측 모형의 기울기는 거의 수평에 가깝고, 재활 이후 장애 수준의 예측은 나쁜 편이다. 음영 부분은 초기 장애 점수와 추적 장애 점수 사이의 몇 가지 설명 불가능한 변수를 나타낸다. (B) 초기 장애 점수가 x 축을 따라 증가할 때, y 축의 추적 장애 점수도 증가하고, 예측 모형의 기울기가 상대적으로 커지고, "0"과 유의한 차이를 보인다. 예측 모형은 재활 후 좋은 예측 결과를 제공하는 것 같다. 음영 부분은 설명 가능한 변수를 나타낸다.

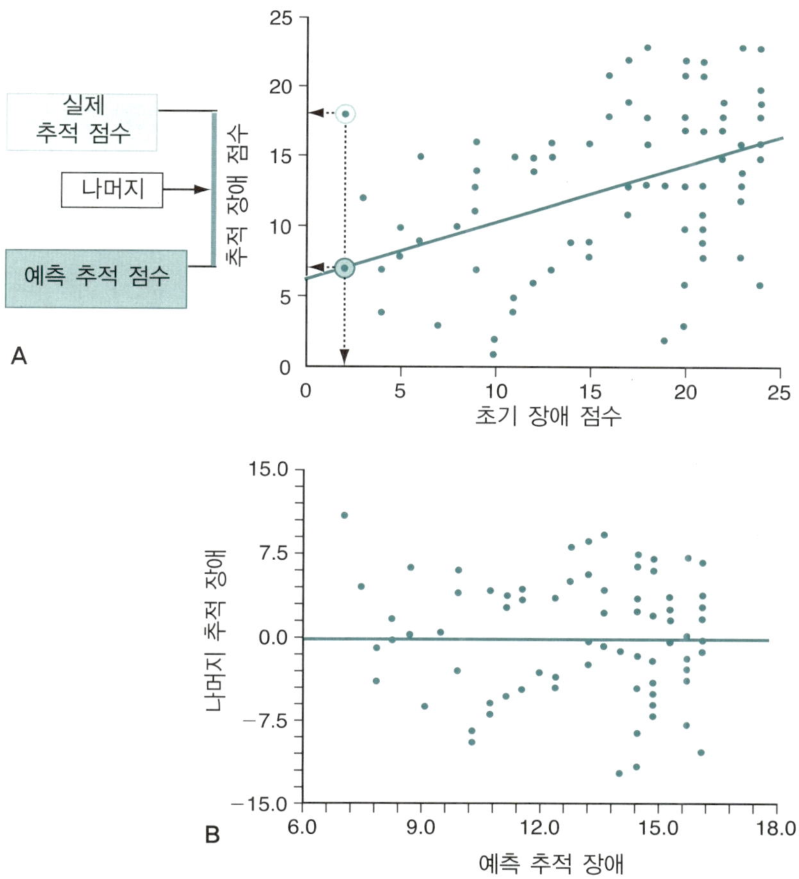

그림 8-3 (A) 최상의 적합도선(최소제곱 회귀선)을 가진 산포도와 단순 선형회귀. 가장 큰 원형 점은 본 책에서 거론되는 가상의 환자 데이터를 분리시킨다. 나머지는 실제 장애 점수와 예측 장애 점수 사이의 차이이다. (B) 이 실증에서의 각 가상 환자에 대한 나머지의 도면.

나머지 = 실제 결과 − 예측 결과 **방정식 8-1**

예를 들면, 단일선형회귀분석에 대한 재활치료 후 장애도 점수를 예측하기 위해 초기 장애도 점수가 사용되었다면, 흩어진 도면에 대한 관찰은 **그림** 8-3A의 도면처럼 보일 것이다. 이 분석에서, 환자의 실제 결과와 예측 결과 모두가 알려져 있다. 예측 값은 x-축 위의 모든 관찰된 값에 대해 예측선에서 발견된다. 이러한 흩어진 도면에 대한 예측 모형은 다음과 같다:

예측 퇴원 장애 = (.41* 초기 장애) + 6.28

그러므로, 가상의 연구에 참여한 가상 환자는 초기 장애도 점수 = 2 였고, 후속 장애도 점수 = 18 이었다. 실제 초기 점수를 예측 방정식에 대입하면 나머지 분석이 예측된 결과를 도출해 낸다. 예측된 결과는 그 후 **방정식 8-1**을 사용하여 실제 결과와 비교된다(**그림** 8-3A 참조).

환자의 실제 초기 점수 = 2
환자의 실제 결과 점수 = 18

예측 모형을 사용하면, 환자의 예측 결과는 다음과 같다:

(.41 * **2**) + 6.28 = **7**

나머지 = 실제 결과 − 예측 결과

= 18 − 7 = **11**

통계 소프트웨어는 연구에 참여하는 모든 환자들에 대하여 나머지의 도면을 출력해 낸다(**그림** 8-3B). 이상적으로는, 나머지는 0이어야 한다. 0과 차이가 큰 나머지는 실제 결과와 예측된 결과 사이에 낮은 연관성이 있음을 의미한다.

나머지를 제곱한 값의 합은 오차의 척도이다. 보다 큰 값은 예측선 주변을 둘러싸는 점수의 보다 많은 흩어짐(더욱 큰 오차)을 의미한다(**그림** 8-2 참조). "최적선(line of best fit)"은 나머지를 제곱한 값의 합을 최소화시킨다. 따라서, 최적선은 "최소 제곱 회귀선(least squares regression line)" 또는 "예측선(prediction line)"이라 불린다.

3. R^2. 결과 예측을 위해 다수의 예측인자가 사용될 경우의 결정 계수는 다수의 R^2이다. 여기서, R^2 대문자는 모든 예측인자와 예측 변수 사이의 공유된 분산의 양을 의미한다. 이 값은 예측인자와 결과점수 사이의 공유("설명할 수 있는") 분산 백분율으로 해석될 수 있다. 일반적으로, 큰 R^2은 모형의 정확한 예측 능력을 반영하는데, 그 이유는 그것에 상당한 "설명 가능한 분산"이 존재하기 때문이다. 이것이 의미하는 바는, 예측인자가 변화함에 따라, 결과 측정 값 역시 지속적으로 변화하기 때문이다. 따라서 "explained variance(설명 가능한 분산)"이라 하는 것이다. 앞서 7장에서 언급된 r^2(소문자)은 두 변수를 예측하기 위한 의도가 아닌, 단순히 두 변수 사이의 설명 가능한 분산의 백분율이었음을 기억하라.

비디오 교육 8-1

통계 소프트웨어를 이용한 다중공선성의 다중 선형회귀와 교정

적용:
- 가상 환자를 대상으로 통계 소프트웨어를 사용하여 다중 선형 회귀를 계산하고, 과도한 다중 선형성에 대한 분석을 교정하는 방법을 보여준다.

실증 데이터:
- 8장–Multiple linear regression.**SO**(NCSS)
- 8장–Multiple linear regression.**Sav**(SPSS)

단계:
1. 디스크를 열고, 본 장을 찾는다.
2. 비디오 교육 8–2: 임상 결과 예측: Linear regression을 선택한다.
3. 소프트웨어를 이용하여 분석을 어떻게 운영하는지를 확인한다.

소프트웨어:
1. 여러분의 컴퓨터에 NCSS나 SPSS의 통계 소프트웨어나 엑셀이 깔려 있는지를 확인한다.
2. 여러분이 인스톨한 통계 소프트웨어를 위해 적절한 데이터를 이용하여 비디오에 있는 분석을 운영한다.

선형 예측 방정식
(Linear Prediction Equations)

모든 선형회귀 모형은 결과 측정의 변화가 결과 예측인자의 변화에 따라 선형 모양으로 나타난다고 가정한다. 또한, 이 책에서 다루는 예측 모형에 관하여, 항상 하나의 의존적(예측되는) 변수가 있다. 단순선형회귀는 단일한 예측인자 변수가 있음을 의미하고, 다중선형회귀는 다수의 예측인자 또는 독립적인 변수를 갖는다. 단순선형회귀 모형의 형태는 직선에 대한 방정식이고(**방정식 8-2** 참조), 다중선형회귀 예측 모형의 형태는 직선 방정식이 변형된 것이다(**방정식 8-3** 참조):

$$\hat{y} = mx + b \qquad \textbf{방정식 8-2}$$

$$\hat{y} = m_1x_1 + m_2x_2 + \cdots + b \qquad \textbf{방정식 8-3}$$

위 식에서 $\hat{y}$는 예측 연속 변수, x는 예측인자 변수, m은 대응하는 예측 변수의 기울기, 그리고 b는 선형회귀선의 y절편이다. 단일한 예측인자에 의해 환자의 예후가 예측되는 일은 드물기 때문에, 다중선형회귀 모형이 일반적으로 보다 좋은 예측 모형의 역할을 한다.

연습: 다중선형회귀를 사용한 임상 결과 예측

(Demonstration: Predicting Clinical Outcomes Using Multiple Linear Regression)

과거의 논문들은 나이, 신체적 질환의 중증도, 그리고 질환의 진행 기간을 포함한 여러 요인이 자동차 운전 능력에 영향을 미치는 것을 보여주었다. 이 연습은 가상의 연구로서, 가상의 파킨슨 병 환자들이 브레이크를 밟는 반응 시간에 대한 예측 모형을 만들기 위한 것이다. 이 예의 예측인자 변수는 Hoehn and Yahr Scale(5단계 중 3단계만 포함: 1단계 = 한쪽성 질환, 2단계 = 자세 불안정이 없는 양쪽성 질환, 3단계 = 자세 불안정), 나이, 파킨슨병 진행 기간(단위: 년), 그리고 파킨슨병 약물 치료 기간(단위: 년)에 의해 평가된 질환 중증도이다. **그림 8-4**

Hoehn-Yahr 단계

1. 최소 기능 장애나 기능 장애가 없는 편측 병변
2. 균형 문제를 갖지 않은 양측 혹은 중심 병변
3. 양측 병변: 자세 반사 손상을 가진 가벼운 병변에서 중등도 병변: 신체적 독립성
4. 심각한 장애 병변: 도움 없이도 걷거나 설 수 있음
5. 도움이 없다면, 침상이나 휠체어에서 생활함

A

환자 번호	Hoehn_Yahr 단계	연령	제동 반응시간_s	PD_기간_yrs	PD_meds_기간_yrs
103	3	83	0.59	8.6	7.6
104	3	49	0.65	4.2	3.2
105	1	67	0.97	8.6	7.6
106	1	76	0.29	9.3	8.3
107	2	63	0.74	10.7	9.7
108	2	90	0.41	10.2	9.2
109	2	85	1.31	10.4	9.4
110	2	61	0.23	4.5	3.5
111	2	88	0.93	5.7	4.7
112	2	85	0.53	11.3	10.3
113	2	87	1.06	5.3	4.3
114	2	83	1.33	6.3	5.3
115	2	54	0.24	11.1	10.1
116	2	83	0.62	11.4	10.4
117	2	78	1.1	6.9	5.9
118	2	88	0.29	6.8	5.8
119	2	74	0.63	10	9
120	3	58	0.24	12.8	11.8
121	3	78	1.19	11.6	10.6
122	3	63	0.2	6.9	5.9
123	3	58	0.41	5.3	4.3
124	3	79	1.17	9.8	8.8
125	3	67	0.86	8	7
126	3	68	1.49	12.1	11.1
127	3	78	1.24	4.4	3.4

B

그림 8-4 (A) 파킨슨 질환의 심각도를 결정하는 Hoehn-Yahr 단계(출처: Goetz CG, Poewe W, Rascol O 등, Movement Disorder Society Task Force Report on the Hoehn_Yahr Staging: Status and Recommendations. Movement Disorders Vol. 19, No. 9, 2004, pp 1020-1028. John Wiley & Sons 2004에 의해 허용됨). (B) 파킨슨 질환 환자의 제동 반응 시간을 예측하는 다중 선형회귀의 가상 데이터. 154명 중 25명만 제시되어 있다. 완전한 데이터 목록은 DVD에서 이용할 수 있다(NCSS와 SPSS로 이용할 수 있는 "8장-Multiple linear regression" 파일을 연다). 약어: PD: 파킨슨 질환, s는 초. Hoehn-Yahr 단계는 질환이 심각도 점수이다.

에 이 연습을 위한 데이터 목록이 나타나 있다.

선형 예측 방정식을 개발할 경우, 종속 변수와 독립 변수 모두의 값을 아는 것이 필수적이다(**그림 8-4** 참조). 초 단위의 브레이크 밟는 시간은 실제 연구에서 쓰이는 것과 같은 운전 연습 시뮬레이션을 통해 측정된다. 본 입문서의 목적에 부응하기 위해, 예측 방정식의 개발이 3가지 단계에 걸쳐 만들어진다.

A

종속변수	제동 반응 시간 s	
다중공선성 영역		R^2_{vif}
독립변수	분산 팽창요소	대 다른 I.V.S
연령	1.0642	0.0603
Hoehn_Yahr 단계	1.2870	0.2230
PD_기간_yrs	78885	1.0000
PD_meds_기간_yrs	78904	1.0000

VIFs>5

B

종속 변수: 제동 반응시간_초		
다중공선성 영역		R^2_{vif}
독립변수	분산 팽창요소	대 다른 I.V.S
연령	1.0410	0.0394
Hoehn_Yahr 단계	1.2865	0.2227
PD_기간_yrs	1.2761	0.2164

All VIFs <5

그림 8-5 다중공선성 평가. (A) 제동 반응시간의 2가지 예측(화살표)은 나머지 예측 변수나 다른 변수에 높은 상관관계를 가진다. (B) 약물치료 기간의 삭제는 다중공선성을 제거한 것이다(모든 VIFs < 5). DVD에 있는 "8장-Multiple linear regression"의 데이터 목록을 참고하기 바란다. 산출은 NCSS 2007 버전의 결과이다. 약어: VIF는 분산팽창요소, IVs는 독립변수, PD: 파킨슨 질환, 산출의 부당한 부분은 제시되지 않음.

1 단계: 예측인자의 과잉 평가 다중공선성 (multicollinearity)

예측의 개념은 각각의 독립변수가 결과에 대한 특이한 결과를 제공한다는 가정에 기초한다. 만약 독립변수들이 서로 연관되어 있다면, 다중공선성(multicollinearity)이 존재한다. 다중공선성(multicollinearity)은 예측 방정식을 유도하기 전에 반드시 수정되어야 한다. 통계 소프트웨어에서는 다중공선성(multicollinearity)의 정도를 결정하기 위해 일단 회귀분석이 실행된다(**그림 8-5** 참조).

예측인자 변수가 서로 연관되어 있다면, 그들은 "분산을 공유"한다. 여기서 가장 초점을 맞추어야 할 것은 오로지 모형의 예측인자임이 강조되어야 한다. 만약 다중공선성(multicollinearity)이 있다면, 가장 상충되는 예측인자를 일단 제거하고, 그 후 회귀분석을 실행함으로써 예측모형의 과잉이 수정될 수 있다. 상충되는 변수는 5보다 크거나 같은 (분산 팽창 요소; variance inflation factor(VIF))에 의해 파악된다 (**방정식 8-4**). 어떤 예측인자가 5보다 크거나 같은 VIF를 갖는다면, 그 변수는 모형에서 제거되어야 한다. 만약 한가지 이상의 예측인자가 5보다 크거나 같은 VIF를 갖는다면, 단일한 예측인자 제거에 의한 다중공선성(multicollinearity)의 수정 여부를 가리기 위해, 가장 큰 VIF를 가진 변수가 먼저 제거되어야 한다. 만약 가장 큰 VIF를 가진 예측인자의 제거가 다중공선성(multicollinearity)을 수정하지 않는다면, 다중공선성(multicollinearity)이 수용 가능한 수준(모든 예측 인자에 대해 VIF < 5)으로 감소될 때까지, VIF보다 5보다 크거나 같은 단일한(한 번에 한 가지 씩) 나머지 예측인자에 대한 체계적인 제거가 실행된다.

$$VIF = \frac{1}{1 - R_{vif}^2} \qquad \text{방정식 8-4}$$

R^2_{vif}는, 남은 예측 인자 변수에 대해 "회귀된"(다시 말하면, 상관관계에 있는) 선택 예측인자 변수의 공유된 분산이다.

예를 들면, Hoehn-Yahr 질환 중증도 점수에 대해 $R^2_{vif} = 0.22$이다(**그림 8-5A**). 이것은 선택된 예측인자 변수가, 모형에서 남은 예측인자 변이의 22%를 설명한다. 이 R^2_{vif}에 대한 VIF는 1.28이다(**방정식 8-4**). 이것이 의미하는 바는, 예측인자가 모형의 다른 예측인자(VIF < 5)에 대해 보다 낮은 연관성이 있음을 의미하며, 분석에서 보존되어야 한다는 것이다.

한편, **그림** 8-5A에 나타난 가상 연습은, 운전 연습 시뮬레이션 동안 브레이크를 밟는 반응 시간에 대해 다른 두 가지 추가적인 잠재적 임상 예측인자가 5보다 크거나 같은 VIF를 가짐을 지적한다(파킨슨 병 진행기간의 년수와 파킨슨 병 약물 치료 기간(각각의 약어는 "PD_duration_yrs"와 "PD_meds_duration_yrs")). 파킨슨 병 약물치료 기간의 VIF가 가장 높은 VIF를 가지며, 이는 가장 먼저 제거된다. 회귀분석을 다시 실행하면, 예측인자에 대한 모든 남은 VIF가 5보다 낮음을 보여준다(**그림 8-5B**). 이것이 완료되면 분석의 다음 단계로 넘어간다.

기울기 = 0에 대한 예측선의 기울기 검정

종속변수: 제동반응시간(초)
분산분석 영역

근원	DF	R^2	제곱의 합	평균제곱	F값	확률 수준	검증력 (5%)
절편	1		76.54185	76.54185			
모형	3	0.0811	0.8596613	0.2865538	4.411	0.0053	0.8677
오차	150	0.9189	9.745588	6.497059E-02			
합계(조절된)	153	1.0000	10.60525	6.931536E-02			

다중 예측변수와 결과 예측 측정(오차) 사이의 설명 불가능한 분산. 큰 나머지를 반영한다.

다중 예측변수와 결과 측정 사이의 공산분산(결정계수)

그림 8-6 회귀에 대한 ANOVA. F 값을 이용하여, 기울기=0에 대한 다중회귀의 기울기 검정. F 값 계산을 위한 평균 제곱의 요소가 강조되어 있다. DVD에 있는 데이터 목록("8장-Multiple linear regression")으로 만들어진 분석은 제동 반응시간을 예측하는 적합도의 선이 "0"과 유의하게 다른 기울기를 가지고 있다는 것을 보여주었다 ($F_{3,150}$= 4.41, p< 0.05). 전체 모형(R^2)에 대한 결정계수는 0.08 = 8%이다. 모형의 자유도는 예측인자의 숫자를 반영한다.

2단계: "최적선"의 기울기가 0과 다른지 확인한다

경사 = 0에 대한 최적선 기울기의 검사는 r 또는 r_s = 0에 대한 상관계수의 크기를 검사하는 것(7장 참조)과 유사하다. 여기에서는, ANOVA 회귀가 점수의 총 분산을, 모형으로 해석되는 분산("모형"에 대한 평균 제곱값-F 비율의 분자)과 모형으로 해석되지 않는 분산(오차 평균 제곱값-F 비율의 분모)으로 구분하게 된다.

$$\text{F비 회귀} = \frac{\text{설명 가능한 평균제곱}}{\text{평균제곱 오차}} \qquad \textbf{방정식 8-5}$$

방정식 8-5를 사용하면, 예측선의 기울기를 검사하는 F 비율은 다음과 같다.

$F_{3,150}$ on regression = 0.29/0.07 = 4.41, p< 0.05

$F_{3,150}$의 하단 숫자는 각각 모형의 df(예측인자의 수)와 오차항을 의미한다.

알기 쉽게 설명하자면, F 비율 회귀는, 예측인자에 대응하여 예측 변수가 변하면, 분산을 예측인자로부터 "설명할 수 있음"을 의미한다. 예측 점수 변화와 관계 없는 예측인자의 변화를 "설명할 수 없는" 또는 오차를 의미한다. 상대적으로 많은 설명할 수 있는 분산(F 비 분자)과 상대적으로 적은 설명할 수 없는 분산(F 비 분모)을 갖는 것이 목표이다. 모형의 df 항은 예측인자 변수의 수를 반영한다. 이 예에서, 제동 반응 시간을 예측하기 위해 3가지 변수를 사용하는 다중회귀분석은 0과 다른 경사를 갖는다(**그림 8-6**, $F_{\text{df numerator, df denominator}}$; F_{3150} = 4.41, p<0.05). 한편, 앞서 강조한 바와 같이, 0과 다른 예측선이 예측 모형이 정확하다는 것을 항상 의미하는 것은 아니다.

3 단계: 공산("설명할 수 있는") 분산의 정도 확인

이 예에서, R^2 = 0.08 이다(**그림 8-6** 참조). 이것은 나이, 중증도, 그리고 질병 진행 기간이 제동 반응시간과 단지 8%만이 상관관계에 있음을 의미한다. 위 가상 데이터 분석 예로부터 강조되는 현상은 다음과 같다. 통계적으로 유의한 모형(통계적으로 유의한 이변량 상관계수와 마찬가지로)이 경사도 0과 다를 수는 있지만, 그것이 예측인자 변수와 예측 결과에 대해 확연한 설명할 수 있는 분산을 반영하지는 않는 현상이 그것이다. 공유된 분산의 양(R^2)이 치료사로 하여금 예측모형의 정확성을 결정하는 데 도움을 줄 것이다. 불행하게도, 우수한 예측모형을 내기 위해 얼마나 많은, 설명 가능한 분산(explained variance)의 양이 필요한지에 대해 널리 인정되는 규칙이 없다. 어떤 예측 법칙을 임상 치료실에서 적용하기 위해서는, 환자와 그 환자의 환경에 대한 특성에 대한 임상적 판단이 필요하다.

각 예측인자의 기울기는 예측 방정식에 영향을 준다

기울기의 영향이 기울기 = 0과 다른지를 결정한다. t 점수와 기울기 영향이 0과 다른 확률

NCSS

종속변수: 제동 반응시간(초)

회귀 방정식 영역

독립변수	**회귀계수 b(i)**	**표준오차 sb(i)**	**검정(HO: B(i) = 0)에 대한 T값**	**확률 수준**	**5%에서 거부 H0**
절편	0.3327	0.1228	2.710	0.0075	Yes
연령	0.0045	0.0018	2.546	0.0119	Yes
Hoehn_Yahr 단계	0.0664	0.0294	2.259	0.0253	Yes
PD_기간_yrs	−0.0094	0.0075	−1.254	0.2119	No

p>0.05, 기울기 = 0과 통계학적으로 다르다

유의한 예측인자 p<0.05

A

각 예측인자의 기울기는 예측 방정식에 영향을 준다

기울기의 영향이 기울기 = 0과 다른지를 결정한다

SPSS

계수ᵃ

모형	비표준화된 계수		표준화된 계수	T	Sig.	VIF
	B	표준오차	베타			
1(상수)	.333	.123		2.710	.008	
Hoehn_Yahr 단계	.066	.029	.201	2.259	.025	1.287
연령	.005	.002	.203	2.546	.012	1.041
PD_기간_yrs	−.009	.008	−.111	−1.254	.212	1.276

a. 종속변수: 제동 반응시간

유의한 예측인자 p<0.05

p>0.05, 기울기 = 0과 통계학적으로 다르다

B

예측모형

C

제동 반응시간(초)= (연령*0.005) + (Hoehn_Yahr*0.066) + (PD_기간_yrs*−0.009) + 0.3327

그림 8-7 다중 선형회귀 분석으로 예측 모형에 대한 각 예측인자의 기여도를 분석한 것이다. (A) NCSS 산출. (B) SPSS 산출. (C) 통계 산출에서 나온 예측 모형. 약어: PD는 파킨슨 질환, B 혹은 b(i)는 회귀계수(예측선에 대한 기울기의 영향), t는 예측선에 대한 기울기 영향의 t 검정, "Sig.는 유의 수준 혹은 기회에 의해 발생하는 확률, VIF는 분산팽창요소, 상수는 예측선의 Y 절편.

어떤 예측인자 변수는 다른 것들에 비해 더 중요할 수 있는가?

심지어 확연한 R^2을 가진 통계적으로 유의한 예측 모형이라 할지라도, 그 모든 예측인자가 결과 예측에 동등하게 기여하는 것은 아니다. 각각의 예측인자가 최적다중 회귀선(multiple regression line of best fit)의 종합적인 기울기에 이상적으로 기여하는 것이다(회귀 계수; **그림 8-7** 참조). 그러나, 일부 예측인자 변수는 다른 변수보다 더욱 경사도에 영향을 미친다(그러므로 결과 예측에까지 영향).

그림 8-7에 예측 방정식이 나타나 있고, 또한 유의한 예측인자 변수를 보여 준다. 이 예에서, 환자의 나이와 중증도(Hoehn and Yahr stage)가 초 단위로 측정된 제동 반응시간에 대해 통계적으로 유의한 예측인자인 반면, 질병 진행 기간은 그렇지 않다. 유의한 예측인자는 회귀계수, 또는 "slopelets"(종합 최적선에 대한 기울기 영향)을 갖게 되는데, 이들의 값은 0이 아니다. 각각의 slopelet에 대한 유의성은 t-점수(t-score)로 평가된다(이후에 설명). 각각의 예측인자 변수는 종합 예측선을 만들어내기 위해 다른 예측인자 변수와 합쳐지는

slopelet를 지닌다. 따라서, 주어진 예측인자 변수에 대한 slopelet가 통계적으로 유의하다면, 이것은 그 변수의 종합 예측선의 경사에 대한 영향이 >0 임을 단순히 의미하는 것이다.

모형의 최적 예측인자를 구하고자 하는 임상 연구원들은 다음과 같이 하면 된다:

- t-점수에 중점을 둔다. 이 경우의 t-점수는 일종의 z-점수이다. t-점수는 다음과 같은 비율로 만들어진다.

$$\text{t 점수 회귀} = \frac{\text{기울기 계수} - 0}{\text{SE 기울기 계수}} \qquad \textbf{방정식 8-6}$$

통계 소프트웨어 출력 시 회귀 계수가 B 또는 b(i)로 표기되고(**그림** 8-7 참조), SE는 회귀 계수의 표준 오차(standard error)이다(표준 오차에 대한 복습을 위해 4장 부록을 참조한다).

방정식 8-6은 다음과 같은 질문에 대한 답을 제공한다는 것을 기억하라: 종합 예측선의 기울기에 대한 이 예측인자의 영향이 0보다 큰가? 이 예에서는, 나이가 가장 큰 t-점수 절대값을 지니는데, 이는 $p<0.05$ ($|t| = 2.56$, $p = 0.01$; 절편값 p는 무시된다)의 확률에서 통계적으로 유의하다. t-점수의 부호는 연관성의 방향을 의미한다(+는 직접 관계, −는 역관계). 이와 반대로, 년 단위의 파킨슨병 진행 기간은 제동 반응시간에 대해 통계적으로 유의한 예측인자가 아닌데, 그 이유는 그것의 종합 예측선에 대한 영향이 0과 별반 다를 것이 없기 때문이다($|t| = 1.254$, $p = 0.2119$)[c]. 각 예측인자가 서로 다른 단위를 갖기 때문에, 순수한 형태의 경사 영향 크기(**그림** 8-7 참조, NCSS의 "b(i)", 또는 SPSS의 "B-Unstandardized Coefficients" 아래의 숫자 열)는 종합 모형에서 각 예측인자 값을 비교하는 데 사용될 수 없다. 일부 통계 소프트웨어는 베타 가중(beta weights)를 보고하는데, 이는 표준화된 계수이다(**그림** 8-7B 참조).

다중공선성 검사와 회귀 ANOVA의 예측선 경사 > 0 검사를 통과한 예측 모형의 가장 중요한 예측인자를 파악하는 일은 회귀분석에 깊이와 상세함을 더해 준다. 모형에 대한 각 예측인자의 영향 평가는, 예를 들면, 환자에게 행하는 임상 검사의 수를 감소시키는 것과 같은, 최적의 최소 예측인자를 알아내고자 할 때 유용할 수 있다. 한편, 실제로는, 결과를 예측하기 위해 예측 모형이 전체적으로 적용된다. 다시 말하면, 예측 모형에 포함된 모든 변수들은, 그것이 다중공선성 검사와 회귀 ANOVA 검사를 통과했다면, 예측선 경사에 대한 그 변수들 각각의 영향에 관계 없이, 결과 예측에 포함된다는 것이다. 만약 보다 적은 예측인자 모형이 필요하다면, 다중공선성과 회귀선 기울기에 대해 새로운 모형을 조정하고 재검사하는 일은 임상 연구원들의 몫이다("Selection of the Best Predictors(최적 예측인자 선택)" 단락 참조).

예측하기 (Making the Prediction)

임상 직무 보완을 위해 사용되는 우수한 예측 모형의 가치는 초기 평가 시 주어지는 환자 상태에 대해 타당한 결과 예측을 하는 능력에 달려있다. 예를 들면, 연습 데이터 목록은 다음과 같은 형태를 갖는 예측 모형을 만들어 낸다:

가상 데이터를 사용한 제동 반응 시간 예측[d]

$$\hat{y} = m_1x_1 + m_2x_2 + \cdots + b$$
$$= 4.54085618267474E-03 * \text{연령} +$$
$$6.64306193675109E-02 * \text{Hoehn Yahr 단계} +$$
$$-9.42193098804128E-03 * \text{PD\_기간\_yrs} +$$
$$0.332702300495548$$

위 식에서, $\hat{y}$ = 예측된 제동 반응 시간, m = 각 변수의 기울기에 대한 영향, 그리고 b는 y절편이다.

76세의 새로운 가상 환자가 치료실에 들어온다. 그는 8년 전에 파킨슨병을 진단받았고, Hoehn and Yahr Severity Scale의 2단계이다. 그의 제동 반응시간 예측 시간은 초 단위로 얼마인가?

$$\text{예측 제동 반응시간}^{e} =$$
$$4.54085618267474E-03 * (76 \text{ years}) +$$

c 각 예측인자의 회귀 기울기 영향의 t 값에 대한 통계 자유도는 n-1 이다. 이 실증에서, 총 154명이 있기 때문에 n-1인 자유도는 153이다. 부록 B(**표 B-2**)의 주요 표에 들어가고, p=0.05에서 양측 검정의 t 값은 ±1.96이다. n이 크기 때문에, p=0.05에서 양측 검정의 이 주요 값은 임계 z 점수와 동일하다.

d 통계 소프트웨어에 기록된 숫자는 높은 정확성을 가진다. 조작할 수 있는 숫자에 대한 독자의 관심에 맞게 소수점 이하 2자리의 수치에 음영을 표시한다. 소프트웨어의 예측 모형을 사용할 때, 처리를 위해 엑셀 스프레드시트에 방정식을 복사하여 붙이는 것을 권장한다. 모형은 지수 형태의 계수로 보고된다. 이것은 방정식의 형태를 바꾸지만, 내용을 바꾸지 못한다.

e 계산을 수행할 때, 숫자만 기입한다(예, 76살을 기입하지 않고, 76만 기입한다).

6.64306193675109 E − 02 * (2 points) +
− 9.42193098804128 E − 03 * (8 years) +
0.332702300495548

예측 제동 반응 시간 = 0.74 초

예측 방정식이 통계 소프트웨어로부터 만들어졌고, 엑셀 spreadsheet에 복사될 수 있다는 점을 기억하라. 새로운 환자의 예측인자 값이 변수 이름에 대입되고, 계산이 이루어지면 이 환자에 대한 제동 반응 예측 시간이 구해진다(0.74 초).

선형회귀 예측은 유용한가?
(Is the Prediction From Linear Regression Useful?)

가상의 파킨슨병 환자들의 제동 반응 시간 예측을 위한 다중선형회귀 예로부터 다음을 알 수 있다:

- 상충되는 "상관관계의" 변수를 제거함으로써 다중공선성이 주어졌다.
- 모형의 기울기 (예측 방정식 또는 최적선)는 기울기 = 0과 다르다.
- 다중 R^2 = **8%**이다.
- 새로운 가상 환자의 나이, 중증도, 그리고 질환 진행 기간이 방정식에 대입되어 초 단위의 제동 반응 시간을 예측할 수 있다.

그러므로, 비록 종합 예측 방정식이 다중공선성의 우세함과 관계 없고, 0과 다른 기울기를 갖지만, 예측인자와 종속 측정값 사이의 설명할 수 있는 분산의 양은 매우 작다. 이것은 예측이 정확하지 않을 수 있음을 의미하는데, 그 이유는 각 독립변수 값이 변함에 따라 종속변수(제동 반응 시간) 값의 변화에 강한 상관관계가 없기 때문이다.

선형 예측 모형을 이용한 최적의 최소 예측인자 선택
(Selection of Best Minimal Set of Predictors Using Linear Prediction Models)

회귀분석은 그 어떤 결과에 대해서도, 최적의 최소 예측인자 선택을 위한 도구로 사용될 수 있다. 재활치료 논문에 전향과 후향 단계적 과정(9장에서 다루어짐)을 포함한 여러가지 다양한 변수 선택을 위한 접근이 명시되어 있다. 그러한 과정이 잘 알려지고, 널리 이용되지만, max R_2 과정이 최선의 선택으로 알려져 있다("all possible regressions(모든 것이 가능한 회귀)"라고도 불린다). 동시에 15가지 또는 그보다 적은 예측인자 변수가 평가될 경우, 이 과정은 최소 예측인자를 가진 최적의 모형을 식별해 준다(예. R_2가 고정되고 예측인자의 합이 예측능력을 개선시키지 않는 모형). 9장에 예측 모형을 사용한 변수 선택이 명시되어 있다. 이 장의 주요 쟁점은, 변수 선택 과정에 관계 없는, 주어진 변수에 대한 회귀 모형의 해석이다. 선형 모형을 위한 예측인자가 일단 선택되면, 가장 중요한 예측인자를 알아내기 위해 t-점수가 사용될 수 있다(그림 8-7).

로지스틱 회귀분석: 개요 양분적인 임상 결과 예측
(Logistic Regression: Overview Predicting Dichotomous Clinical Outcomes)

로지스틱 회귀분석은 선형회귀분석으로부터 만들어진 예측모형(그림 8-1 참조)과 개념적으로 유사한 예측모형을 만들어낸다. 다만 그 예측은 다음과 같은 특성을 갖는다.

- 그 예측은 이분적인 결과에 중점을 둔다(예. 목표 조건의 존재 유무)
- 그 예측은 교차비 (odds ratio)를 사용하는 예측 위험도를 만들어 낸다(예. 특정한 상태와 증상을 가진 환자가 실제로 목표 조건을 가질 위험도는 무엇인가?).

데이터 목록의 목표와 기준 조건을 알아내는 일은 일반적으로 다음과 같은 표기로 구해진다: 0 = 기준 조건,

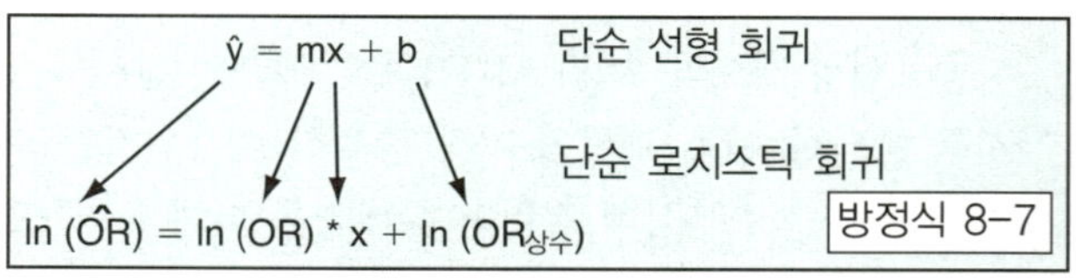

그림 8-8 단순 선형회귀의 아날로그(위쪽)와 로지스틱 회귀 방정식(아래쪽). 약어: OR는 교차비, x는 예측 점수, y는 연속 결과 측정, m는 기울기 계수, b는 선형 회귀 예측선의 y 절편, ln(OR)는 로지트, ln는 자연 로그. 로지스틱 회귀의 상수는 b와 유사하지만, 로지스틱 회귀는 최적의 적합도선을 가지고 있지 않다(예측은 이분적이고, 연속선을 만들지 못한다).

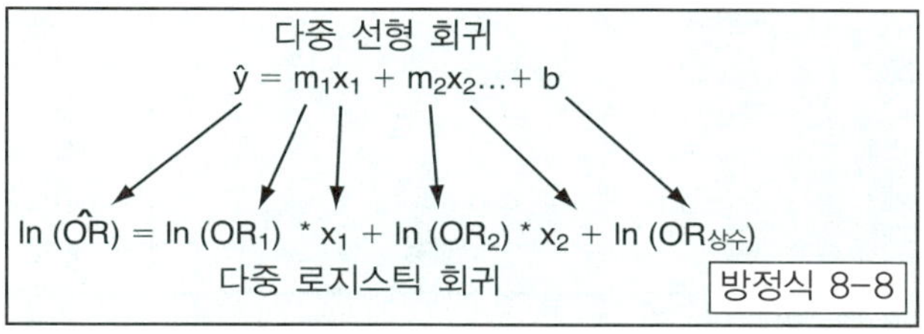

그림 8-9 다중 선형회귀를 위한 일반 공식(위쪽)과 다중 로지스틱 회귀 방정식(아래쪽). 약어: 그림 8-8 참고.

1 = 목표 조건. 한편 위 용어는 기준(예. 장애도 발생 = “아니오”)과 표적(예. 장애도 발생 = “예”)으로도 정의된다. 로지스틱 회귀분석 방정식은 환자가 목표 집단에 속하는 가능성을 예측하기 위해 고안되었다.

단순 로지스틱 회귀분석의 예측 방정식 형태는 단순 선형회귀 분석의 그것과 유사하다(**그림 8-8** 참조). 한편, 단순 로지스틱 회귀분석에서는 결과 변수가 예측된 교차비의 자연로그이다(logit라고도 불린다).

다중 로지스틱 모형의 일반적인 형태는 다중회귀 예측 방정식과 유사하다(**그림 8-9** 참조). 위 모형 모두가 단일한 결과 측정값을 예측하기 위해 다수의 독립변수를 사용한다. 앞서 강조한 바와 같이, 선형회귀분석 모형의 결과는 대부분 연속 변수인 반면, 로지스틱 회귀분석 모형의 결과는 이분적인 결과이다.

다중 대 단순 로지스틱 회귀분석
(Multiple Versus Simple Logistic Regression)

다중 로지스틱 회귀분석의 주요 특성은 단순 로지스틱 회귀분석의 그것과 같다. 두 통계 분석의 공통점은 다음과 같다:

- 단일한 예측성 이분적 결과(종속 변수) 생성
- 목표 조건(예. 직업으로의 복귀)과 기준 조건(예. 직업으로 복귀하지 못함)의 구분[f]
- 예측 방정식의 결과로서 로지트(logit)(예측된 교차비의 자연 로그)를 활용
- 예측 확률(확률로 변환된 로지트)이 50%보다 클 경우, 환자가 목표 조건을 갖거나 목표 집단에 속하게 되는 결정 규칙을 갖는다.

다중 로지스틱 회귀분석과 단순 로지스틱 회귀분석의 주요 차이점은 다음과 같다:

- 다중 로지스틱 회귀분석 방식은 하나보다 많은 예측(독립) 변수를 사용한다.
- 다중 로지스틱 회귀분석 모형에서는, 통계 소프트웨어로부터 생성된 교차비가 나머지 예측인자에 대해 “조정”되거나 통제된다.

로지스틱 회귀분석에 있어서, 환자가 목표 집단 또는 조건 집단에 속할 확률을 예측하는 통계적 중심(statistic central)은 교차비(OR)에 기초한다.

교차비란 무엇인가?
(What is an Odds Ratio?)

교차비는 위험도를 측정하는 통계이다[g]. 예를 들면, sarcopenia(근육감소증)를 가진 사람들과 정상적인 근육을 가진 사람들의 지표와 비교했을 때, 신체적 장애의 위험도는 3.03(95% CI; 1.21–7.61)이었다. 이것은 sarcopenia를 가진 사람들이 그렇지 않은 사람들에 비해 장애를 가질 확률이 3배에 달한다는 것을 의미한다.

95% 신뢰도 구간은, 이를 다른 환자들에게 적용했을 경우에도 이론적으로 같은 결과가 나오게 될 교차비의 범위를 의미하는데, 이는 표본 오차를 설명할 수 있게 한다. 교차비에 대한 95% CI에서 숫자 1이 발생할 경우, 그 교차비는 위험도에 대한 유의한 예측인자가 아니다. 1의 OR을 CI에서 제외시키는 이유는, 연구가 반복됨에 따라 OR의 참 값이 1이 될 수 있기 때문이다. 다시 말하면, 점 추정치의 크기에 관계 없이, 근육감소증을 가진 사람이 그렇지 않은 사람에 비해 목표 조건(이 경우에서는 장애도)을 가질 가능성이 단지 1배라는 것이다. 만약 OR이 1이라면, 그러한 OR의 발견은 예측을 빗나가게 하는 데 아무런 위험을 제공하지 않는다.

교차비는 2×2 분할표 또는 단순 로지스틱 회귀분석을 사용하여 계산할 수 있다. 분할표가 사용될 경우, OR은 다음과 같이 계산된다.

[f] 표적 상태와 기준 상태의 디자인은 임상가의 결정권에 있다. 각 상태가 확인된 다음, 모형은 표적 상태를 예측한다.

[g] 교차비는 후향 사례- 통제 실험 디자인에서 노출된 사람과 비노출된 사람의 질환 가능성(odds)을 결정하는데 대개 이용된다(Motulsky 1995). OR는 2 치료 상태 사이의 효과 크기의 측정으로서 이용된다(Sim 등, 1995).

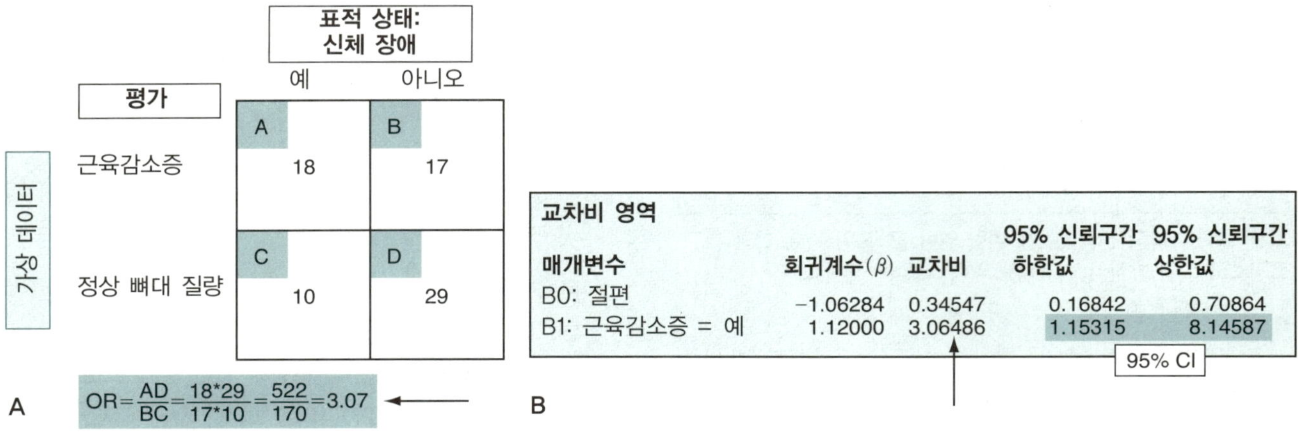

그림 8-10 (A) 가상 환자의 가상 데이터를 이용한 비조절된 교차비(추정값)의 수기 계산. (B) 비조절된 교차비와 95% CI의 양쪽 추정값을 포함한 통계 소프트웨어 산출. 변수(절편)는 모형에서 상수로 이용된다. 회귀계수는 교차비의 자연 로그이다. 화살표는 각 계산 방법에 대한 OR 추정값을 강조한다. 약어: OR는 교차비. 가상 환자 결과의 데이터 목록은 DVD의 "8장-Simiple Logistic regression"에 있다. NCSS 2007 버전으로 수정되었다.

$$\text{교차비} = \frac{AD}{BC} \qquad \textbf{방정식 8-9}$$

위 식에서 A에서 D까지의 글자는 2×2 분할표의 기본 표기 글자와 같다(2장, **그림 2-1** 참조).

가상 환자와 가상 데이터를 사용한, 근육감소증을 가진 환자들의 장애 발생 위험도의 점 추정치를 계산하기 위한 2×2 분할표가 **그림 8-10A**에 나타나 있다. OR에 대한 95% CI를 계산하는 가장 손쉬운 방법은 통계 소프트웨어를 사용하는 것이다(**그림 8-10B**).

목표 조건에 대한 단일 예측인자가 존재할 경우(예. 장애도 발생을 예측하는 근육감소증 존재 유무), 교차비는 보정되지 않는다. 이것은 위험도 추정을 하는 데 다른 어떤 인자도 고려되지 않음을 의미하고, 따라서 OR은 그 어떤 부가적인 임상적 변수나 인구통계적 변수에 대해서도 보정되지 않는 것이다.

보정된 교차비란 무엇인가?

보정되지 않은 교차비와 마찬가지로, 보정된 교차비는 위험도 추정치이다. 로지스틱 예측 모형에 다수의 예측인자가 포함될 경우, 각 예측인자에 대해 교차비가 만들어진다. 한편, 이러한 교차비는 보정되는데, 이는 모형의 모든 나머지 예측인자에 대한 위험도 추정치를 수정하기

표 8-1 가상 환자의 가상 데이터(강조된)에서 장애에 영향을 주는 위험 요소로서, 근육감소증에 대한 비조절된 교차비(A)와 연령 조절된 교차비(B)의 비교

교차비 영역(기준 집단: 장애 = 없음)					
	매개변수	회귀계수 (B 또는 β)	교차비: 지수(B)	95% 신뢰구간의 하한값	95% 신뢰구간의 상한값
(A) **비조절된 →**	B1: (근육감소증 = 예)	1.1218	**3.07**	1.15502	8.16304
	B1: 연령	−0.05151	0.94980	0.87143	1.03522
(B) **조절된 →**	B2: (근육감소증 = 예)	1.02006	**2.77**	1.02433	7.50879

교차비의 비교를 위해 NCSS 산출이 편집되었다. 이런 비교를 만들기 위해, DVD에 있는 NCSS와 SPSS에서 사용될 수 있는 "8장-Adjusted OR" 데이터 목록을 사용한다. 2개의 운영이 필요하다; 처음에는, 장애 예측인자로서 근육감소증만을 운영하고, 그 다음 연속 예측인자 변수로서 연령을 모형에 첨가한다.

위함이다. 예를 들면, 자가 식사 능력의 예측인자로서 나이와 상지 기능 점수를 고려해 보자(적합 대 부적합). “상지 기능”에 대한 예측인자 변수의 교차비는 환자의 나이에 대해 수정된다. 다시 말하면, 나이가 상수로 고정될 경우, 상지 기능에 대한 교차비는 부적합한 자가식사 능력을 반영하게 된다. 위 예에서, 보정된 교차비의 의미를 편리하게 기억하는 방법은, 자가식사 능력의 예측인자로서 상지 기능의 기준에 대한 교차비를 결정하기 전에, 같은 나이를 지닌 환자들을 생각해 보는 것이다. 나이가 모형의 나머지 변수가 되도록 이러한 과정이 연장되고, 그럼에 따라 나이에 대한 교차비는 기준선 상지 기능의 기준에 대해 수정된다.

일반적으로 보정된 교차비는 보정되지 않은 교차비보다 더 크게 마련인데, 이는 보정되지 않은 값이 최소한 하나 이상의 추가적인 예측인자 변수의 통제를 반영하기 때문이다. 만약 **그림 8-10A**에 나타난 연습 데이터 목록에 나이가 추가된다면, 장애도 예측에 영향을 미치는 근육감소증에 대해, 보정된 교차비가 감소되었음을 알 수 있다(보정되지 않은 OR = 3.07에서 보정된 OR = 2.77; **표 8-1**).

실습: 단순 로지스틱 회귀분석 (Demonstration: Simple Logistic Regression)

이 예에서, 74명의 가상 환자가 신체적 기능을 알아보기 위해 근육감소증과 장애도의 초기 평가를 받았다. **그림 8-10A**에서와 같이, 장애도와 근육감소증 유무에 대해 가상 환자가 분류되었다.

로지스틱 회귀분석은 목표 조건과 기준 조건에 대한 명확한 정의를 요구한다. 이 예에서, 목표 조건은 “장애도 = 예”이고, 기준 조건은 “장애도 = 아니오”이다. 이것은 로지스틱 회귀분석 모형이 예측인자 변수(근육감소증)의 존재 유무에 따라 환자가 장애도를 가질 확률을 결정하게 됨을 의미한다. 예측인자는 1 = sarcopenia 와 0 = no sarcopenia로 표기된다.

이분적 결과에 대한 예측

이 연습을 위한 단순 로지스틱 예측 모형은 다음과 같다.

근육감소증이 있거나 없는 가상환자의 장애도 예측 모형 = YES (목표 조건)

$$\ln(\hat{OR}) = \ln(OR)^{*}x + \ln(OR_{constant})$$

$$1.12000224758764^{*}(1) + (-1.06284383375115)$$

Sarcopenia code = 1 = “Condition Present”

⇓

$$= 1.12000224758764^{*}(1) + (-1.06284383375115)$$

$$= 0.057$$

예측된 odds로 OR의 예측된 자연 로그 변환은 다음과 같다.

$$\text{예측된 가능성} = e^{(\text{logit})} \qquad \textbf{방정식 8-10}$$

위에서 “e”는 자연로그의 밑수이다[h].

이 예에서 근육감소증이 있을 경우 장애도가 생길 수 있는 예측된 가능성은 다음과 같다.

비디오 교육 8-2

통계 소프트웨어를 이용한 단순 로지스틱 회귀

적용:

- 가상 환자의 가상 데이터를 설정함에 있어 단순 로지스틱 회귀 분석을 계산하기 위해 통계 소프트웨어를 어떻게 사용하는지를 알아보고, 로지스틱 모형을 이용하여 그 분석에서 만들어진 환자 분류의 예측을 어떻게 만드는지를 알아보고, 또 적합도(예측 환자 분류가 환자의 실제 분류에 얼마나 잘 해당하는지)를 어떻게 평가하는지를 알아본다.

실증 데이터:

- 8장-Simple Logistic regression.**SO**(NCSS)
- 8장-Simple Logistic regression.**Sav**(SPSS)

단계:

1. 디스크를 열고, 본 장을 찾는다.
2. 비디오 교육 8-2: 임상 결과 예측: Logistic regression을 선택한다.
3. 먼저 통계 소프트웨어를 이용하여 분석을 어떻게 운영하는지를 확인한다. 엑셀 안의 환자 분류를 예측하는 로지스틱 모형의 사용을 확인한다. 비디오가 단순 로지스틱 회귀를 실증하는지를 체크한다.

소프트웨어:

1. 여러분의 컴퓨터에 NCSS나 SPSS의 통계 소프트웨어나 엑셀이 깔려 있는지를 확인한다.
2. 여러분이 인스톨한 통계 소프트웨어를 위해 적절한 데이터를 이용하여 비디오에 있는 분석을 운영한다.

표 8-2 로지스틱 모형을 적용할 때, 임상 평가 대 표적 상태의 예측 상태와 표적 상태의 실제 존재를 비교하기 위해 가설 데이터를 이용한 적합도 분할표

관찰된 장애의 실제 존재 대 예측 존재에 대한 분류표				
가상 데이터				
		예측 결과		
	실제	장애 없음	장애 있음	합계
임상 평가	장애 없음	29	17	46
	장애 있음	10	18	28
	합계	39	35	74
	정확하게 분류된 백분율 = 63.5%			

그림 8-10A에서 나온 데이터. 강조된 칸은 실제 장애와 예측 장애 사이의 동의를 의미한다. 출력은 NCSS 2007 버전에서 나온 것이다.

$$예측\ 가능성 = e^{x} = e^{0.057} = 1.06$$

소수점 아래 그늘진 큰 숫자는 예측 정확성을 향상시키기 위해 필요하다. "이분적" 예측을 만들어내기 위해 예측된 OR을 확률로 변환시키는 것이 필수적이다:

$$확률 = \frac{odds}{odds + 1} \quad \text{방정식 8-11}$$

위 근육감소증 예에서 예측 가능성의 확률로의 변환은 다음과 같다.

$$확률 = \frac{1.06}{1.06 + 1} = 0.51\ or\ 51\%$$

양분적 예측에 대한 구분점(cut-point)는 50%이다. 주어진 환자에 대하여, 그의 예측인자 정보가 일단 예측인자 방정식에 대입되었을 경우(예. 근육감소증이 있음 "1", 또는 없음 "0"), 결과 확률이 50%보다 크다는 것은 환자가 목표 조건(장애)에 대해 "위험도 있음"에 가장 적합하게 분류됨을 의미한다. 만약 로지스틱 모형으로부터의 확률이 50%보다 작다면, 이는 환자가 "조건" 집단에 분류될 가능성이 높은 것을 의미한다(이 예에서는, 조건 집단은 "장애 없음").

h 과학 계산기에서, Key e^{x}는 자연 로그의 기준이다. 본 예에서 로지트로서 0.057를 기입하고, e^{x}의 키를 누른다; 이것은 1.06의 예측 가능성을 산출할 것이다. 스프레드시트 적용을 위해, 인용없이 빈 칸에 "Exp(logit) 기능"을 엔터한다. 이 실증에서, = Exp(0.057)도 예측 가능성을 산출할 것이다.

이 예에서, 확률로 변환된 이후 로지스틱 회귀분석 모형으로부터 만들어진 결과 확률은 52%이다. 따라서, 근육감소증을 가진 이 가상 환자는 장애의 위험도를 가질 가능성이 높다.

근육감소증 코드 = 0 = "Not present"

⇓

$$= 1.12000224758764^{*}(0) + (-1.06284383375115)$$
$$= -1.06$$

예측된 가능성으로 OR의 예측된 자연로그 변환은 다음과 같다.

$$예측\ 가능성 = e^{x} = e^{-1.06} = 0.35$$

예측 가능성의 확률로의 변환은 다음과 같다.

$$확률 = \frac{0.35}{0.35 + 1} = 0.26\ or\ 26\%$$

50% 법칙을 사용하면, 목표 조건을 가질 예측 확률이 50%보다 적기 때문에, 근육감소증이 없는 이 환자는 목표 집단에 속하지 않을 가능성이 높다는 것을 나타낸다.

표 8-3 Glasgow Coma Scale

행동	반응	점수
눈 뜨기	자발적	4
	말에 의해	3
	통증에 의해	2
	반응 없음	1
언어 반응	지남력 있음	5
	혼돈된 대화	4
	부적절한 말	3
	소리(이해하기 어려운)	2
	반응 없음	1
최상의 운동 반응	명령을 따름	6
	국소 통증	5
	굽힘-정상	4
	굽힘-비정상	3
	폄	2
	반응 없음	1
총 혼수 상태 점수	범위	3/15 – 15/15

출처: The Lancet, Vol. No 23;1(8017), Jennett B, Teasdale G. Aspects of coma after severe head Injury. p 878-881, 1977. Elsevier가 허용함.

표 8-4 **외상성 뇌손상을 가진 가상 환자의 가상 데이터를 이용하여 다중 로지스틱 회귀에서 나온 (A) 조절된 교차비.** GCS는 직장으로 복귀의 유의한 예측인자이다(강조된). (B) 모형의 모든 변수를 이용한 적합도

(A) 교차비 영역(기준 집단: RTW = 아니오)				
매개변수	회귀계수(B 혹은 β)	교차비 지수(β)	95% 신뢰구간의 하한값	95% 신뢰구간의 상한값
B0: 절편	−2.60436	0.07395	0.00986	0.55453
B1: 평균 인지 점수	−0.07270	0.92988	0.60202	1.43630
B2: GCS	0.31610	**1.37176**	**1.10565**	**1.70192**
B3: 평균 신체 점수	−0.17967	0.83555	0.50006	1.39611

(B) 분류 분할표				
		예측 결과		
	실제 RTW	아니오	예	합계
임상평가	**아니오**	26	15	41
	예	9	37	46
	합계	35	52	87
	%가 올바르게 분류 = 72.4 %			

산출은 편집되고, 라벨을 명확히 한다. 약어: RTW는 직장으로의 복귀. 기준 상태 RTW = 아니오. 예측 모형은 표적 집단을 예측한다. 그것의 RTW = 예다.

적합도: 이분적 예측은 유용한가? (Goodness-of-Fit: Is the Dichotomous Prediction Useful?)

예측 모형을 개발하는 연구에서는 환자를 모집한 다음 평가하기에 연구가 시작되기 이전에 환자들의 실제 상태를 알 수 있다(**그림 8-1** 참조). 로지스틱 예측 방정식의 임상적 가치는 환자 분류에 대한 실제 대 예측에 대한 정확도에 기반을 둔다. 그러므로, 실제와 예측된 결과에 대한 합의의 양이 로지스틱 분석으로부터 유도된 모형이 우수한 모형인지의 여부를 결정하게 된다.

이 예의 가상 연구를 시작하기에 앞서(**그림 8-10A**), 임상 평가로부터 얻은 분류가 완벽하지는 않다는 점을 기억하라. 17명의 가상 환자가 근육감소증을 갖고 있지만 장애가 없다(B칸). 게다가, 10명의 가상 환자가 정상적인 골격근을 갖고 있지만, 장애가 있음을 보인다(C칸). 이렇게 근육감소증과 장애 유무의 관계에 대한 결함이 관찰될 때, 현 시점에서의 질문은 다음과 같다. "환자 장애에 대한 실제 관찰이 그들의 예측된 장애 상태와 얼마나 제대로 비교되는가?"

얼마나 제대로 결과를 예측하는 모형인지를 결정하기 위해 통계 소프트웨어는 한 번에 한 환자씩 그 정보를 연구에 대입한다. 50% 법칙에 근거하여 각 환자에 대한 예측이 기록된다. 그 후, 환자의 실제 분류(목표 조건 유무에 관계 없이)가 예측된 분류와 비교된다(**표 8-2**). 적합도를 판단할 경우, 널리 인정되는 백분율 합의에 대한 크기는 없다. 따라서, 치료사들은 모형에서 제기되는 임상 문제의 전후 사정에 의한 통계 결과를 고려할 필요가 있다.

다중 로지스틱 회귀: 양분적 결과에 대한 다수의 예측인자 (Multiple Logistic Regression: Multiple Predictors of Dichotomous Outcome)

앞서 언급하길, 환자의 예후는 그 어떤 회귀분석에서도 단일한 예측인자 변수로 예측되는 경우는 드물다고 강조했다. 치료 성과 또는 치료 방법을 안내하는 항목으로 환자를 분류하는 것에 다수의 인자가 영향을 미치는 임상 현실은 모든 예측 모형에서 다수의 인자가 동시에 고려되어야 할 필요성을 제기한다. 단일한 이분적 결과에 대해 다수의 변수가 예측인자로 사용될 경우, 다중 로지스틱 회귀분석이 사용된다. 예를 들면, Benedictus 등은 외상성 뇌손상 환자들에 대해 연구하며 직업으로의 복귀에 대한 인지적, 행동적 손상의 영향에 대해 평가했다. 다중

비디오 교육 8-3

통계 소프트웨어를 이용한 다중 로지스틱 회귀

적용:

- 가상 환자의 가상 데이터를 설정함에 있어 다중 로지스틱 회귀 분석을 계산하기 위해 통계 소프트웨어를 어떻게 사용하는지를 알아보고, 로지스틱 모형을 이용하여 그 분석에서 만들어진 환자 분류의 예측을 어떻게 만드는지를 알아보고, 또 적합도(예측 환자 분류가 환자의 실제 분류에 얼마나 잘 해당하는지)를 어떻게 평가하는지를 알아본다.

실증 데이터:

- 8장–Multiple Logistic regression.**SO**(NCSS)
- 8장–Multiple Logistic regression.**Sav**(SPSS)

단계:

1. 디스크를 열고, 본 장을 찾는다.
2. 비디오 교육 8-3: 임상 결과 예측: Logistic regression을 선택한다.
3. 먼저 통계 소프트웨어를 이용하여 분석을 어떻게 운영하는지를 확인한다. 엑셀 안의 환자 분류를 예측하는 로지스틱 모형의 사용을 확인한다.

소프트웨어:

1. 여러분의 컴퓨터에 NCSS나 SPSS의 통계 소프트웨어나 엑셀이 깔려 있는지를 확인한다.
2. 여러분이 인스톨한 통계 소프트웨어를 위해 적절한 데이터를 이용하여 비디오에 있는 분석을 운영한다.

로지스틱 회귀가 그들이 행한 분석방법의 하나로 사용되었는데, 이는 예측된 결과 측정치가 이분적이었기 때문이다(직업으로의 복귀에 대해 "yes" 또는 "no"). 환자들이 가진 서로 다른 손상 중증도 수준을 위해 다음과 같은 예측인자가 포함되었다: 보완된 Glasgow coma 척도, 신체적, 인지적, 행동적, 그리고 사회적 후유증을 개별적으로 측정하기 위해 설계된 네 가지 척도.

다중 로지스틱 회귀분석 예

이 예에서, 선택된 독립변수가 직업으로의 복귀(Return to Work, "RTW")를 정확하게 예측할 수 있는지를 확인하기 위해 가상의 외상성 뇌손상 환자를 평가하였다. 이 예에서, 기준 조건 0 = 직업으로 복귀하지 못함이고, 목표 조건 1 = 직업으로의 복귀이다. 예측인자 변수는 아래와 같다.

- Glasgow Coma Score (GCS; **표 8-3**, 보다 낮은 점수는 보다 심한 중증도를 나타냄);
- 평균 신체 점수 (0–4, 4는 선택된 일상생활 동작에 대해 손상 없는 활동을 나타냄);
- 평균 인지 점수 (0–4, 4는 기억력과 시각 구분에 대해 4 손상 없는 인지력을 나타냄);

표 8-4A의 결과로부터, Glasgow Coma Score가 목표 집단(직업으로 복귀할 가능성이 높은 가상환자," RTW")에게 주어진 과제에 대하여 통계적 유의성을 보인 유일한 예측인자임을 알 수 있는데, 그 이유는 95% 신뢰도 구간에 숫자 1이 나타나지 않기 때문이다. RTW를 예측하기 위해 모든 변수가 사용될 경우, 로지스틱 예측 모형으로부터 72.4%의 경우만이 제대로 분류되었음이 **표 8-4B**에 나타나 있다. 이 예를 위해 통계 소프트웨어로부터 만들어진 예측 방정식은 다음과 같다.

표 8-5 **회귀계수를 계수의 표준오차로 나눔으로서 Wald 점수(z 값)를 이용하여 로지스틱 회귀 모형에서 유의한 예측인자 확인하기.** 노트: GCS는 가장 높은 Wald 점수의 절대값을 가지고, $p < 0.05$에서 통계학적으로 유의성을 가진다(강조됨).

매개변수 유의성 검정 영역 (기준 집단 : RTW = 아니오)					
매개변수	회귀계수 (B 혹은 β)	표준오차	Wald z 값 (β = 0)	Wald 확률 수준	교차비 지수 (β)
B0: 절편	−2.60436	1.02794	−2.534	0.01129	0.07395
B1: 평균 인지 점수	−0.07270	0.22183	−0.328	0.74311	0.92988
B2: 평균 신체 점수	−0.17967	0.26192	−0.686	0.49274	0.83555
B3: GCS	0.31610	0.11003	2.873	0.00407	1.37176

약어: RTW는 작장으로의 복귀, GCS는 Glasgow Coma Scale이다.

RTW 모형 = 예

(−.072701825794601*Cogntive_Score) +
(.316095226692772*GCS) +
(−.179670577605*Physical_Score) +
(.2.60435937758944)

이 방정식은 환자의 각 예측인자 변수의 점수가 주어졌을 때, 그 환자가 직업으로 복귀할 가능성을 예측한다. 예를 들면, 만약 환자가 다음과 같은 점수, 즉

평균 인지 점수 = 2,
Glasgow Coma 점수 = 8,
평균 신체 점수 = 1,

를 가질 경우, 이 환자가 목표 집단에 속할 확률은 0.40 또는 40%인 것이다.

= (−.07 * 2) + (.31* 8) + (−.17* 1) + (−2.60)

로지트	−0.40
예측 가능성	0.67
예측 확률	**0.40** ← or 40%

이것이 의미하는 것은, 위와 같은 임상 특성을 가진 환자가 직업으로 복귀할 확률은 단지 40%이며, 이는 "직업으로 복귀하지 못함"으로 분류되는 것이다.

이분적 결과의 어떤 예측인자는 다른 예측인자보다 더 중요한가? (Are Some Predictors of Dichotomous Outcome More Important Than Others?)

로지스틱 예측 모형의 가장 중요 변수 결정은 Wald 검사에 근거한다. 이 검사는 종합 예측 방정식에 각 예측인자의 영향을 평가하며, 일종의 z-점수(다중선형회귀분석에 대해 H_0:slope = 0의 t-점수 평가와 유사; **그림 8-7** 참조)이다. 가장 유의한 예측인자가 Wald 점수(**표 8-5**)에 대해 가장 높은 절대값을 지닌다. 이 경우, Glasgow Coma Score(GCS) Wald = 12.871이다. 0과 같은 이분적 예측에 GCS가 영향을 미칠 확률은 p = 0.004에서 매우 가능성이 낮으며, 이는 방정식에서 환자의 직업으로의 복귀(RTW)를 제대로 예측할 수 있는 유일한 예측인자로 사료된다.

로지스틱 예측 모형: 타당도 (Logistic Prediction Models: Validity)

로지스틱 회귀분석에 대하여, 그 다중공선성(multicollinearity)이 상관계수 행렬(correlation matrix)로 평가될 수 있다(Pearson product moment or Spearman Rank; 7장 참조). 서로 충분하거나 완벽한 상관관계를 갖는 동시에 예측 모형에 영향을 미치지 않는 낮은 Wald 점수를 갖는 예측인자 변수는 제거되는 것이 고려되어야 한다. 0의 기준에 대해 예측 방정식의 "기울기"를 판단하는 경우, 개념적으로 선형예측선이 존재하지 않는데, 그 이유는 로지스틱 회귀분석의 예측이 이분적이지, 연속적은 아니기 때문이다. R^2(독립변수에 의해 설명되는 종속변수의 편차 정도)을 로지스틱 회귀분석에서 사용하는 것을 추천하지 않은데, 그 이유는 그것이 로지스틱 예측 모형에 적용되었을 때 그 해석이 불분명하기 때문이다. 아직 통계학을 접하지 않은 이들을 위한 다른 검사 방법은 로지스틱 모형으로부터 정확하게 분류된 환자의 백분율을 사용하여 적합도(goodness-of-fit)를 평가하는 것이다(**표 8-2** 참조).

요약 (Summary)

- 회귀분석은 환자분류로부터 환자 치료결과를 예측하기 위해 사용된다.
- 선형회귀분석은 연속적인 결과 측정값을 예측한다.
- 로지스틱 회귀는 주어진 환자가 목표 조건을 갖거나 갖지 않을 확률을 예측한다 (이분법 결과).
- 두 경우 모두(로지스틱 또는 선형회귀)에서, 결과 또는 예측 변수가 종속변수이며, 예측 변수는 독립변수이다.
- 단일한 예측인자가 존재할 경우, 그 방법들은 단일 로지스틱 회귀 또는 선형회귀라고 할 수 있다.
- 다수의 예측인자가 존재할 경우, 그 방법들은 다중 로지스틱 회귀 또는 선형회귀와 관계가 있다.
- 이 책에서는, 선형회귀와 로지스틱 회귀에서 단지 하나의 종속(예측) 변수가 존재한다.
- 로지스틱 회귀에서 사용되는 예측 방정식은 다음의 특성을 지닌다.
- 환자의 특정 성향(예. 다양한 임상 평가에 대한 환자의 기능 점수)이 결과를 예측하기 위해 예측 방정식에 대입

된다(한 번에 한 가지씩).

- 확률 점수로 변환되는 교차비의 자연로그(logit라 불림)로 예측 결과가 나타난다.
- 0.50, 또는 50%보다 큰 확률은 환자가 목표 조건을 가질 가능성이 높음을 나타낸다.
- 예측 진단은 실제 진단과 비교되어 각 환자의 결과에 대해 예측 방정식이 적합도(goodness-of-fit)를 결정하게 된다.

연습 (PRACTICE)

1. Buatois 등의 연구에서, 그들은 지역사회의 노인 집단을 위한 재발성 낙상의 위험 모형을 보고했다. 모형의 일부가 **표 8-6**에 제시되어 있다. 제거된 이런 표에 제공된 정보로부터, 각 변수에 대한 재발성 낙상의 확률을 계산한다(도표의 각 행에 있는 각 변수는 표적 집단(재발성 낙상자) = 1과 기준 집단(비재발성 낙상자) = 0 으로서 단순 로지스틱 모형으로 치료된다).

   재발성 낙상의 확률

   낙상 병력 (코드 1) ______________________

   혼자 생활 (코드 1) ______________________

   약물 ≥ (코드 1) ______________________

   여성 (코드 1) ______________________

2. 표 8-6을 참고하여, 다중 로지스틱 회귀의 결과를 추정한다. 낙상 경험을 갖지 않고(코드 = 0), 남성(코드 = 0)이고, 누구와 함께 생활하고(코드 = 0), 4개 이상의 약을 먹는 사람(코드 = 1)을 대상으로 했을 때, 이 사람이 재발성 낙상을 할 확률은 얼마인가?

3. Ng 등은 뒤대뇌동맥 뇌졸중을 가진 사람의 재활 결과에 영향을 주는 임상적 특성을 후향적으로 평가했다. 저자들은 재활 후 입원에서 퇴원 때까지 기능적 독립의 변화(총 FIM 변화 점수)를 예측하는 다중 회귀분석을 사용했다[j]. 예측모형에 나타난 변수들은 **표 8-7**에 제시되어 있다. 어떤 독립변수가 입원에서 퇴원 때까지 재활 프로그램으로부터 총 FIM 점수의 변화에서 통계학적으로 유의한 예측인자로 발견되었는가? (예측선의 상수와 y 절편은 독립변수로 고려되지 않는다)

4. 초기 평가에서 퇴원 까지의 총 FIM 점수에서 임상적으로 최소한의 주요 차이는 22점으로 보고되어 왔다. 표 8-7을 참고하여, 여성 환자가 0점으로 코드화되는 것을 추정하고, 재활을 위해 병원에 입원한 날짜를 추정하고, 방해를 받고 머무른 날이 없으면(응급 시설로 일시적으로 이송된 적이 없는), 코드 = 0으로 했다.

   a. 방해를 받고 머무른 날 없이 재활시설에서 10일 머무른 뇌졸중 여성 환자가 입원 당시 총 FIM 점수가 90점이었을 때, 예측 FIM 변화 점수는 얼마인가?

   b. 예측 변화 점수가 유의한 임상 변화의 역치에 도달하는가?

   c. 만약 환자의 프로필 하나의 변수에서만 변화되었다면(방해받고 머무른 날 코드 = 1), 역 예측 FIM 변화 점수는 얼마인가?

[j] FIM은 13개의 운동 항목과 5개의 인지 항목으로 구성된 기능적 독립 측정을 점수화한 것이다. 각 항목은 다음과 같이 점수화된다: 완전 보조가 필요한 경우의 1점에서 완전 독립의 7점까지. 점수 범위는 18–126점으로서, 높은 점수가 다른 것에 비해 덜 의존적인 것이다.

표 8-6 다중 로지스틱 회귀에 의한 재발성 낙상의 예측을 위한 위험 모형

변수	회귀계수(표준오차)	P	교차비	95% 신뢰구간
낙상 병력(예)	1.55 (0.24)	〈 .0001	4.72	(3.00–7.43)
혼자 생활(예)	0.56 (0.24)	.021	1.75	(1.08–2.82)
약물(하루 4개 약물 이상)	0.51 (0.23)	.025	1.66	(1.06–2.60)
성별(여성)	0.48 (0.25)	.052	1.62	(0.99–2.65)
절편	−3.46 (0.24)			

출처: Buatois S, Perret-Guillaume C, Gueguen R 등. A simple clinical scale to stratify risk of recurrent falls in community-dwelling adults aged 65 years and older. Phys Ther 2010;90: 550–560, APTA가 허용함. 이 자료는 APTA에 저작권이 있고, APTA에 의해 허용된 생산이나 분배가 허용된다

표 8-7 FIM 점수에서 변화에 대한 다중 선형 회귀 분석 모형

변수	B^+	SE	t^+	p
상수	3.585	14.829	0.242	.810
성별	7.402	2.633	2.811	.006
재활에서의 LOS	0.279	0.089	3.148	.002
입원 당시의 총 FIM 점수	0.855	0.273	3.129	.002
입원 당시의 총 입원 FIM 점수(제곱근)	−0.007	0.002	−3.307	.001
방해된 머무름	−12.683	4.452	−2.849	.006

출처: Ng YS, Stein J, Salles SS, Black-Schaffer RM. Clinical characteristics and rehabilitation outcomes of patients with posterior cerbral artery stroke. Arch Phys Med Rehabil 2005; 86:2138–2143(Elsevier에 의해 허용됨). 약어: B는 비표준화된 기울기 계수, SE는 기울기 계수의 표준오차, t는 각 변수(Ho: 기울기 = 0)의 기울기 영향에 대한 t 점수, P는 확률.

5. Duke과 Keating는 수술 후 2주 때 이동과 보행의 독립에 대한 예후를 결정하는 예측 모형을 개발하기 위해 엉덩관절 골절 환자를 연구했다. 그들 로지스틱 예측 모형의 하나의 결과는 **표 8-8**에 제시되어 있다.

로지트 = −2.7411 + 3.6889(이분적 보행거리) − 2.0422(누운 자세에서 일어서기)

여기에서, 보행거리가 < 2m일 때 1점, > 2m일 때 2점으로 코드되었고, 누운 자세에서 일어서기는 최대 보조이나 악화되었을 때 1점, 중등도 보조나 좋아졌을 때, 2점으로 코드되었다. 로지트는 보행 독립에 대한 예측 교차비의 자연로그이다.

도우미는 엉덩관절 골절 수술을 받은 사람의 상대적인 예후를 알고 싶어 한다.

a. 2m 이상 걷지 못하지만 중등도 도움으로 누운 자세에서 앉기 자세를 취할 수 있는 가상의 환자를 대상으로 수술후 2주째 평가했을 때, 수술 후 2일째 이 환자가 독립할 수 있는 확률은 얼마인가?

b. 만약 5a의 환자가 2m 이상 걸을 수 있고, 중등도 도움으로 누운 자세에서 앉은 자세를 취할 수 있다면, 수술 후 2일째에 기능적 독립의 예측은 얼마인가?

표 8-8 엉덩관절 골절 환자의 수술 후 2일째 가동성의 로지스틱 회귀 분석

변수	OR	95% 신뢰구간	P	분류 정확도(%)
누운자세에서 앉기로의 이동(0-2, 3-6)	0.13	.02-.93	.04	86
보행거리(< 2m, > 2m)	40.00	4.12-398.47	.00	

출처: Arch Phys Med Rehabil 2002; 83, Duke RG, Keating JL. An investigation of factors predictive of independence in transfers and ambulation after hip fracture. pp 158-164(2002년 Elsevier에 의해 허용됨).
누운 자세에서 앉기로의 이동은 도움 척도의 7점 Iowa 수준(높은 점수는 더 독립적임을 의미한다)의 이용으로 측정된다.

참고문헌 (References)

1. Benedictus MR, Spikman JM, van der Naalt J. Cognitive and behavioral impairment in traumatic brain injury related to outcome and return to work. Arch Phys Med Rehabil 2010; 91:1436-1441.
2. Ng YS, Stein J, Salles SS, et al. Clinical characteristics and rehabilitation outcomes of patients with posterior cerebral artery stroke. Arch Phys Med Rehabil 2005; 86:2138-2143.
3. Duke RG, Keating JL. An investigation of factors predictive of independence in transfers and ambulation after hip fracture. Arch Phys Med Rehabil 2002; 83:158-164.
4. MRC CRASH Trial Collaborators, Perel P, Arango M, Clayton T, et al. Predicting outcome after traumatic brain injury: practical prognostic models based on large cohort of international patients. Brit Med J 2008; 336:425-429.
5. Black K, Zafonte R, Mills S, et al. Sitting balance following brain injury: does it predict outcome? Brain Injury 2000; 14:141-152.
6. Singh R, Pentland B, Hunter J, et al. Parkinson's disease and driving ability. J Neurol Neurosurg Psychiatry 2007; 78:363-366.
7. Goetz CG, Poewe W, Rascol O, et al. Movement Disorder Society Task Force Report on the Hoehn and Yahr Staging Scale: Status and Recommenda-tions. Movement Disorders 2004; 19:1020-1028.
8. Hoehn M, Yahr M. Parkinsonism: onset, progression and mortality. Neurology 1967; 17:1049-1055.
9. Hinze J. NCSS Help System. Kaysville, UT: NCSS, 2007.
10. Portney LG, Watkins MP. Foundations of Clinical Research: Applications to Practice. Princeton, NJ: Prentice-Hall, 2000.
11. Chien M-Y, Kuo H-K, Wu Y-T. Sarcopenia, cardiopulmonary fitness, and physical disability in community-dwelling elderly people. Phys Ther 2010; 90:1277-1287.
12. Jennett B, Teasdale G. Aspects of coma after severe head injury. Lancet 1977; Apr 23; 1(8017):878-881.
13. Buatois S, Perret-Guillaume C, Gueguen R, et al. A simple clinical scale to stratify risk of recurrent falls in community-dwelling adults aged 65 years and older. Phys Ther 2010; 90:550-560.
14. Beninato M, Gill-Body KM, Salles S, et al. Determination of the minimal clinically important difference in the FIM instrument in patients with stroke. Arch Phys Med Rehabil 2006; 87:32-39.

제 9 장

재활 중재의 반응자 파악

(Identifying Responders to Rehabilitation Interventions)

임상 질문 (Clinical Questions)

- 임상 결정 법칙은 무엇인가?
- 환자를 분류하는데 있어 임상 결정 법칙이 간병을 돕는 방식으로 사용될 수 있는가?
- 특정 재활치료에 대해 효과를 보일 가능성이 있는 환자(반응자)를 파악할 수 있는 방법이 있는가?

서문 (Introduction)

Beattie와 Nelson은 임상 예측 법칙(clinical prediction rule(CPR))을 다음과 같이 설명한다. 예측 법칙이란, 임상 결과의 특정 질환 또는 그 가능성에 대한 확률 (숫자로 표기)을 계산하기 위해 서로 연관된 임상 발견을 통합하는 과정이다. 임상적으로 중요한 정보의 대부분이 CPR 점수에 포함되어 있기 때문에, 임상적 효율성과 진단 정확성은 타당한 CPR을 사용함으로써 개선될 수 있다.

주된 CPR의 사용은 치료사가 다음과 같은 일을 하는 것을 돕기 위함이다.

- *진단하기*
- *예후 진단, 또는*
- *간병을 도울 수 있는 항목으로 환자 분류하기*

3장에서, 단일 진단 검사의 타당도는 민감도, 특이도, 그리고 공산비율을 사용하여 평가되었다. 진단 정확성은 검사후 확률을 사용하여 측정되었다. 실제로, 치료사들은 환자가 특정 진단, 예후, 또는 분류에 속하는 지를 알아내기 위해 단일한 임상 검사에 의존하기 보다는, 여러 가지 종합적인 검사에 자주 의존한다. CPR은 임상 결정을 돕는 다수의 검사 또는 임상 관찰을 통합함으로써, 단일 진단 측정을 사용하여 발생할 수 있는 잠재적 비정확성을 설명한다.

예측 법칙 대 결정 법칙

(Prediction Rule Versus Decision Rule)

최근에, 예측 법칙과 결정 법칙 사이의 차이점이 제기되었다.

임상 예측법칙은 결과의 확률을 의미하는 점수를 제공한다. 그러나, 예측법칙은 특정 임상 치료를 명령하지는 않는다. 한편, CDR은 지시적이며, 정확한 치료 활동을 명확히 추천한다.

심부 정맥 혈전 발생 확률을 결정하는 법칙과 Ottawa Ankle Rule을 비교함으로써 예측 법칙과 결정 법칙의 차이점을 설명할 수 있다. 심부 정맥 혈전 법칙은 표적 상태에 대해, "낮음", "보통", "높음"의 위험도 척도 점수를 제공한다. 이러한 분류는 임상 결정에 필요한 부속물로써 사용되지만, 환자가 어떤 지시를 따르거나 어떤 단계별 치료가 필요한 지를 강요하지는 않는다. 위 CPR의 가치는, 그 법칙을 통해 낮은 위험도(음성 혈액 검사도 함께 시행)로 진단된 환자들에겐 추가적인 검사가 필요하지 않음을 알 수 있게 되는 것이고, 그에 따라 비용과 환자 부담을 절감할 수 있다. 재활치료 전문가들에게, 위 CPR은 혈전 위험 요소에 대한 인식을 증가시키고, 치료사로 하여금 환자를 상급 기관으로 이송하여 잠재적 혈전을 관리하도록 하는 긴급성을 결정하도록 한다. 그러므로, 법칙의 사용으로 임상 판단은 향상되었지만, 그 법칙 자체는 특정 치료를 필요로 하는 것이 아니다. 한편, Ottawa Ankle 법칙은 부상한 환자의 고통/경직도 특성 성격에 따라 치료사로 하여금 특정한 중재(예. 발목과 발의 x-ray 찍기)를 하도록 지시한다. CPR이 환자 관리를 지도할 경우, 그것은 CDR이라 불린다.

실제 재활치료에서는, CPR은 질환의 존재 유무(예. 손목굴 증후군)를 예측하기 위해 고안되거나, 회귀분석을 통해 환자의 예후를 예측하기 위해 고안된다(8장). CPR로부터 만들어진 진단 또는 예후의 확률은 가장 큰 예측 값을 지닌 임상 징후와 증상에 근거한다. 이러한 상황에서는, 특정 치료에 대해 효과를 보이는 반응자를 파악하는 것은 중요하지 않다. 반면, CDR이 사용될 경우, 환자의 특정 치료 반응("responder"로 분류됨)을 예측하는 임상 특성에 기초하는 환자 분류에 초점이 맞춰지는데, 이것은 치료에 반응하지 않는 환자들의 치료와 차이점을 보이는 것이다.

Reilly 등은 예측 법칙으로부터 결정 규칙을 유도해 낼 수 있음을 지적한다. 한편, 임상 결정 유효화 과정(중재)은, 중재의 가치를 확인할 수 있는 효능 연구(무작위 통제 시도)와 체계적인 복습의 입증을 수반한다. 특정 결정 규칙의 이점에 대한 논의는 이 입문서의 범주를 벗어나는데, 그 이유는 임상 직무 기준에 대한 논의가 특수성과 정황에 맞는 실습 특이성이 필요하기 때문이다. 한편, 환자 관리 지도를 위한 CDR의 개발에 관한 근본적인 관점과 통계적인 개념이 이 책에서 다루어질 것이다.

임상 법칙의 필요성: 하나의 방법이 모든 환자에게 맞는 것은 아니다

(The Need for Clinical Rules: One Size Does Not Fit All)

재활치료 중재에 관하여, 치료사들은 종종 상반되거나 명확하지 않은 결과를 논문에서 찾아 볼 수 있을 것이다. 치료 효능 결과의 부정확한 결과에 대한 한 가지 잠재적 요인은, 임상 징후과 증상에 근거한 환자의 연관 집단 분류가 부족하기 때문이다. 예를 들면, 모든 뇌졸중 환자나 모든 요통 환자에게 똑같은 치료가 적용된다면, 특수한 환자 특성이 무시되고, 치료에 반응하는(효과를 보이는) 환자들이 그렇지 않는 환자들의 평균에 가려질 수 있다. 특수한 치료가 특수한 임상 특성을 가진 환자에게 맞추어져야 한다는 환자 분류 체계에 관한 논의가 여러 임상 연구원들에 의해 제기되었다(예를 들면, Scheets 등, Fritz 등, Maluf 등, Alonso-Blanco 등, 그리고 Cleland 등을 참조). 임상 법칙을 이용하여 환자를 특정 항목의 중재에 포함시킴으로써, 치료 계획의 개발을 이끌어내기 위한 것이 그 목적이다. 6장에서 언급된 바와 같이, 잘못된 환자의 분류(또는 분류하지 않는 것)는 치료 효과를 감소시킬 것이다. 그러나, 이러한 가정은 많은 분류 방안에 대하여 체계적으로 유효화 된 것은 아니다.

CDR 개발 단계: 개요

(Steps in Developing CDRs: Overview)

CDR을 개발하는 3가지 단계가 있다(**그림 9-1**). 일단, 치료사는 예측값이 존재하는 수용 가능한 인자 목록을 파악한다. 이러한 인자에는 병력에 관한 특정한 관점, 초기 평가 시 선택된 임상평가 도구에 대한 성과, 또는 환자가 결과에 갖는 기대감이 포함될 수 있다.

어떤 법칙이 치료실에서 사용되기 이전에, 일정한 범주의 경험을 가진 치료사들로 하여금 서로 다른 치료 환

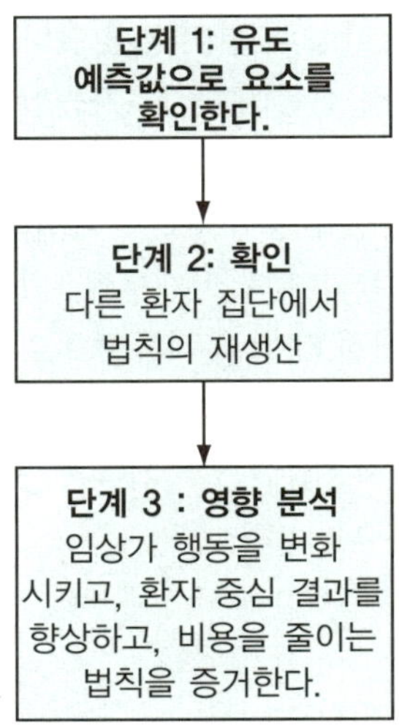

그림 9-1 임상 예측 법칙의 개발 단계. 이들 단계는 CDR의 개발에 적용된다. 단계 1은 본 장의 초점으로 강조된다(출처: Childs JD, C JA, Development and application of clinical predition rules to improve decision making in physical therapist practice. Phys Ther 2006; 86:122-131. 이 자료는 APTA에 저작권이 있고, APTA에 의해 허용된 생산이나 분배가 허용된다)

표 9-1 CPRs를 위한 타당도 수준

타당도 수준	타당도를 위해 수행되었던 것은?	임상 결정 법칙의 적절한 사용	타당도 강도
4	후향성 데이터베이스에서만 파생되지만, 유효할 경우도 있고, 유효하지 않은 경우도 있음.	그들이 임상적으로 적용될 수 있기 전에, 추가적인 평가를 필요로 하는 법칙.	약함
3	하나의 좁은 후향성 샘플에서만 유효한 경우.	연구 대상자가 임상가 시설의 사람과 비슷할 때, 임상가들이 조심스럽게 고려해야 하는 법칙.	↓
2	환자와 임상가의 넓은 스펙트럼을 포함한 하나의 큰 후향성 샘플에서 정확성을 실증하거나, 다른 것과 차이가 나는 몇몇 더 작은 시설에서 유효화한 경우.	그들의 정확성에 대한 신뢰를 가진 여러 시설에서 이용되는 법칙	↓
1	다른 모집단과 유익한 결과를 가진 임상가 행동의 변화를 실증하는 하나의 영향 분석에 있는 적어도 하나의 전향성 타당도	임상가 행동을 변화시킬 수 있고 환자 결과를 향상시킬 수 있는 다양한 시설에서 이용되는 법칙	강함

출처: McGinn T, Wyer P, Wisnivesky J, Devereaux PJ, Stiell I, Richardson S, Guyatt G. Chapter 17.4 Clinical prediction rules. Table 17.4. In Guyatt G, Rennie D, Meade MO, Cook DJ, eds. User's Guides to the Medical Literature:A Manual for Evidence-Based Clinical Practice. 2nd ed. New York: McGraw-Hill, 2008.

경에서 그것의 정확성을 검사하도록 함으로써 그것이 유효화 되어야만 한다. 유효성에는 4가지 단계가 있다(**표 9-1**). 1단계가 가장 큰 유효성을 나타내고, 4단계가 가장 낮다. 가장 큰 단계(1단계)에서의 유효성 과정은 다음과 같은 질문을 제기한다: 어떤 법칙이 치료사의 행동을 변화시키거나 환자의 치료 결과를 개선시키는가?

가장 높은 예측 값을 사용한 임상 법칙 유도
(Deriving Clinical Rules With the Highest Predictive Value)

최소의 최적 임상 예측인자를 유도해 내는 일은 매우 중요한데, 그 이유는 모든 과거 병력을 평가하고 모든 신체검사를 시행하는 일은 비효율적이며 부정확한 결과에 이르게 할 수 있기 때문이다. 잠재적으로 관계 있는 가장 넓은 범주의 임상 요인들을 파악함으로써 그 과정이 시작된다.

- *수용할 수 있는 수 많은 예측인자 (Comprehensive Pool of Predictors)* (**그림 9-2A**):
  유도 과정 초기에 모든 주요 예측인자가 포함된 것이 확실하도록 치료사들의 광범위한 정보 입력이 필요하다. 그 어떤 잠재적 측정값이라도 법칙에 포함되기 이전에 각 변수의 신뢰도가 수립되어야 한다. 특정 임상 검사가 적용되었을 경우에 환자의 기능수준에 대한 치료사들 간의 합의가 미약하다면, 무작위 오차에 의해 환자를 잘못 분류할 가능성이 커진다(치료사의 실력과 경험과 같은 인자는 환자 상태와 관계 없다; 6장 참조).
- *예측 수용력의 피상적 평가 (Cursory Evaluation of Predictive Capacity)* (**그림 9-2B**):
  임상 측정값의 예측 수용력을 평가하는 방법은 저자마다 다르다. 일부 경우에서는, 각 잠재적 예측인자에 대해 공산비율이 계산되었다. 검사 후 확률에 대해, 유의한 효과의 미결정 역치값에 점 추정치 크기의 도달 여부를 결정하는 것이 이러한 과정을 수행하는 목적이다(예. +LRs > 2; −LRs < 0.5). 다른 이들은 치료에 따른 반응도 또는 무반응도를 알아보기 위해 임상 측정값과 표준기준 사이의 통계적으로 유의한 연관성을 사용해 왔다. 또한, 여러 변수 pool에서 각 변수가 독립적으로 평가될 경우, 표적 상태 위험도를 추정하기 위한 비보정된 odds ratio의 크기와 중요성을 결정하는 목적으로 단순(단변량) 로지스틱 회귀분석이 사용된다(8장 참조). 이 단계에서 법칙에 포함되는 예측 능력의 주관적인 평가는 상대적으로 자유로운 표준을 따

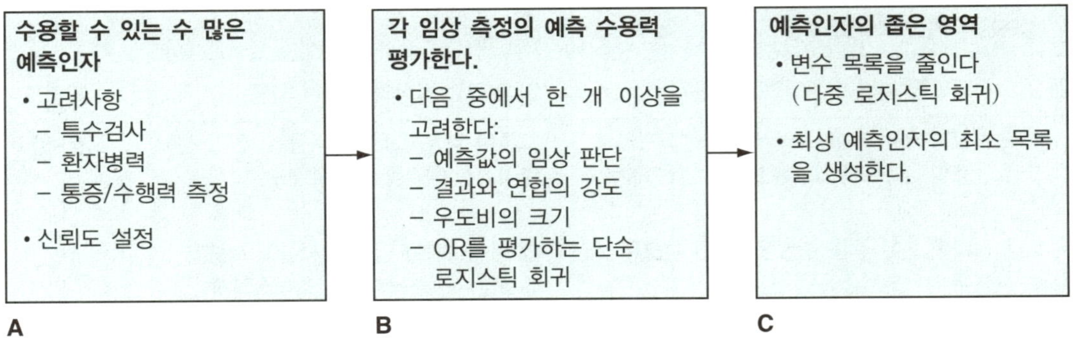

그림 9–2 임상 예측인자의 최상 최소 목록으로 임상 법칙을 유도하는 단계들. 약어: OR = 교차비.

른다(예. 0.05보다 큰 p값). 신뢰 구간의 사용은, 결과 예측에 대해 통계적으로 유의한 영향을 미치는 변수의 선택에 기반을 둔 기존의 법칙을 보완하고자 하는 치료사들에게 보다 많은 도움을 줄 수 있다.

- *예측인자 간추리기* (**그림 9–2C**):
  실질적인 예측값을 가진 인자의 부분집합을 구하기 위해 수용 가능한 여러 변수(comprehensive pool of variables)가 손질된다. 예측 법칙을 유도하기 위해 변수를 골라내는 최종단계는 다중 로지스틱 회귀분석으로 완수될 수 있다. 이분적 임상 결과를 예측하기 위한 이러한 통계적 과정이 8장에서 설명되었지만, 이는 "변수 제거 기법"으로써 예측 법칙 개발단계에서 흔히 사용되기도 한다.

CDRs를 사용한 반응자 파악
(Identifying Responders Using CDRs)

특정 재활치료에 반응하는(효과를 보이는) 환자들을 파악하기 위해 설계된 CDR의 예가 많다(추가적인 복습을 위해 Childs 등 참조). 초기 평가를 거쳐 효과적인 중재기법을 선별하기 위해 치료사가 사용할 수 있는 임상적 특성을 수립하는 것이 목적이다. "반응자(Responder)" 특성을 갖는 환자들은 어떤 특정한 치료가 행해졌을 때 성공적인 치료결과를 이끌어 낼 가능성이 크다. 예를 들면, Flynn 등은 척추 도수치료에 의해 개선 가능성이 높은 방사통이 없는 요통환자를 파악하기 위한 CDR을 개발했다. 척추 도수치료에 좋은 반응을 보일 수 있는 요통환자들에 대한 임상 결정 법칙을 만들 수 있는 5가지 변수에 대해 보고했다(**표 9–2**).

표 9–2 척추교정으로 좋아질 수 있는 비신경뿌리성 허리통증 환자인지를 확인하기 위해, Flynn 등에 의해 개발된 임상결정법칙.

임상결정법칙	표적 집단	성공을 위한 기준
1. 증상 기간 < 16일 2. Fear Avoidance Belief Questionnaire Work 세부 점수 < 19 3. 하나의 엉덩관절이 최소 35° 이상의 안쪽돌림을 가짐 4. 허리뼈의 저가동성 5. 무릎 먼쪽에 증상이 없음	초기 Oswestry 장애 점수 (최소 30%)를 가진 비방사성 허리 통증을 가진 환자.	자가 인식 장애에서 50% 향상 미만

Flynn T, Fritz J, Whitman J, Wainner R, Magel J, Rendeiro D, Butler B, Garber M, Allison S. A clinical prediction rule for classifying patients with low back pain who demonstrate short-term improvement with spinal manipulation. Spine 2002; 27: 2835–2843.

위 표적집단 환자들이 법칙의 모든 5가지 변수에 대해 양성을 나타낼 필요는 없다. 그러나, 법칙에 더 많은 항목이 추가될수록 특정 환자가 치료를 통해 호전될 가능성이 높아진다(**표 9–3**). 예를 들면, 치료실을 찾은 환자의 초기평가에서, 만약 법칙 내 최소 3가지 요소에 대해 양성을 나타내면, 그 환자는 척추 도수치료를 통해 성공적으로 치유될 가능성이 68%인 것이다. 실제로, 이 확률은 유병률이 45%일 경우의 실제 검사 후 확률이다(검사 후 확률과 유병률을 복습하기 위해 3장 참조).

표 9-3 방사성 허리통증 환자에 대한 임상 예측 법칙에서 성공적인 결과의 확률과 예측인자의 숫자

현재의 예측인자 변수의 숫자	민감도	특이도	양성 우도비	성공의 확률*(%)
5	0.19 (0.09, 0.35)	1.00 (0.91, 1.00)	Infinite (2.02, infinite)	—
4+	0.63 (0.45, 0.77)	0.97 (0.87, 1.0)	24.38 (4.63, 139.41)	95
3+	0.94 (0.80, 0.98)	0.64 (0.48, 0.77)	2.61 (1.78, 4.15)	68
2+	1.00 (0.89, 1.0)	0.15 (0.07, 0.30)	1.18 (1.09, 1.42)	49
1+	1.00 (0.89, 1.0)	0.03 (0.005, 0.13)	1.03 (1.01, 1.15)	46

*성공의 확률은 양성 우도비로 계산될 수 있고, 45% 성공의 검사전 확률을 추정한다. 성공 예측에 있어 개별 변수를 위한 95% 신뢰구간의 정확성 통계.
출처: Flynn T, Fritz J, Whitman J, Wainner R, Magel J, Rendeiro D, Butler B, Garber M, Allison S. A clinical prediction rule for classifying patients with low back pain who demonstrate short-term improvement with spinal manipulation. Spine 2002; 27: 2835–2843. Wolters Kluwer 출판사에 의해 허용됨.

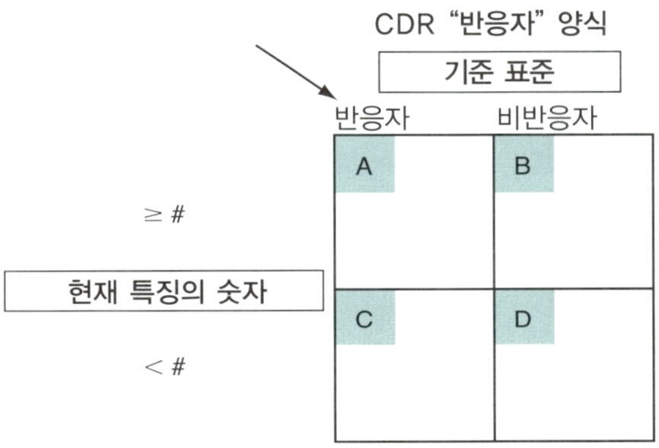

그림 9-3 재활 중재의 반응자를 확인하기 위해 고안된 연구의 민감도, 특이도, 우도비를 평가하는 분할표. CDR는 임상 결정 법칙; #는 현재 특징의 숫자(예, ≥ 3, < 3)

최소 3가지 양성 항목 수준에 대하여, 94%의 민감도와 64%의 특이도가 존재한다. 여기서 언급되는 민감도는, 법칙에 따라 치료에 반응하는 환자의 수(A칸)를 표준 기준으로부터 파악된 "반응자(responders)"의 총 수(A칸 + C칸; **그림 9-3**)로 나눈 값이다. 현존하는 이러한 수준의 항목에 대한 특이도는 법칙으로부터 파악된 비반응자(nonresponders)의 수(D칸)를 표준 기준으로부터 파악된 비반응자의 수(B칸 + D칸)로 나눈 값이다. 이 예에서, 반응자 표준 기준은 Oswestry Disability Score에서 50%보다 큰 개선을 보인 환자였다(5장, **그림 5-3**의 척도 참조).

공산비율은 3장에서 설명된 방법과 같은 방법으로 계산된다. 95% CI에서 "1" 이 없는 높은 양성의 공산 비율은 다음을 의미한다; 법칙 내 주어진 항목에 대해 양성을 나타내는 것은 "진단 정확성(diagnostic certainty)"을 개선시키거나, 또는 이 경우와 같이, 중재에 대해 그 환자가 "반응자"가 될 정확성을 개선시킨다. 최소 3가지 대 4가지 항목에 대한 +LR 사이에서의 큰 정확성 차이를 눈여겨 보라(각각에 대해 + LRs 2.61 vs. 24.38; **표 9-3** 참조).

임상 결정 법칙 유도 예 (Demonstration of Clinical Decision Rule Derivation)

이 예에서는, 표준화된 운동 프로그램에 대한 반응자를 파악하기 위한 가상의 임상 결정 법칙이 유도된다. 골관절염을 가진 가상 환자의 기능을 개선시키기 위해 이러한 운동 프로그램이 설계되었다. 신뢰도 수립을 위한 논문 검토 후, **표 9-4**에 나타난 변수들이 가상 환자에 대한 폭넓은 평가에 포함되었다[a].

무릎과 엉덩관절의 골관절염을 가진 가상 환자의 데이터는 인위적으로 만들어졌으며, 실제 연구와는 아무런 관계가 없다. 편의상 71명의 가상 환자가 평가되었다. 모든 가상 환자에게 동일한 운동 프로그램이 적용되었다. 일부 가상 환자는 운동 프로그램에 반응했고, 일부는 반응하지 않았다(**그림** 9-4 집단 항의 "비반응자"). 이 예에서, 운동 프로그램 중재에 대한 반응도의 결과 측정값은 Western Ontario and McMaster Universities Osteoarthritis Index(WOMAC)의 총 합계 점수였다.

[a] 임상 직무에서, 잠재성 예측인자 변수의 폭넓은 범위는 많은 변수를 포함할 것 같다. 여기에서는 공간 제한 때문에 5개의 임상 변수만을 제시하고 있다.

표 9-4 **가상 표준화된 운동 프로그램의 반응자를 위한 잠재성 예측인자 변수의 실증**

실증 변수	실증에 이용된 방법	실제 임상 검사에 대한 더 읽어야 할 것
WOMAC	기준 표준 반응자 ≥ 향상 20%	Roos 등
잠재성 예측인자 변수:		
1. Borg 운동자각도 척도	12점 미만은 운동 동안의 낮은 운동 레벨을 의미한다.	Borg
2. 관절공간의 좁음의 방사선 증거	영상은 좁거나 아님을 보여준다.	Wolfe와 Lane
3. 45세 이상의 연령	이분성(예 혹은 아니오)	–
4. 사용되는 보조 장비	이분성(예 혹은 아니오)	–
5. 통증(VAS에서 나온)	이분성(예 혹은 아니오)	–
6. 보행 변이성	이분성(예 혹은 아니오)	Huang 등, VanSwearingen
7. 안쪽돌림시 엉덩관절 운동 비대칭	이분성(예 혹은 아니오)	Flynn 등
8. 최소-정신 상태 검사 점수	24 미만의 점수는 인지 손상을 의미한다	Folstein 등

여기 상태 = 12점 미만의 Borg 운동자각도
1 = 존재, 0 = 존재하지 않음 (현재의 평균 Borg 점수가 12 이상이 아니다)

여기 상태 = 연령 > 45세
1 = 예, 0 = 아니오 (현재의 평균 연령이 45세 미만이 아니다)

환자번호	집단	집단코드	Berg 운동자각도 척도_LT12	관절공간의 좁음	연령 GT_45yrs	보조 장비	통증	보행변이성	엉덩관절운동_비대칭	최소_정신_GT-24
1	비반응자	0	0	1	0	0	0	0	0	1
2	비반응자	0	0	1	1	0	0	0	0	0
3	비반응자	0	0	1	0	1	0	0	0	0
4	비반응자	0	0	1	0	1	0	0	0	0
5	비반응자	0	0	1	0	0	1	0	0	0
6	비반응자	0	1	1	0	0	0	0	0	0
7	비반응자	0	0	1	1	1	0	0	0	0
8	비반응자	0	0	1	1	1	0	0	0	0
9	비반응자	0	0	0	1	1	0	0	0	0
10	비반응자	0	0	0	1	1	0	0	0	0
11	비반응자	0	0	0	1	1	0	0	0	0
12	비반응자	0	0	0	0	1	1	0	0	0
13	비반응자	0	0	0	0	1	1	0	0	0
14	비반응자	0	0	0	0	1	1	0	0	0
15	비반응자	0	1	0	0	1	0	0	0	0
16	비반응자	0	1	0	0	0	1	0	0	0
17	비반응자	0	1	0	0	0	1	0	0	0
18	반응자	1	1	0	0	0	1	0	0	0
19	비반응자	0	0	1	1	0	0	0	0	0
20	비반응자	0	0	1	1	0	0	0	0	0
21	비반응자	0	0	1	0	1	0	0	0	0
22	비반응자	0	0	1	1	0	0	0	0	0
23	비반응자	0	0	1	0	1	0	0	0	0
24	비반응자	0	0	1	0	0	1	0	0	0
25	반응자	1	0	1	0	0	1	0	0	0

그림 9-4 임상 결정 법칙을 유도하는 통계 처리를 실증하는 가상 데이터. 세로 열의 제목은 분석에 이용된 변수 라벨을 보여준다. 데이터 목록의 일부가 여기에 제시되어 있다. 완전한 데이터 목록은 DVD를 이용하기 바란다("9장–Clinical Decision Rule"을 이용하고, NCSS나 SPSS로 파일을 선택한다). 코드 0는 상태 부재, 코드 1은 상태 존재.

이 평가 도구는, 경직도, 고통, 그리고 신체적 기능을 측정하며, 골관절염 환자에 대한 조건-특이성 평가이다. WOMAC 총 점수가 초기 평가에서 측정되었고, 표준화된 운동 프로그램 시행 1달 후에 다시 평가되었다. 보다 낮은 점수는 개선을 의미한다. 이 지표에서 가상환자가 20%의 개선을 나타냈다면, 그 환자는 "반응자"가 되는 것이다[b].

그림 9-4에 이 가상 데이터의 일부가 나타나 있다. 상태존재 (1) 또는 존재하지 않음 (0)로 데이터가 표기되었다. 예를 들면, 가상환자 #1에 대하여:

[b] WOMAC 점수는 실증 데이터 목록에 존재하지 않는다. 초기 WOMAC 점수에서 추적 WOMAC 점수를 뺀 값이 가상 데이터의 20% 향상 이상일 때, 반응자를 그림 9-4의 집단 열에 기입한다.

- 비반응자로 분류됨(초기에서 후속까지 WOMAC 총 점수에서 20%보다 낮은 개선을 보임)
- 초기 평가 시 12보다 큰 Borg exertion 점수를 가짐
- 초기 평가 시 x-ray 상에서 무릎과 엉덩관절 공간에 관절 좁아짐 존재
- 45세보다 적은 나이[C]
- 보행시 보조기 사용 안함
- 낮은 통증 점수를 가짐
- 보행 변이 없음
- 엉덩관절에 의학적 회전 비대칭 없음
- 24보다 낮은 최소 정신상태 검사 점수를 가짐(손상)

각 임상 측정값의 예측 능력: 단순 로지스틱 회귀
(Predictive Capacity of Each Clinical Measure: Simple Logistic Regression)

법칙에 포함될 수 있는 각 변수의 예측 능력을 결정하기 위해 단일 변수 로지스틱 회귀가 선택되었다. 운동 프로그램에 반응할 가능성이 있는 환자들에 대한 각각의 잠재적 예측인자, 스스로 서기가 중요한 예측인자가 될 것인지 결정하기 위해 Wald z 검사가 사용되었다(Wald 통계 복습을 위해 **8장** 참조). 로지스틱 회귀에서 Wald 통계(**방정식 9-1**)는 다음과 같이 계산된다.

$$\text{Wald z 검증 점수} = \left(\frac{\text{계수}}{SE\ \text{계수}}\right) \quad \textbf{방정식 9-1}$$

("B") 계수는 odds ratio의 자연로그(선형 회귀 모형의 경사와 같음)이고 SE는 B의 표준 오차이다. Wald z 확률은 정규분포에 가깝고, **표 B-1** (Appendix B)를 사용하여 어림할 수 있다. 예를 들면, 2.87의 Wald z 점수는 **표** B-1에 나타난 0에서 z까지의 면적 0.4979를 뒤덮는데, 그에 따라 정규 곡선의 각 끝부분에서 우연히 발생할 확률은 (0.5-0.4979), 또는 0.002가 된다.

이 단계의 법칙 유도를 위한 임계 p 값은 0.05 표준 p 값 대신 0.10보다 작은 p값에 맞추어져 있다. 이는 법칙에 포함되는 변수의 역치를 완화시키기 위해 행해지며, 보다 폭 넓게 고려될 수 있는 예측 변수를 허용하게 된다. 0.01보다 작은 임계 p값을 사용하면, 변수 축소의 다음 단계에서 미리 평가될 수 있는 변수가 파악된다(**표 9-5**). 변수 제거 단계에서, 반응자에 대한 주요 예측인자로서 단일 변수검사를 통과하지 못하는 유일한 변수는, 나이라는 점을 상기하라.

예측 인자 범위 축소: 다중 로지스틱 회귀

최적의 최소 예측인자들을 결정하기 위해 남은 변수 모두가 다중 로지스틱 회귀에 대입된다. 8장에서 설명된

[C] 데이터 세트에 포함시킬 연속 변수를 이분 산하려면 ROC 분석을 사용할 수 있다. 4장을 참조.

표 9-5 **골관절염 환자의 가상 표본에서 가상 표준화된 운동 프로그램의 반응자를 예측하기 위한 각 잠재성 예측인자 변수를 분석하기 위해 사용된 분리 단변량 로지스틱 회귀 분석.** 이 단계에서 규칙에 포함시키는 중요한 p 값은 p < 0.10이다. 변수 age (강조 표시된)는 규칙에 포함될 p 값 임계 값을 충족하지 않는다.

잠재성 예측인자 변수	Wald 검정 수치	Wald 확률 수준**	비조절된 교차비
Borg 운동자각도	2.87	0.004	4.30
관절공간의 좁음	1.69	0.090	2.49
연령	0.85	0.396*	1.53
보조 장비	2.63	0.009	4.63
통증	3.23	0.001	5.71
보행 변이성	4.51	0.000	15.66
엉덩관절 운동 비대칭	4.60	0.000	26.40
최소-정신 상태 검사 점수	4.65	0.000	16.50

*변수는 p>0.10이고, 풀(pool)에서 배제될 수 있다.
** 양측 검정 확률

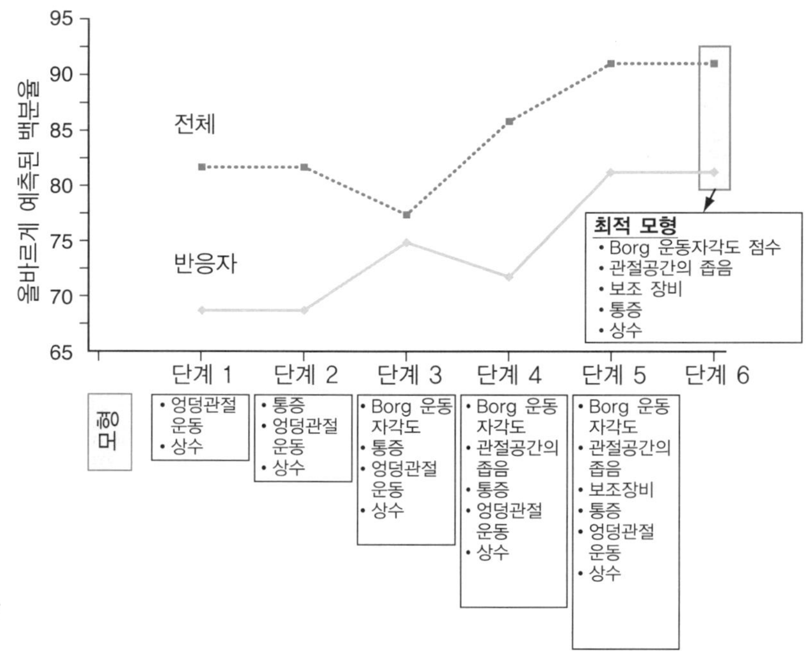

그림 9-5 예측인자 변수를 더 하거나 제거할 때의 적합도(올바르게 확인된 전체 환자와 반응자 백분율). 수정된 SPSS 18 버전. 노트: 선형 회귀의 y 절편과 비슷한 상수가 각 모형에서 포함된다.

다중 로지스틱 회귀는, 오로지 최적 예측 인자 선별과 관계 없는 예측 방정식을 만들기 위해서만 사용되었다. 여기서는, 결정 법칙의 최적 최소 예측인자를 구하기 위한 다중 로지스틱 회귀 분석에 변수 선별 과정이 추가될 것이다.

단변량 로지스틱 분석(비보정 교차비 생성)에서 다변량 로지스틱 분석(보정 교차비 생성)으로의 전환을 시행할 경우, 교차비의 크기와 통계적 유의성 모두에 변화가 발생한다. 이런 변화가 생기는 이유는, 다변량 분석의 각 변수가 그 분석의 다른 모든 분석에 대해 평가되기 때문이다. 다시 말하면, 다변량 분석은 대입된 변수 집단을 관찰한 후, 최적의 하위 집단을 발견하기 위해 변수들을 추가하거나 제거하게 되는 것이다.

결정 법칙 형성의 최종 단계에서 변수들을 추가하고 제거할 수 있는 많은 방법이 있다. 어떤 저자들은 "backward steps(후진 단계)"를 사용하여 예측인자의 범위를 좁힌다. 이 방법은 앞 단계의 모든 변수들로부터 시작되며(예. 나이를 제거하고 **표 9-5** 참조), 그 후 변수들을 한 번에 하나씩 제거하여 어떤 하위 집단이 최적의 예측 능력을 갖는지 결정한다. 또 하나의 제안은 변수가 없는 상태에서 시작하여 최적의 하위집단 변수가 파악될 때까지 변수를 하나씩 추가하는 방법이다("forward steps(전진 단계)"). 두 경우 모두에서 의미있는 예측 변수를 제거하는 것을 피하기 위해, 모형에서 변수를 제거하기 위한 임계 p값은 대부분의 경우에 0.05보다 크다.

위 분석 예에서, 전진 단계 선택이 다중 로지스틱 회귀와 짝을 이뤄 예측인자의 범위를 최종적인 최적 최소 변수로 좁혔다(**그림 9-5**). 통계적 결과는 어떤 변수가 유의하지 않은 Wald 검사 점수를 갖는지 보여준다. Wald p값이 우리의 반응자 중에서 유의하지 않은 예측인자를 파악할 것이다. 가장 유의하지 않은 예측인자(주어진 임계 p값보다 큰, 가장 큰 Wald p값을 갖는 것) 없이 분석을 시행하거나, 통계 소프트웨어(어떤 특정 프로그램이 사용되는지에 결정됨)를 통해 자동적으로 이러한 "유의하지 않은" 변수들이 "단계선택" 방법으로 하나 하나 체계적으로 제거된다. 이 예에서, 모형에 대입되기 위해서는 변수들이 0.05보다 작거나 같은 Wald p값을 가져야 하고, 모형에서 제거되기 위해서는 0.10보다 크거나 같은 Wald p값을 가져야 한다[d]. 최종 모형에 포함된 모든 변수가 반응자에 대해 통계적으로 유의한 예측인자가 될 때까지 이러한 과정이 반복된다. 변수 제거 과정의 이 시점에서의 유의한 예측인자는 0.10보다 작은, 보정된 풍

[d] 심화 통계 절차는 최적 모형의 선택을 가이드하는 **log**-우도비로 불리는 측정을 이용한다. log-우도비는 매우 작은 통계 처리를 보다 편리하게 하기 위해 우도비를 큰 숫자로 전환한다. 이런 절차에 대한 상세한 토의는 이 책의 범위를 벗어난다.

부한 p 값에 근거한다. 이는, 잠재적인 예측 변수를 모형으로부터 제거하기 위해 그 변수에 대한 p 값이 반드시 0.10보다 큰 값이어야 됨을 의미한다(**표 9-5** 참조). 이 과정은 연구원(실험자)이 매우 "포함하는" 성향이 강해지게 하고, 모형으로부터 제거되는 변수들에 대한 높은 역치를 사용함으로써 잠재적으로 중요한 예측인자를 보존하도록 한다.

최적도와 최적 임상 결정 법칙
(Goodness-of-Fit and the Optimal Clinical Decision Rule)

최적의 최소 반응 예측인자를 찾는 개념은, 모형에 변수들이 입력되거나 제거됨에 따라 올바로 분류된 환자의 백분율을 나타냄으로써 시각화 될 수 있다(**그림 9-5** 참조). 이러한 반복적인 과정의 초기에 7가지 변수가 고려되었다(나이를 제외한 연습 데이터 목록의 모든 예측 변수). 보행 변이와 최소 정신상태 검사점수는 모형에 전혀 입력되지 않았다(두 변수 모두 0.05보다 큰 p값을 갖는 Wald 점수를 갖고 있었다). 이제, 5가지 남은 변수들에 대해, 전향 단계적 절차 (forward step wise procedure)가 **그림 9-5**에 나온 그림과 같이 진화한다.

1단계에서, 단지 엉덩관절 동작 비대칭성만 입력된다. 이 모형은 단지 반응자의 69%와 총 환자(반응자 + 비반응자)의 82%만을 올바르게 예측한다. 2단계(통증), 3단계(Borg 운동자각도), 4단계(관절공간 좁아짐), 그리고 5단계(보조기)를 거쳐 변수들이 모형에 추가됨에 따라, 올바르게 분류된 환자의 백분율이 증가한다. 한편, 6단계에서는, 엉덩관절 동작 비대칭성이 모형에서 제거되었다. 5단계와 6단계의 올바른 분류 백분율이 동일하고, 6단계에의 모형이 5단계의 모형보다 더욱 적은 변수를 갖기에, 이 가상의 운동 프로그램에서는 6단계가 반응자의 최적 최소 예측인자를 만들어내는 것이다(**그림 9-5** 참조).

치료실에서 CDR 적용하기
(Applying a CDR in the Clinic)

로지스틱 회귀 방정식은 때때로 치료실 환경에서 쓰기에 불편한데, 그 이유는 로지스틱 모형의 결과가 표적 상태를 갖는 확률로 반드시 변환되어야 하기 때문이다(8장 참조). 환자가 평가될 경우, 예측 가능 징후와 증상의 존재와 부재에 대한 정확한 수를 세는 것은 환자가 특정 재활치료에 반응할 확률을 결정하는 데 더욱 유용할 수 있다. 예를 들면, Flynn 등은 각 예측변수의 중요성을 가늠하기보다는, 현존하는 예측변수의 수를 사용함으로써 성공적인 재활치료 결과의 확률을 계산했다(**표 9-3** 참조).

위 예에서는, 가상의 골관절염 환자 표본 내에서 운동 프로그램 반응자에 대한 가상의 CDR을 유도했을 때, 4-변수 모형(상수 세지 않음)이 유도되었다(**그림 9-5** 참조). 각 환자에 대한 CDR의 양성 항목의 수가 세어진다. 양성 항목의 각 단계에 대하여 ROC 분석이 시행된

표 9-6 **다중 로지스틱 회귀와 전향 단계적 절차를 이용한 결정 법칙의 최종 변수**
(모형으로 기입하기 위해 Wald $p<0.05$를 이용하고, 모형으로부터 제거하기 위해 $p\geq0.10$를 이용한다). Wald P 값을 가진 세로 기둥을 강조한다. 모형의 모든 최종 변수는 p 값, $p<0.10$. 산출은 SPSS 1.8버전에서 수정된다.
약어: B는 조절된 교차비의 자연로그, SE는 B의 표준오차, Wald = 각 예측인자의 유의성 z 점수 검정, df는 자유도, sig는 p값.

	다중 로지스틱 회귀					
	B	S.E.	Wald*	df	Sig	조절된 교차비
Borg 운동 자각도 LT 12	5.494	1.480	13.785	1	.000	243.246
관절공간의 좁음	4.548	1.341	11.501	1	.001	94.438
보조 장비	4.431	1.282	11.945	1	.001	83.993
통증	5.887	1.614	13.300	1	.000	360.187
상수	−11.954	2.776	18.544	1	.000	.000

* SPSS에서의 Wald 값은 z-점수 제곱근이고, Wald 검정 점수 = (계수/SE 계수)^2 을 이용하여 계산된다.

$$\text{Wald z 검증 점수} = \left(\frac{\text{계수}}{\text{SE계수}}\right)^2$$

표 9-7 ROC 분석에서 나온 성공의 확률 (가상 운동 프로그램의 반응자 확인)

현재 예측인자 변수의 숫자	민감도(95% CI)	특이도(95% CI)	+우도비(95% CI)	−우도비(95% CI)	검사후 확률*
4	0.25 (0.13–0.42)	1.00 (0.91–1.00)	Infinite	0.75 (0.61–0.92)	—
3+	0.81 (0.65–0.91)	0.97 (0.87–1.00)	31.69 (4.55–220.91)	0.19 (0.09–0.40)	96%
2+	1.00 (0.89–1.00)	0.21 (0.11–0.36)	1.26 (1.07–1.48)	0.00 (—)	51%
1+	1.00 (1.00–1.00)	0.00 (0.00–0.09)	1.00 (1.00–1.00)	Infinite	45%

*45%이 검사전 확률과 +LR에 근거됨

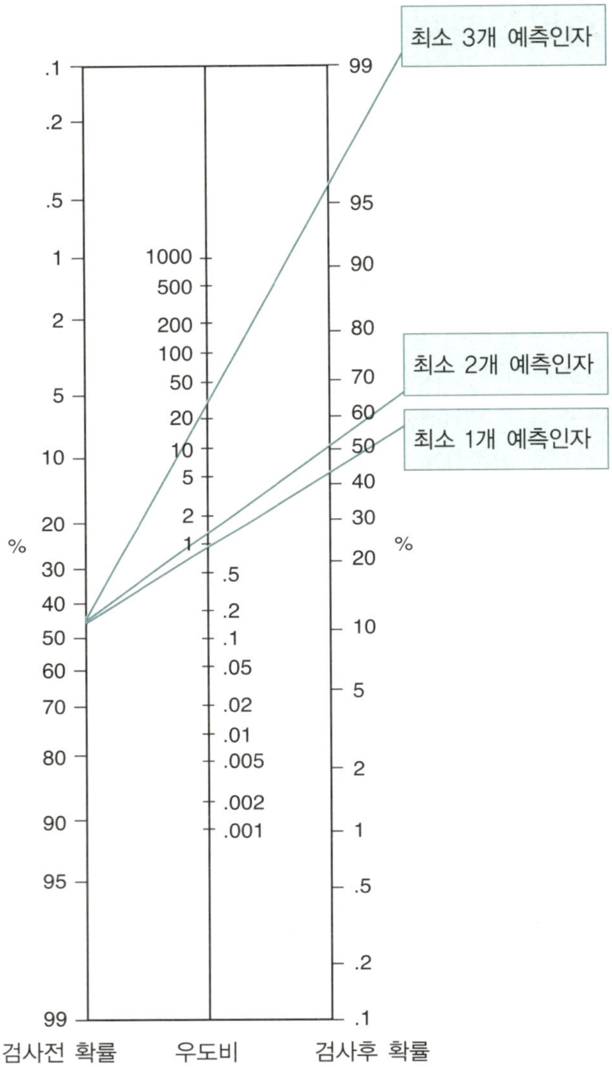

그림 9-6 실증 운동의 가상 데이터에서 나온 임상 결정 법칙의 각 수준에 대한 검사후 확률을 추정하는데 이용되는 Fagan의 계산도표(출처: Fagan TJ, Letter: Nomogram for Bayes's theorem. N Engl J Med 1975; 293:257. Copyright 1975 Massachusetts Medical Society. All rights reserved).

다(**표 9-7** 참조). 법칙에서 최소 3가지의 양성 부호를 갖는 가상 환자가 재활 치료 중재에 반응할 확률이 96%라는 것이 위 예의 ROC 분석으로부터 밝혀진다. 단지 두 가지 양성 부호만이 존재할 경우, 재활치료 성공 확률은 확연히 줄어든다(51%).

더욱 큰 유효성을 입증하기에 그 법칙은 충분히 정확한가?

이 시점에서 치료사들이 직면하는 질문은 예측 법칙의 유용성과 관계 있다. 공산비율의 크기가 CPR의 보다 큰 유효성을 입증하는가? 양성의 공산비율을 입력하고 45%의 검사 전 성공확률을 가정함으로써, 정확한 CTS 진단의 검사 후 확률을 Fagan's Nomogram을 사용하여 추정할 수 있다(정의와 계산법을 복습하기 위해 3장 참조). 치료에 대한 반응 예측의 개선 정도가 **그림 9-6**에 나타나 있는데, 이는 각 양성 부호의 수에 법칙을 적용함으로써 알 수 있다. 가상 데이터를 사용한 이 예에서, 검사 후 확률이 최상의 가상 상황에서의 반응자 예측 정확성을 51% 가량 향상시키는 것을 주목하라(3가지 이상의 예측인자가 존재할 경우, 45%의 검사 전 확률에서 96%의 검사 후 확률로 향상됨).

만약 이러한 데이터가 실제 데이터라면, 표준화 운동 프로그램의 CDR이 재활치료 반응자에 대해 매우 높은 예측성을 갖는다고 결론 내리는 것이 타당하다. 이러한 결과들은, 임상 치료실에서 쓰일 수 있는 CDR 유효화에 대한 더욱 폭넓은 연구를 입증할 것이다(**그림 9-1**참조).

CDR 타당도 제시의 한계성

반응자 파악을 위해 비가중 예측인자(unweighted predictors)를 사용하는 과정은 로지스틱 회귀 모형과 다른데, 그 이유는 로지스틱 회귀의 각 예측인자는 지정된 가중(assigned weight)이기 때문이다. 다시 말하면, 비록 모형의 모든 예측인자가 중재에 대한 반응자를 파악하는 유의한 예측인자라 할지라도, 어떤 예측인자는 다른 예측인자보다 우수할 수 있다는 것이다. 예를 들면, Borg exertion 척도에 대한 Wald 검사 점수는, 비록 두 변수 모두 유의한 예측인자라 할지라도, 관절 공간 좁아짐의 Wald 점수보다 근소하게 높다(**표 9-6** 참조). 만약 재활치료에 대한 "반응자"를 예측하기 위해 로지스틱 회귀 방정식이 사용되었다면, 각 변수는 예측에 영향을 미치는 지정된 가중("기울기")를 지닌다(**방정식** 8-8 참조). 반면, 현존하는 변수들의 수로부터 검사 후 확률이 생성된다면(**표 9-7**, **그림 9-6** 참조), 각 변수의 존재 또는 부재는 다른 변수들과 동일한 가중을 지닌다. 예를 들면, 환자 초기 평가 시 4가지 변수 모형의 변수들이 존재한다면, 이것은 다음을 의미할 수 있다; 3가지 변수들의 모든 조합은 위 예에서 96%의 검사 후 확률에 이르게 할 수 있음(표 **9-7** 참조).

일부 CDR 연구는 모든 환자에 대해 동일한 치료를 제공하고 각 환자의 상태를 법칙에 따라 평가한다. 이러한 모형은 "반응자"인, 법칙에 대해 양성인 환자를 파악한다. 하지만 이것은 치료가 효과적임을 반드시 보여주지는 않는데, 이는 치료가 연구의 변수가 아니었기 때문이다. Hancock 등은 법칙에서의 상태와 더불어 치료 효과가 반드시 평가되어야 함을 제안한다(법칙 상태×치료 상호작용의 관찰 허용). 반면, 만약 모든 환자를 동일하게 치료한다면, 그 치료로 인하여 "반응자"가 "비반응자"보다 더욱 좋은 결과를 이끌어낸다고 결론을 내리는 것이 어려울 수 있다. 무작위 통제 시도를 사용한 유효성 연구(예. Childs 등)가 이러한 염려를 덜어줄 수 있다. Fitzgerald 등은, 한 가지-연구 접근(법칙 상태×치료 상호작용을 포함하는 모형) 또는 두 가지-연구 접근(법칙을 유효화시키기 위한 무작위 통제 시도에 앞서 법칙 상태를 우선 연구함)을 뒷받침할 수 있는 선택권을 제시한다. 다른 이들은 단일-팔 시도 사용에 대해 주의를 주는데, 그 이유는 이 모형이 치료에 관계 없이 좋은 예후 측정값을 구하기 때문이다.

요약 (Summary)

- CDR은 치료사들의 치료 결정을 돕는 최선의 보조로 이용된다.
- 타당한 CDR을 만들기 위해서는 3가지 단계가 필요하다: 법칙유도, 유효화, 그리고 영향분석. 본 입문서는 법칙 유도에 중점을 두었다.
- 법칙 유도 과정은 넓은 임상 변수의 범위를 좁혀 최적 최소 예측인자에 도달하는 것이다 (그림 9-2 참조).
- CDR 유도 유효성에는 연구 설계(단일 팔 대 이중 팔 임상 시도)와 법칙을 유도하는 로지스틱 회귀 모형의 과잉 적합, 그리고 이 외 몇 가지 인자가 영향을 미칠 수 있다.

연습 (PRACTICE)

1. 표 9–6의 운동의 반응자에 대한 최상의 예측인자를 이용하여 로지스틱 예측 방정식을 만들기 위해 DVD에 있는 "9장–Clinical Decision Rule" 데이터 목록을 사용한다.

   a. 예측 모형을 본다.

   b. 초기 평가시 환자는 다음의 특징을 가지는 반응자의 확률은 무엇인가?

      Borg 운동 척도 LT 12

      관절공간의 좁음 – 예

      보조 장비 – 예

      통증 – 예

   c. 계산도표, 45%의 유병률과 +LR = 31.69 (표 9–7 참고)를 이용하여, 가상 운동 프로그램이 양성 결과를 일으키는 확실성 수준은 얼마인가?

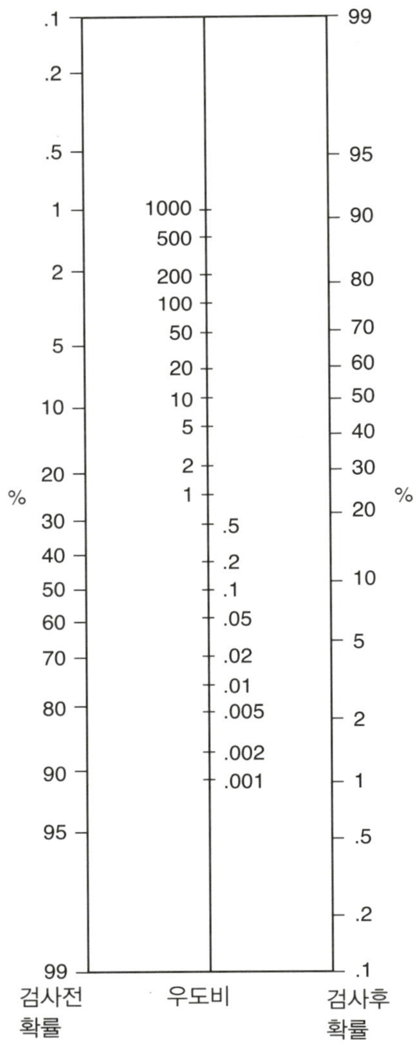

(출처: Fagan TJ, Letter: Nomogram for Bayes's theorem. N Engl J Med 1975; 293:257.)

d. 1번b와 1번c의 답을 비교해 볼 때, 임상 결정 법칙을 위해 특징의 숫자를 이용하여 본 사례의 다중 로지스틱 회귀 이용이 본질적으로 "비가중" 분석과 비교되는 다른 결과를 가지는가?

2. 단순(단변량) 로지스틱 회귀와 다중 로지스틱 회귀에 의해 만들어진 교차비 사이의 차이점을 설명한다.

3. 어떤 통계 절차가 임상 결정 법칙을 현재의 특징 숫자에 근거된 확률로 전환하는가?

4. DVD에 있는 Ch9-Clinical Decision Rule의 데이터 목록을 이용한다.

a. 표 9-7에 있는 가상 CDR를 위해 2개 변수의 ROC 분석을 만든다.

b. 그런 다음, 민감도, 특이도, +LR 추정치와 95% CIs를 만들기 위해 적절한 p 계산기를 이용한다.

c. 환자가 법칙에 대한 최소 2개의 특징을 가지고 있을 때 운동 성공의 검사후 확률이 무엇인가?

5. Wald z 점수가 정규 분포에 대한 z 값에 근사하고, z 점수로 해석된다.

참고문헌 (References)

1. Beattie P, Nelson R. Clinical prediction rules: What are they and what do they tell us? Austral J Physiother 2006; 52:157-163.
2. Riddle DL, Wells PS. Diagnosis of lower-extremity deep vein thrombosis in outpatients. Phys Ther 2004; 84:729-735.
3. Childs JD, Cleland JA. Development and application of clinical prediction rules to improve decision mak-ing in physical therapist practice. Phys Ther 2006; 86:122-131.
4. Laupacis A, Sekar N, Stiell IG. Clinical prediction rules. A review and suggested modifications of methodological standards. JAMA 1997; 277:488-494.
5. McGinn TG, Guyatt GH, Wyer PC, et al. Users' guides to the medical literature: XXII: How to use articles about clinical decision rules. Evidence-Based Medicine Working Group. JAMA 2000; 284:79-84.
6. Reilly BM, Evans AT. Translating clinical research into clinical practice: impact of using prediction rules to make decisions. Ann Intern Med 2006; 144:201-209.
7. Riddle DL, Hoppener MR, Kraaijenhagen RA, et al. Preliminary validation of clinical assessment for deep vein thrombosis in orthopaedic outpatients. Clin Orthop Relat Res 2005; 432:252-257.
8. Wells PS, Anderson DR, Bormanis J, et al. Value of assessment of pretest probability of deep venous thrombosis in clinical management. Lancet 1997; 350:1795-1798.
9. Wells PS, Hirsh J, Anderson DR, et al. Accuracy of clinical assessment of deep-vein thrombosis. Lancet 1995; 345:1326-1330.
10. Stiell IG, McKnight RD, Greenberg GH, et al. Implementation of the Ottawa Ankle Rules. JAMA 1994; 271:827-832.
11. Wells PS, Anderson DR, Rodger M, et al. Evaluation of D-dimer in the diagnosis of suspected deep-vein thrombosis. N Engl J Med 2003; 349:1227-1235.
12. Wainner RS, Fritz JM, Irrgang JJ, et al. Development of a clinical prediction rule for the diagnosis of carpal tunnel syndrome. Arch Phys Med Rehabil 2005; 86:609-618.
13. Alonso-Blanco C, FernáLndez-de-las-Penas C, Cleland JA. Preliminary clinical prediction rule for identifying patients with ankylosing spondylitis who are likely to respond to an exercise program. Am J Phys Med Rehabil 2009; 88:445-454.
14. Childs JD, Fritz JM, Flynn TW, et al. A clinical prediction rule to identify patients with low back pain most likely to benefit from spinal manipulation: A validation study. Ann Intern Med 2004; 141:920-928.
15. Cleland JA, Childs JD, Fritz JM, et al. Development of a clinical prediction rule for guiding treatment of a subgroup of patients with neck pain: Use of thoracic spine manipulation, exercise, and patient education. Phys Ther 2007; 87:9-23.
16. Currier LL, Froehlich PJ, Carow SD, et al. Development of a clinical prediction rule to identify patients with knee pain and clinical evidence of knee osteoarthritis who demonstrate a favorable short-term response to hip mobilization. Phys Ther 2007; 87:1106-1119.
17. Flynn T, Fritz J, Whitman J, et al. A clinical prediction rule for classifying patients with low back pain who demonstrate short-term improvement with spinal manipulation. Spine 2002; 27:2835-2843.

18. Stanton TR, Hancock MJ, Maher CG, et al. Critical appraisal of clinical prediction rules that aim to optimize treatment selection for musculoskeletal conditions. Phys Ther 2010; 90:843-854.
19. Fritz JM, Delitto A, Erhard RE. Comparison of classification- based physical therapy with therapy based on clinical practice guidelines for patients with acute low back pain: a randomized clinical trial. Spine 2003; 28:1363-1372.
20. Scheets PL, Sahrmann SA, Norton BJ. Use of movement system diagnoses in the management of patients with neuromuscular conditions: a multiple-patient case report. Phys Ther 2007; 87: 654-669.
21. Maluf KS, Sahrmann SA, Van Dillen LR. Use of a classification system to guide nonsurgical management of a patient with chronic low back pain. Phys Ther 2000; 80:1097-1111.
22. Holleman DR, Simel DL. Quantitative assessments from the clinical examination: How should clinicians integrate the numerous results? J Gen Intern Med. 1997; 12:165-171.
23. Kuijpers T, van der Windt DAWM, Boeke AJP, et al. Clinical prediction rules for the prognosis of shoulder pain in general practice. Pain 2006; 120:276-285.
24. Iverson CA, Sutlive TG, Crowell MS, et al. Lumbopelvic manipulation for the treatment of patients with patellofemoral pain syndrome: Development of a clinical prediction rule. J Orthop Sports Phys Ther 2008; 38:297-309.
25. Roos EM, Klassbo K, Lohmander LS. WOMAC Osteoarthritis Index: reliability, validity, and responsiveness in patients with arthroscopically assessed osteoarthritis. Scand J Rehabil Med 1999; 28:210-215.
26. Borg G. Perceived exertion as an indicator of somatic stress. Scand J Rehabil Med 1970; 2:92-98.
27. Wolfe F, Lane NE. The longterm outcome of osteoarthritis: rates and predictors of joint space narrowing in symptomatic patients with knee osteoarthritis. J Rheumatol 2002; 29:139-146.
28. Huang WNW, VanSwearingen JM, Brach JS. Gait variability in older adults: Observational rating validated by comparison with a computerized walkway gold standard. Phys Ther 2008; 88:1146-1153.
29. VanSwearingen JM, Paschal KA, Bonino P, et al. The modified Gait Abnormality Rating Scale for recognizing the risk of recurrent falls in communitydwelling elderly adults. Phys Ther 1996; 76(9):994-1002.
30. Folstein MF, Folstein SE, McHugh PR. Mini-mental state: A practical method for grading the cognitive state of patients for the clinician. J Psych Res1975; 12:189-198.
31. Martin DP, Engelberg R, Agel J, et al. Comparison of the musculoskeletal function assessment questionnaire with the short form-36, the Western Ontario and McMaster Universities Osteoarthritis Index, and the sickness impact profile health-status measures. J Bone Joint Surg [Am] 1997; 79:1323-1335.
32. Hinze J. NCSS Help System. Kaysville, UT: NCSS, 2007.
33. Hicks GE, Fritz JM, Delitto A, et al. Preliminary development of a clinical prediction rule for determining which patients with low back pain will respond to a stabilization exercise program. Arch Phys Med Rehabil 2005; 86:1753-1762.
34. Fagan TJ. Letter: Nomogram for Bayes' s theorem. N Engl J Med 1975; 293:257.
35. Hancock M, Herbert RD, Maher CG. A guide to interpretation of studies investigating subgroups of responders to physical therapy interventions. Phys Ther 2009; 89:698-704.
36. Fitzgerald GK. Commentary (Stanton TR, Hancock MJ, Maher CG, et al. Critical appraisal of clinical prediction rules that aim to optimize treatment selection for musculoskeletal conditions. Phys Ther. 2010; 90:843-854). Phys Ther 2010; 90:856-858.
37. Maher CG. Letter (Childs JD, Cleland JA. Development and application of clinical prediction rules to improve decision making in physical therapist practice. Phys Ther 2006; 86:122-131). Phys Ther 2006; 86:759.
38. Stanton TR, Hancock MJ, Maher CG, et al. Author response (Stanton TR, Hancock MJ, Maher CG, et al. Critical appraisal of clinical prediction rules that aim to optimize treatment selection for musculoskele-tal conditions. Phys Ther. 2010; 90:843-854. Phys Ther 2010; 90:856-858). Phys Ther 2010; 90:858-859.
39. Cibulka MT, Harrell FE. Letter ("Some factors predict successful short-term outcomes..." Mintken PE, Cleland JA, Carpenter KJ, et al. Phys Ther. 2010; 90:26?42). Phys Ther 2010; 90:643-644.
40. Peduzzi P, Concato J, Kemper E, et al. A simulation study of the number of events per variable in logistic regression analysis. J Clin Epidemiol 1996; 49: 1373-1379.
41. Hancock MJ. Commentary on (Cleland JA, Mintken PE, Carpenter K, et al. Examination of a clinical prediction rule to identify patients with neck pain likely to benefit from thoracic spine thrust manipulation and a general cervical range of motion exercise: multi-center randomized clinical trial. Phys Ther. 2010; 90:1239?1250). Phys Ther 2010; 90: 1250-1252.

제 10 장

시간 경과에 따른 결과 평가

(Assessment of Outcome Over Time)

임상 질문 (Clinical Questions)

- 치료실의 환자 집단에 대해 시간 경과에 따른 결과를 어떻게 평가할까?

환자 결과 측정의 종류

(Types of Patient Outcome Measures)

재활치료 결과에 대한 포괄적, 질환-특이적, 그리고 환자-특이적 평가가 빈번히 사용되거나 추천되어 왔다(**표 10-1** 참조). 질환-특이적 평가는 특정 진단 항목 내의 환자 기능 수준을 결정하기 위해 특별히 설계된다. 예를 들면, Jebsen-Taylor 손 기능 검사는 상지와 손 장애 환자에게 사용되기 위함이다. 이 검사는 손 기능의 여러 범위를 평가하는데, 그것에는 식사, 쓰기, 그리고 작은 물체 들어 올리기가 포함된다. **표** 10-1에 이외 다른 질환-특이적 결과 척도가 명시되어 있다.

질환-특이적 평가와는 반대로, 포괄적 결과 평가는 모든 환자에게 흔히 나타날 수 있는 행동에 대한 폭넓은 양상을 측정하기 위해 고안되었다. Short-Form 36 (SF-36)은 포괄적 건강과 관련된 평가의 예로써, 진단에 관계 없이 환자의 신체적, 정신적 건강을 평가한다. 이러한 포괄적 평가에서, 환자는 "건강 상태로 인해 식료품을 들어 올리거나, 들고 다니는 것이 힘든가요?"와 같은 질문에 대답하게 된다.

결과의 종류가 "환자-특이적"일 때, 재활치료 효과의 평가는 치료사와 환자 사이의 협력 과정을 통해 수립된다. 이러한 결과 평가 방법의 핵심적 특징은, 재활치료 과정을 통해 그들이 어떤 부분의 기능 개선을 희망하는지 초기 평가에서 단순히 물어보고 그것을 파악하는 것이다. 환자-특이적 결과는, 대부분의 경우, 치료 종료 후 환자의 자가평가로 측정된다.

왜 결과 평가를 관리하는가?

치료실에 들어오는 환자의 결과를 모으고 분석하는 주된 이유는 환자 관리의 질 감시, 계속되는 질 개선, 그리고 비용변제이다. 환자의 평가, 치료, 그리고 재평가 시, 제3자 지불인에게는 문서화 된 환자 기능 평가가 필요하다. 비용 변제의 특정 제한을 피하기 위한 예외적 비용 상한선(cap exception)을 충족시키기 위해, 치료사는 치료에 영향을 미칠 가능성이 있는 모든 조건과 그에 따른 복합성을 반드시 문서화 하도록 Centers for Medicare & Medicaid Services(CMS)는 지시한다. 이러한 요구를 충족시킬 수 있는 한 가지 방법은 치료실에 들어오는 환자에 대해 미리 결정된 평가를 사용하는 것이다.

치료실에서 사용할 수 있는 타당하고 신뢰할 수 있는 결과 척도의 선택과 시간 경과에 따른 환자의 치료결과를 수집하는 것은 환자 기능 변화의 평가를 촉진시킨다(**그림 10-1** 참조). 특정 임상 환경에서 가장 적합한 도구를 선택할 경우, 논문에서 보고된 다양한 결과 척도의 심리측정 특성을 치료사는 평가해야만 한다. 이러한 특성에는 진단 타당도(3장), 유의한 임상적 변화(4장), 도구의 반응도(5장), 일치성 또는 신뢰도의 수준(6장), 기준-관련 타당도(7장), 그리고 평가 적용시 환자의 실행성 또는 부담이 포함된다.

결과 데이터 수집은 일상적 임상 직무를 위해 타당함이 입증되었다. 환자의 중요 정보를 체계적으로 기록하기

표 10-1 임상 결과 측정의 예

결과 측정	설명	예
질환-특이적	특정 질환과 관련된 상태를 측정한다 (예, 손 기능부전, 뇌졸중, 허리 통증)	Jebsen-Taylor 손 기능 검사. Unified Parkinson's Disease Rating Scale(UPDRS) Fugl-Meyer Sensory Motor Assessment(뇌졸중) Roland-Morris 장애 척도(허리 기능부전)
일반적	진단과 관계없이 건강 결과를 측정한다.	OPTIMAL(Outpatient Physical Therapy Improvement Assesment Log) Short-Form 36 Sickness Impact Profile Functional Independence Measure(FIM)
환자-특이적	환자의 목표를 측정한다(예, 보행 지구력 증가)	환자와 임상가에 의해 설정됨

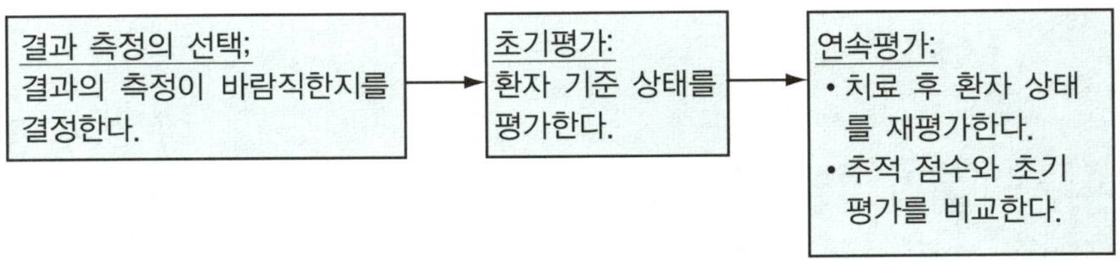

그림 10.1 결과 평가의 근본적인 실습

위해 다양한 기록 형태가 뒷받침되었다(예를 들면, Horn and Gassaway, Guccione 등, 또는 Granger 등 참조). 결과 측정값을 수집한 후, 지역 시설에서 치료받는 환자 집단이 재활치료에 따른 유의한 개선을 보이는 지 결정하게 된다. 그리고 이러한 "치료실 중심" 지표를 제공하는 여러 치료 방법의 단순 분석을 치료사가 시행하게 된다.

환자 집단을 위한 임상 결과 평가
(Assessing Clinical Outcomes for Groups of Patients)

치료실에 들어오는 모든 환자에게 동일한 평가 절차가 행해지면, 초기 점수와 재평가 점수를 비교함으로써 특정 집단 환자에 대한 결과가 평가된다(**그림 10-1** 참조). 예를 들면, 재활치료실에 들어오는 모든 파킨슨병 진단 환자는 Unified Parkinson's Disease Rating Scale을 통해 평가될 수 있다. 모든 요통 환자는 Roland-Morris Disability Questionnaire로 평가되고, 모든 뇌졸중 환자는 시각적 무시에 대해 Star Cancellation Test로 평가될 수 있다.

이러한 질환-특이적 평가들의 대안으로써, 치료실 책임자는 초기와 후속 기능의 비교를 위해 포괄적 평가를 선호할 수 있다. 포괄적 평가 선택의 이점은, 진단에 관계 없이 동일한 도구가 치료실에 들어오는 모든 환자 평가에 이용될 수 있다는 점이다. 이러한 특성은 치료실 내 결과 평가를 크게 단순화시킨다.

Centers for Medicare & Medicaid Services가 추천하는 한 평가 도구는 Outpatient Physical Therapy Improvement in Movement Assessment Log(OPTIMAL)이다. 이 포괄적 자가 평가 도구는 21가지 동작 수행 시 발생하는 어려움과 자신감을 측정하는데, 이 동작들은 환자가 다양한 기능적 과제를 수행하기 위해 완수해야만 하는 동작들이다(**그림 10-2** 참조). 각 분야는 1(아무런 어려움 없이 수행)에서 5(수행 불가)까지 점수가 매겨진다. 21가지 분야의 합계를 통해 21(최상의 기능)에서 105(최저의 기능)까지 달라질 수 있는 종합

[a] 이 도구의 가장 현재 버전은 APTA의 웹사이트 www.apta.org/AM/Template.cfm? Section = Research&CONTENTID = 36589 & TEMPLATE=/CM/ContentDisplay.cfm.에서 이용될 수 있다.

최적의 도구

어려움–기준선

지시사항: 오늘 각 활동을 할 때, 여러분이 가지고 있는 어려움에 체크를 하시오.	어려움 없이 할 수 있음	약간 어려움이 있어도 할 수 있음	중등도의 어려움이 있어도 할 수 있음	많은 어려움이 있어도 할 수 있음	할 수 없음	적용할 수 없음
1. 평편하게 눕는다.	1	2	3	4	5	9
2. 구르기를 한다.	1	2	3	4	5	9
3. 누운 자세에서 앉을 수 있다.	1	2	3	4	5	9
4. 앉는다.	1	2	3	4	5	9
5. 쭈그려 앉는다.	1	2	3	4	5	9
6. 구부정하게 숙인다.	1	2	3	4	5	9
7. 균형을 잡는다.	1	2	3	4	5	9
8. 무릎꿇기를 한다.	1	2	3	4	5	9
9. 짧은 거리를 걷는다.	1	2	3	4	5	9
10. 긴 거리를 걷는다.	1	2	3	4	5	9
11. 옥외에서 걷는다.	1	2	3	4	5	9
12. 계단을 오른다.	1	2	3	4	5	9
13. 한 발로 호핑한다.	1	2	3	4	5	9
14. 양 발로 점프한다.	1	2	3	4	5	9
15. 달리기를 한다.	1	2	3	4	5	9
16. 민다.	1	2	3	4	5	9
17. 당긴다.	1	2	3	4	5	9
18. 팔을 뻗는다.	1	2	3	4	5	9
19. 손으로 물건을 잡는다.	1	2	3	4	5	9
20. 물건을 든다.	1	2	3	4	5	9
21. 운반한다.	1	2	3	4	5	9

22. 여러분은 하고 싶어 하는 모든 활동을 생각해 본다. 오늘 이들 활동을 할 때 여러분의 전체적인 어려움 정도를 아래 선위에 X표를 표시한다.

좋아하는 활동을 할 때 매우 많은 어려움이 있다. —— 좋아하는 활동을 할 때 어려움이 없다.

23. 위의 목록에서, 어려움 없이 할 수 있는 3개의 활동을 선택한다 (1. 12 2. 8 3. 13).

1. ____ 2. ____ 3. ____

그림 10–2 OPTIMAL(Outpatient Physical Therapy Improvement Assesment Log). 과제 난이도 평가만 보여지고 있다(출처: http://?Section= Research&CONTENTID=36589&TEMPLATE=/CM/ContentDisplay.cfm, APTA에 의해 허용됨. 이 자료는 APTA에 저작권이 있고, APTA에 의해 허용된 생산이나 분배가 허용된다).

점수를 구할 수 있다[a]. OPTIMAL 검사는 먼저 과제 수행 시의 어려움을 질문하고, 그 후 각 과제 수행 시의 자신감 수준에 대해 환자에게 의문을 제기한다(1 = 과제 수행 능력에 있어 완벽한 자신감, 5 = 과제 수행 능력에 있어 자신감 없음).

연습 예: 환자 결과 평가

(Demonstration Exercise: Patient Outcome Assessment)

이 연습 예에서는, 가상의 재활치료실에 들어오는 6명의 환자에 대해 OPTIMAL 도구를 사용한다. 초기 평가 시 도구에 점수가 매겨진 후, 후속 평가 시기에 다시 점수가 매겨진다. **표 10–2**에 위 가상 연구를 통해 만들어진 OPTIMAL 결과 점수가 나타나 있다. 위 데이터 목록에 과제 수행 어려움만이 표기되었음을 주목하라. 만약 실제 치료 환경에서 이러한 검사를 수행하고자 한다면, 과제 수행 어려움과 각 과제 수행에 대한 환자의 자신감 수준 모두가 평가되어야 한다.

설문 문항과 함께 기준치(baseline(BL)) 또는 퇴원(discharge(DC))으로(예. BL_Q1은 기준치 평가, OPTIMAL 설문 1번을 의미함), 1–21까지의 OPTI

표 10-2 **어깨와 허리의 기능부전을 가진 가상 환자의 짝 점수(OPTIMAL 도구에 의해 측정된 과제 수행 어려움 %). 양성 차이 점수는 퇴원시 향상을 의미한다**(큰 장애 % − 작은 장애 % = 양성 변화 점수).

어깨 기능부전				
환자 번호	초기 평가시의 어려움 점수%	퇴원시의 어려움 점수%	차이 점수 (초기 − 퇴원)	수행: 좋아짐(+) 혹은 나빠짐(−)
3	74	25	+49	좋아짐
4	71	20	+51	좋아짐
6	71	32	+39	좋아짐
	평균 = 72 SD = 1.73	평균 = 26 SD = 6.03	평균 = 46 SD = 6.43	
허리 기능부전				
환자 번호	초기 평가시의 어려움 점수%	퇴원시의 어려움 점수%	차이 점수 (초기 − 퇴원)	수행: 좋아짐(+) 혹은 나빠짐(−)
1	77	26	+51	좋아짐
2	23	21	+2	좋아짐
5	67	20	+47	좋아짐
	평균 = 56 SD = 28.73	평균 = 23 SD = 3.22	평균 = 33 SD = 27.21	

초기 기준선 평가(BL)

환자번호	손상 영역	BL_Q1	BL_Q2	BL_Q2
1	허리	5	4	4
2	허리	2	1	1
3	어깨	5	5	4
4	어깨	4	4	4
5	허리	3	4	3
6	어깨	4	3	3

BL_Q19	BL_Q20	BL_Q21	SUM_BL	BL_숫자_칸	최대_BL	BL_어려움 %
4	2	3	81	21	105	77
1	1	1	21	18	90	23
4	3	2	78	21	105	74
3	3	4	75	21	105	71
1	4	4	70	21	105	67
3	4	3	75	21	105	71

환자 비율의 합계

답한 질문의 수

최대 가능 점수

어려움 점수 % = (합계/최대)* 100

추적 혹은 퇴원 평가(DC)

	DC_Q1	DC_Q2	DC_Q3
1	1	3	1
2	1	1	1
3	1	1	1
4	1	1	1
5	1	1	1
6	1	3	3

DC_Q19	DC_Q20	DC_Q21	SUM_DC	DC_Count_Cells	MAX_DC	Percent_DC_difficulty
1	1	2	27	21	105	26
1	1	1	22	21	105	21
1	2	2	26	21	105	25
1	1	1	21	21	105	20
1	1	1	21	21	105	20
1	3	2	34	21	105	32

그림 10-3 21개 기능 과제 수행의 난이도 질문에 반응한 6명 가상 환자의 데이터 목록은 데이터 목록은 기준선과 퇴원시의 OPTIMAL 결과를 보여준다. 각 가로 기둥은 단일 환자의 반응이고, 각 세로 기둥은 OPTIMAL 도구에서 특정 과제를 확인하는 21개 질문이다. 질문 4에서 질문 8 까지의 과제 데이터는 공간의 제약 때문에 제시되지 않는다. OPTIMAL 질문 22과 질문 23은 과제 난이도가 다른 전체 상태를 반영하지만, 본 실증에 포함되지 않는다(NCSS와 SPSS로 산출할 수 있는 DVD의 전체 데이터 목록 "10장-Optimal Outcomes"을 다운로드한다).

MAL 도구의 설문 문항이 데이터 목록에 표기되었다(**그림 10-3**). 그리고, 특정 환자에게 적용할 수 없는 설문은 공란으로 비워두었다[b]. 이것은 각 환자들이 작성한 설문 문항의 수가 다를 가능성이 높다는 것을 의미한다. 예를 들면, 기준치에서, 환자#1은 과제 수행 어려움에 대한 모든 21가지 설문에 답을 작성했지만, 환자#2는 단지 18가지 만을 작성했을 뿐이다(**그림 10-3**, 윗 줄 변수 항목 "BL_ Count_ cellls" 참조).

모든 환자들의 점수를 비교하기 위해서는, 아래의 방정식을 사용하여 작성된 설문의 수만으로 점수를 보정한다:

(A) 최대 가능 점수 = 작성된 설문의 개수 * 5 **방정식 10-1**
(B) 과제수행 어려움 % =
작성된 설문 평가 합/환자의 최대 가능 점수

방정식 10-1에서 상수 5가 쓰인 이유는, 5가 평가도구의 각 반응도에 대한 최대 점수이기 때문이다[c]. 예를 들면, 환자#2의 초기 평가 시 최대 가능 장애도는 다음과 같다:

최대 가능 점수 = 작성된 설문의 개수
* 5 = (18 * 5) = **90** **방정식 10-2**
과제수행 어려움 % = 작성된 설문 평가
합/환자의 최대 가능 점수 = (21/90) = 23%

이와 반대로, 동일한 도표 작성 과정(**방정식 10-1**과 **10-2**)을 거치게 되면, 초기 평가 시 환자#1은 77%의 과제 수행 어려움(81/105)이 있었다. 이러한 계산이 기준치와 재평가 시기에 각 환자에 대해 반복된다.

효과 크기: 효과 크기 평가

임상 평가 도구의 상대적 반응도 측정의 지표로서 5장에서 효과 크기(effect size(ES))가 처음 소개되었다(ES $_{반응도}$, 방정식 5-3 참조). 그 내용에서는, 단일 환자 집단의 평균 변화 점수는 초기 점수의 표준편차(SD)와 비율을 이룬다고 했다. 그러한 계산의 근거는 다음과 같다; 기준치에서의 점수 변동성으로 각 부분에 걸친 점수 차이가 정규분포화 되면, 그것은 발견된 치료 효과의 기준 측정값을 제공하게 된다. 효과에 대한 이러한 측정값은, 치료 효과가 변화 = 0의 지점에 위치하는 표준편차의 수를 나타낸다. 척도 방향(큰 점수가 손상이 크다는 것을 의미하는가, 작다는 것을 의미하는가?)과 감법(초기 값-후속 값, 또는 반대로 뺌?)에 따라 양성 또는 음성 ES의 의미가 달라질 것이다. 이 예에서는, +ES는 초기와 퇴원 시 평가에 대한 개선을 의미한다.

반응도 연구에서는, 각 평가 도구에 대한 특정 ES $_{반응도}$가 계산된다. 한 도구의 ES가 동일 환자에게 동일 시간대에 적용되는 다른 평가 도구들과 비교될 수 있다. 보다 큰 ES$_{반응도}$를 갖는 평가 도구는 측정 품질의 기술적 평가에 있어 보다 좋은 반응도를 갖는다고 가정된다[d]. 다시 말하면, 동일 환자 집단에 대해 보다 큰 치료 효과를 발견하는 도구가 보다 작은 효과를 발견하는 다른 도구보다, 중재 유용성 측정에 대한 반응도가 더욱 높다는 것이다[e].

치료 효과를 평가하기 위해 비슷한 논리가 적용된다. 특정 환자 집단의 초기와 퇴원 시 결과 점수는 ES 지표를 사용하여 기술적으로 비교될 수 있다. 이러한 분석을 집단 내(within group) 분석이라 부르는데, 그 이유는 단일 환자 집단이 두 번의 시기에 걸쳐 평가되기 때문이다. 예를 들면, 만약 임상 데이터 목록이 어깨 장애 환자들과 요통 장애 환자들의 결과 측정값을 갖고 있다면, 집단 내 분석은 한 번에 한 집단에 대한 결과만을 나타낼 것이다. 만약 연구 과제에 합당하다면, 집단 내 분석은 각 환자 집단에 대해 반복될 수 있다. 이러한 방법으로, 어깨 장애를 가진 환자가 요통 장애 환자와 분리되어 평가될 수 있다(**표 10-2**).

두 번 검사된 환자 집단의 ES를 d index(d 지표)(또는 difference index)라 부른다. d index는 ES의 한 종류인데, 이는 기술적으로도 사용될 수 있고, 환자관리 결과 평가를 위한 통계적 검사에도 사용될 수 있다. 기술적으로, 큰 ES는 작은 ES에 비해 보다 큰 치료효과를 의미한다. Cohen에 의하면, d index는 아래의 일반적인 값에 의해, 작음, 보통, 큼으로 간략히 기술될 수 있다:

작은 ES = 0.20
중간 ES = 0.50
큰 ES = 0.80

b OPTIMAL 질문 22와 23은 과제 난이도가 다른 척도에 의해 측정된 전체 상태를 평가했지만, 본 실증에서는 평가되지 않았다.

c 엑셀 스프레드시트 안에 환자의 점수를 기입할 때, 대상자에 의해 평가되었던 질문의 숫자는 "Count" 기능으로 확인될 수 있다.

d 이것은 평가 도구의 높은 점수는 장애가 더 심하다는 것으로 간주한다. 그래서 초기 점수-퇴원 점수의 뺀 값은 추적 평가에서 향상된 것으로 양의 값을 갖는다.

e 종종 ES의 추정값은 기술 분석에 이용되고, 신뢰구간을 무시한다.

치료 효과 크기에 대한 방정식은 다음과 같다:

$$ES = d\ 지표 = \frac{(기준-추적)의\ 평균\ :}{초기점수의\ 표준편차} \qquad \textbf{방정식 10-3}$$

위 연습 예에서는(**표** 10-2 참조), 어깨 장애를 가진 가상 환자들이 그들의 평균 OPTIMAL 점수와 연관 있는 ES를 가졌다:

$$ES_{어깨} = \frac{72-26}{1.73} = 26.6\ 표준편차$$

ES = 26.6은 매우 큰 치료 효과로 여겨진다(**그림 10-4A** 참조). 치료사들은 이러한 예비 정보를 사용하여, 어깨 장애 환자들에 대한 그들의 접근 방식이 보다 큰 치료 중재 연구에서 매우 효과적임이 증명될 수도 있음을 알 수 있다.

이와 반대로, **표 10-2**로부터 유도된 가상의 요통 장애 환자의 ES는 다음과 같다:

$$ES_{등} = \frac{56-23}{28.73} = 1.15\ 표준편차$$

Cohen Descriptive Scale에 의하면, 1.15의 ES는 여전히 큰 치료효과로 여겨진다. 한편, 가상 요통 장애 환자의 치료효과는 어깨 장애 환자의 그것보다 명확히 작다(**그림 10-4A**).

작은 표본 크기와 편향
(Small Sample Size and Bias)

작은 짝 표본으로 효과 크기를 계산할 경우($n \leq 20$), 그 결과에는 상당한 편향이 발생한다. 특히, d index는 작은 표본 크기에 대해 상향적 편향(upward bias)을 나타낸다. Hedges와 Olkin이 고안한 편향은 다음과 같다:

$$d\ 비편향 = d\ 편향\left[1-\frac{3}{8(n-1)}\right] \qquad \textbf{방정식 10-4}$$

각 예의 효과 크기가 n =3을 지니므로, 어깨와 요통 장애 가상 환자에 대해 비편향된 ES는 다음과 같다:

$$ES\ 비편향_{어깨} = \mathbf{21.61}$$
$$ES\ 비편향_{등} = \mathbf{0.93}$$

그림 10-4A에서, 각 환자 집단에 대한 ES와 편향수정 ES를 비교하고 있다. 각 경우에서의 d index나 ES는 작은 표본 크기의 ES보다 작다. $n \leq 20$의 환자 표본에 대하여 비편향된 ES 사용을 권한다.

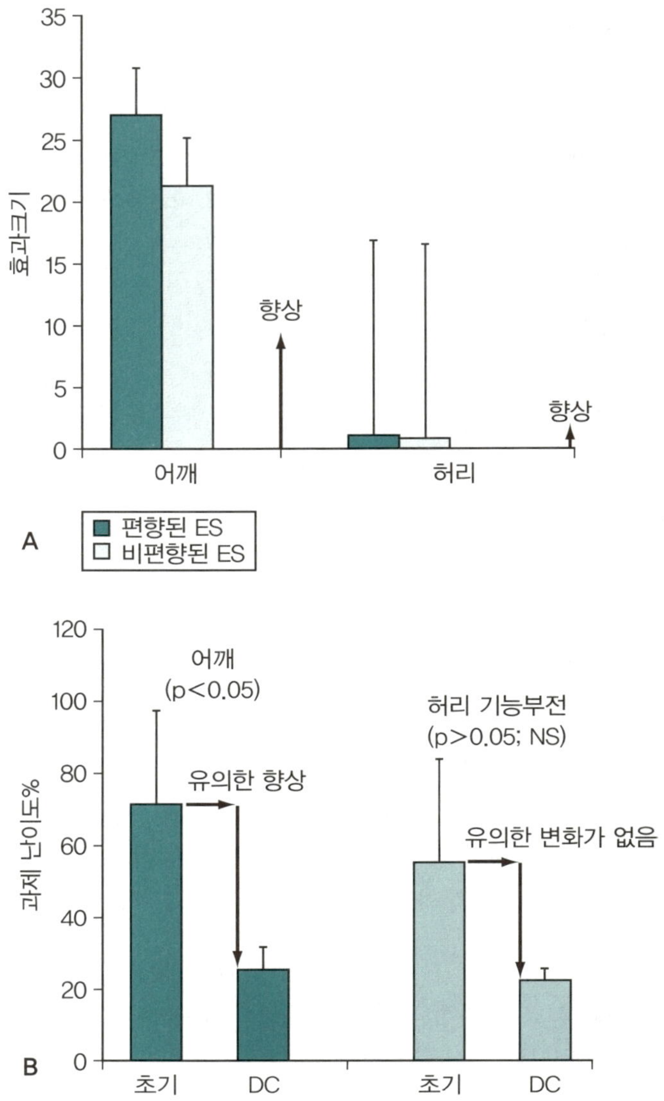

그림 10-4 (A) 각 코호트에 대한 표준화된 ESs(본 실증에서의 모든 양성 ES는 향상을 의미하지만, 어깨 코호트의 향상이 허리 코호트보다 더 크다). 비편향된 ES는 작은 표본 n.에서 교정된 ES이다. 오차 막대는 표준편차이다. (B) 통계 분석 – 하부 집단은 실증 연습에서 가상 환자의 자가 인식 과제 난이도에 대한 변화이다. 과제 난이도에 대한 낮은 OPTIMAL 점수는 장애가 적음을 의미한다. 오차 막대는 표준편차이다. 약어: DC는 퇴원, p는 기회에 의해 발생한 향상의 확률, NS는 통계적으로 유의하지 않음, ES는 효과 크기.

치료효과의 통계적 분석

치료효과의 크기를 알아보기 위해 Cohen 척도와 같은 기술적 방법을 치료사들이 사용할 경우, 우연에 의한 효과 발생은 무시된다.

환자 집단 기능 변화의 통계적 분석은 치료사들로 하여금, 우연으로 발생한 치료효과의 가능성을 제기할 수 있도록 한다. 단일 집단 환자들에 대하여(예. 연습 예에서 어깨 또는 요통 장애를 가졌던 환자들) 질문할 수 있는 것은 다음과 같다; 환자들이 우연한 개선과는 별개로 초기에서 퇴원 평가까지 스스로 자각할 수 있는 만큼의 기능이 개선되었는가? 초기 평가는, 재평가 또는 퇴원 시 동일한 환자의 기능을 비교할 수 있는 통제 또는 기준점을 제공한다.

ES 주변의 신뢰도 형성은, 다음과 같은 질문에 답함으로써 치료에 대한 필수적인 정보를 제공한다:

1. 치료효과의 크기가 0와 유의하게 달랐는가?
2. 치료효과의 크기(점 추정치)를 추정할 때 높은 수준의 정확성이 존재하였는가? 신뢰 구간은 초기와 후속 평가 점수가 0과 확연히 다르다는 가설을 검증한다. 작은 환자 표본의 95% 신뢰 구간(예. $n \leq 20$)은 임계 비율을 사용한다. 그 임계 비율은 임계 z-점수와 비슷하지만, 단순한 자유도(DF)계산으로 환자 수에 대해 보정된다(짝 t-검정에 대해 n-1, **그림 10-5** 참조). 임계 z-점수가 큰 표본(방정식 10-5A)의 신뢰 구간에 사용되는 것과 마찬가지로, 작은 표본(**방정식 10-5B**)의 신뢰 구간에 임계 비율이 사용되어 정규 곡선의 면적을 정의하는데, 이 때 참의 임상 검사 결과가 표본 오차로 인해 달라질 수 있다(목표 집단의 서로 다른 환자에 대한 이론적인 반복 연구로 인한 오차).

크고 작은 표본 크기에 따른 95% ES 신뢰 구간의 계산은 아래의 방정식에 근거한다:

큰 표본 ($n > 20$)

95% CI

상한값 = ES + (1.96 * se) **방정식 10-5A**

하한값 = ES − (1.96 * se)

"SE"는 환자 집단에 대한 변화 점수의 표준 오차이고, 1.96은 임계 z-점수인데, 이는 a = 0.05에서 양측가설 검정(two-tailed hypothesis test)과 일치하는 값이다.

작은 표본($n < 20$)[f]

95% CI

상한값 = ES 비편향 + (임계 t * se) **방정식 10-5B**

하한값 = ES 비편향 − (임계 t * se)

"se"는 환자 집단에 대한 변화 점수의 표준 오차이고, t는 확률 역치 또는 5% 알파 수준과 적절한 df(**그림 10-5**)에서의 양측가설 검정에 대한 임계 t-점수와 일치한다($\alpha_2 = 0.05$로 쓰여짐).

df	Z 점수		t 값	
	임계 z (90% CI)	임계 t (95% CI)	임계 t (90% CI)	임계 t (95% CI)
> 20	1.645	1.96	z와 같음	z와 같음
2	————	————	2.920	4.303
5	————	————	2.015	2.571

A

df	α_2 .20	.10	.05
1	3.078	6.314	12.706
2	1.886	2.920	4.303
3	1.638	2.353	3.182
4	1.533	2.132	2.776
5	1.476	2.015	2.571

표에 적절한 df(n–1) 를 기입한다.

B

그림 10-5 (A) 신뢰구간을 구축하기 위해 임계z와 임계t의 비교. 약어: df는 대응표본 t 검정을 위한 자유도(n–1), CI는 신뢰구간. 다른 자유도에 대한 임계t 값은 부록 B의 표 B-2에서 확인할 수 있다. (B) 화살표는 평가 도구의 원래 단위에서 효과 크기 지표나 치료 효과의 유의성을 검정하는 90% 신뢰구간(α_2=0.10)과 95% 신뢰구간(α_2=0.05)에 이용되는 양측 검정(α_2) 임계 t 값의 근원을 보여준다(B에 있는 표의 출처: Statsoft, Inc.(2010). Electronic Statistics Textbook. Tulsa, OK: StatSoft. . 허용은 Statsoft, Inc에서 허용됨. 이 표의 온라인 버전은 www.statsoft.com/textbook/distribution-tables/?button=3 에서 확인할 수 있다.)

예를 들면, 연습 데이터 목록에는 어깨 장애를 가진 3 명의 환자가 있다(n = 3). 동일한 3 명의 환자를 두 번 검사하였다(초기와 퇴원 평가). 이러한 짝 관측의 경우, df = n−1 = 3−1 = 2이다(**그림** 10−5 참조). 만약 95%의 CI를 원한다면, alpha = 0.05 아래 항이 CI의 경계를 형성하기 위해 사용되는 임계 t값을 갖는다. 이러한 연습 예에서, df = 2에서의 임계 도표를 입력하고, $\alpha_2 = 0.05$ 아래의 항을 입력하여 임계 t값 = 4.303을 얻는다.
이것이 **방정식 10−5B**에서 사용되는 t 값이다.

표준오차(SE)는 4장 부록(**방정식 A4−4**)에서 처음 소개되었고, kappa 통계와 관련된 7장에서도 다루어졌다. SE에 관한 추가적인 세부 사항이 이 장의 부록에서 다루어질 것이다. 현재의 연습 예에서는, SE가 어깨 또는 요통 장애를 가진 모든 환자들의 점수 차이(초기 점수 − 퇴원 OPTIMAL 점수)에 대한 변동성 추정치이다. 평균 치료효과와 연관 있는, 점수차이의 큰 분산이 존재한다면, 신뢰 구간의 폭이 증가하게 된다(점 추정치 또는 평균 효과의 정확성 감소시킴). 환자 집단 상태에 대한, 초기부터 퇴원 평가까지의 유의한 통계적 변화를 실험하고자 한다면, CI가 0이 되어서는 안 된다.

이러한 예를 위한, **방정식** 10−5B를 이용한 어깨와 허리 기능부전 환자 집단에서의 비편향 ES의 95% CI는 다음과 같다:

ES 비편향$_{어깨}$ = **21.61**
95% CI (5.64 to 37.58)
ES 비편향$_{등}$ = **0.93**
95% CI (− 66.67 to 68.53)

위 결과로부터, 어깨 기능부전 환자에 대해서는 통계적으로 유의한 치료효과가 존재하지만, 허리 기능부전 환자에 대해서는 그렇지 않다는 것을 알 수 있다(95% CI가 0을 지님).

[f] z 점수 분포와 같이, t 분포는 "0" 주위에 중심된 표준 점수이다(그림 A4−13 참고). 그러나 효과 크기는 차이점수의 비율이고, "0"으로부터 거리를 기준할 때 비중심화되고 왜곡된 분포를 가진다. 이 거리는 Δ=d 지표/√N로 정의된다. df가 낮을 때(예를 들어, 5 주변), Δ=2될 때까지 가시적인 왜곡은 나타나지 않는다. 그러므로 여기에서 사용된 방법은 모든 효과 크기 CI의 정확한 계산이 아니다. df가 증가하고, Δ가 감소할 때 근사값이 향상한다. 부가적인 내용을 읽으려면, Cumming G, Finch S. A primer on the understanding, use, and calculation of confidence intervals that are based on central and non−central distributions. Educ Psych Meas 2001; 61:532−574를 참고하기 바란다.

클리닉 친화 단위의 신뢰 구간
(Confidence Intervals in Clinic−Friendly Units)

ES를 사용하면 정량 분석 또는 메타−분석과 호환될 수 있는 단위가 제공된다. 이러한 종류의 논문 검토는, 수많은 연구 결과를 통합하기 위한 표준 측정기준(예. d index)을 사용한다. 그러나, d 지표에는 단위가 없기에(그것은 표준화된 확률 분포에 대한 표준 편차 수를 의미한다), 유의한 임상 측정기준으로 결과가 쉽게 해석되지 않을 수 있다.
95% CI는 평가도구의 본래 단위를 유지함에 따라 친 치료실적으로 추정될 수 있다(이 경우에서는, OPTIMAL 도구). 95% CI를 계산하기 위한 구성 요소가 **표 10−2**에 나타나 있으나(spreadsheet에 만들어짐), 이것은 통계 소프트웨어로부터도 계산될 수 있다(**그림 10−6**)[g]. 하위 어깨 기능부전 환자 집단에 대한 OPTIMAL 평가에 근거하는 치료효과의 평균(SD)는, 과제 수행 어려움에 대한 46%의 변화이다(SD = 6.43%, **표 10−2** 참조).
95% CI는 다음과 같이 계산된다:

$$95\%\ CI = \underset{\text{치료효과}}{\text{평균차이점수}} \pm (t)^{*}\frac{SD}{\sqrt{N}}$$

방정식 10−6

95% CI의 하한값	치료효과의	95% CI의 상한값
= 46 − (4.303*	측정값	= 46 + (4.303*
(6.43/SQRT(3)))	=	(6.43/SQRT(3)))
=		=
30 ⟸	**46**	⟹ **62**

데이터 목록에 대한 참의 기능 변화가 OPTIMAL 과제 수행 어려움 척도에서 30%의 평균 점수에서 63%의 점수까지 변할 수 있음을, 어깨 장애 가상 환자의 95% 신뢰 구간으로부터 알 수 있다. 구간에서 0이 발견되었을 경우에만, 차이가 없다는 가설이 뒷받침된다. 0이 구간에 존재하지 않기에, 이것은 OPTIMAL 평가의 46% 변화에 대한 점 추정치가, 자가 인식 기능의 통계적으로 확연한 개선을 나타냄을 의미한다. **방정식 10−6**의 마지막 항

[g] 라운딩 에러는 표 10−3의 엑셀 산출과 표 10−5의 통계 소프트웨어 산출 사이에서 약간 차이점을 만든다.

대응표본 검정 – 어깨 기능부전 N=3

치료 효과 어깨 집단	대응 차이					t	dt	sig (양측 검정)
	평균	표준 편차	표준 오차 평균	차이의 95% 신뢰구간				
				하한값	상한값			
짝 1 BL_난이도% DC_난이도%	46.67	6.67	3.85	30.11	63.23	12.124	2	.007

OPTIMAL 변화 점수: 95에서 CI에서 0이 발견되지 않는다.

기능에서 유의한 향상이 있음 (p<0.05)

A

대응표본 검정 – 허리 기능부전 N=3

치료 효과 허리 집단	대응 차이					t	dt	sig (양측 검정)
	평균	표준 편차	표준 오차 평균	차이의 95% 신뢰구간				
				하한값	상한값			
짝 1 BL_난이도% DC_난이도%	33.49	27.05	15.62	−33.70	100.66	2.145	2	.165

OPTIMAL 변화 점수: 95% CI에서 0이 발견됨.

기능에서 유의한 향상이 **없음** (p>0.05)

B

그림 10-6 통계 소프트웨어(SPSS 18 버전 산출)에서 만들어진 대응표본 t 검정과 95% 신뢰구간을 이용한 집단내 분산분석. 어깨 기능부전(A)과 허리 기능부전(B)을 가진 환자를 위한 데이터. 독립 측정은 기준(BL 난이도%)에서 퇴원(DC 난이도%)을 뺀 OPTIMAL % 난이도 점수이다. (A) 어깨 기능부전을 가진 환자에 대한 대응표본 t 검정의 결과는 "0"을 포함하지 않은 95%CI이다; 초기 평가에서 퇴원 평가까지의 자가 인식 과제 난이도는 향상이 유의하다(p 값은 기회에 의해 일어나는 낮은 확률을 보인다). (B) 허리 기능부전을 가진 환자에 대한 대응표본 t 검정의 결과는 "0"을 포함하는 95%CI이다; 초기 평가에서 퇴원 평가까지의 자가 인식 과제 난이도는 유의하지 않다(p 값은 기회에 의해 일어나는 높은 확률을 보인다). NCSS와 SPSS로 산출할 수 있는 DVD에 있는 데이터 목록은 "10장-Optimal Outcomes"이다.

이 실제로는 SE(SD/ $\sqrt{N}$) 임을 기억하라.

위 예의 허리 기능부전 가상 환자(n = 3)에 대하여, 그러한 하위 환자 집단의 OPTIMAL 평가 점수 차이의 평균(SD)는, 과제 수행 어려움에 대한 33%의 개선이다(SD = 27. 21%). 허리 기능부전 환자 집단의 95% CI는 다음과 같다(**방정식 10-6** 참조):

95% CI의 하한값	치료효과의 측정값 =	95% CI의 상한값
= 33-(4.303* (27.21/ SQRT(3)))=		= 33+(4.303* (27.21/ SQRT(3))) =
-35 ⟸	**33**	⟹ **101**

여기에서 95% CI는 0의 값을 포함하는데, 이것은 이 하위 집단의 환자들에 대하여, 자가 인식 과제 수행 어려움이 개선을 보이지 않을 수 있음을 의미한다(초기 과제 수행 어려움이 후속 과제 수행 어려움과 동일할 수 있음). 그러므로, 요통 장애 가상 환자 평가의 기술적 방법으로써 ES를 사용하였을 때 발견된 "*큰 치료효과*"는, 통계적으로 확연한 기능 개선으로 자동으로 해석되지는 않는다(**그림 10-4B**). 이것은 초기에서 후속 평가에 이르기까지, 가상 요통 환자의 치료효과가 별반 다르지 않다는 것을 의미한다.

효과 크기 점 추정치와 그 95%의 수작업 계산을 계산하기 위한 산출표가 첨부 CD에 제공된다("P_Effect Size Calculator"). 이 산출표의 결과값이 하위 가상 허리 기능

동일 환자에 대한 대응표본 측정의 효과 크기 CIs
(결과는 입력 데이터의 라운딩 때문에 통계 소프트웨어에 따라 약간 다를 수 있다).

	수치 입력	
초기 평가 점수의 평균	56	Ⓐ
초기 점수의 SD	28.73	
초기 평가 점수의 평균	23	
추적 점수의 SD	3.22	
변화점수의 평균	33	
변화 점수의 SD	27.21	
3명 환자의 df(n−1) 환자 − 1 = 2	2	Ⓑ
임계 t, 도표 값 대응표본 α p = 0.05	4.303	

	Ⓒ 비표준화된 효과 크기	Ⓓ 편향된 표준화된 효과크기 (Cohend 지표)	Ⓔ 비편향된 효과 크기 Hedges와 Olkin(1985)	
추정값 →	**33.00**	**1.15**	**0.93**	
큰 표본(n>20)				
95% CI의 상한값 →	63.79	31.94	31.72	Ⓕ
(z 이용한 하한값) →	2.21	−29.84	−29.86	
작은 표본(n≤20)				
95% CI의 상한값 →	100.60	68.75	68.53	Ⓖ
(t 이용한 하한값) →	−34.60	−66.45	−66.67	

* 평가도구의 원래 단위

그림 10-7 효과 크기 추정값과 95% CI에 대한 엑셀 계산기. (A) 각 평가를 위한 평균과 표준편차를 기입한다. (B) 대응표본 t 검정에 대한 임계 t 값과 df = n−1을 기입하고, 표 B-2나 표10-5B를 참고한다. 항목 C에서 항목 G는 자동적으로 계산된다. (C) 비표준화된 치료 효과에 대한 추정값(초기 평가 평균 − 추적 평가 평균), (D) Cohend 지표, 방정식 10-3, (E) 비편향된 효과 크기, 방정식 10-4, (F) 큰 표본에 대한 95% CI, (G) 작은 표본에 대한 95% CI.

부전 환자 집단에 적용되며, 이는 **그림 10-7**에 나타나 있다.

환자 변화 추정의 정확성
(Precision of Estimating Patient Change)

어깨와 허리 기능부전 환자들에 대한 95% CI의 정확성은 각 CI의 폭으로 측정된다. CI의 폭이 감소할수록 정확성은 증가한다(**그림 10-8**). 점 추정치 주변의 가능값 범위는 허리 기능부전 환자의 그것이 어깨 장애 환자의 그것보다 훨씬 크다. 그러므로, 요통 환자 집단에 대해 추정되는 참의 치료
효과 정확성이 어깨 장애 환자의 그것보다 낮다.

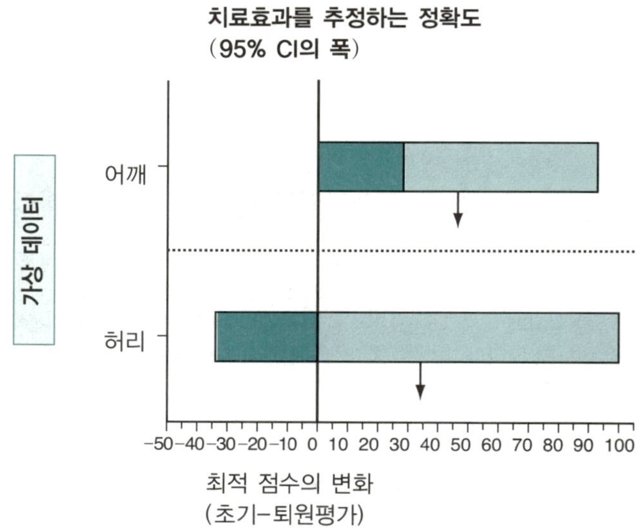

그림 10-8 어깨 기능부전이나 허리 기능부전의 가상 환자에 대한 95% CI의 폭. 치료 효과를 추정하는 정확성은 어깨 집단에서 더 높은데, 그 이유는 95% CI가 허리 집단보다 작기 때문이다. 화살표는 치료효과 평균 추정값의 위치를 의미한다.

대응표본 t-검정: 동일 환자 두 번 검사
(Paired t-test: Same Patients Tested Twice)

대응표본 t-검정은 각 환자의 점수 차이를 계산하기 위해 짝 데이터(초기와 후속 점수)를 사용한다. 대응표본 t비는 검사의 통계이고 분자는 평균 치료 효과이다(효과 크기 분자와 유사). t비를 효과 크기와 다르도록 하는 특징은, 비의 분모가 표준편차가 아닌, 점수 차이의 표준오차를 사용하는 것이다:

$$t비 = \frac{(기준선-추적)의\ 평균}{(기준-추적)의\ 표준오차} = \frac{차이점수의\ 평균}{차이점수의\ 표준오차}$$

방정식 10-7

전통적 통계: 통계적 유의성을 찾기 위한 95% CI의 대안
(Traditional Statistics: Alternatives to the 95% CI for Finding Statistical Significance)

치료효과를 평가할 경우, 일부 저자들은 전통적인 통계 분석의 사용에 대해 주의를 주는데, 그 이유는 이러한 분석의 결과가 단지 양분적인 해답을 제공하고, 나타난 데이터 값이 다수의 연구 결과 데이터를 포함하는 메타-분석 과정에 쉽게 들어맞지 않기 때문이다.

전통적 통계 절차를 따르는 임상 변화의 통계적 유의성은, 계산된 t비와 임계 비율을 비교함으로써 결정할 수 있다. 계산된 비는 항상 환자의 점수로부터 얻어진다. 임계비는 항상 통계 도표에서 구하는데(예. **그림 10-5B**), 통계 소프트웨어 사용자는 이를 쉽게 알 수 있다. 임계값 표에서, 통계적 자유도의 수를 사용하여 임계 t를 찾는다(이 경우, 연습 예의 어깨와 요통 장애 환자 모두에 대하여, df = n−1, 또는 3−1 = 2이다). 표의 행에 df가 나타나 있고, 알파 수준은 표의 열에 나타나 있다. 이 예에서 확률 역치를 위해 선택된 열은, p = 0.05의 양방 알파 수준("α_2")이다. 행과 열은 이 예에서 임계 t값 = 4.303에서 교차한다.알파 수준이 확률 역치이다. 이것이 단순히 의미하는 바는 다음과 같다. 통계적으로 유의하기 위해서는, 초기와 후속 평가에서 기능 차이가 없다고 알려진 집단에서는 결과가 드물게 나타나는 것이다("영가설"). 이 검사를 위해 양방 알파 수준이 선택되는데, 그 이유는 중재가 환자 기능을 개선시킬 지, 또는 악화시킬 지를 치료사가 알지 못하기 때문이다(따라서 양 방향, 또는 가능한 2가지 결과). 양방 가설 검증은 양 또는 음의 결과를 구해 낸다. 부록 B에 확장된 임계 t값의 표가 나타나 있다(**표 B-2**).

만약 계산된 t비가 임계 t비를 초과한다면, 초기에서 퇴원까지의 집단 기능 차이는 통계적으로 유의한 것이다. 어깨 기능부전 가상환자의 본 예에서, 계산된 t비 = 12.12이고, N = 3, df = 2, α_2 = 0.05에 대한 임계 t비는 표에 나온 값, 4.303이다. 이 결과는 계산된 t(12.12)가 임계 t(4.303)보다 크며, 이는 과제 수행 어려움 백분율의 평균 OPTIMAL 변화 점수가, 집단 기능의 유의한 개선을 보여주는 것을 의미한다(가설 검증을 위해 CI를 사용했을 때와 같은 결과).

"개선"에 대한 양성 치료 효과는 계산된 통계의 부호(또는 여기서는 ES)를 점검함으로써 발견된다. 보다 높은 점수가 보다 많은 장애를 의미하는 도구로부터 초기-퇴원 점수를 빼는 것은, 양의 결과가 개선을 보임을 의미하게 된다. 예를 들면, 만약 인지된 과제 수행 어려움에 대한 초기 OPTIMAL 점수가 50%이고, 최종 점수가 25%이었다면, 점수 차(50%−25%)는 +25%를 나타낸다. 따라서, 퇴원 시 과제 수행 어려움 점수의 하락은, 기준치로부터 빠질 경우 양의 값을 나타내게 된다.

대응표본 t-검정의 검증력
(Power for Paired t-test)

허리 기능부전 환자들만의 OPTIMAL 점수가 평가되었을 때, 초기에서 퇴원 평가까지 자가 과제 수행 어려움의 통계적 유의성이 나타나지 않았다(**그림** 10-4B). 상대적으로 작은 치료효과(비율의 분자)와 개별 변화 점수의 큰 분산(r 비율의 분모; **그림** 10-6B의 SE)은 환자들의 개선이 표본 오차(단 3 명의 환자만을 선택함으로써 발생한 우연이며, 변화가 발생하는 집단을 대표하지 않을 수 있음)에 의한 것이었음을 설명한다.

통계적 검증에 관계 없이, 차이가 없는 결과가 발생할 경우에는, 항상 통계적 검증력에 대한 의문이 제기되어야 한다. 만약 실제로 차이가 존재했을 때, 그 분석방법은 충분한 검증력을 갖고 있었는가? 점수의 변동성은 물론 환자의 수가 통계적 검증력의 크기에 큰 영향을 미친 것이다. 표본 크기가 증가하고 점수 변동성이 감소할수록, 검증력이 증가한다.

널리 수용되는 검증력의 기준은 80%이다. 이는, 목표 집단의 서로 다른 표본과 연구의 이론적인 반복이 거듭되었을 때, 80%의 경우에 유의한 치료효과가 발견될 것임을 의미한다(만약 그러한 효과가 실제한다면). 어떤 분석이 80%의 검증력을 갖는데도 유의한 치료효과의 발견이 없다면, 임상 연구원들은 차이를 발견하지 못하는 것이 참일 가능성이 높다고 결론내린다.

충분한 검증력(80%)에 도달하기 위한 임계 환자 수를 알아보기 위하여, 근소하게 보완된 ES가 검증력 도표의 입력된다(부록 B, **표 B-7**). 검증력 도표에 비편향 ES를 입력하여 짝 t-검정의 검증력을 구하는 방정식은 다음과 같다(Cohen 참조):

$$ES\ \text{파워 짝}\ t-\text{검정} = \text{비편향}\ d\ index * \sqrt{2}$$

방정식 10-8

방정식 10-4를 사용하여 비편향 ES를 계산한다. 가상의 허리 기능부전 환자에 대하여, 80% 검증력을 위해 요구되는 임계 대상자 수를 결정에 이용되는 ES는 다음과 같다:

$$ES\ \text{파워 짝}\ t-\text{검정} = 0.93*\sqrt{2} = 1.32$$

독립적인 두 집단을 비교하기 위해 t-검정의 검증력 표가 작성된다. 대응표본 t-검정의 효과크기는 동일한 환자를 두 번 검사하므로, 오차 분산(비율의 분모)과 자유도(임계값을 알아내기 위해 사용되는 환자 수를 반영)의 계산 방식을 수정하기 위해 ES 방정식 마지막 부분에서 $\sqrt{2}$ 첨가가 필요하다.

그림 10-9에 $\alpha = 0.05$에 대한 양방 대응표본 t-검정의 검증력 도표 발췌가 나타나 있다. 이 도표의 맨 왼쪽 열에 n, 맨 윗줄 행에 ES가 나타나 있다. 도표의 몸통이 검증력 값들을 보여주고 있다. 도표에 없는 ES의 검증력을 어림하기 위해 선형 보간법(linear interpolation)이 사용된다. 본 예에서, ES = 1.30이 도표에 적혀있지는 않지만, ES = 1.20에 대한 n은 환자 12명이고, ES = 1.40에 대한 n은 환자 9명이다. 평균 n은 10.5 ~ 11명의 환자이다. 연습 분석에서 단 3명의 환자만이 참여하였고, 또 아무런 통계적 차이가 발견되지 않았기에, 만약 실제로 차이가 존재하였다 하더라도, 이 통계 검사는 그것을 발견할 수 있는 충분한 검증력이 없었다.

대응표본 t 검정의 검증력 $\alpha_2 = 0.05$

효과 크기

n	.10	.20	.30	.40	.50	.60	.70	.80	1.00	1.20	1.40
8	05	07	09	11	15	20	25	31	46	60	73
9	05	07	09	12	16	22	28	35	51	65	79
10	06	07	10	13	18	24	31	39	56	71	84
11	06	07	10	14	20	26	34	43	61	76	87
12	06	08	11	15	21	28	37	46	65	80	90
13	06	08	11	16	23	31	40	50	69	83	93
14	06	08	12	17	25	33	43	53	72	86	94

그림 10-9 $\alpha = 0.05$에서 양측 검정 가설 검정(α_2)에 대한 t 검정의 검증력. ES의 검증력을 근사하는 평균은 도표에 없다. 보다 정확한 방법은 몇몇 통계 소프트웨어 프로그램에서 이용될 수 있다. 긴 화살표는 $\alpha = 0.05$에서 양측 t 검정에서 1.20 검증력과 1.40 검증력의 ES를 가진 80%의 검증력을 달성하는데 요구되는 환자의 번호를 의미한다. **방정식 10-8**에서 알 수 있듯이, 표에 기입하는데 이용되는 비편향된 ES는 $\sqrt{2}$에 의해 조절된다. 완전한 도표는 부록 B에서 확인될 수 있다 (표 B-7). (출처: Statistical Power Analysis for the Behavioral Sciences by Cohen, Jacob, Copyright 1988 in the Format Textbook via Copyright Clearance Center).

왜 n = 3이 어깨 장애 집단의 유의한 개선 발견에 충분한 값이었을까?

초기와 최종 평가에서 3명의 환자가 어깨 장애 환자의 차이를 발견하는 데는 충분했지만, 요통 환자에 있어서는 그렇지 못했던 이유는, 요통 환자들의 개별적 차이 점수가 높은 분산을 갖는 것과 관계가 있다(**그림 10-6**의 여러 SE 참조). 전/후 OPTIMAL 차이에 비례하여 SE가 증가할수록, 통계 검사의 검증력은 감소한다.

이 예에서 만들어진 검증력 분석의 종류는 사후 검증력 분석인데, 이는 환자 평가가 이미 이루어졌다는 것을 의미한다. 이후에 치료사는 나타난 결과 유형에 따라, 통계적 유의성 도달을 위해 얼마나 많은 환자가 필요했는가를 결정하기 위해 시간을 거슬러 올라간다. 사후 검증력 분석은 차이 없음의 결과가 나타났을 경우에만 필요하다. 특정 모집 대상으로 계획된 임상 연구에서는, 연구 과제를 위해 제기된 통계 검사의 특수한 검증력 도표를 사용하여, 연역적인 형식적 검증력 분석이 행해진다. 검증력 도표를 사용한 검증력 추정의 대안적인 방법과 검증력에 관한 내용을 Cohen에서 더 읽어 볼 수 있다.

신뢰 구간 사용을 뒷받침하는 가정

(Assumptions Underlying the Use of Confidence Intervals)

신뢰 구간 사용의 근거가 되는 가장 주된 가정은, 종 모양의 정규 곡선 형태로 치료 효과 점수가 나타나는 것이다. 이러한 가정이 위배될 경우, 목표 진단 내 환자들의 검사 결과를 추론하는 일은 신뢰될 수 없거나 부정확할 수 있다. 점수 분포의 정규성 검사를 7장에서 다루었고(**그림 7-7**), 그것은 임상 연구를 위한 상관계수 선택을 도와주었다. 여기에서, 정규성 검사를 행하는 것은 CI의 사용이 적절하다는 신뢰를 주게 된다[h].

한편, 만약 치료효과 점수(초기-퇴원)의 분포가 정규분포를 보이지 않고, "억지로라도" 데이터를 변환시켜 정규분포화 시키는 것이 실패로 돌아간다면(7장, **그림 7-

12 참조), 일부 경우에서는 여전히 CI가 사용될 수 있다. 뒷받침 되는 가정이 위배되는 경우에도 t-검정과 같이, 치료효과에 모수 검정(parametric test)을 사용하는 것이 적절한 이유는, 이러한 검사가 가정위배와 관계 없이 비슷한 결과를 도출해내는 로버스트 검사라고 여겨지기 때문이다. 각 적용사례에 대한 모수 검정의 로버스트 여부 평가의 복잡성은 심층적인 분석을 요하며, 이는 본 입문서의 범주를 벗어난다.

다른 방법으로, 부호 검사법(sign test)과 같은 비모수 검사가, 반응자 수와 비반응자 수를 가려내는 통계적 유의성을 결정하기 위해 사용된다. 이러한 종류의 검사법은 정규 확률 분포에 의존하지 않는다. 그러나, 이러한 비모수 검사의 통계적 검증력은 모수 검사의 그것보다 낮다(t 비). 이 장의 부록에 부호 검사법의 예가 나타나 있다. 어떤 저자들은, 그것의 낮은 검증력 때문에 비모수 검정의 사용을 권하지 않는다.

일상적인 임상 치료에서는, 대부분의 경우 결과 평가를 위해 환자를 무작위로 선별하는 것이 가능하지 않다. 결과 평가에 포함된 환자들은 대부분 편의상의 표본을 대표한다. 대부분의 임상 환경에서 환자 무작위 선별은 가능하지 않을뿐더러, 치료사는 대상 장애로 인한 결과들이 표본 내의 환자들에게 가장 정확히 적용되는 것이지 모든 환자들에게 적용되는 것은 아님을 상기해야 한다.

임상 결과 평가는 효능 평가가 아니다 (Clinical Outcome Assessment Is Not Efficacy Assessment)

시간 경과에 따른 환자의 기능 변화를 결정하는 것은 효능 검사가 아니다. 왜냐하면, 치료실의 결과 평가가 치료 결과에 영향을 미칠 수도 있는 혼란스런 요소를 통제하지는 못하기 때문이다. 임상 결과는 재활치료 중재가 아닌 다른 요소들의 영향을 받을 수 있다. 예를 들면, 일부 질환의 정상적인 진행 과정을 보면, 시간 경과에 따른 자발적인 치유가 있음을 알 수 있기 때문이다. 정상적인 진행 과정이 조절되지 않을 경우, 재활치료가 양성(또는 음성)의 결과를 가져왔다고 가정하는 오류를 범할 수 있다. 그러나 이러한 한계와 관계 없이, 임상 결과 평가는, RCT와 체계적 검토의 한계를 상쇄시켜 무작위 대조군 연구(RCTs) 결과의 불확실성을 감소시키는 중요한 역할을 담당한다.

RCT와 체계적 검토의 한계 (Limitations of RCTs and Systemic Reviews)

환자를 치료 집단과 통제 집단으로 무작위 할당하는 것과 관계된 연구 설계를 무작위 대조군 연구(Randomized controlled trials(RCTs))라 한다. 많은 RCTs의 목적은, 새로운 치료법을 검사하고, 치료 집단에서 양성의 효과를 보였던 치료가 대조 집단에서는 그렇지 못했을 것이라는 높은 수준의 정확성을 만들어내는 일이다. 높은 품질이 RCTs에서 발견되는 엄격한 통제는 치료사들로 하여금 연구를 위해 선별된 환자 집단의 결과가 참일 것이라는 확신을 갖게 한다.

치료사들의 RCTs 이행은 일반적으로 쉽지 않은데, 그 이유는 수용 가능한 실습 기준에 일부 중재가 부합하지 않을 수 있는 실험적 절차가 RCTs 설계에 필요하기 때문이다(예. "sham" 치료를 받는 환자 대조군)[i]. RCT를 시작하기 위한 재원의 양도 제한적일 수 있다. 따라서, 치료사들은 실제 증거의 한 측면으로써 출판된 RCTs 결과에 주로 의존한다. 출판된 RCTs 결과를 인용하는 이점은, 선택 편향 효과(예. 필요한 치료법을 얻기 위해 보다 적은 환자를 선별하는 경향)와 질환의 자연적 진행 과정(예. 중재 효능과 관계 없는 시간 경과에 따른 치유)과 같은 요소가 균일하게 통제된다는 점이다.

유효하고 신뢰할 수 있는 결과의 정확성을 증가시키기 위해, 다수의 RCTs로부터 체계적 검토가 생성된다. 체계적 검토란, 동일한 주제를 다루는 많은 RCTs의 모음이다. 각각의 RCT는 방법론적 품질에 대해 등급이 매겨지고, 높은 품질로 간주되는 RCTs의 공통적인 결과가 치료에 추천된다. 예를 들면, 치료사들을 환자 집단 과제에만 매달리게 한 연구가, 그렇지 않았던 연구보다 더욱 높은

[h] 왜도, 첨도, Shapiro, Wilk, Kolmogorov-Smirnov 등을 위한 검정을 포함하여 점수의 정규 분포를 평가하는데 많은 검사들이 이용된다. 최상의 정규 검정을 위한 표준이 폭넓게 유지되지 않고, 정규 분석의 결론에 대한 불일치 결과가 일어날 수 있다.

[i] 임상 시설 기관 대조 임상 시험에 참여하도록 선택할 경우, 병원의 환자들은 일상적인 평가와 치료는 별도인 연구 대상으로 하는 자원 봉사를 할 수 있다. 데이터 수집 및 처리의 직접적인 제어하에 있지 않기 때문에 시험이 유형의 임상 연구의 중심 범위 아니다.

"품질 점수"를 받을 수 있다. 재활치료와 관계된 체계적 검토의 예가 PubMed(www.pubmed.gov, 검색어 "systemic review")와 Cochrane library(http://www.cochrane.org), 그리고 British Medical Journal가 개발한 "Clinical Evidence"(www.clinicalevidence.org)와 같은 다양한 인터넷 웹싸이트에 나타나 있다.

치료실에서 환자 개개인을 위한 최선의 치료를 결정하는 유일한 데이터로 RCTs를 사용할 경우, 반드시 고려해야만 하는 몇 가지 중요한 한계점은 아래와 같다.

- RCT 품질을 평가하는 최선의 방법에 대한 일치는 없다.
- 각 RCT의 방법론적 품질에 점수를 매기는 방법에 따라 체계적 검토의 결과가 변한다.
- RCTs는 동일한 환자 집단에만 초점을 맞출 수 있는데, 실제 임상 치료실에서는 환자 치료에 대한 RCT 결과의 일반화를 가로막을 수 있는 서로 다른 증상 특징과 다수의 보조적 중재가 존재한다.
- 진단 검사의 정확성과 환자 예후 예측은 RCTs로부터 결정될 수 없다.

요약 (Summary)

로컬 클리닉의 분석과 함께 문헌을 통한 소견의 보완은 RCT 결과를 개별 환자에게 일반화시키는데 도움을 줄 수 있다. 개별 환자의 경우, 재활 이후의 임상 변화 기록은 RCT에서 "평균 환자"에게 유용한 것으로 밝혀진 절차의 이용을 지지할 수 있는 근거를 제공할 수 있다. 로컬 클리닉에서의 결과 평가도 예민성, 초기 평가의 기능 수준, 공동 중재의 특별한 유형, 혹은 임상가의 경험 수준 등과 같은, 개별 환자에 대한 RCT 결과의 일반화에 영향을 줄 수 있는 부가적 요소의 자각을 증가시킬 수 있다.

10장 부록

치료효과 측정에 관한 기술적 세부사항
(Technical Details Regarding Measurement of Treatment Effects)

핵심 용어 (Key Terms)

- 표준 오차 (Standard Error(SE))
- t 비율 대 F 비율
- t 비율 대 부호 검증 검사

t비 계산 (짝 관측을 위한 작은 표본 "z-점수")
(Calculation of the t Ratio(The Small-Sample "z-score" for Paired Observations))

SD는 다음과 같이 유도된다:

4장 부록으로부터:

$SD = \sqrt{SS/n-1}$ **방정식 A4-3**

SS는 평균 차이 점수로부터의 각 차이 점수의 편차를 제곱한 값들의 합이다. **그림** 10-3의 원데이터, "Shoulder Dysfunction"을 사용하면 아래와 같다:

t 비과 F 비의 유사점: 집단 내 반복 측정
(Similarity of the t Ratio to the F Ratio: Within Group Repeated Measures)

환자들이 초기에서 퇴원까지의 평가에서 개선을 보였다고 가정하라(대응표본 t 비의 분자)[j]. 이러한 개선은 개별 차이 점수의 큰 변동성에 의해 사라질 수 있다(비의

[j] 집단간 요소라는 용어는 집단내 분석을 수행할 때, 혼동의 근원이다. 시간의 경과에 따라 동일한 환자를 평가할 때, "시간"은 집단이 된다(예, 초기 점수와 퇴원 점수는 시간 요소의 2가지 수준이다).

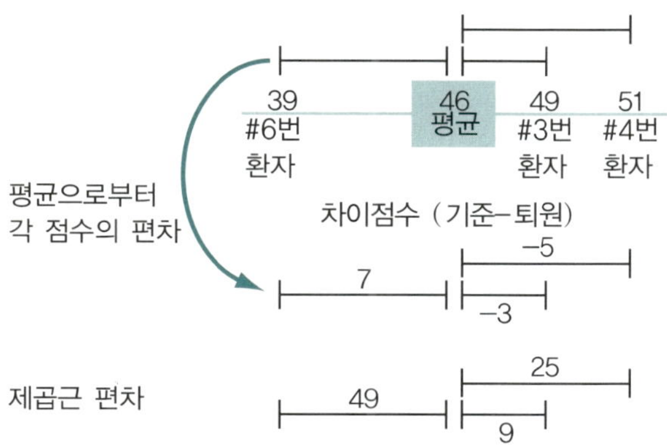

제곱근 편차의 합 | 49+25+9 = 83

표준편차(SD)* | $SD = \sqrt{SS/n-1} = \sqrt{83/3-1} = 6.44$ 방정식 A4-3

표준오차(SE)* | $SE = \dfrac{SD}{\sqrt{N}} = \dfrac{6.44}{\sqrt{3}} = 3.72$ 방정식 A4-4

t 값* | $t = \dfrac{\text{차이 점수의 평균}}{\text{차이점수의 표준오차}} = \dfrac{46}{3.72} = 12.4$ 방정식 10-7

t 값을 형성하는 SD와 SE의 계산.
*t 값들은 라운딩 때문에 통계 소프트웨어에 의해 생산된 값과 약간 다르다.

분모). 이러한 개념은 6장 부록에서 소개된, "집단"이 동일 환자의 시간(기준치 대 후속 상태)으로 여겨지는, 반복 측정 F 비와 유사하다. 다시 말하면, 이 문맥에서의 "집단"은 평가가 행해졌을 때의 시간이다:

$$F\ 비 = \frac{\text{집단간 분산}}{\text{집단내 분산}} = \frac{\text{(기준선-추적) 분산}}{\text{시간내 분산}}$$

방정식 A6-21 (수정됨)

분자는 치료 효과의 크기를 나타내고, 분모는 측정 오차의 양(결과 점수의 변동은 치료와 관계없다)을 나타낸다. F비의 분자는 "오차 분산" 또는 "설명되지 않은 분산"으로 불리기도 한다. 그러므로, 대응표본 t비의 개념은, 독립변수에 대해 단지 두 가지 등급의 단일 인자를 갖는 특수한 상황의 반복 측정 F비율이다. 이 예에서, "시간"은 독립변수라고 할 수 있는데, 초기와 퇴원 시간을 그 인자의 등급이라 할 수 있다. 대응표본 t-검정 또는 집단 내 반복 측정값 ANOVA가 동일한 데이터목록에 적용될 경우, 동일한 결과를 기대할 수 있다.

t 비율 대 부호 검증 검사
(t Ratio Versus Sign Test)

부호 검증 검사는 점수에 대한 정규분포의 가정으로부터 독립적인 검사 과정이지만, 이 과정은 (+)와 (−)부호 부분의 통계적 유의성을 추정하기 위한 z-점수 어림화를 허용한다. 이러한 경우, 양성의 치료효과는 (+)부호로 표기되고, 음성의 임상효과는 (−)부호로 표기된다.

이 검사는 각 환자에 대하여, 단지 결과의 방향 변화 관측만을 요구한다. **표 10-2**에서, 가상 어깨 장애 환자의 OPTIMAL 점수 변화에 대한 방향(부호)은 양성(+)이다. 다른 경우에 있어서는, 점수들을 서로 빼면 음성(−), 또는 차이 없음(0) 값을 구하게 된다. "차이 없음"(H_0)의 가설은, 양성과 음성 부호의 동일한 발생 빈도 이다(각각의 부호에 대하여 50%). 대체 가설(H_a)은, 우연 발생을 넘어, 한 부호가 다른 부호보다 더욱 빈번하게 발생한다는 것이다.

보다 적은 부호의 값이 x로 지정된다(즉, 여기서 $x = 0$인데, 그 이유는 세 명의 환자 모두가 양성 결과를 얻었기 때문이다). 우연히 이러한 빈도(3명 중 0명)가 일어날 확률은 이항 확률 도표로부터 유도할 수 있다. 이는 엑셀 스프레트시트의 BINOMDIST 기능을 사용하면 된다.

우리가 다룬 예의 입력값은 다음과 같다:

숫자: 시도의 "성공" 개수 (3)

시도: 우리 실험에서의 시도 개수 (3)

확률: 시도에서 성공할 확률 (0.5)

누적: 확률이 누적, 또는 그렇지 않게 계산되는 확률 (본 예에서는 거짓=누적 아님)

빈 칸의 Excel 입력은 다음과 같다:

= BINOMDIST(3,3,0.5,FALSE)

이로부터 양방 확률, $p = 0.125$를 구한다.

이 결과는, 3명의 환자($n = 3$)에게 우연히 발생한 3가지 양성 결과의 확률이 $p = 0.05$라는 것을 의미한다. 다시 말하면, $p = 0.05$에 임계 p값이 정해져 있다면, 우리가 발견한 결과는 $p > 0.05$이며, 이는 결과가 우연히 발생할 가능성이 높음을 보여준다. 표본의 모든 환자가 양성의 변화를 가졌다는 것은 직관적이지 않을 수 있으나, 부호 검증 검사가 통계적 유의성에 도달하지 못했다. 가상 어깨 장애 환자에 대하여(**표** 10-2), t비와 95% CI는 초기에서 퇴원 평가까지의 치료실 치료 효과로부터 유의한 개선이 있음을 보여주었다. 부호 검증 검사와 같은 비모수 검사는, t비와 같은 모수 검사보다 검증력이 낮음을 강조하는데, 그 이유는 부호의 개수가 양쪽 환자 하위 집단 모두에서 유의한 차이를 구해내지 못했기 때문이다. 낮은 검증력이 내포하는 바는, "치료 효과 없음"의 결과가 옳지 않을 수도 있다는 점이다.

연습 (PRACTICE)

1. 신뢰구간은 근거중심 직무의 많은 측면에 적용된다. 신뢰구간을 적절하게 해석하려면, 본 통계 방법의 내용을 확인해야 하고, 신뢰구간의 해석을 가이드하는 법칙을 적용해야 한다. 본 내용에서 얻어진 지식을 이용하여, 다음 표에 있는 음영 부위의 상자를 완성한다. 첫 번째 가로 기둥은 도표 나머지의 가이드로 분류된다.

적용	추정값	CI가 여러분께 말하는 것은	어느 값이 추정값을 무효화하는가(무의한 소견을 만드는가)?	무효 값에 대해 무엇이 합당한가?
진단 타당도	양성 우도비	"참" 우도비 주위의 값의 범위		환자는 질환을 가지는 유병률 보다 가능성이 1 배정도이다.
유의한 임상 변화		MDC가 정확하다는 신뢰 수준	MDC 미만의 평가 점수는 측정 오차 때문이다.	MDC는 임상평가도구에 대한 점수 범위이다.
임상 평가 도구의 반응도	반응도 지표		반응도 지표를 교차하는 CI의 폭을 비교할 때, 중첩은 도구의 반응도에서 무의미를 의미한다.	2개 평가도구 사이의 반응도 지표에 대한 CI 중첩은 각 지표가 동일한 반응도 수준을 가진 모집단에서 나온 것을 의미한다.
임상 평가 도구의 반응도	ROC 곡선	평가도구의 반응도 능력이 무의한 것보다 더 나은가?		ROC 곡선 아래의 영역이 무의한 것(0.5)과 다르다면, CI는 무의한 값을 가지지 않을 것이다.
일치성	kappa	kappa의 "참" 값이 통계적 유의성을 가르키는 범위에 해당되는지를 결정한다.		k=0.40의 CI는 kappa의 참 값이 일치성을 갖기에 너무 낮은 것일 수 있다는 것을 말한다.
일치성	ICC	환자 점수를 둘러싸는 점수의 변이(측정 오차의 지표)	특별한 값이 아니지만, 범위가 넓을수록, 오차가 임상 도구와 더 연관성이 있다.	
위험	교차비	다른 환자를 이용한 연구의 이론적 복제로 일어날 수 있는 교차비의 범위		임상 징후나 증상을 가진 환자는 징후나 증상을 가지지 않는 환자와 비교해 볼 때, 표적 상태(질환이나 장애)를 가질 가능성이 1배 이상일 것이다.
치료 효과	효과 크기	임상 변화점수의 범위		CI가 "0"를 포함하면, 진짜 치료 효과가 "0"이 될 가능성이 있다.

2. ES를 이용하여 2번 검사된(예, 초기 평가와 추적 평가) 동일 환자에 대한 치료 효과를 측정한 신뢰구간의 적용은 정상적으로 분포되어 있는가? 그 이유는 무엇인가?

3. DVD의 10장–Optimal Outcomes에 있는 데이터 목록을 이용할 때, 환자의 각 하부 집단과 각 평가 시간에 대한 초기 결과와 퇴원 결과(과제 난이도%)가 정상적으로 분포되었는가? 예 혹은 아니오?

 어깨 집단

 초기 평가?________

 퇴원 평가?________

 허리 집단

 초기 평가?________

 퇴원 평가?________

4. 치료 효과 결과가 정상적으로 분포되고, CI가 치료 효과를 평가하는데 바람직하다면, 처방은 무엇인가?

5. 초기 평가와 퇴원 평가시 10명의 환자를 평가할 때, 편향된 효과 크기 = 1.12이다. 비편향된 효과 크기는 무엇인가?

6. 만약 변화 점수의 표준편차가 SD=3일 때, 5번 문제에서 비편향된 ES의 95% CI는 얼마인가?

 상한값 ________

 하한값 ________

 치료효과가 통계학적으로 "0"과 다른가(그리고 이유는)?

7. 결과 측정이 팔꿈치 가동범위였고, 15명 환자의 치료전과 치료후에 대한 ROM의 평균 변화가 24도이면, 실제 단위에서 치료 효과의 95% CI는 얼마인가?

 상한값 ________

 하한값 ________

 치료효과가 통계학적으로 "0"과 다른가(그리고 이유는)?

참고문헌 (References)

1. Randall KE, McEwen IR. Writing patient-centered functional goals. Phys Ther 2000; 80:1197-1203.
2. Skinner A, Turner-Stokes L. The use of standardized outcome measures in rehabilitation centres in the UK. Clin Rehab 2006; 20:609-615.
3. Jebsen RH, Taylor N, Trieschmann RB, et al. An objective and standardized test of hand function. Arch Phys Med Rehabil 1969; 50:311-319.
4. Ware JE, Sherbourne CD. A 36-item short form health survey (SF-36): I. Conceptual framework and item selection. Med Care 1992; 30:473-483.
5. Goetz CG, Fahn S, Martinez-Martin P, et al. Movement Disorder Society-sponsored revision of the Unified Parkinson' s Disease Rating Scale (MDS-UPDRS): Process, format, and clinimetric testing plan. Movement Disorders 2007; 22:41-47.
6. Fugl-Meyer AR, Jaasko L, Leyman I, et al. The post-stroke hemiplegic patient. Scand J Rehabil Med 1975; 7:13-31.
7. Roland M, Fairbank J. The Roland-Morris Disability Questionnaire and the Oswestry Disability Questionnaire. Spine 2000; 25:3115-3124.
8. Guccione AA, Mielenz TJ, DeVellis R, et al. Development and testing of a self-report instrument to measure actions: Outpatient Physical Therapy Improvement in Movement Assessment Log (OPTIMAL). Phys Ther 2005; 85:515-530.
9. Lipsett PA, Swoboda SM, Campbell KA, et al. Sickness Impact Profile Score versus a Modified Short-Form survey for functional outcome assessment: acceptability, reliability, and validity in critically ill patients with prolonged intensive care unit stays. J Trauma 2000; 49:737-743.
10. Granger CV, Hamilton BB, Linacre JM, et al. Performance profiles of the Functional Independence Measure. Arch Phys Med Rehabil 1993; 72:84-89.
11. Granger CV. The emerging science of functional assessment: our tool for outcomes analysis. Arch Phys Med Rehabil 1998; 79:235-240.
12. Jette AM, Tao W, Norweg A, et al. Interpreting rehabilitation outcome measurements. J Rehabil Med 2007; 39:585-590.
13. Centers for Medicare & Medicaid Services. Medicare Benefit Policy Manual: Chapter 15 – Covered medical and other health services. Rev. 106, 04-24-09, http://www.cms.hhs.gov/manuals/Downloads/bp102 c15.pdf.
14. Freeman JA, Hobart JC, Playford ED, et al. Evaluating neurorehabilitation: lessons from routine ata col-lection. J Neurol Neurosurg Psych 2005; 76:723-728.
15. Horn SD, Gassaway J. Practice-based evidence study design for comparative effectiveness research. Med Care 2007; 45:S50-S57.
16. Marsh NV, Kersel DA. Screening tests for visual neglect following stroke. Neuropsych Rehab 1993; 3:245-257.
17. Cohen J. Statistical Power Analysis for the Behavioral Sciences. Hillsdale, NJ: Lawrence Erlbaum Associates, 1988.
18. Nakagawa S, Cuthill IC. Effect size, confidence interval and statistical significance: a practical guide for biologists. Biol Rev 2007; 82:591-605.
19. Hedges L, Olkin I. Statistical Methods for Meta-Analysis. New York: Academic Press, cited in Nakagawa S, Cuthill IC. Effect size, confidence interval and statistical significance: a practical guide for biologists. Biol Rev 2007; 82:591-605.
20. Johnson DH. Statistical sirens: The allure of nonparametrics. Ecology 1995; 76:1998-2000.
21. Herbert R, Jamtvedt G, Judy Mead J, et al. Outcome measures measure outcomes, not effects of intervention. Austral J Physiother 2005; 51:3-4.
22. Hurri H. The Swedish back school in chronic low back pain. Part II. Factors predicting the outcome. Scand J Rehabil Med 1989; 21.
23. Horn SD. Performance measures and clinical outcomes. JAMA 2006; 296:2731-2732.
24. Sackett DL, Rosenberg WMC, Gray JAM, et al. Evidence based medicine: what it is and what it isn' t. BMJ 1996; 312:71-72.
25. Cicerone KD. Evidence-based practice and the limits of rational rehabilitation. Arch Phys Med Rehabil 2005; 86:1073-1074.
26. Cook DJ, Mulrow CD, Haynes RB. Systematic reviews: synthesis of best evidence for clinical decisions. Ann Intern Med 1997; 126:376-380.
27. Glasziou P, Irwig L, Bain C, et al. Systematic Reviews in Health Care. New York: Cambridge University Press, 2001.
28. Juni P, Witschi A, Bloch R, et al. The hazards of scoring the quality of clinical trials for meta analysis. JAMA 1999; 282:1054-1060.

제 11 장

임상 직무 지침

(Clinical Practice Guidelines)

임상 질문 (Clinical Questions)

- **임상 직무 지침은 무엇인가?**
- **임상 직무 지침이 재활치료실에서 환자 개개인의 치료를 지도하는데 유용할까?**

서문 (Introduction)

최선의 치료라고 여겨지는 재활치료 평가와 치료법을 논문에서 검색하는 일은 모호한 결과를 가져올 수 있으며, 어떤 방법이 탄탄하고 근거 중심의 지지를 얻는지에 대한 치료사들의 혼란을 야기할 수 있다. 임상 직무 지침은, 현장 전문가들이 검증한 논문 검토에 근거한 항목을 종합한 것이다. 이러한 지침은 특수한 집단과 환경에 속한 환자의 치료를 돕기 위해 개발되었다.

이상적인 임상 직무 지침은, "모호한 전범위적 검토와 출판된 의학 논문 집합체로부터의 근거에 기초한 권고"를 포함한다[a]. 임상 직무 지침을 수립하기 위해서는, 전문가 패널이 구성되어야만 한다(예. 성인 류마티스 관절염에 관한 Ottawa Panel 직무 지침 참조). 지역 내 전문 치료사를 포함한 외부 검토 위원들은, 지침서 권고 사항의 품질과 임상 적용 가능성과 관련된 동종 업계 종사자들의 검토를 평가하고 제공한다.

임상 직무 지침이 임상 치료의 질을 개선시킬 수 있는 잠재력이 있지만, "지침 근거의 개별적 환자 적용 여부 결정은 치료사 개개인의 책임", 이라고 Scalzitti는 강조한다. 직무 지침은 시간 제약이 있고, 문화에 따라 다양성을 보이며, 갱신을 필요로 한다. 이것은 새로운 근거와 적용 고려사항이 논문에 출현함에 따라 최선의 직무 지침이 바뀔 수 있음을 의미한다. 그러므로, 치료사들은 임상 직무 지침이 가진 역동적인 특성을 미리 알고 있어야 하고, 또한 환자 치료의 잠재적 지침에 관한 최신의 타당한 항목을 검색하여야 한다.

임상 직무 지침을 찾을 수 있는 곳 (Where to Find Clinical Practice Guidelines)

임상 직무지침을 확보하고 있는 가장 주요한 인터넷 웹사이트는 National Guideline Clearing House: www.guideline.gov/ 이다. 이 사이트의 검색어 창에 핵심 주제어를 입력하면, 그 주제어가 포함된 모든 직무 지침을 검색할 수 있다.

임상 직무 지침의 타당성과 적용 가능성 평가

모든 직무 지침이 우수한 직무 지침을 의미하는 것은 아니다. 모든 직무 지침의 품질에 영향을 미치는 한 요소는, 직무 권고 사항의 밑바탕을 제공하는 논문 검토 과정의 질이다. 한편, 직무 지침의 타당도와 적용 가능성에 영향을 미치는 다른 요소가 존재한다. AGREE Collaboration이 개발한 평가 도구에는, 독립적이고 지침 품질의 각 분야에 초점을 맞추기 위한 6가지 영역이 포함되어 있다(**표 11-1**).

[a] 국립 심장, 폐 및 혈관 연구소로부터, 국립보건연구소의 웹사이트는 http:// www.nhlbi.gov/guideline/about.htm#what(2011년 2월 4일 접속)

표 11-1 **임상 직무 지침 평가를 위한 평가 도구.** 이 도구는 원래 AGREE II 도구에서 채택된 것이다(http://www.agreetrust.org/). AGREE 도구를 가진 지속적 연구에 대한 더 많은 내용을 알고 싶으면, AGREE Research Trust 웹싸이트를 방문하길 바란다.

연구와 평가에 대한 가이드라인의 평가(동의)

영역	항목*	항목과 영역 점수 합계
A. 범위와 목적	1. 지침의 전반적인 목적을 특별히 설명한다.	_/ 4
	2. 지침에 의한 임상 질문을 특별히 설명한다.	_/ 4
	3. 지침을 적용할 수 있는 환자를 특별히 설명한다.	_/ 4
		영역 총 점수: _/ 12 = ___%
B. 이해관계자의 참여	4. 지침 개발 집단은 다른 모든 전문가 집단의 사람을 포함한다.	_/ 4
	5. 환자의 확인과 선호도가 구해져 왔다.	_/ 4
	6. 지침의 표적 사용자가 명확하게 정의된다.	_/ 4
	7. 표적 사용자들 사이에서 지침이 시험되어져 왔다.	_/ 4
		영역 총 점수: 16 = ___%
C. 개발의 어려움	8. 근거를 위해 체계적 방법이 조사되어졌다.	_/ 4
	9. 근거를 선택하는 기준이 명확하게 기술된다.	_/ 4
	10. 권장을 위한 방법이 명확하게 기술된다.	_/ 4
	11. 건강 효과, 부작용, 위험이 권장으로 고려되어져 왔다.	_/ 4
	12. 권장과 지지 근거 사이의 노골적인 연결이 있다.	_/ 4
	13. 출판하기에 앞서 전문가에 의해 지침이 외적으로 재조명되어 왔다.	_/ 4
	14. 지침을 업데이트하는 절차가 제공된다.	_/ 4
		영역 총 점수: _/ 28 = ___%
D. 명확성과 설명	15. 권장은 특별하고 애매하지 않다.	_/ 4
	16. 질환의 관리에 대한 다른 선택이 명확하게 제시된다.	_/ 4
	17. 주요 권장을 쉽게 확인할 수 있다.	_/ 4
	18. 적용을 위한 도구로 지침이 지지된다.	_/ 4
		영역 총 점수: _/ 16 = ___%
E. 적용가능성	19. 권장을 적용하는데 있어 잠재적 조직 장벽이 거론되어 왔다.	_/ 4 _/ 4
	20. 권장을 적용하는데 있어 잠재적 비용 영향이 고려되어져 왔다.	_/ 4
	21. 지침은 모니터링과 성인 목적에 대한 주요 리뷰 기준을 제시한다.	_/ 4
		영역 총 점수: _/ 12 = ___%
F. 편집적 독립성	22. 지침은 편집적으로 재원과 관계가 없다.	_/ 4
	23. 지침 개발 구성원의 흥미 갈등이 기록되었다.	_/ 4
		영역 총 점수: _/ 8 = ___%

*다음 척도를 이용하여 각 항목에 점수를 매긴다: 4는 강한 동의, 3은 동의, 2는 부동의, 1은 강한 부동의.

평가과정의 마지막 부분에서, 종합 판단을 위해서는 다음이 요구된다.

- 강한 권고
- 권고 (조건 또는 변동에 의한)
- 권고하지 않음
- 불확실함

이해 당사자의 의견

다수의 평가자(치료사, 내과의, 그리고 치료실 담당자를 포함한, 지침 실행에 책임이 있는 사람들)들은 임상 직무 지침을 검토해야 한다. 이러한 평가자들 간의 합의는 합산될 수 있고, 각 영역의 최대 가능 점수와 비교될 수 있다. 평가자 간 합의의 수준은 표준화된 영역 점수로 나타날 수 있다:

$$\text{표준화된 영역점수} = \frac{\text{얻은점수} - \text{최소가능점수}}{\text{최대가능점수} - \text{최소가능점수}}$$

방정식 11-1

예를 들면[b], Domain A-Scope(영역 A-범위)와 Purpose(목적)은 세 가지 항목을 지닌다. 세 명의 가상 평가자를 이용한 예에서, 직무 지침에 대한 그들의 독립적 평가는 다음과 같다:

영역 A의 범위와 목적	항목 1	항목 2	항목 3	합계
평가자 1	4	3	2	9
평가자 2	2	1	3	6
평가자 3	2	1	2	5
합계	8	5	7	20

최대가능점수 = 4 (강한 동의)
×3 (항목)×3 (평가자)= 36
최소가능점수 = 1 (강한 동의)
×3 (항목)×3 (평가자)= 9

방정식 11-1을 사용하여 영역 A에 대한 표준화된 영역점수는 다음과 같다.

$$\text{표준화된 영역점수} = \frac{20-9}{36-9} = 0.41 * 100$$
$$= 41\%$$

임상 직무 평가를 위한 표준화된 영역 점수는, 각 영역 평가자 간의 상대적 합의의 크기의 지표를 제공한다. 각 영역이 분리되어 평가되기에, 한 영역 내 낮은 수준의 합의('priori(연역적)' 로 평가자들이 정의함, 예 < 60%)는, 개선되고, 바뀌고, 또는 삭제될 수 있는 직무 지침의 특징을 파악할 수 있도록 돕는다.

임상 직무 지침 평가 (Assessing Clinical Practice Guidelines)

대상 집단과 임상 중재

임상 지침이 유용하기 위해서는, 치료와 평가의 목표는 물론, 대상 집단을 명확하게 파악해야만 한다. 예를 들면, 일반적인 항목으로 뇌졸중 환자의 인지 훈련을 부각시키고자 의도했던 지침은, Bamford 분류 계획으로 측정된 급성 허혈성 뇌졸중 환자(뇌 전반부의 부분적 순환장애와 관계된 뇌졸중)를 위한 인지 훈련 과정을 강조하는 지침보다, 효과적이지도, 또는 유의하지도 않을 수 있다. 후자의 경우, 대상 집단과 중재 모두 불확실하거나 모호하지 않다.

잠재적으로 치료를 지도할 수 있는 방법으로 환자를 분류하면, 모호한 대상 집단을 구성하는 특정한 환자 집단을 정의하는데 도움이 된다. 예를 들면, Fritz 등은 요통 환자를 더욱 뚜렷한 진단 항목으로 분류함으로써, 직무 지침의 권고를 받은 치료 방법과 당연하게 여겨지는 관리 방법을 비교하는 무작위 대조군 실험을 시행하였다. 그들이 가진 징후와 증상의 뚜렷한 특징에 맞춰 치료를 받은 환자들이, 직무 지침으로부터 권고 받은 "one-size-fits-all(한 방법이 모두에 들어맞는)" 치료를 받은 환자들보다 보다 우수한 결과를 보여주었다. 그러므로, 대상 집단의 명확한 정의는 더욱 집중된 지침으로 이어질 수 있다. 명확하고 모호하지 않은 직무 지침이 모호함을 가진 그것보다 임상 환경에서 더욱 순조롭게 시행될 수 있음이 제안되고 있다.

[b] Adapted from Appraisal Of Guidelines For Research & Evaluation(AGREE), The AGREE Collaboration, September 2001, p.5; www.agreecollaboration.org

직무 지침을 뒷받침하기 위해 사용되는 근거의 등급

직무 지침을 검토하는 치료사들이 기억해야 할 점은 다음과 같다. 만약 근거를 검색하기 위해 전범위적 방법이 쓰였고, 또 만약 권고사항과 뒷받침되는 근거 사이에 명확하고 모호하지 않은 연관관계가 있다면, 그 직무 지침을 뒷받침하는 논문의 종류와 품질은, 치료과정 또는 평가 계획을 검사하기 위해 사용되는 과학적 치밀함을 치료사들에게 제공하게 된다. 치료적 중재와 연관 있는 직무 지침의 근거 등급이 **그림 11-1**에 나타나 있다. 등급 I로 분류된 논문은 등급II에서 등급V까지의 논문과 비교하여 보다 과학적으로 정확하고 치밀한 뒷받침을 직무 권고 사항에 제공한다.

전범위적 검토는, 질문을 통한 치료적 접근방식을 제시하는 현존 논문들의 포괄적 검색과 관련 있다. 이러한 검토는 다각적인 형태를 보일 수 있는데, 치료 효과와 관계된 서술적 검토와 정량적 검토(메타-분석으로도 불림)가 그것이다. 메타-분석은, 검토에 포함될 수 있는 요구 조건을 충족시키는 실험 데이터를 모두 긁어 모아 치료효과의 정량적 측정값을 제공한다(예. 대상 집단과 연구 설계의 종류). 데이터 통합은 d index(10장 참조)와 같은 표준화된 지표를 사용하여 시행된다. 여러 연구에 걸쳐 모든 연관된 데이터가 통합될 경우, 메타-분석은 종합적인 치료효과에 대한 통합적인 측정값을 제공하게 된다.

근거 수준	
I-A	RCT의 체계적 리뷰(메타 분석 포함)
I-B	좁은 신뢰구간을 가진 단일 RCT
II-A	코호트 연구의 체계적 리뷰(메타 분석 포함)
II-B	개별 코호트 연구나 단일 RCT 낮은 질
II-C	결과 연구(후향적 차트 리뷰 포함)
III-A	사례-통제 연구의 체계적 리뷰
III-B	개별 사례-통제 연구
IV	나쁜 질 사례 통제와 코호트 연구
V	전문가 의견

(강해짐 ↑)

그림 11-1 치료적 중재와 관련된 직무 권장을 지지하는 문헌의 각 유형과 관련된 근거 수준(출처: Center for Evidence Based Medicine, University of Oxford). 약어: RCT는 무작위 통제 실험. 연구 디자인의 정의에 대한 내용을 참고한다.

메타-분석의 한가지 빈번한 비판이 있는데, 그것은 검토에 포함된 여러 연구가 실제로는 비슷하지 않다는 점이다. 예를 들면, 나이, 성별, 목표 조건의 중증도, 또는 치료 기간에 따라 실험은 달라지게 된다. Higgins 등은 다음을 강조한다. 메타-분석에서는 어느 정도의 이질성(검토된 여러 연구들의 결과 차이)이 예상되는데, 그것은 단순히 여러 연구들의 다양성(예. 후속 치료 기간, 연구의 질, 그리고 참여 환자들에 대한 포함 기준) 때문이다.

여러 연구 간의 상충하는 결과에 대해 해명하고자 한다면, 이질성 검사가 유용하다. 이질성 검사 결과는 여러 연구의 서로 다른 결과가 연구 방법론과 임상 접근방식의 차이 때문이었는지, 아니면 단순히 우연으로 인한 것이었는지를 독자에게 알려준다. 흔히 사용되는 이질성 지표는 Cochran's Q(chi-제곱 분포에 근거함)와 "inconsistency index(불일치 지표)", 또는 "I2"이다.

유의한 이질성이 발견될 경우(Cochran's Q 지표에 근거, $p < 0.20$), 또는 불일치 지표의 높은 값이 보고될 경우(예. >50%), 이러한 결과는 일반적으로 연구 결과들 간에 뚜렷한 불일치가 있음을 의미한다. 직무 지침의 구성 요소 중 논문 검토 요소를 평가하는 치료사들의 공통된 질문은 다음과 같다. 유의한 방법론적, 또는 임상적 차이를 보이는 연구를 서로 통합시키는 것이 타당한가? 직무 지침의 논문 검토 요소가 환자 치료의 국소적 적용 가능성 여부를 임상 직무 지침 평가위원들이 결정하기 위해서는, 메타-분석의 불일치 허용 범위를 결정해야만 한다. 다시 말하면, 환자가 미약한 연관성을 지니는데도 연구 결과는 높은 수준의 중증도를 다루고 있거나, 환자가 외래 치료를 받고 있는데도 연구 결과는 입원치료를 강조하거나, 또는 환자가 50세인데도 불구하고 우세한 연구 결과 검토가 60세 이상의 환자에 관한 것일 경우에도 그 직무 지침은 유용할까? 불일치 지표 계산은 본 저서의 범주를 벗어나지만, 독자들은 컴퓨터를 활용하여 세부 사항을 알아볼 수 있다.

전범위적 검토는 무작위 대조군 실험에 국한되지 않는다. 예를 들면, 메타-분석을 포함하는 개별적인 전범위적 검토는 짝 검정-재검정 설계(10장에서 제시된 예), 또는 관측연구(**그림** 11-1; II-A와 III-A 참조)를 포함하는 비무작위 설계에 중점을 둘 수 있다.

비무작위 실험

코호트(cohort) 연구는 시간을 뒤로 돌리거나(후향성) 또는 앞으로 거슬러 올라(전향성) 집단("cohort")을 관찰한다. 집단 내 어떤 이들이 어떤 사건에 노출되는 동안, 다른 이들은 노출되지 않는다. "노출된" 하위 집단과 "노출되지 않은" 하위집단의 결과가 서로 비교된다. 예를 들면, 한 연구에서 중추신경 손상 후 1달이 지난 환자 집단을 1년에 걸쳐 관찰했다. 그리고 관찰자들은 부상 정도가 심한 휠체어 낙상을 경험하는("노출된") 환자들이 그렇지 않은 환자들에 비해 통증, 상대적으로 우수한 운동 기능, 낙상 경험이 있고, 또한 접근 불가능한 어려운 현관이 있는 집에 거주하는 환자들이라는 것을 알아냈다.

환자 대조군 연구(case-control study)는 "조절"(목표 조건이 없거나 표준화된 치료 또는 재래식인 치료를 받는 환자)와 짝지어진 "사건"(목표 조건이 있거나 어떤 특정 치료를 받는 환자)을 주시한다. 환자 대조군 연구의 환자 과제는 무작위로 주어지지 않는다. 한편, 환자 대조군 연구에서는 통제 대상의 사건에 대해 핵심 변수로 짝지어진다. 예를 들면, 새로운 삼킴장애 치료 방법의 효과를 평가하기 위해 "시험군"(새로운 치료를 받는 환자)이 "대조군"(과거 같은 치료실에서 재래식인 치료를 받은 환자)과 비교되었다. 나이, 성별, 그리고 주요 진단에 근거하여 실험군과 대조군이 짝지어졌다. 또 다른 짝짓는 방법에는 기능 측정이 포함될 수 있다. 어린이들의 외상성 뇌 손상에 따른 신경행동학적 후유증에 대한 환자 대조군 연구는 "실험군"(6세에서 15세의 어린이 중 입증된 의식 불명을 겪었던 환자)의 기능을 "대조군"(손상 전 행동과 읽기, 수학에서의 학업 능력, 그리고 다른 변수들에 대한 교사 평가에 근거하여 어린이들을 개별적으로 대조군과 짝지음)과 비교하였다.

무작위 대조군 실험과 관측 연구의 질 평가 (Evaluating the Quality of Randomized Controlled Trials and Observational Studies)

무작위 대조군 실험

전범위적 검토는 연구의 질을 반영하는 등급을 포함할 수 있다. 예를 들면, 무작위 대조군 실험은 적절한 무작위화 방법을 명시하고, 이중 맹검(double blinding)을 사용하며, 또한 연구 중도 탈락 환자 수가 이러한 항목 한 가지 이상을 빠뜨린 연구보다 더 높은 등급을 받게 됨을 제시한다(이러한 평가 척도에 관한 Jadad 등 참조). 이러한 세 가지 항목은 편향 통제를 평가한다. 편향을 지적하지 않는 무작위 대조군 실험은 부정확한 결과 보고의 위험요소를 갖추게 되는데, 그 결과를 변질시키는 것들은 다음과 같다:

- 평가자 편향(환자 평가자의 치료 결과에 대한 인식으로 인한 결과 변화)
- 무작위 편향(치료군 또는 통제군 환자에 대해 동등하지 못한 기회를 부여한 무작위화 방법으로 인한 결과 변화)
- 연구 편향(중도 탈락자 수와 중도 탈락이 발생한 집단은 잠재적으로 결과를 변화시킴)

모든 임상 실험의 질을 평가할 때는 주의가 요망되는데, 그 이유는 서로 다른 질 평가가 서로 다른 결과를 도출하기 때문이다. 게다가, 많은 척도가 부족한 신뢰도를 지닐 수 있고 유효화되지 않은 척도일 수도 있다. 또한, 약물 실험을 위해 설계된 척도는 재활치료 분야의 일부 치료 중재 품질 평가를 위해 설계된 척도로서 적합하지 않을 수 있다.

RCTs에서 보고된 신뢰 구간 크기는 근거 I-B 등급에 나타나지 않는다(**그림 11-1** 참조). CI가 좁을 경우, 이것은 특정 결과 측정값에 대한 결과의 변동성이 작음을 의미한다(보다 작은 측정 오차를 의미). 그러므로, 좁은 CI 결과를 보여주는 RCTs는 넓은 CI 결과의 그것보다 더욱 정확한 수준의 근거를 제공하게 된다. CI 폭에 영향을 미치는 또 다른 인자는 각 연구에 참여하는 대상자 수이다. N이 증가할수록 CI는 작아지는 경향이 있다.

습관성 어깨 탈구에 대한 생체되먹임(biofeedback) 효과를 제시하는 여러 가상 RCTs의 데이터가 **그림 11-2**에 나타나 있다. 이 예의 odds 비(OR)는 환자가 생체되먹임에 노출되었을 경우 양성 결과를 얻어내는 가능성을 기존의 중재를 받은 환자와 비교한 측정값이다(8장과 **방정식 8-9** 참조). 이러한 결과 측정은 양분적 변수를 사용하는 연구에 적절하다. 여기서는 탈구의 재발(예 또는 아니오)이 1차적 결과였다. "연구 C"의 OR이 이러한 가상의 메타-분석에 통합된 모든 연구의 OR을 근접하게 어림화하고(OR = ~0.68; **그림 11-2** 참조), "study C"의 CI 폭은 매우 넓으며 1의 o 값을 포함시킨다. 이와 반

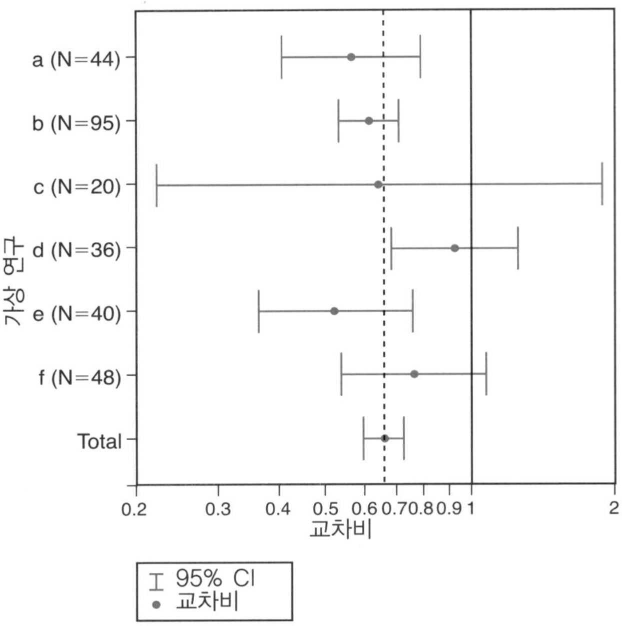

그림 11-2 다른 환자 숫자를 가진 6개 가상 연구에 대한 교차비와 해당 95% 신뢰구간의 도표. OR = l 를 포함하는 CI는 무의미하거나 임상적으로 의미없는 것으로 간주된다. 전체 OR는 수직 점선으로 표시된다. 실선은 의미없는 OR를 의미한다(출처: Sim J, Reid N. Statistical inference by confidence intervals: issues of interpretation and utilization. Phys Ther 1999; 79:186-195. 이 자료는 APTA에 저작권이 있고, APTA에 의해 허용된 생산이나 분배가 허용된다).

대로, "study B"의 95% CI 폭은 매우 정확하고(좁음) 결과에 대해 상대적으로 높은 수준의 신뢰도를 제공한다 (OR = ~0.6; 생체되먹임을 받는 환자들은 sham condition을 받은 환자에 비해 더욱 낮은 어깨 탈구 재발 가능성을 경험할 것이다).

비무작위 연구

환자를 무작위 집단으로 나누지 않는 연구의 질은, 편향 존재 여부, 혼란 변수, 그리고 우연에 의한 결과를 평가함으로써 결정된다.

- 관찰 연구에서 편향과 혼란변수가 발생하는 이유는, 연구 설계 또는 중요하지만 파악되지 않은 인자들의 존재가 "노출"과 "장애"의 관계를 가려버리기 때문이다. 예를 들면, 환자 대조군 연구의 치료 효과 평가 시, 만약 통제가 중재를 제외한 다른 모든 변수들에 대해 적절히 짝지어지지 않는다면, 짝으로부터 생략된 인자(나이 또는 성별)가 연구 결과의 실제 요인이 될 수 있다. 이러한 연구는 거짓 결과를 가져오는데, 그 이유는 중재 그 자체보다 연령이나 나이가 장애의 변화를 설명하는 변수였기 때문이다.
- 무작위 대조군 실험의 우연성 발견은 통계 분석 과정에 발견한 p값과 신뢰 구간과 연관이 있다. 한편, 관찰 연구에서는 대상자가 집단에 무작위로 소속되지 않기에 혼란 효과가 무작위 과정으로 무효화될 수 없다. 그러므로, 코호트 연구에서의 p값과 신뢰구간은, 중재와 장애 발생 연관성에 대한 우연성의 정도를 정확히 기술하지 못할 수 있다. 다시 말하면, $P<0.05$는 치료 또는 "노출" 효과가 있음을 필연적으로 의미하지는 않는다.

그러므로, 코호트 연구의 질 평가에 대한 본질적인 측면은 편향과 혼란변수의 존재 가능성이다. 만약 편향과 혼란변수가 존재한다면, "통계적으로 유의한 효과"의 영향과 연구의 질이 낮다고 판단할 수 있다.

직무 지침 내 특정 권고사항의 등급

(Grading Specific Recommendations Within the Practice Guideline)

직무 지침 내 특정 권고사항에 대한 근거의 등급이 일단 수립되면(**표 11-1**), 직무 지침 항목이 논문의 뒷받침을 얼마나 잘 받고 있는가를 보여주기 위해 각 권고 사항에 등급이 매겨진다. 임상 직무 지침의 권고 사항에 등급을 매기기 위한 일반적인 분석 도표가 Oxford University Center of Evidence Based Medicine (**표 11-2**)에 나타나 있다. 이 등급의 개요로부터 각 직무 지침 권고 사항의 지지 등급을 판단할 수 있는 명확한 개념적 모형이 제공된다.

한편, 실제 임상에서는, 등급 체계가 다양하고, 일반 분석표(**표 11-2** 참조)에 나타난 주제에 대한 특수한 직무 주제 수정이 발생한다. 예를 들면, 파킨슨병에 대한 신경 보호 요법과 대체 치료의 직무 지침(Guideline Summary NGC-4936)은 권고 사항을 A-B-C-U의 4-점 척도로 등급을 매겼는데, 이는, "A = I 등급 연구로부터 지지

[c] Brennan과 Croft(BMJ, 1994)는 편향과 혼동 변수에 대한 분리 정의를 제공하지만, 이 책의 목적을 위해 혼동 변수는 편향을 만드는 요소로 간주된다.

를 받음"에서 "U = 권고 사항 지지를 위한 근거 불충분"까지 범위를 의미한다. 이 지침에서는, 파킨슨병 환자의 기능 개선을 위해 운동치료가 고려될 수 있다고 명시되었다. 그리고 이 지침에는 "C" 등급이 매겨졌다. 이러한 직무 지침의 맥락에서 살펴보면, "C" 등급이 의미하는 바는, 적어도 하나 이상의 II 등급 또는 일관된 두 가지의 III 등급 연구가 이러한 권고를 뒷받침했다는 것이다[d]. 이와 반대로, 파킨슨병 환자의 운동기능을 개선시키기 위해 침술을 사용하는 권고 사항에는 "U"(데이터 부적합 또는 상충) 등급이 매겨졌다. "U" 등급이 반드시 침술이 비효과적임을 의미하지는 않지만, 이러한 치료가 지지받고 권고되기 위해서는 보다 많은 연구가 진행되어야 함을 의미한다.

뇌졸중에 뒤따르는 균형 장애 치료를 위한 권고 사항을 개발하는 과정에서 Brosseau 등은 다른 등급 체계를 만들어냈다(Guideline Summary NGC-5310). 그들은 A-B-C-D 등급을 기준으로 하는 8-점 척도를 사용했지만, 그 후 C 등급과 D 등급에 양과 음의 부호를 덧붙였다. 이는 "A" = 하나 이상의 I 등급 연구에서 15%보다 큰 치료 집단의 개선"에서 "D-"= 적어도 15%의 치료 집단 개선이 통제로부터 얻어진 하나 이상의 무작위 대조군 실험 근거"까지 범위를 갖는다. 이 직무 지침은 시각되먹임과 통제로 균형 훈련의 등급을 매겼는데, 서 있는 균형 훈련(임상적으로 중요한 치료효과 발생)에는 "A" 등급을 매겼지만, 치료에 뒤따르는 앉기 균형 재활(치료 효과 발생하지 않음)에는 "C" 등급을 매겼다[c].

표 11-2 직무 지침 내에 포함된 특정 직무 권장을 등급화하는 일반 양식. 연구 수준은 표 11-1의 정의를 참고하기 바란다.

권장 등급	
A	일정한 연구 1 수준
B	일정한 연구 2 수준이나 연구 3 수준, 혹은 연구 1 수준으로부터의 외삽*
C	연구 4 수준이나 연구 2 수준이나 연구 3 수준으로부터의 외삽
D	연구 5 수준이나 불일정하거나 비결론적인 연구 수준

*외삽은 원래 연구 상황보다 임상적으로 중요한 차이를 가진 상황에 이용되는 데이터
출처: Center for Evidence Based Medicine, University of Oxford.

각 직무 지침에 대한 등급 매김 과정은 National Guideline Clearing House(http://www.guideline. gov/)에서 찾아볼 수 있는 요약 진술 항목에 기재되어 있다. 각 등급 체계는 지침을 뒷받침하는 논문의 내용에 명확히 정의되어 있다. 한편, 치료사들은 유사한 등급이 여러 임상 직무 지침에 걸쳐 비교될 수 없음을 상기해야 한다. 예를 들면, 두 가지 서로 다른 직무 지침에 관해 앞서 설명된 "C" 등급은 서로 동일하지 않다.

예: 직무 지침 평가 (Demonstration: Assessing Practice Guidelines)

이 예는 AGREE 평가 도구를 사용한 실제 임상 직무 지침 평가를 장려하고자 설계되었다(**표 11-1** 참조). 독자는 먼저 관심 있는 직무 지침을 선택하고, 그 후 AGREE 분석 도표를 사용하여 직무 지침을 검토해야 한다. 그리고 결과를 다른 평가자들과 비교한다. 본 연습은 인턴쉽 기간의 학생들이 직무 지침을 검토하기 위해 활용하거나, 일부 또는 완전한 직무 지침 시행을 고려하는 치료사들이 활용할 수 있다. 평가 완료 후 고려할만한 핵심 질문은 다음과 같다:

- 지침 내 권고 항목이 논문에서 적합하게 뒷받침되고 있는가?
- 권고 항목이 당신의 치료실 환경에서 시행될 수 있는가?
- 치료효과가 잠재적 위험을 초과하는가?
- 나타난 바와 같이 실현되지 않는다면, 당신의 임상 직무에 권고 사항이 들어맞도록 하기 위해 직무 지침에 어떤 변화를 주어야 하는가?

요약 (Summary)

임상 직무 지침은 재활 치료 환경에서 환자의 치료를 관리하고 개선시킬 수 있는 잠재력을 지니고 있다. 그러나, 모든 지침이 우수한 지침은 아니며 치료사와 이해당사자는 모든 직무 지침에 대해 연관성, 실행 가능성, 그리고 좋은 결과를 위한 잠재성을 주의 깊게 평가해야 한다.
임상 직무 지침 평가와 직무 권고 항목을 뒷받침하기 위해

[d] 등급은 표 11-1의 어휘 목록에 맞게 언급된다. 등급의 정의를 명확하기 위해 실제 직무 지침을 참고하기 바란다.

강조되는 높은 품질의 연구에 중점을 두기에, 재활치료 분야에서 I등급의 연구가 점차 증가하고 있다고 판단할 수 있다. 이러한 판단이 꼭 옳다고는 할 수 없으며 임상 연구관련 현안을 발전시키기 위해서는 더욱 폭넓은 연구가 요구된다. 임상 치료사들의 역할은 중요 임상 질문에 답할 수 있는 임상 연구를 수행하는 것이다. 많은 측면에서, 임상 직무 그 자체가 임상연구인 것이다.

연습 (PRACTICE)

National Guideline Clearing House의 웹싸이트인 www.guideline.gov/ 를 방문하고, AGREE 평가 템블릿을 이용하여 다음의 재활 관련 임상 직무 지침을 리뷰한다. 다중 평가자를 동원하고, AGREE 도구에서 각 영역에 대한 표준화된 영역 점수를 계산한다 (방정식 11-1 참고).

지침 타이틀

1. 직장관련 손상과 질병을 가진 환자에 대한 작업치료 직무 지침 (**NGC-7510**)
2. 낙상 위험에 대한 신경학 질환의 환자를 평가하는 직무 변수 (**NGC-6655**)
3. 소아 강제유도 운동치료에 대한 근거중심 관리 지침 (**CIMT; NGC-7162**)

참고문헌 (References)

1. Ottawa Panel Evidence-Based Clinical Practice Guidelines for Therapeutic Exercises in the Management of Rheumatoid Arthritis in Adults. Phys Ther 2004; 84:934-972.
2. Scalzitti DA. Evidence-based guidelines: application to clinical practice. Phys Ther 2001; 81:1622-1628.
3. DiCenso A, Guyatt G. Evidence-Based Nursing: A Guide to Clinical Practice. St Louis, MO: Elsevier Mosby, 2005.
4. AGREE Collaboration. Appraisal of Guidelines for Research and Evaluation (AGREE) Instrument. www.agreecollaboration.org.
5. Bamford J, Sandercock P, Dennis M, et al. Classification and natural history of clinically identifiable subtypes of cerebral infarction. Lancet 1991; 337:1521-1526.
6. Fritz JM, Delitto A, Erhard RE. Comparison of classification-based physical therapy with therapy based on clinical practice guidelines for patients with acute low back pain: a randomized clinical trial. Spine 2003; 28:1363-1372.
7. Grol R, Dalhuijsen J, Thomas S, et al. Attributes of clinical guidelines that influence use of guidelines in general practice: observational study. Brit Med J 1998; 317:858-861.
8. Di Fabio RP. Myth of evidence-based practice. J Orthop Sports Phys Ther 1999; 29:632-634.
9. Higgins JPT, Thompson SG, Deeks JJ, et al. Measuring inconsistency in meta-analyses. Brit Med J 2003; 327:557-560.
10. Jones JB, Blecker S, Shah NR. Meta-analysis 101: what you want to know in the era of comparative effectiveness. American Health and Drug Benefits 2008; 1:38-43.
11. Higgins JPT, Thompson SG. Quantifying heterogeneity in a meta-analysis. Statistics in Medicine. 2002; 21:1539-1558.
12. Nelson AL, Groer S, Palacios P, et al. Wheelchair-related falls in veterans with spinal cord injury residing in the community: a prospective cohort study. Arch Phys Med Rehabil 2010; 91:1166-1173.
13. Carnaby-Mann GD, Crary MA. McNeill Dysphagia Therapy Program: a case-control study. Arch Phys Med Rehabil 2010; 91:743?749.
14. Massagli TL, Jaffe KM, Fay GC, et al. Neurobehavioral sequelae of severe pediatric traumatic brain injury: a cohort study. Arch Phys Med Rehabil 1996; 77:223-231.
15. Jadad AR, Moore AP, Carroll D, et al. Assessing the quality of reports of randomized clinical trials: is

blinding necessary? Controlled Clinical Trials 1996; 17:1-12.

16. Armijo Olivo S, Macedo LG, Gadottil C, et al. Scales to assess the quality of randomized controlled trials: a systematic review. Phys Ther 2008; 88: 156-175.
17. Juni P, Witschi A, Bloch R, et al. The hazards of scoring the quality of clinical trials for meta analysis. JAMA 1999; 282:1054-1060.
18. Sim J, Reid N. Statistical inference by confidence intervals: issues of interpretation and utilization. Phys Ther 1999; 79:186-195.
19. Brennan P, Croft P. Interpreting the results of observational research: chance is not such a fine thing. Brit Med J 1994; 309:727-730.
20. Suchowersky O, Gronseth G, Perlmutter J, et al. Quality Standards Subcommittee of the American Academy of Neuro-logy. Practice parameter: neuroprotective strategies and alternative therapies for Parkinson disease (an evidence-based review): report of the Quality Standards Subcommittee of the American Academy of Neurology. Neurology 2006; 66:976-982.
21. Brosseau L, Wells GA, Finestone HM, et al. Clinical practice guidelines for balance training. Top Stroke Rehabil 2006; 13:41-5.
22. Dirette D, Rozich A, Viau S. Is there enough evidence for evidence-based practice in occupational therapy? Am J Occup Ther 2009; 63:782-786.
23. Clinical Research Agenda for Physical Therapy. Phys Ther 2000; 80:499-513.
24. Goldstein MS, Scalzitti DA, Craik RL. The Revised Research Agenda for Physical Therapy. Phys Ther 2011; 91:165-174.

부록 A

쌍방향 직무를 통한 통계 분석의 임상 적용
(Clinical Applications of Statistical Analyses With Interactive Practice)

임상 질문

- 통계학은 임상 직무를 어떻게 인도하는가?

직무 연습문제
(Demonstration Practice Exercises)

이 장에서 소개될 문제-해결 연습문제의 목표는, 본 입문서에서 다루어진 통계적 방법론의 임상 적용에 대한 폭넓은 이해와 토론을 활성화시키기 위함이다. 각 연습문제의 구성은 다음과 같다:

1. **실제 연구 요약** — 재활치료 연구에서 선별된 연구가 초록의 형태로 요약되어 있고 실제 선택된 결과가 소개된다. 독자들은 논문을 검색하고 본 부록에서 인용된 각 논문을 읽어봄으로써 결과 측정값과 연구 설계에 대한 완전한 이해를 도모해야 한다.
2. **가상 연구** — 가상 데이터와 가상 환자를 사용한 가상의 연구가 소개된다. 실제 연구에서 활용된 변수 선별과 연구 방법이 가상 연구에서도 사용되지만, 데이터 값은 인위적인 것이며 환자 역시 가상의 인물들이다. 그러므로, 이러한 가상 연구의 연습 문제 분석을 통해 얻어진 결과는 실제가 아니며, 그것은 실제 연구와 일치할 수도, 일치하지 않을 수도 있다. 연습 문제들은, 독자들로 하여금 원본 논문과 유사한 분석, 또는 이 책에서 다루어진 분석을 독립적으로 수행할 수 있도록 설계되었으나, 실제 연구에서 다루어지지는 않았다.
3. **해답** — 모든 연습문제의 해답이 부록 C의 끝부분에 나온다. 해답을 구하기 위해 NCSS나 SPSS 또는 PSPP 통계 프로그램을 사용한다[a]. 가상 연습문제의 결과 해석에는, 그 연습문제에서 다루는 주제가 제시된 단원의 부연설명이 곁들여진다.

연습문제 1: 도수 근력 검사
(Practice Exercise #1: Manual Muscle Testing)

실제 연구 요약 #1

Clinical Rehabilitation에서 출판된 연구에서 도수 근력 검사의 진단 타당도가 다루어졌다. 그 연구의 한 가지 목적은, 동력계(표준 기준)으로 파악한 좌우 무릎 폄 근력 차이가 임상 검사(도수 근력 검사)로도 파악가능한지 결정하는 것이었다. 양 하지의 모든 도수 근력 검사 차이(예. 3등급 대 3+등급)를 좌우 근력의 차이라고 여겼다. 그러므로, MMT 결과는 "예 = 좌우 차이"와 "아니오 = 좌우 근력 동일"로 양분되었다. **표 A-1**에 저자의 보고가 나타나 있다.

그리고 동력계가 좌우에서 무릎 신전 근력 검사의 차이를 파악하였다. dynamometer의 분류가 치료사가 평가한 도수 근력 검사와 얼마나 일치하거나 일치하지 않는지 알아보기 위해 분할표가 작성되었다. 분할표의 문자는 진단 타당도를 위한 표준 분할표의 A에서 D까지의 문자와 대응된다(2장, **그림 2-1**).

가상 연구 #1

그림 A-1에 가상 환자 데이터가 나타나 있고, 이는 동력계가 무릎 신전 근력의 15% 차이를 파악하는 조건과 연관지을 수 있다.

[a] PSPP는 거의 대부분 통계 분석에 이용될 수 있지만, 제한된 기능성을 가지고 있고, 본 부록에 제시된 모든 통계 분석에 이용될 수 없다.

표 A-1 **동력계에 의한 확인된 좌우 근력 차이를 감지하기 위한 도수근력검사의 정확도에 대한 Bohannon에 의해 보고된 결과. 짙은 가로 기둥은 본 부록에서 흥미로운 토의 데이터를 나타낸다.**

동력계 차이 (%)	칸 숫자[a] a	b	c	d	민감도 (%)	특이도 (%)	예측값 + (%)	예측값 − (%)	진단 정확도 (%)
15	**44**	**4**	**26**	**33**	62.9	89.2	91.7	55.9	72.0
20	43	5	20	39	68.3	88.6	89.6	66.1	76.6
25	39	9	15	44	72.2	83.0	81.2	74.6	77.6
30	34	14	13	46	72.3	76.7	70.8	78.0	74.8

[a] n = 107

출처: Bohannon RW. Manual muscle testing: does it meet the standards of an adequate screening test? Clin Rehabilitation 2005; 19:662–667.

NCSS	SPSS(or PSPP)
Manual Muscle Testing.SO	Manual Muscle Testing.sav

가상 연구 #1의 연습문제

사용하는 통계 프로그램과 부합하는 연습 데이터 목록을 펼쳐 본다:

1–1. 진단 타당도

a. 가상 데이터 목록으로부터, 교차분석 방법(각 칸의 환자 수 빈도를 나타냄)을 사용한 2×2 분할표를 작성한다(6장 참조).

b. 이러한 가상 연구의 분할표가 실제 연구와 어떻게 비교되는가?

c. 가상 연구 분할표로부터 생성된 민감도, 특이도, 그리고 +공산비율은 무엇인가?

d. +공산비율이 통계적으로 유의한가?

e. 진단 정확도를 정의하는 여러 방법이 있다. 65%의 유병률(검사 전 확률)을 가정하면, 무릎 폄 근력의 좌우 차이를 결정하는 대략의 MMT 진단 정확도(검사 후 확률)는 무엇인가?

f. 저자가 설명한 진단 정확도 결정 방법을 사용하면, 가상 데이터에 대한 결과는 무엇인가?

g. 진단 정확도 계산의 방법에 따른 결과 해석이 서로 어떻게 달라지는가?

가상데이터

변수 이름	정의
Criterion standard	좌우 차이를 감지하는 동력계
MMT	좌우 차이를 감지하는 도수근력검사 등급
MMT R knee ext	오른쪽 무릎 폄에 대한 도수근력검사 등급
MMT L knee ext	왼쪽 무릎 폄에 대한 도수근력검사 등급
ABS_MMT_R_minus_L	오른쪽–왼쪽 MMT 등급의 절대값

Patient_num	criterion_standard	MMT	MMT_R_Knee_Ext	MMT_L_Knee_Ext	ABS_MMT_R_minus_L
1	zNO_side_sde_diff	detected	6	8	2
2	zNO_side_sde_diff	detected	7	5	1
3	side_sde_diff	detected	6	8	2
4	side_sde_diff	detected	5	8	3
5	side_sde_diff	detected	6	8	3
6	side_sde_diff	detected	5	6	1
7	side_sde_diff	detected	4	7	2
8	side_sde_diff	detected	7	8	1
9	side_sde_diff	detected	6	7	1
10	side_sde_diff	detected	6	5	1
11	side_sde_diff	detected	4	8	4
12	side_sde_diff	detected	6	9	3
13	side_sde_diff	detected	6	9	3
14	side_sde_diff	detected	6	7	1
15	side_sde_diff	detected	7	8	1
16	side_sde_diff	detected	7	9	2
17	side_sde_diff	detected	5	7	2
18	side_sde_diff	detected	5	8	3
19	side_sde_diff	detected	5	7	2
20	side_sde_diff	detected	5	8	3
21	side_sde_diff	detected	6	8	2
22	side_sde_diff	detected	7	12	5
23	side_sde_diff	detected	7	8	1
24	side_sde_diff	detected	7	8	1
25	side_sde_diff	detected	5	9	4
26	side_sde_diff	detected	6	8	2

그림 A-1 Bohannon에 의해 설명된 선택 방법과 결과 변수를 근거로 하여 도수근력검사의 가상 연구의 가상 정의와 수치. 107명 환자 중 26명이 제시되었다(완전한 데이터 목록은 DVD(NCSS나 SPSS으로 "Manual Muscle Testing")를 이용한다.

1-2. 이러한 가상 연구에 대한 추가적인 연구 질문을 생각해 보라. “무릎 폄 근력의 좌우 차이를 판별하는 표준 기준과 임상 검사로부터 좌우 차이를 발견하는 것에는 연관성이 존재하는가?”(두 변수 모두 명목적임; 7장 참조)

a. 이러한 연관성을 측정할 수 있는 가장 적절한 통계의 이름은 무엇인가? (가설 검증, H_0 correlation = 0을 위해 각 통계 값, 적절할 경우 df, 그리고 p값을 제공한다.)

b. 그 연관성은 통계적으로 유의한가?

c. 표준 기준과 임상 검사 결과 사이의 공유된 분산은 몇 % 인가?

d. 연관성의 방향과 기술 정확성은 어떻게 되는가?

e. “표준 기준” 대 “MMT” 분할표의 나머지 분석(residual analysis) 결과를 설명한다.

연습문제 2: 발달 평가
(Practice Exercise #2: Developmental Assessment)

실제 연구 요약 #2

Pediatric Evaluation of Disability Inventory(PEDI)는 6개월에서 7.5세에 이르는 어린이의 기능 상태를 3가지 영역에서 측정하기 위해 고안된 평가 도구이다. 그 세가지 영역은 자기 관리, 운동성, 그리고 사회적 기능이다. 이 평가도구는 지체 장애가 있는 보다 많은 나이의 어린이들에게도 사용될 수 있다. 자기 관리 영역에는 73가지 항목이 있고, 각 항목은 “대부분의 상황에서 불가/제한” 또는 “대부분의 상황에서 항목 이행 가능”으로 점수가 매겨진다. 자기 관리 항목의 합계 점수는 0(안좋음)에서 100(최적 기능)까지 변화한다.

PEDI의 최소 임상적 유의성 차이(minimal clinically important difference(MCID))를 결정하기 위해 회고적 차트 검토가 입원 치료를 받은 53명의 어린이에게 시행되었다. Iyer 등은 물리치료사, 작업치료사, 그리고 언어치료사들의 Likert 척도 등급을 PEDI 자기 관리 변화 점수와 비교하였다(초기와 퇴원)[b]. 위 치료사들에게는 PEDI 점수가 공개되지 않았고 환자 차트의 임상요약을 사용하여 환자 기능을 판단하도록 했다. **그림 A-2**에 치료사들이 임상 변화를 기록하기 위해 사용했던 Likert 등급이 나타나 있다.

Likert 등급은 다음과 같은 네 가지 분류로 변환될 수 있다.

- 0과 모든 음성의 Likert 등급 = “변화 없음”
- +1 에서 +3 = MCID
- +4 에서 +5 = 다소 변화 있음
- +6 에서 +7 = 큰 변화

저자들은 환자의 각 변화 분류에 대하여, MCID(Likert 척도로부터 유도)와 PEDI가 어떻게 대등되는지 평가하였다(변화 없음에서 큰 변화). 그들의 선별 결과가 자기 관리 기능 수준 영역과 연관되는 것이 **표 A-2**에 나타나 있다. 치료사의 Likert 등급에서 MCID로 분류된 환자가 10점의 평균 PEDI 점수변화를 가졌기에(**표 A-2**의 “최소 변화” 참조), PEDI의 MCID는 이 특정한 영역에 대하여, 0에서 100까지의 척도에서 10점의 변화였다.

b 부가적인 절차와 분석이 Iyer 등에 의해 수행되었다(2003). 자가관리 척도 영역과 Likert 척도에서 PEDI 기능적 기술만이 해당 가상 복제 연구의 t 개발을 단순화하기 위해 강조되었다.

15점 Likert 척도

여러분 앞에 놓여 있는 시트로부터 하나를 선택함으로서 입원에서 퇴원할 때까지 아동이 (자가관리, 가동성, 사회 기능) 영역에서 (독자능력과 수준) 얼마나 변했는지를 체크하시오.

7 매우 좋아짐
6 크게 좋아짐
5 상당히 좋아짐
4 중등도로 좋아짐
3 어느 정도 좋아짐
2 약간 좋아짐
1 어느 정도 동일하지만, 전혀 좋아지지 않음
0 변화 없음
−1 어느 정도 동일하지만, 전혀 악화되지 않음
−2 약간 악화됨
−3 어느 정도 악화됨
−4 중등도 악화됨
−5 상당히 악화됨
−6 크게 악화됨
−7 매우 악화됨

그림 A-2 재활 병원에 입원한 53명 아동 환자의 임상 평가를 판단하기 위해, 임상가가 Likert 척도를 사용했다(출처: Iyer LV, Haley SM, Watkins MP, Dumas HM. Establishing minimal clinically important differences for scores on the Pediatric Evaluation of Disability Inventory for impatient rehabilitation. Phys Ther 2003; 83:888-898. 이 자료는 APTA에 저작권이 있고, APTA에 의해 허용된 생산이나 분배가 허용된다).

표 A-2 자가관리의 Likert 척도 범주 비율에 대한 Pediatric Evaluation of Disability Inventory (FEDI) 점수의 평균 변화

PEDI 척도	변화 없음(0)				최소 변화(1-3)				중등도 변화(4-5)				큰 변화(6-7)			
	N	X	SD	범위	N	X	SD	범위	N	X	SD	범위	N	X	SD	범위
자가관리 FS(n=53)	7	3.2	7.5	-3.9-8.6	15	10.1	9.3	0-34.2	21	24.3	17.5	4.2-62.5	10	55.0	22.1	15.7-85.1

출처: Iyer LV, Haley SM, Watkins MP, Dumas HM. Establishing minimal clinically important differences for scores on the Pediatric Evaluation of Disability Inventory for impatient rehabilitation. Phys Ther 2003; 83:888-898. 이 자료는 APTA에 저작권이 있고, APTA에 의해 허용된 생산이나 분배가 허용된다).

가상 연구 #2

그림 A-3에 가상의 데이터목록이 나타나 있다. 데이터 목록이 허구임을 강조하기 위해 결과 측정값은 PEDI와 유사한 가상 도구로부터의 결과값이고, 여기서는 그 가상 도구를 PEDO라 부르기로 한다.

가상 연구 #2의 연습문제

사용하는 통계 프로그램과 부합하는 연습 데이터 목록을 펼쳐 보아라:

NCSS	SPSS
PEDO.SO	PEDO.sav

2-1. MCID 또는 유의한 임상 변화

a. "Convert Likert Rating" 변수에 대한 기술적 통계 표준 단위를 사용하여 MCID가 존재함으로 분류된 가상 환자 수를 결정한다.

b. PEDO에서 MCID가 존재함으로 분류된 환자들의 평균 변화 점수는 무엇인가(필터 기능을 사용한 기술적 통계 사용)?

c. PEDO의 가상 연구 결과는 Iyer등이 보고한 결과와 어떻게 비교되는가?

d. 다른 방법으로, ROC 곡선을 실행하여 PEDO의 MCID를 결정하라(표준 기준 대 PEDO 점수 변화; 통계 프로그램 필터가 작동하지 않도록 반드시 확인한다). ROC 방법을 사용한 MCID는 무

가상데이터

변수이름	정의
PEDO_change_score	재활전-재활후 변화
Likert rating	PEDO 점수와 결합할 때 변화의 가상 임상가 비율
Convert_Likert rating	가상 환자를 "아니오, 최소, 중등도, 큰 변화"으로서 분류하기 위해 전환된 Likert 값
Criterion_standard	이분성 Likert 값: 변화 없음 또는 좋아짐

PEDO_Change_Score	Likert_rating	Convert_Likert_rating	Criterion_Standard
1	0	no_change	no_change
1	-6	no_change	no_change
1	0	no_change	no_change
0	-4	no_change	no_change
1	0	no_change	no_change
6	-2	no_change	no_change
1	-1	no_change	no_change
4	1	MCID	better
3	1	MCID	better
11	3	MCID	better
7	1	MCID	better
24	2	MCID	better
16	2	MCID	better
23	2	MCID	better
9	2	MCID	better
19	3	MCID	better
28	1	MCID	better
10	3	MCID	better
19	2	MCID	better
17	1	MCID	better
29	2	MCID	better
25	3	MCID	better

그림 A-3 PEDO로 불리는 가상 평가도구의 값을 이용한 가상 연구의 가상 복제 연구에 대한 데이터 정의와 수치(Iyer 등에 의한 연구의 선택방법과 결과변수를 근거로 하여). 53명 환자 중 22명이 제시되었다(완전한 데이터 목록은 DVD(NCSS나 SPSS으로 "PEDO")를 이용한다.

엇인가(4장 참조)?

e. 가상의 PEDO 데이터 목록을 사용하여 MDC(4장)를 계산할 수 있는가? 왜 그러한지 설명한다.

f. MCID 비율은 어떻게 되는가?

연습문제 #3: 손 기능

(Practice Exercise #3: Hand Function)

실제 연구 요약 #3

수정된 Kapandji Index(MKI)는 엄지 손가락의 맞섬 동작과 긴 손가락들의 굽힘과 폄 동작을 평가한다. 이 척도는 손 동작에 대한 전체적인 지표를 제공하므로, 각도 측정법으로부터 제공된 손 동작 평가를 보완한다. 이 검사는 다음과 같은 3가지 구성 요소가 있다.

- 엄지 손가락의 맞섬 — 0(수행 불가)에서 10(완전하게 수행)까지의 점수
- 각 긴 손가락들의 굽힘 동작 — 0(수행 불가)에서 5(완전하게 수행; 4개 손가락에 대해 0–20까지 점수 변화)의 점수
- 손가락 폄 — 0(수행 불가)에서 5(완전하게 수행; 4개 손가락에 대해 0–20까지 점수 변화)의 점수

MKI의 합계 점수는 50점이다(보다 높은 점수는 보다 높은 기능을 의미).

Cochin rheumatoid hand disability scale이 손의 장애를 평가하기 위해 사용되었다. 이 척도에는 일상 생활 동작(ADL)과 관련된 18가지 질문이 있다. 각 질문은 0(어려움 없이 수행)에서 5(수행 불가)까지 점수가 매겨진다. 모든 질문(범위 0–90)의 점수를 더한 총 점수를 구함으로써 장애가 평가된다. 가장 높은 점수가 최대 장애도를 의미한다.

Lefevre-Colau 등은 효과 크기($ES_{반응도}$)와 표준화된 반응 평균(Standardized Response Mean (SRM); 5장 참조)을 사용하여 MKI와 Cochin 장애도 척도의 반응도를 연구하였다. 그들은 류마티스 관절염 환자들의 수술 전과 수술 후 6개월의 손 기능 개선을 평가하였다. **표 A-3**에 선별된 그들의 결과 일부가 나타나 있다.

기준치 점수에서 수술 후 점수를 뺌으로써 반응도가 계산되었다. MKI의 음성 반응도 지표가 기준치에 비해 수술 후 개선이 나타났음을 의미하고, Cochin 척도의 양성 반응도 지표는 수술 후 개선을 의미한다(**표 A-3**).

표 A-3 선택된 결과 측정의 반응도

변수	차이 ± SD의 평균	대응표본 t 검정 p 값	SRM	효과 크기
MKI	−1.10 ± 5.54	.167	−1.9	−.10
Cochin 척도	7.92 ± 12.45	.0001	.66	.58

출처: Arch Phys Med Rehabil 2003; Lefevre-Colau MM, Poiraudeau S, Oberlin C, Demaille S, Fermanrian F, Rannou M, Revel M. Reliability, validity, ad responsiveness of the modified Kapandji Index for assessment of tunctional mobility of the rheumatoid hand, pp 1032–1038 Copyright92003. Elsevier에 의해 허용됨.

가상 연구 #3

그림 A-4에 가상 데이터 목록이 나타나 있다. 측정값이 개선되었는지 또는 악화되었는지 여부를 기술자 변수로 하여금 나타내도록 했다("iMKI_improved"와 "iCochin_ improved" 변수들에 대한 각 행 yes 또는 no의 반응도)[c]. 각 기술자는 개선 = 1 또는 개선없음 = 2로 부호화 된다("iMKI_improved_coded"와 "iCochin_improved_coded" 변수 참조).

가상 반복 연구 연습문제 #3

사용하는 통계 프로그램과 부합하는 연습 데이터 목록을 펼쳐 보아라:

NCSS	SPSS
Hand Function.SO	Hand Function.sav

3-1. 집단-수준 반응도 지표

a. 가상 MKI와 Cochrin 변수들에 대한 $ES_{responsiveness}$와 SRM을 결정하기 위해, 연습 데이터 목록을 사용하여, 5장에서 논의된 방법을 따른다(이러한 각 변수들에 대하여 ES와 SRM을 계산해야 한다).

b. 가상 연구 결과는 Lefevre-Colau 등이 보고한

[c] NCSS 통계 소프트웨어는 α 수치 특성으로 구분된다. 분할표의 첫 번째 세로 기둥이나 가로 기둥 안에 "예"를 기입하고, 2번째 세로 기둥과 가로 기둥 안에 "아니오"라고 기입할 때 아니오 앞에 "z"를 쓴다.

가상 데이터

Patient_num	pre_iMKI	post_iMKI	pre_iCochin	post_iCochin	iMKI_change	iCochin_change	iMKI_improved	iMKI_improved_code	iCochin_improved	iCochin_improved_code	만족도
1	26	49	20	25	−23	−5	Yes	1	zNo	0	zNo
2	3	21	32	46	−18	−14	Yes	1	zNo	0	zNo
3	9	28	6	2	−19	4	Yes	1	Yes	1	Yes
4	7	18	19	32	−11	−13	Yes	1	zNo	0	zNo
5	28	40	43	5	−12	38	Yes	1	Yes	1	Yes
6	4	44	34	5	−40	29	Yes	1	Yes	1	Yes
7	34	22	21	47	12	−26	zNo	0	zNo	0	zNo
8	48	29	36	37	19	−1	zNo	0	zNo	0	zNo
9	38	39	39	58	−1	−19	Yes	1	zNo	0	Yes
10	17	19	32	28	−2	4	Yes	1	Yes	1	Yes
11	36	49	11	11	−13	0	Yes	1	zNo	0	zNo
12	17	39	56	10	−22	46	Yes	1	Yes	1	Yes
13	45	20	22	10	−5	12	zNo	0	Yes	1	zNo
14	35	40	42	5	−5	37	Yes	1	Yes	1	Yes
15	32	49	31	0	−17	31	Yes	1	Yes	1	Yes
16	49	41	57	37	8	20	zNo	0	Yes	1	zNO
17	13	47	31	29	−34	2	Yes	1	Yes	1	Yes
18	40	50	59	49	−10	10	Yes	1	Yes	1	Yes
19	27	50	40	56	−23	−16	Yes	1	zNo	0	zNo
20	47	15	25	14	32	11	zNo	0	Yes	1	zNo
21	35	41	56	11	−6	45	Yes	1	Yes	1	Yes
22	48	22	35	12	26	23	zNo	0	Yes	1	zNo

변수이름	정의
pre_iMKI post_iMKI	수술 전과 수술 후의 가상 Kapandji 지표
pre_iCochin post_iCochin	수술 전과 수술 후의 가상 Cochin 지표
iMKI_change iCochin_change	각 지표에 대한 가상 변화 점수
iMKI_improved iMKI_improved_code iCochin_improved iCochin_improved_code	변화점수가 향상되었음을 보임 향상 코드 1= 예, 0= 아니오.
만족도	가상 만족도 조사 결과
Invert_iMKI_changePEDO_change_score	+ 숫자 = 향상 이라는 부호 변화

그림 A-4 Lefevre-Colau 등에 의해 설명된 선택 방법과 결과 변수를 근거로 하여 2개 손 기능척도의 반응도를 측정하기 위해 고안된 가상 연구의 가상 데이터 설명과 수치. 50명 환자 중 22명이 제시되었다(완전한 데이터 목록은 DVD(NCSS나 SPSS으로 "Hand Function")를 이용한다.

결과와 어떻게 비교되는가?

c. 왜 iMKI 반응도 지표는 음성인가?

3-2. 개인-수준 반응도 지표

a. 가상 환자 만족도를 표준기준으로 활용하여, iMKI와 iCochin 변수들의 변화 점수에 대해 ROC 분석을 실행한다("inverted_iMKI_ change"와 "iCochin_change"로 표기된 변수 열)[d]. 각 변화 점수에 대하여 ROC 도면을 나타내 본다[e].

b. 각 곡선의 최적점에 대하여 다음을 결정한다; (1) 유의한 임상 변화에 대한 민감도, (2) 거짓 양성 비율, 그리고 (3) 유의한 임상 변화에 대한 특이도.

c. ROC 도면에서, 역 iMKI와 iCochin 변화 점수에 대한 MCID 추정값이 무엇인가?

d. 이러한 여러 변화 점수는, "참의 양성 + 참의 음성"의 최대 수를 그들의 ROC 곡선에서 알아낼 수 있는가?

e. 단지 역 iMKI와 iCochin에 관하여, 가장 높은 +LR와 가장 낮은 −LR을 지닌 변화 점수는 무엇인가?

f. 유의한 임상 변화 연구의 측면에서 LR을 정의하라(4장). 그 후 앞의 질문에서 파악된 LR의 통계적 유의성, 임상적 유의성과 비교한다.

[d] MKI의 부호는 양쪽 손 기능 측정의 양성 숫자는 향상을 의미한다는 것이다("Invert_iMKI_change" 변수를 참고한다).

[e] SPSS에서는, 변수 수치가 기준 표준을 위해 사용될 수 있도록 "만족도_코드"를 가상 데이터 목록에 첨가시켰다 (SPSS ROC 다이아로그 상자의 "State 변수").

g. 역 iMKI 대 iCochin 변화 점수[f]를 비교하거나 유의하지 않은 면적($AUC_{무의미} = 0.50$)에서 손 기능 평가 도구를 비교할 때, 손 기능의 반응도(ROC 곡선 아래 면적) 평가 도구는 통계적인 차이를 보이는가?

연습 문제 #4: 어깨 병가
(Practice Exercise #4: Shoulder Sick Leave)

실제 연구 요약 #4

Kuijpers 등은 첫 건강진단 후 6개월 동안 직장인의 어깨 통증과 관련된 병가 사용 가능성을 결정하는 임상 예측 법칙을 개발하였다. 어깨 통증과 관련된 병가 가능성을 정확하게 예측함으로써 빠른 중재 계획이 이루어지도록 하는 것이 목적이었다. 그러므로, 어깨 통증으로 인한 병가가 1차적인 측정값이었고 이는 이분되었다(만약 아픈 날≥1 이면 "예"로 표기, 만약 아픈 날 = 0 이면 "아니오"로 표기).

그림 A-5의 점수 차트에 어깨 통증으로 인한 병가의 임상 예측 법칙이 요약되어 있다. 예를 들면, 초기 평가 후 2개월 동안 3일의 병가를 낸 환자에겐 자가 진단 어깨 통증 강도가 5점이었고(0에서 10까지의 서열 척도), 일반적인 과사용으로 통증을 느끼거나 아무런 불편함이나 통증이 없으면 7점이 주어졌다. 이러한 총 점수 = 7은, 0의 기준 점수를 받은 사람들에 비해 어깨 통증으로 인해 병가를 낼 가능성이 40~50%임을 의미한다.

[f] 힌트: 2개의 ROC 곡선을 동시에 비교하기 위해, 결과 변수는 동일 방향으로 변화해야 한다. 음성 변화 점수가 MKI의 향상을 보이고, 양성 변화 점수가 Cochin 장애 지표의 향상을 보이기 때문에, 수술전-수술후의 양성 MKI 변화의 향상을 반영할 수 있는 MKI 점수를 전도하기 위해 가상 데이터 목록의 세로 기둥을 사용한다(변수 기둥 "invert_MKI_change" 참고한다)

표 A-4 어깨 통증으로 병가 사용을 했을 때 다중 로지스틱 회귀로 나온 예측인자의 최적 목록

변수	OR	95% CI
2개월 이전의 병가		
0 주*		
≤ 1주 미만	1.7	0.8 - 3.6
> 1주 이상	2.2	1.0 - 4.7
어깨통증(0-10)		
0-3점*		
4-6점	1.7	0.9 - 3.2
7-10점	1.9	0.9 - 3.9
염좌, 과사용: 평상시 활동 (예/아니오)	1.9	1.1 - 3.5
공존하는 심리적 불편(예/아니오)	4.0	1.5 - 10.8

*기준 범주
출처: Kuijpers T, AWM van der Windt D, van der Heijden GJMG, Twisk JWR, Vergouwe Y, Bouter LM. A prediction rule for shoulder pain related sick leave: a prospective cohort study. BMC. Musculoskelet Disord 2006; 7:doi: 10.1186/1471-2474-7-97. ⓒ 2006 Kuijpers 등: licensee BioMed Central Ltd.

초기에 수 많은 생리학적, 신체적, 그리고 일터 환경의 변수들을 다중 로지스틱 회귀 분석에 입력하여 위 저자들은 이러한 예측 법칙을 만들어낼 수 있었다. 로지스틱 회귀 분석 방법이 최선의 예측 변수를 선별할 수 있었다(**표 A-4**).

2개월 이전의 병가	
없음	0 ---
0-1 주	2 ---
> 1주 이상	3 ---
어깨 통증의 강도(0-10)	
0-3점	0 ---
4-6점	2 ---
7-10점	3 ---
인지 원인: 정규 활동 동안의 염좌나 과사용	3 ---
보고된 심리적 문제(불안, 걱정, 우울)	6 ---
	+
총 합계	---

총 합계	위험
≤1	10% - 20%
2 - 3	20% - 30%
4 - 5	30% - 40%
6 - 7	40% - 50%
8	50% - 60%
9 - 10	60% - 70%
11 - 12	70% - 80%
13 - 15	80% - 90%

그림 A-5 초기에 어깨 기능부전을 가진 노동자와의 상담 후 6개월 동안 병가 위험의 결정에 대한 점수 표(출처: Kuijpers T, AWM van der Windt D, van der Heijden GJMG, Twisk JWR, Vergouwe Y, Bouter LM. A prediction rule for shoulder pain related sick leave: a prospective cohort study. BMC. Musculoskelet Disord 2006; 7:doi: 10.1186/1471-2474-7-97. ⓒ 2006 Kuijpers 등: licensee BioMed Central Ltd).

가상 데이터

Patient_num	Sick_days_6mo_after_BL	Dichotomous_sick_days	Coded_Dichotomous_sick_days	Psych_complaints	Perceived_Cause	Previous_neck_sympt	BL_Sick_days_num	Shoulder_Pain_score	Age_yrs
1	13	예	1	z아니오	전형적인 과사용	예	9	10	32
2	19	예	1	z아니오	특별한 과사용	z아니오	29	10	54
3	12	예	1	z아니오	전형적인 과사용	예	21	10	31
4	10	예	1	z아니오	특별한 과사용	예	28	7	61
5	14	예	1	z아니오	전형적인 과사용	예	8	9	39
6	12	예	1	z아니오	특별한 과사용	z아니오	30	7	27
7	11	예	1	z아니오	특별한 과사용	z아니오	11	8	27
8	14	예	1	z아니오	특별한 과사용	예	28	5	44
9	14	예	1	z아니오	특별한 과사용	예	23	10	50
10	0	z아니오	0	z아니오	전형적인 과사용	z아니오			
11	0	z아니오	0	z아니오	특별한 과사용	z아니오			
12	0	z아니오	0	z아니오	특별한 과사용	예			
13	0	z아니오	0	z아니오	특별한 과사용	z아니오			
14	0	z아니오	0	z아니오	특별한 과사용	예			
15	0	z아니오	0	z아니오	전형적인 과사용	z아니오			
16	0	z아니오	0	z아니오	전형적인 과사용	예			
17	0	z아니오	0	z아니오	전형적인 과사용	예			
18	0	z아니오	0	z아니오	특별한 과사용	예			
19	19	예	1	z아니오	특별한 과사용	z아니오			
20	11	예	1	z아니오	특별한 과사용	z아니오			
21	12	예	1	z아니오	전형적인 과사용	예			
22	13	예	1	z아니오	전형적인 과사용	예			
23	10	예	1	z아니오	전형적인 과사용	예			
24	16	예	1	z아니오	전형적인 과사용	z아니오			
25	13	예	1	z아니오	특별한 과사용	z아니오			
26	17	예	1	z아니오	특별한 과사용	z아니오			

	Psych_coded	Cause_coded	Neck_coded
1	0	1	1
2	0	0	0
3	0	1	1
4	0	0	1
5	0	1	1
6	0	0	0
7	0	0	0
8	0	1	1
9	0	0	1
10	0	1	0
11	0	0	0
12	0	0	1
13	0	1	0
14	0	0	1
15	0	1	0
16	0	1	1
17	0	1	1
18	0	0	1
19	0	1	0
20	0	0	0
21	0	1	1
22	0	1	1
23	0	1	1
24	0	1	0
25	0	0	0
26	0	0	0

변수 이름	정의
Sick_days_6mo_after_BL	초기 평가 후 6개월 때의 아픈 날
Dichotomous_sick_days Codes_Dichotomous_ sick_days	초기 평가 후 아픈 날(예, 아니오) 각각의 코드는 1, 0
Psych_complaints Perceived_Cause Previous_neck_sympt BL_sick_days_num Shoulder_pain_score Age_yrs Psych_coded Cause_coded Neck_coded	이분 – 예, 아니오 어깨 불편의 원인 이분 – 예, 아니오 초기 평가 이전의 아픈 날수 어깨 가동성 검사 동안의 통증 점수 합계 (높은 점수 = 심한통증) 연령 심리적 불편 코드(1 = 예, 0 = 아니오) 코드 1로 표기된 어깨통증의 원인: 전형적인 활동(1)이나 특별한 활동(0)에 의한 염좌 Neck complaints in the past 1 = yes, 0 = no
도표에 없는 변수 Present_BL_sick_days_GTE1 Present_Shoulder_Pain_GTE6 Sum predictors present At_least_3_present At_least_2_present At_least_1_present	이분–아픈 날이 “GTE” 1 보다 크거나 같다면, 코드 = 1이고, 그렇지 않으면 코드 = 0이다. 이분 – 환자의 통증점수가 6보다 크거나 낮으면, 코드 = 1이고, 그렇지 않으면, 코드 = 0이다. 환자가 초기 평가를 했을 때 나타나는 예측인자 변수의 숫자 환자가 초기 평가시 최소 3개의 예측인자 변수를 가진다. 환자가 초기 평가시 최소 2개의 예측인자 변수를 가진다. 환자가 초기 평가시 최소 1개의 예측인자 변수를 가진다.

그림 A–6 Kuijpers 등에 의해 설명된 선택 방법과 결과 변수를 근거로 하여 어깨 기능 때문에 병가하는 가상 연구의 데이터. 298명 환자 중 26명이 제시되었다(완전한 데이터 목록은 DVD(NCSS나 SPSS으로 “Shoulder Sick Leave”)를 이용한다.

병가 사용을 예측하기 위해 로지스틱 예측 공식의 최적 예측 인자를 사용함으로써 저자들은 예측 정확성을 분석할 수 있는 ROC 곡선을 만들어냈다. ROC 곡선은 참의 양성 비율과 거짓 양성 비율을 도식화 하거나, 또는 바꿔 말하면, 거짓 양성 비율(예측 공식으로부터 병가 사용자로 분류되었지만 병가를 사용하지 않는 사람들)과 비교되는 민감도(예측 공식으로부터 병가 사용자로 정확히 분류된 사람들)를 그려내게 된다. 그들은 0.70(95% CI 0.64–0.76)의 AUC를 보고했으며, 이러한 결과가 환자의 병가 사용 여부를 성공적으로 구분했다고 결론지었다.

가상 연구 #4

그림 A-6에 가상 데이터 목록이 나타나 있다:

- 이분적 예측 인자 변수:
  - 6개월 기간 동안 기록된 아팠던 날("Sick_days_6mo_after_BL"), 그 다음 환자를 병가 사용자 또는 비사용자로 분류한다("Dichotomous_sick_days" 변수 참조; "Coded_Dichotomous_sick_days"로 표기된 변수는 위를 "0=병가 사용하지 않음", 그리고 "1=병가 사용"으로 분류한다).
  - 불편함이나 기타 다른 정신적 불만 보고("Psych_coded"변수에 대하여 "Psych_complaints"의 있음과 없음을 각각 1과 0으로 표기), 인지된 손상 요인("Cause_Coded"에 대하여 "Perceived_Cause" 일반적 또는 특이적 과사용을 각각 1또는 0으로 표기), 그리고 목의 과거 병력("Neck_coded" 변수에 대하여 "Previous_neck_symp"의 있음과 없음을 각각 1과 0으로 표기된다).
- 연속적 예측 인자 변수
  - 초기 평가 이전의 아팠던 날 수("BL_Sick_days_num); 0(통증 없음)에서 10(최대통증; "Shoulder_Pain_Score"로 표기된 변수열 참조)의 어깨 통증 점수 척도
  - 나이("Age_yrs")

가상 연구 #4의 연습문제

사용하는 통계 프로그램과 부합하는 연습 데이터 목록을 펼쳐 보아라.

NCSS	SPSS
Shoulder Sick Leave.SO	Shoulder Sick Leave.sav

4-1. 병가 사용에 대한 최적의 예측인자 목록을 파악한다.

a. 다중 로지스틱 모형에 대해 8장에서 설명한 방법을 사용하여 최적 병가 예측 인자를 결정한다. 종속변수는 "Coded_Dichotomous_sick_ days"이다. 입력해야할 잠재 예측인자 변수는 다음과 같다:

- 초기 평가 이전의 아팠던 날_수
- 어깨 통증_점수
- 연령_세
- 정신적불만_코드
- 손상요인_코드
- 목의 과거 병력_코드

b. 이러한 잠재 예측인자 중의 어떤 변수들이 가상의 예측 모형에 포함되어야 하며 그 이유는 무엇인가?

c. 단지 Wald 점수 유의성 예측인자만을 사용하는 최적 예측 모형(공식)은 무엇인가?

d. 이 모형의 적합도(goodness-of-fit)는 무엇인가?

e. 다음과 같은 특징을 가진 가상 환자가 치료실에 들어온다면(초기 평가에서 3가지 발견), 이 환자가 미래에 어깨 통증으로 인한 병가를 사용할 확률은 어떻게 되는가?

- 기준치 평가 전 10일의 병가
- 8점의 어깨 통증 점수
- 불편함과 우울증을 보임

4-2. 어깨 통증으로 인한 병가 사용 확률을 로지스틱 회귀 예측 공식으로 결정하는 것은 치료실 환경에서 쉽지 않다. 모형에 현존하는 예측 값을 사용하여 임상 특징의 개수에 근거한 임상 예측 법칙을 만들어 본다. 이를 수행하기 위해서는, 모형의 연속변수(continuous variable)들(아픈 날 기준치("BL_Sick_days_num"), 어깨 통증 점수("Shoulder_Pain_Score"))은 각 변수의 구분점을 알아내기 위해 반드시 이분되어야 한다.

a. 최적 모형("Coded_Dichotomous_sick_days"를 표준 기준으로 사용)의 각 연속변수에 대하여 ROC 분석을 실행하고, 결정 법칙의 각 연속변수에 대한 최적 구분점을 나타내는 도표를 그려 본다.

4-3. 각 환자에 대해 다음을 보여주는 가상 데이터의 변수 열을 구한다 (다른 예를 보려면 9장, **그림 9-3** 참조): (1) 현존하는 적어도 2개의 예측인자; (2) 적어도 1개의 예측인자

a. "Coded_Dichotomous_sick_days"의 표준 기준을 사용하여 존재하는 임상 특징의 개수("at least 1 trait present"와 "at least 2 traits present")에 대한 ROC 곡선 도면을 보여준다.

b. 새로운 결정 법칙의 각 등급에 대한 민감도, 특이도, 그리고 +LR(그리고 95% CI)를 나타내는 도표를 완성해 본다(9장, **표 9-7** 참조).

c. 35% 유병률을 가정했을 경우, 가상 환자가 적어도 2가지 임상 징후 변수를 지닐 때와 적어도 1가지 임상 징후 변수를 지녔을 때의 검사-후 확률 근사값을 비교해 본다 (Fagan's nomogram과 9장, **그림 9-5** 참조).

d. 이러한 가상 결과는 어떻게 환자 관리를 지도할 수 있는가?

연습 문제 #5: 잡아당기기 검사
(Practice Exercise #5: Pull Test)

실제 연구 요약 #5

Visser 등은 파킨슨병 환자들의 자세 불안정을 측정할 수 있는 신뢰도 있는 임상 검사를 알아보고자 하였다. 그들의 목표는 임상 환경에서 쉽게 사용할 수 있는 믿을 수 있는 검사법을 찾는 것이었다. 모든 검사의 일반 형태는, 서 있는 환자 뒤에서 치료사가 환자를 갑자기 잡아당겼을 때 환자의 안정성을 평가하는 것이었다. Nutt 방법을 활용한 당기기 검사 점수가 완벽한 평가자 간 신뢰도가 있음이 결과에 나타났다(평가자 간 비합의를 가중시키기 위해 제곱 가중치법을 사용했을 때, 가중된 kappa = 0.93)[g]. **그림 A-7**에 당기기 검사의 점수를 매기기 위한 Nutt 방법이 나타나 있다.

비율(그리고 동반 검사 질환)
1. Nutt(어깨 당김, 설명 불가능)
 0 = 정상, 회복되는데 2 단계를 취한다.
 1 = 3 단계 이상을 취한다; 회복에 도움이 되지 않는다.
 2 = 잡지 않으면 낙상할 수 있다.
 3 = 자발적으로 낙상할 수 있고, 도움없이 설 수 없다
  (검사를 실행할 수 없다)

그림 A-7 파킨슨 환자에 대한 Nutt 방법의 당김 검사 점수(출처: Visser M, Marinus J, Bloem BR, Kisjes H, van der Berg BM, van Hilten JJ. Clinical tests for the evaluation of postural instability in patients with Parkinson's disease. Arch Phys Med Rehabil 2003; 84:1669-1674)

가상 연구 #5

이 가상 연구에서 중점을 둔 것은 Nutt 점수화 방법(서열-등급 데이터)의 신뢰도였다. 무작위로 선택되지 않은 두 명의 평가자가 각 가상 환자의 동영상을 통해 그들의 당기기 검사 결과를 평가하였다. 신뢰도 연구에서 비합의에 가중을 두는 것은 결과를 편중시킬 수 있다고 알려져 있다. 여기서의 목표는, kappa와 $ICC_{\text{고정 평가자 간}}$의 가중을 위해, "제곱" 방법으로 일치도 측정값 결과를 나타내는 것이다. **그림 A-8**에 가상의 데이터 목록이 나타나 있다.

자세 안정성을 평가하기 위한 표준 기준(예. 6개월의 연구기간 동안 2회 넘어짐), 평가자 수, 그리고 Nutt 방법을 사용한 당기기 검사 점수가 이 실험의 변수들이다.

가상 연구 #5의 연습문제

사용하는 통계 프로그램과 부합하는 연습 데이터 목록을 펼쳐 보아라:

NCSS	SPSS
Pull Test-ICC.SO	Pull Test-ICC.sav
Pull Test-weighted Kappa.SO	Pull Test-weighted Kappa.sav

5-1. 6장에서 설명한 과정에 따라 Pull Test-ICC 데이터 목록을 사용하여 $ICC_{\text{고정 평가자 간}}$를 계산한다.

a. $ICC_{\text{고정 평가자 간}}$의 기술적 측정값은 무엇인가?

b. 만약 환자가 "2"의 평균 당기기 검사 등급을 받았다면("잡아주지 않는다면 넘어짐"), 이러한 측정값과 관련된 오차 범위는 무엇인가?

5-2. Pull Test-가중된 데이터 목록을 사용하여 통계 프로그램을 실행시켜 가중된 kappa를 계산할 수 있는 분할표를 작성해 본다(6장, **그림 6-5** 참조). 그 곳에서 2차 가중법으로 설명된 가중법이, Visser 등이 사용한 "제곱" 가중법과 동일한 것임을 기억한다.

a. 가중된 Kappa 를 위한 값은 무엇인가?

b. 가중 kappa와 $ICC_{\text{고정 평가자 간}}$의 크기를 비교하

g 제곱근 방법은 2차 방법과 동일하다. 평가자 1과 평가자 2 사이의 부동의 수치가 제곱근 된다.

가상 데이터

Patient_num	Criterion_Standard	Rater	Nutt_score
1	불안정	1	3
2	불안정	1	3
3	불안정	1	1
4	불안정	1	3
5	불안정	1	2
6	불안정	1	1
7	불안정	1	2
8	불안정	1	3
9	불안정	1	2
10	불안정	1	2
11	불안정	1	1
12	불안정	1	3
13	불안정	1	3
14	불안정	1	1
15	불안정	1	1
16	불안정	1	2
17	불안정	1	1
18	불안정	1	2
19	불안정	1	1
20	불안정	1	3
21	불안정	1	2
22	불안정	1	1
23	안정	1	0
24	안정	1	2
25	안정	1	0
26	안정	1	1

A

가상 데이터

Patient_num	Criterion_Standard	Rater1_Nutt_score	Rater2_Nutt_score
1	불안정	3	2
2	불안정	3	2
3	불안정	1	0
4	불안정	3	2
5	불안정	2	1
6	불안정	1	0
7	불안정	2	1
8	불안정	3	2
9	불안정	2	1
10	불안정	2	1
11	불안정	1	0
12	불안정	3	2
13	불안정	3	2
14	불안정	1	0
15	불안정	1	0
16	불안정	2	1
17	불안정	1	1
18	불안정	2	1
19	불안정	1	0
20	불안정	3	2
21	불안정	2	1
22	불안정	1	1
23	안정	0	0
24	안정	2	1
25	안정	0	0
26	안정	1	1

B

그림 A-8 Visser 등에 설명된 선택 방법과 결과 변수를 근거로 한 가상 데이터의 데이터. (A) 1개 세로 기둥에 ANOVA와 ICC-평가자를 목록한다. (B) 가중 kappa에 동일 데이터를 목록하지만, 2개 세로 기둥에 각각의 평가자를 넣는다. 42명 환자 중 26명만이 제시되었다(완전한 데이터 목록은 DVD(NCSS나 SPSS으로 "Full Test-ICC"와 "Full Test-weighted Kappa")를 이용한다.

표 A-5 허리 통증 치료를 위한 치료적 중재로 높은 순응과 낮은 순응을 가질 때 환자에 대한 결과 측정의 평균(SD)

	초기 평가와 1개월 후 재평가의 결과 측정		비편향된 효과 크기	
	초기 평가	1개월 후 평가	N[a]	대응표본 t 값
높은 순응				
Oswestry 점수	38 (14)	28 (19)	28	3.08[b]
손가락끝과 바닥 사이의 거리(㎝)	30 (18)	17 (18)	33	4.06[b]
최대 등척성 들기(lb)	82 (80)	132 (83)	26	−5.75[b]
최대 등척성 들기(N)	364 (355)	586 (369)		
낮은 순응				
Oswestry 점수	43 (16)	40 (21)	14	NS[c]
손가락끝과 바닥 사이의 거리(㎝)	44 (21)	30 (19)	13	4.91[b]
최대 등척성 들기(lb)	70 (64)	110 (88)	10	−3.27[b]
최대 등척성 들기(N)	311 (284)	488 (391)		

[a] 초기 평가와 1개월 후 평가의 값을 가진 환자의 숫자
[b] $P < .025$
[c] NS는 유의하지 않음; $P > .025$
출처: Di Fabio RP, Mackey G, Holte J. Disability and functional status in patients with low back pain receiving worker's compensation: a descriptive study with implications for the efficacy of physical therapy. Phys Ther 1995; 75:180–193. 이 자료는 APTA에 저작권이 있고, APTA에 의해 허용된 생산이나 분배가 허용된다).

여라. 가중법에 편향이 있었는가?

연습 문제 #6: 치료 효과
(Practice Exercise #6: Treatment Effect)

실제 연구 요약 #6

Di Fabio 등은 상해 보험에 가입된 요통 환자들의 장애도와 기능 상태를 결정하기 위한 치료실 내 연구를 진행하였다. 연구 목표 중의 하나는, 운동 치료에 대한 환자의 복종 효과와 치료 결과의 관계를 설명하는 것이었다(Oswestry 척도 변화로, 손끝에서 바닥까지의 거리, 그리고 최대 등척성 들어올리기의 변화로 측정함). 복종은 치료 회수를 계획된 치료의 수로 나눈 값으로 정의되었고, 백분율로 나타내었다. 높은 복종은 ≥80%로 정의되었고, 낮은 복종은 <80%로 정의되었다. "치료 후 환자들은 개선을 보였는가?"라는 핵심 질문을 답하기 위해 치료 효과는 대응표본 t-검정으로 정량화되었다(10장 참조).

초기 평가, 1달 후, 그리고 퇴원 시의 결과가 측정되었다. 단, 본 연습문제에서는, 초기 평가와 1달 후 평가만을 고려할 것임을 밝혀둔다. 초기 평가와 후속 평가 간의 차이가 치료 효과였다. **표 A-5**에 이러한 결과가 요약되어 있다.

초기와 치료 후 결과 비교를 위해 설계된 연구에 초점을 맞춘 논문에 수록된 데이터를 통해 치료 효과를 파악하는 것이 목적이라면, 초기 평가 점수의 표준 편차로 기능 변화 평균값을 정규분포화 시킴으로써 변화의 크기, 또는 효과 크기를 알 수 있다(10장, **방정식 10-3** 참조). 예를 들면, **표 A-5**에서, 초기 평가의 Oswestry Disability Score는 38% 장애도였으며, 후속 치료시엔 평균이 28%였다. N>20 이고, 도표에 초기 Oswestry 점수(14%)의 SD가 나타나 있기에, 치료 효과 크기는 다음과 같다:

높은 순응집단 자가인식장애:

ES = d index = 38−28/14 = 0.71 (**방정식 10-3**)

d 지표의 크기가 설명된 Cohen 척도에 의하면, ES = 0.71은 큰 치료 효과에 도달하는 것이다. Oswestry 척도의 낮은 점수는 보다 적은 자가 인식 장애도를 의미한다[h]. 따라서, 운동 치료에 복종한 집단에는 높은(큰) 양성의

표 A-6 **Di Fabio 등에 의한 효과 크기 적출을 완성하는 템플릿. 첫 평가와 치료 후 1달의 추후평가를 비교했을 때 나타난 높은 순응과 낮은 순응의 결과에 대한 요약 자료 (표 A-5 참조).**

높은 순응
Oswestry 척도 (% 장애)
손가락끝과 바닥 사이의 거리 (㎝)
최대 등척성 들기 (lbs)
낮은 순응
Oswestry 척도 (% 장애)
손가락끝과 바닥 사이의 거리 (㎝)
최대 등척성 들기 (lbs)

치료 효과(치료 후 보다 적은 자가 인식 장애도)가 있었음을 의미한다.

만약 이 연구가 메타 분석에 포함되었더라면, **표 A-5**로부터 데이터가 추출될 수 있고, 결과값과 치료 복종으로 분류된 cohort의 ES가 각각 계산될 수 있다(11장에서 메타 분석 설명). 정량적 검토에 포함된 모든 유사 연구의 치료 효과 크기를 설명할 수 있는 표준 단위를 ES가 제공한다.

가상 연구 #6의 연습문제

6-1a. 10장을 참조한 후, **표 A-5**에서 짝지어진 각 비교에 대한 치료효과 크기의 도표를 만들어 본다. **방정식 10-3** 또는 **10-4**를 적절하게 활용하여 **표 A-6**에 나타난 모형의 빈 칸을 채워보아라(N > 20인 것을 기억하고, 비편향 효과 크기는 **10-3**으로부터 유도된다).

6-1b. 최대 등척성 들기의 효과 크기가 왜 음성인가?

6-2a. 실제 연구의 각 결과 측정값에 대한 기능 변화의 통계적 유의성 측정을 위해 통계 프로그램으로 만든 대응표본 t-검정이 사용되었다(**표 A-5**). a = 0.05에서 통계적 유의성을 결정하기 위해 변화 점수와 신뢰 구간을 치료실에서 적용하기 쉬운 단위로 사용할 것이다(**방정식 10-6**과 **표 A-7** 참조).

표 A-7 **초기 평가와 치료 후 1개월 평가를 비교한 치료 효과의 추정값(변화점수의 평균)과 변화 점수의 가상 표준오차.** Di Fabio 등에 의해 설명된 선택 방법과 결과 측정 변수에 근거함.

	변화점수 평균(추정값)	변화 점수의 가상 SE
높은 순응		
Oswestry 척도(% 장애)	· 10	· 3.43
손가락끝과 바닥 사이의 거리(㎝)	· 13	· 3.42
최대 등척성 들기(lbs)	· −50	· 10.46
낮은 순응		
Oswestry 척도(% 장애)	· 3	· 2.77
손가락끝과 바닥 사이의 거리(㎝)	· 14	· 1.6
최대 등척성 들기(lbs)	· −40	· 9.23

초기 평가 시 환자 상태와 치료시작 후 1달 결과 사이에 표본 오차를 넘어서는 차이가 없다면, 환자 상태 변화의 95% CI는 0의 값을 가질 것이다.

간단한 뺄셈을 함으로써 평균 변화 점수가 **표 A-5**로부터 유도된다: 초기 평가 평균 − 1달 후 후속 결과 평균. 변화 점수의 표준 오차(신뢰 구간을 위해 필요)는 **표 A-7**에 나타난 그것과 같다고 가정한다.

특히 Oswestry 점수에 관한 한, 자가 인식 장애도에 대해 환자들은 초기 평가에서 1달 후 후속 결과에 이르기까지 유의한 개선을 보였는가? (1) 더욱 높은 참여를 보인 환자들이 자가 인식 장애도에 대해 더욱 유의한 개선을 보였는가? (2) 낮은 참여도를 보인 환자 집단은 치료로 인해 장애도 점수에 있어서 유의한 개선을 보였는가?

6-2b. 각 결과 측정값에 대하여, 치료 효과와 95% 신뢰 구간의 점 추정치를 그려본다. (1) 모든 결과 측정값의 어떤 95% CI가 0 값을 지니는가(치료 효과 없음)? (2) 95% CI를 사용한 유의성 검사가 실제 연구의 대응표본 t-검정 결과와 일치하는가?

6-3. Di Fabio 등의 전검사-후검사 cohort 연구로부터 제공된 근거의 수준은 무엇인가?

h 완전한 Oswestry 도구가 5장에서 발견될 수 있다.

요약 (Summary)

- 여기서 선택된 재활치료 논문의 연구들은 본 입문서에서 다루어진 재활 치료 연구의 개념을 설명하기 위해 선별되었다.
- 본 가상 연구들은 실제 연구에서 선별된 연구 방법과 결과 측정값에 근거하였다.
- 이러한 연구 형식은 치료사들로 하여금 데이터 분석과 통계 분석 해석의 능동적인 참여자가 될 기회를 부여한다.

참고문헌 (References)

1. Bohannon RW. Manual muscle testing: does it meet the standards of an adequate screening test? Clin Rehabil 2005; 19-662-667.
2. Haley SM, Dumas HM, Ludlow LH. Variation by diagnostic and practice pattern groups in the mobility outcomes of inpatient rehabilitation programs for children and youth. Phys Ther 2001; 81:1425-1436.
3. Tokcan G, Haley SM, Gill-Body KM, et al. Item-specific functional recovery in children and youthwith acquired brain injury. Pediatr Phys Ther 2003;15:16-22.
4. Iyer LV, Haley SM, Watkins MP, et al. Establishing minimal clinically important differences for scores on the Pediatric Evaluation of Disability Inventory for inpatient rehabilitation. Phys Ther 2003; 83:888-898.
5. Lefevre-Colau MM, Poiraudeau S, Oberlin C, et al. Reliability, validity, and responsiveness of the modifred Kapandji index for assessment of functional mobility of the rheumatoid hand. Arch Phys Med Rehabil 2003; 84:1032-1038.
6. Kuijpers T, AWM van der Windt D, van der Heijden GJMG, et al. A prediction rule for shoulder pain related sick leave: a prospective cohort study. BMC Musculoskelet Disord 2006;7.
7. Visser M, Marinus J, Bloem BR, et al. Clinical tests for the evaluation of postural instability in patients with Parkinson's disease. Arch Phys Med Rehabil 2003; 84:1669-1674.
8. Di Fabio RP, Mackey G, Holte J. Disability and functional status in patients with low back pain receiving worker's compensation: a descriptive study with implications for the efficacy of physical therapy. Phys Ther 1995; 75:180-193.
9. Cohen J. Statistical Power Analysis for the Behavioral Sciences. Hillsdale, NJ: Lawrence Erlbaum Associates, 1988.

부록 B

통계 표

(Statistical Tables)

표 B-1 **0에서 z까지의 영역.** 첫 번째 세로 기둥은 z 제곱근을 가지고, 첫 번째 가로 기둥은 소수점 이하 자리를 가진다. 예를 들어, 임계 z = 1.96의 영역은 가로 기둥 1.9 (z 제곱근값)와 세로 기둥 0.06이 교차점에서 발견된다. 흔하게 사용된 양측 대응표본의 임계 z값 = 1.96이고, z = 1.645이다.

0–z 사이의 영역

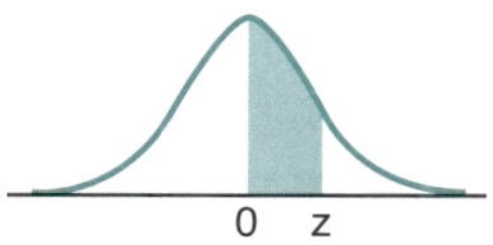

Z 근값 ↓ Decimal →	0.00	0.01	0.02	0.03	0.04	0.05	0.06	0.07	0.08	0.09
0.0	0.0000	0.0040	0.0080	0.0120	0.0160	0.0199	0.0239	0.0279	0.0319	0.0359
0.1	0.0398	0.0438	0.0478	0.0517	0.0557	0.0596	0.0636	0.0675	0.0714	0.0753
0.2	0.0793	0.0832	0.0871	0.0910	0.0948	0.0987	0.1026	0.1064	0.1103	0.1141
0.3	0.1179	0.1217	0.1255	0.1293	0.1331	0.1368	0.1406	0.1443	0.1480	0.1517
0.4	0.1554	0.1591	0.1628	0.1664	0.1700	0.1736	0.1772	0.1808	0.1844	0.1879
0.5	0.1915	0.1950	0.1985	0.2019	0.2054	0.2088	0.2123	0.2157	0.2190	0.2224
0.6	0.2257	0.2291	0.2324	0.2357	0.2389	0.2422	0.2454	0.2486	0.2517	0.2549
0.7	0.2580	0.2611	0.2642	0.2673	0.2704	0.2734	0.2764	0.2794	0.2823	0.2852
0.8	0.2881	0.2910	0.2939	0.2967	0.2995	0.3023	0.3051	0.3078	0.3106	0.3133
0.9	0.3159	0.3186	0.3212	0.3238	0.3264	0.3289	0.3315	0.3340	0.3365	0.3389
1.0	0.3413	0.3438	0.3461	0.3485	0.3508	0.3531	0.3554	0.3577	0.3599	0.3621
1.1	0.3643	0.3665	0.3686	0.3708	0.3729	0.3749	0.3770	0.3790	0.3810	0.3830
1.2	0.3849	0.3869	0.3888	0.3907	0.3925	0.3944	0.3962	0.3980	0.3997	0.4015
1.3	0.4032	0.4049	0.4066	0.4082	0.4099	0.4115	0.4131	0.4147	0.4162	0.4177
1.4	0.4192	0.4207	0.4222	0.4236	0.4251	0.4265	0.4279	0.4292	0.4306	0.4319
1.5	0.4332	0.4345	0.4357	0.4370	0.4382	0.4394	0.4406	0.4418	0.4429	0.4441
1.6	0.4452	0.4463	0.4474	0.4484	0.4495	0.4505	0.4515	0.4525	0.4535	0.4545
(1.645)					0.4500					
1.7	0.4554	0.4564	0.4573	0.4582	0.4591	0.4599	0.4608	0.4616	0.4625	0.4633
1.8	0.4641	0.4649	0.4656	0.4664	0.4671	0.4678	0.4686	0.4693	0.4699	0.4706
1.9	0.4713	0.4719	0.4726	0.4732	0.4738	0.4744	0.4750	0.4756	0.4761	0.4767
2.0	0.4772	0.4778	0.4783	0.4788	0.4793	0.4798	0.4803	0.4808	0.4812	0.4817
2.1	0.4821	0.4826	0.4830	0.4834	0.4838	0.4842	0.4846	0.4850	0.4854	0.4857
2.2	0.4861	0.4864	0.4868	0.4871	0.4875	0.4878	0.4881	0.4884	0.4887	0.4890

표 B-1 **0에서 z까지의 영역.** 첫 번째 세로 기둥은 z 제곱근을 가지고, 첫 번째 가로 기둥은 소수점 이하 자리를 가진다. 예를 들어, 임계 z = 1.96의 영역은 가로 기둥 1.9 (z 제곱근값)와 세로 기둥 0.06이 교차점에서 발견된다. 흔하게 사용된 양측 대응표본의 임계 z값 = 1.96이고, z = 1.645이다.

Z 근값↓ Decimal →	0.00	0.01	0.02	0.03	0.04	0.05	0.06	0.07	0.08	0.09
2.3	0.4893	0.4896	0.4898	0.4901	0.4904	0.4906	0.4909	0.4911	0.4913	0.4916
2.4	0.4918	0.4920	0.4922	0.4925	0.4927	0.4929	0.4931	0.4932	0.4934	0.4936
2.5	0.4938	0.4940	0.4941	0.4943	0.4945	0.4946	0.4948	0.4949	0.4951	0.4952
2.6	0.4953	0.4955	0.4956	0.4957	0.4959	0.4960	0.4961	0.4962	0.4963	0.4964
2.7	0.4965	0.4966	0.4967	0.4968	0.4969	0.4970	0.4971	0.4972	0.4973	0.4974
2.8	0.4974	0.4975	0.4976	0.4977	0.4977	0.4978	0.4979	0.4979	0.4980	0.4981
2.9	0.4981	0.4982	0.4982	0.4983	0.4984	0.4984	0.4985	0.4985	0.4986	0.4986
3.0	0.4987	0.4987	0.4987	0.4988	0.4988	0.4989	0.4989	0.4989	0.4990	0.4990

출처: StatSoft, Inc. Electronic Statistics Textbook. Tulsa, OK: Statsoft 2010. http://www.statsoft.com/textbook(전자 버전). 프린트 버전: Hill T Lewicki, P. STATISTICS Methods and Applications, Tulsa, OK:Statsoft 2007. 재프린트: StatSoft, Inc.에 의해 허용됨. 이 도표의 온라인 버전은 http://www.statsoft.com/textbook/distribution-tables/?button=3 에서 확인될 수 있다.

표 B-2 **임계 t 값.** 계산된 t 값은 통계적 유의성을 얻기 위해 표의 값보다 크거나 동일해야 한다(H_0 거부). 대응표본 t 검정을 사용했을 때, 자유도는 n–1이다.

오른쪽 꼬리 확률을 가진 t 표

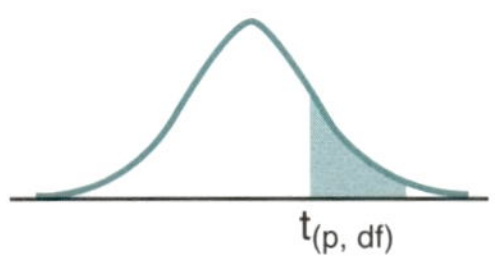

$p \rightarrow \alpha_1$	0.40	0.25	0.10	0.05	0.025	0.01	0.005	0.0005
$p \rightarrow \alpha_2$	0.80	0.50	0.20	0.10	0.05	0.02	0.01	0.001
Df ↓								
1	0.324920	1.000000	3.077684	6.313752	12.70620	31.82052	63.65674	636.6192
2	0.288675	0.816497	1.885618	2.919986	4.30265	6.96456	9.92484	31.5991
3	0.276671	0.764892	1.637744	2.353363	3.18245	4.54070	5.84091	12.9240
4	0.270722	0.740697	1.533206	2.131847	2.77645	3.74695	4.60409	8.6103
5	0.267181	0.726687	1.475884	2.015048	2.57058	3.36493	4.03214	6.8688
6	0.264835	0.717558	1.439756	1.943180	2.44691	3.14267	3.70743	5.9588
7	0.263167	0.711142	1.414924	1.894579	2.36462	2.99795	3.49948	5.4079
8	0.261921	0.706387	1.396815	1.859548	2.30600	2.89646	3.35539	5.0413
9	0.260955	0.702722	1.383029	1.833113	2.26216	2.82144	3.24984	4.7809
10	0.260185	0.699812	1.372184	1.812461	2.22814	2.76377	3.16927	4.5869

표 B-2 **임계 t 값.** 계산된 t 값은 통계적 유의성을 얻기 위해 표의 값보다 크거나 동일해야 한다(H_0 거부). 대응표본 t 검정을 사용했을 때, 자유도는 n-1이다.

$p \rightarrow \alpha_1$	0.40	0.25	0.10	0.05	0.025	0.01	0.005	0.0005
$p \rightarrow \alpha_2$	0.80	0.50	0.20	0.10	0.05	0.02	0.01	0.001
Df↓								
11	0.259556	0.697445	1.363430	1.795885	2.20099	2.71808	3.10581	4.4370
12	0.259033	0.695483	1.356217	1.782288	2.17881	2.68100	3.05454	4.3178
13	0.258591	0.693829	1.350171	1.770933	2.16037	2.65031	3.01228	4.2208
14	0.258213	0.692417	1.345030	1.761310	2.14479	2.62449	2.97684	4.1405
15	0.257885	0.691197	1.340606	1.753050	2.13145	2.60248	2.94671	4.0728
16	0.257599	0.690132	1.336757	1.745884	2.11991	2.58349	2.92078	4.0150
17	0.257347	0.689195	1.333379	1.739607	2.10982	2.56693	2.89823	3.9651
18	0.257123	0.688364	1.330391	1.734064	2.10092	2.55238	2.87844	3.9216
19	0.256923	0.687621	1.327728	1.729133	2.09302	2.53948	2.86093	3.8834
20	0.256743	0.686954	1.325341	1.724718	2.08596	2.52798	2.84534	3.8495
21	0.256580	0.686352	1.323188	1.720743	2.07961	2.51765	2.83136	3.8193
22	0.256432	0.685805	1.321237	1.717144	2.07387	2.50832	2.81876	3.7921
23	0.256297	0.685306	1.319460	1.713872	2.06866	2.49987	2.80734	3.7676
24	0.256173	0.684850	1.317836	1.710882	2.06390	2.49216	2.79694	3.7454
25	0.256060	0.684430	1.316345	1.708141	2.05954	2.48511	2.78744	3.7251
26	0.255955	0.684043	1.314972	1.705618	2.05553	2.47863	2.77871	3.7066
27	0.255858	0.683685	1.313703	1.703288	2.05183	2.47266	2.77068	3.6896
28	0.255768	0.683353	1.312527	1.701131	2.04841	2.46714	2.76326	3.6739
29	0.255684	0.683044	1.311434	1.699127	2.04523	2.46202	2.75639	3.6594
30	0.255605	0 .682756	1.310415	1.697261	2.04227	2.45726	2.75000	3.6460
inf	0.253347	0.674490	1.281552	1.644854	1.95996	2.32635	2.57583	3.2905

출처: StatSoft, Inc. Electronic Statistics Textbook. Tulsa, OK: Statsoft 2010. http://www.statsoft.com/textbook(전자 버전). 프린트 버전: Hill T Lewicki, P. STATISTICS Methods and Applications, Tulsa, OK:Statsoft 2007. 재프린트: StatSoft, Inc.에 의해 허용됨. 이 도표의 온라인 버전은 http://www.statsoft.com/textbook/distribution-tables/?button=3에서 확인될 수 있다.

표 B-3 **Chi Square의 임계 값.** 자유도는 7장에서 설명된 방법으로 계산된다. 계산된 Chi Square는 통계적 유의성을 얻기 위해 임계 값도 커야 한다. 일반적으로 사용되는 Chi Square의 임계값(p=0.05)은 굵은 글씨로 강조되어 있다.

Chi Square 분포에 대한
오른쪽 말단 영역

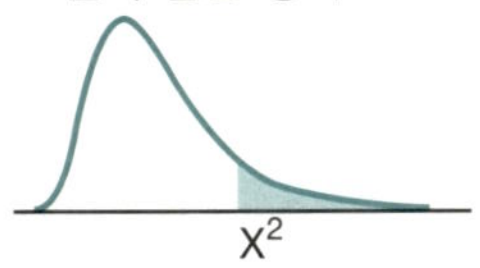

Df ↓ area→	.995	.990	.975	.950	.900	.750	.500	.250	.100	.050	.025	.010	.005
1	0.00004	0.00016	0.00098	0.00393	0.01579	0.10153	0.45494	1.32330	2.70554	**3.84146**	5.02389	6.63490	7.87944
2	0.01003	0.02010	0.05064	0.10259	0.21072	0.57536	1.38629	2.77259	4.60517	**5.99146**	7.3777	6 9.21034	10.59663
3	0.07172	0.11483	0.21580	0.35185	0.58437	1.21253	2.36597	4.10834	6.25139	**7.81473**	9.34840	11.34487	12.83816
4	0.20699	0.29711	0.48442	0.71072	1.06362	1.92256	3.35669	5.38527	7.77944	**9.48773**	11.14329	13.27670	14.86026
5	0.41174	0.55430	0.83121	1.14548	1.61031	2.67460	4.35146	6.62568	9.23636	**11.07050**	12.83250	15.08627	16.74960
6	0.67573	0.87209	1.23734	1.63538	2.20413	3.45460	5.34812	7.84080	10.64464	**12.59159**	14.44938	16.81189	18.54758
7	0.98926	1.23904	1.68987	2.16735	2.83311	4.25485	6.34581	9.03715	12.01704	**14.06714**	16.01276	18.47531	20.27774
8	1.34441	1.64650	2.17973	2.73264	3.48954	5.07064	7.34412	10.21885	13.36157	**15.50731**	17.53455	20.09024	21.95495
9	1.73493	2.08790	2.70039	3.32511	4.16816	5.89883	8.34283	11.38875	14.68366	**16.91898**	19.02277	21.66599	23.58935
10	2.15586	2.55821	3.24697	3.94030	4.86518	6.73720	9.34182	12.54886	15.98718	**18.30704**	20.48318	23.20925	25.18818
11	2.60322	3.05348	3.81575	4.57481	5.57778	7.58414	10.34100	13.70069	17.27501	**19.67514**	21.92005	24.72497	26.75685
12	3.07382	3.57057	4.40379	5.22603	6.30380	8.43842	11.34032	14.84540	18.54935	**21.02607**	23.33666	26.21697	28.29952
13	3.56503	4.10692	5.00875	5.89186	7.04150	9.29907	12.33976	15.98391	19.81193	**22.36203**	24.73560	27.68825	29.81947
14	4.07467	4.66043	5.62873	6.57063	7.78953	10.16531	13.33927	17.11693	21.06414	**23.68479**	26.11895	29.14124	31.31935
15	4.60092	5.22935	6.26214	7.26094	8.54676	11.03654	14.33886	18.24509	22.30713	**24.99579**	27.48839	30.57791	32.80132
16	5.14221	5.81221	6.90766	7.96165	9.31224	11.91222	15.33850	19.36886	23.54183	**26.29623**	28.84535	31.99993	34.26719
17	5.69722	6.40776	7.56419	8.67176	10.08519	12.79193	16.33818	20.48868	24.76904	**27.58711**	30.19101	33.40866	35.71847
18	6.26480	7.01491	8.23075	9.39046	10.86494	13.67529	17.33790	21.60489	25.98942	**28.86930**	31.52638	34.80531	37.15645
19	6.84397	7.63273	8.90652	10.11701	11.65091	14.56200	18.33765	22.71781	27.20357	**30.14353**	32.85233	36.19087	38.58226
20	7.43384	8.26040	9.59078	10.85081	12.44261	15.45177	19.33743	23.82769	28.41198	**31.41043**	34.16961	37.56623	39.99685

Df ↓ area→	.995	.990	.975	.950	.900	.750	.500	.250	.100	.050	.025	.010	.005
21	8.03365	8.89720	10.28290	11.59131	13.23960	16.34438	20.33723	24.93478	29.61509	**32.67057**	35.47888	38.93217	41.40106
22	8.64272	9.54249	10.98232	12.33801	14.04149	17.23962	21.33704	26.03927	30.81328	**33.92444**	36.78071	40.28936	42.79565
23	9.26042	10.19572	11.68855	13.09051	14.84796	18.13730	22.33688	27.14134	32.00690	**35.17246**	38.07563	41.63840	44.18128
24	9.88623	10.85636	12.40115	13.84843	15.65868	19.03725	23.33673	28.24115	33.19624	**36.41503**	39.36408	42.97982	45.55851
25	10.51965	11.52398	13.11972	14.61141	16.47341	19.93934	24.33659	29.33885	34.38159	**37.65248**	40.64647	44.31410	46.92789
26	11.16024	12.19815	13.84390	15.37916	17.29188	20.84343	25.33646	30.43457	35.56317	**38.88514**	41.92317	45.64168	48.28988
27	11.80759	12.87850	14.57338	16.15140	18.11390	21.74940	26.33634	31.52841	36.74122	**40.11327**	43.19451	46.96294	49.64492
28	12.46134	13.56471	15.30786	16.92788	18.93924	22.65716	27.33623	32.62049	37.91592	**41.33714**	44.46079	48.27824	50.99338
29	13.12115	14.25645	16.04707	17.70837	19.76774	23.56659	28.33613	33.71091	39.08747	**42.55697**	45.72229	49.58788	52.33562
30	13.78672	14.95346	16.79077	18.49266	20.59923	24.47761	29.33603	34.79974	40.25602	**43.77297**	46.97924	50.89218	53.67196

출처: StatSoft, Inc. Electronic Statistics Textbook. Tulsa, OK: Statsoft 2010. http://www.statsoft.com/textbook(전자 버전). 프린트 버전: Hill T Lewicki, P. STATISTICS Methods and Applications, Tulsa, OK:Statsoft 2007. 재프린트: StatSoft, Inc.에 의해 허용됨. 이 도표의 온라인 버전은 http://www.statsoft.com/textbook/distribution-tables/?button=3 에서 확인될 수 있다.

표 B-4 **F, α = 0.05에 대한 임계 값.** df1은 F 값의 분자로서 집단간 df이고, df2는 F 값의 분모에 대한 오차 df이다. 계산된 F 값은 통계 유의성을 얻기 위해 임계값보다 커야 한다.

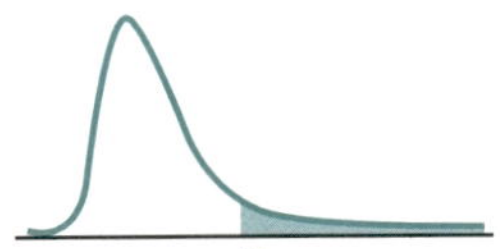

$F_{(.05,\ df,\ df2)}$

df1→(분자) df2 (분모)↓	1	2	3	4	5	6	7	8	9
1	161.4476	199.5000	215.7073	224.5832	230.1619	233.9860	236.7684	238.8827	240.5433
2	18.5128	19.0000	19.1643	19.2468	19.2964	19.3295	19.3532	19.3710	19.3848
3	10.1280	9.5521	9.2766	9.1172	9.0135	8.9406	8.8867	8.8452	8.8123
4	7.7086	6.9443	6.5914	6.3882	6.2561	6.1631	6.0942	6.0410	5.9988
5	6.6079	5.7861	5.4095	5.1922	5.0503	4.9503	4.8759	4.8183	4.7725
6	5.9874	5.1433	4.7571	4.5337	4.3874	4.2839	4.2067	4.1468	4.0990
7	5.5914	4.7374	4.3468	4.1203	3.9715	3.8660	3.7870	3.7257	3.6767
8	5.3177	4.4590	4.0662	3.8379	3.6875	3.5806	3.5005	3.4381	3.3881
9	5.1174	4.2565	3.8625	3.6331	3.4817	3.3738	3.2927	3.2296	3.1789
10	4.9646	4.1028	3.7083	3.4780	3.3258	3.2172	3.1355	3.0717	3.0204
11	4.8443	3.9823	3.5874	3.3567	3.2039	3.0946	3.0123	2.9480	2.8962
12	4.7472	3.8853	3.4903	3.2592	3.1059	2.9961	2.9134	2.8486	2.7964
13	4.6672	3.8056	3.4105	3.1791	3.0254	2.9153	2.8321	2.7669	2.7144
14	4.6001	3.7389	3.3439	3.1122	2.9582	2.8477	2.7642	2.6987	2.6458
15	4.5431	3.6823	3.2874	3.0556	2.9013	2.7905	2.7066	2.6408	2.5876
16	4.4940	3.6337	3.2389	3.0069	2.8524	2.7413	2.6572	2.5911	2.5377
17	4.4513	3.5915	3.1968	2.9647	2.8100	2.6987	2.6143	2.5480	2.4943
18	4.4139	3.5546	3.1599	2.9277	2.7729	2.6613	2.5767	2.5102	2.4563
19	4.3807	3.5219	3.1274	2.8951	2.7401	2.6283	2.5435	2.4768	2.4227
20	4.3512	3.4928	3.0984	2.8661	2.7109	2.5990	2.5140	2.4471	2.3928
21	4.3248	3.4668	3.0725	2.8401	2.6848	2.5727	2.4876	2.4205	2.3660
22	4.3009	3.4434	3.0491	2.8167	2.6613	2.5491	2.4638	2.3965	2.3419
23	4.2793	3.4221	3.0280	2.7955	2.6400	2.5277	2.4422	2.3748	2.3201
24	4.2597	3.4028	3.0088	2.7763	2.6207	2.5082	2.4226	2.3551	2.3002
25	4.2417	3.3852	2.9912	2.7587	2.6030	2.4904	2.4047	2.3371	2.2821
26	4.2252	3.3690	2.9752	2.7426	2.5868	2.4741	2.3883	2.3205	2.2655
27	4.2100	3.3541	2.9604	2.7278	2.5719	2.4591	2.3732	2.3053	2.2501
28	4.1960	3.3404	2.9467	2.7141	2.5581	2.4453	2.3593	2.2913	2.2360
29	4.1830	3.3277	2.9340	2.7014	2.5454	2.4324	2.3463	2.2783	2.2229
30	4.1709	3.3158	2.9223	2.6896	2.5336	2.4205	2.3343	2.2662	2.2107
40	4.0847	3.2317	2.8387	2.6060	2.4495	2.3359	2.2490	2.1802	2.1240
60	4.0012	3.1504	2.7581	2.5252	2.3683	2.2541	2.1665	2.0970	2.0401
120	3.9201	3.0718	2.6802	2.4472	2.2899	2.1750	2.0868	2.0164	1.9588
inf	3.8415	2.9957	2.6049	2.3719	2.2141	2.0986	2.0096	1.9384	1.8799

출처: StatSoft, Inc. Electronic Statistics Textbook. Tulsa, OK: Statsoft 2010. http://www.statsoft.com/textbook(전자 버전). 프린트 버전: Hill T Lewicki, P. STATISTICS Methods and Applications, Tulsa, OK:Statsoft 2007. 재프린트: StatSoft, Inc.에 의해 허용됨. 이 도표의 온라인 버전은 http://www.statsoft.com/textbook/distribution-tables/?button=3 에서 확인될 수 있다.

10	12	15	20	24	30	40	60	120	INF
241.8817	243.9060	245.9499	248.0131	249.0518	250.0951	251.1432	252.1957	253.2529	254.3144
19.3959	19.4125	19.4291	19.4458	19.4541	19.4624	19.4707	19.4791	19.4874	19.4957
8.7855	8.7446	8.7029	8.6602	8.6385	8.6166	8.5944	8.5720	8.5494	8.5264
5.9644	5.9117	5.8578	5.8025	5.7744	5.7459	5.7170	5.6877	5.6581	5.6281
4.7351	4.6777	4.6188	4.5581	4.5272	4.4957	4.4638	4.4314	4.3985	4.3650
4.0600	3.9999	3.9381	3.8742	3.8415	3.8082	3.7743	3.7398	3.7047	3.6689
3.6365	3.5747	3.5107	3.4445	3.4105	3.3758	3.3404	3.3043	3.2674	3.2298
3.3472	3.2839	3.2184	3.1503	3.1152	3.0794	3.0428	3.0053	2.9669	2.9276
3.1373	3.0729	3.0061	2.9365	2.9005	2.8637	2.8259	2.7872	2.7475	2.7067
2.9782	2.9130	2.8450	2.7740	2.7372	2.6996	2.6609	2.6211	2.5801	2.5379
2.8536	2.7876	2.7186	2.6464	2.6090	2.5705	2.5309	2.4901	2.4480	2.4045
2.7534	2.6866	2.6169	2.5436	2.5055	2.4663	2.4259	2.3842	2.3410	2.2962
2.6710	2.6037	2.5331	2.4589	2.4202	2.3803	2.3392	2.2966	2.2524	2.2064
2.6022	2.5342	2.4630	2.3879	2.3487	2.3082	2.2664	2.2229	2.1778	2.1307
2.5437	2.4753	2.4034	2.3275	2.2878	2.2468	2.2043	2.1601	2.1141	2.0658
2.4935	2.4247	2.3522	2.2756	2.2354	2.1938	2.1507	2.1058	2.0589	2.0096
2.4499	2.3807	2.3077	2.2304	2.1898	2.1477	2.1040	2.0584	2.0107	1.9604
2.4117	2.3421	2.2686	2.1906	2.1497	2.1071	2.0629	2.0166	1.9681	1.9168
2.3779	2.3080	2.2341	2.1555	2.1141	2.0712	2.0264	1.9795	1.9302	1.8780
2.3479	2.2776	2.2033	2.1242	2.0825	2.0391	1.9938	1.9464	1.8963	1.8432
2.3210	2.2504	2.1757	2.0960	2.0540	2.0102	1.9645	1.9165	1.8657	1.8117
2.2967	2.2258	2.1508	2.0707	2.0283	1.9842	1.9380	1.8894	1.8380	1.7831
2.2747	2.2036	2.1282	2.0476	2.0050	1.9605	1.9139	1.8648	1.8128	1.7570
2.2547	2.1834	2.1077	2.0267	1.9838	1.9390	1.8920	1.8424	1.7896	1.7330
2.2365	2.1649	2.0889	2.0075	1.9643	1.9192	1.8718	1.8217	1.7684	1.7110
2.2197	2.1479	2.0716	1.9898	1.9464	1.9010	1.8533	1.8027	1.7488	1.6906
2.2043	2.1323	2.0558	1.9736	1.9299	1.8842	1.8361	1.7851	1.7306	1.6717
2.1900	2.1179	2.0411	1.9586	1.9147	1.8687	1.8203	1.7689	1.7138	1.6541
2.1768	2.1045	2.0275	1.9446	1.9005	1.8543	1.8055	1.7537	1.6981	1.6376
2.1646	2.0921	2.0148	1.9317	1.8874	1.8409	1.7918	1.7396	1.6835	1.6223
2.0772	2.0035	1.9245	1.8389	1.7929	1.7444	1.6928	1.6373	1.5766	1.5089
1.9926	1.9174	1.8364	1.7480	1.7001	1.6491	1.5943	1.5343	1.4673	1.3893
1.9105	1.8337	1.7505	1.6587	1.6084	1.5543	1.4952	1.4290	1.3519	1.2539
1.8307	1.7522	1.6664	1.5705	1.5173	1.4591	1			

표 B-5 양측 검정(α_2)과 단측 검정(α_1)에 대한 Spearman Rank 상관계수(r_s)의 임계 값.
n은 대응표본 관찰의 수. 영가설을 거부하기 위해 계산된 r_s는 도표의 값보다 크거나 동등해야 한다.

α_2	0.50	0.20	0.10	0.05	0.02	0.01	0.005	0.002	0.001
α_1	0.25	0.10	0.05	0.025	0.01	0.005	0.0025	0.001	0.005
n									
4	0.600	1.000	1.000						
5	0.500	0.800	0.900	1.000	1.000				
6	0.371	0.657	0.829	0.886	0.943	1.000	1.000		
7	0.321	0.571	0.714	0.786	0.893	0.929	0.964	1.000	1.000
8	0.310	0.524	0.643	0.738	0.833	0.881	0.905	0.952	0.976
9	0.267	0.483	0.600	0.700	0.783	0.833	0.867	0.917	0.933
10	0.248	0.455	0.564	0.648	0.745	0.794	0.830	0.879	0.903
11	0.236	0.427	0.536	0.618	0.709	0.755	0.800	0.845	0.873
12	0.224	0.406	0.503	0.587	0.671	0.727	0.776	0.825	0.860
13	0.209	0.385	0.484	0.560	0.648	0.703	0.747	0.802	0.835
14	0.200	0.367	0.464	0.538	0.622	0.675	0.723	0.776	0.811
15	0.189	0.354	0.443	0.521	0.604	0.654	0.700	0.754	0.786
16	0.182	0.341	0.429	0.503	0.582	0.635	0.679	0.732	0.765
17	0.176	0.328	0.414	0.485	0.566	0.615	0.662	0.713	0.748
18	0.170	0.317	0.401	0.472	0.550	0.600	0.643	0.695	0.728
19	0.165	0.309	0.391	0.460	0.535	0.584	0.628	0.677	0.712
20	0.161	0.299	0.380	0.447	0.520	0.570	0.612	0.662	0.696
21	0.156	0.292	0.370	0.435	0.508	0.556	0.599	0.648	0.681
22	0.152	0.284	0.361	0.425	0.496	0.544	0.586	0.634	0.667
23	0.148	0.278	0.353	0.415	0.486	0.532	0.573	0.622	0.654
24	0.144	0.271	0.344	0.406	0.476	0.521	0.562	0.610	0.642
25	0.142	0.265	0.337	0.398	0.466	0.511	0.551	0.598	0.630
26	0.138	0.259	0.331	0.390	0.457	0.501	0.541	0.587	0.619
27	0.136	0.255	0.324	0.382	0.448	0.491	0.531	0.577	0.608
28	0.133	0.250	0.317	0.375	0.440	0.483	0.522	0.567	0.598
29	0.130	0.245	0.312	0.368	0.433	0.475	0.513	0.558	0.589
30	0.128	0.240	0.306	0.362	0.425	0.467	0.504	0.549	0.580
31	0.126	0.236	0.301	0.356	0.418	0.459	0.496	0.541	0.571
32	0.124	0.232	0.296	0.350	0.412	0.452	0.489	0.533	0.563
33	0.121	0.229	0.291	0.345	0.405	0.446	0.482	0.525	0.554
34	0.120	0.225	0.287	0.340	0.399	0.439	0.475	0.517	0.547
35	0.118	0.222	0.283	0.335	0.394	0.433	0.468	0.510	0.539
36	0.116	0.219	0.279	0.330	0.388	0.427	0.462	0.504	0.533
37	0.114	0.216	0.275	0.325	0.383	0.421	0.456	0.497	0.526
38	0.113	0.212	0.271	0.321	0.378	0.415	0.450	0.491	0.519
39	0.111	0.210	0.267	0.317	0.373	0.410	0.444	0.485	0.513
40	0.110	0.207	0.264	0.313	0.368	0.405	0.439	0.479	0.507
41	0.108	0.204	0.261	0.309	0.364	0.400	0.433	0.473	0.501
42	0.107	0.202	0.257	0.305	0.359	0.395	0.428	0.468	0.495
43	0.105	0.199	0.254	0.301	0.355	0.391	0.423	0.463	0.490
44	0.104	0.197	0.251	0.298	0.351	0.386	0.419	0.458	0.484

표 B-5 양측 검정(α_2)과 단측 검정(α_1)에 대한 Spearman Rank 상관계수(r_s)의 임계 값.
n은 대응표본 관찰의 수. 영가설을 거부하기 위해 계산된 r_s는 도표의 값보다 크거나 동등해야 한다.

α_2	0.50	0.20	0.10	0.05	0.02	0.01	0.005	0.002	0.001
α_1	0.25	0.10	0.05	0.025	0.01	0.005	0.0025	0.001	0.005
n									
45	0.103	0.194	0.248	0.294	0.347	0.382	0.414	0.453	0.479
46	0.102	0.192	0.246	0.291	0.343	0.378	0.410	0.448	0.474
47	0.101	0.190	0.243	0.288	0.340	0.374	0.405	0.443	0.469
48	0.100	0.188	0.240	0.285	0.336	0.370	0.401	0.439	0.465
49	0.098	0.186	0.238	0.282	0.333	0.366	0.397	0.434	0.460
50	0.097	0.184	0.235	0.279	0.329	0.363	0.393	0.430	0.456
52	0.095	0.180	0.231	0.274	0.323	0.356	0.386	0.422	0.447
54	0.094	0.177	0.226	0.268	0.317	0.349	0.379	0.414	0.439
56	0.092	0.174	0.222	0.264	0.311	0.343	0.372	0.407	0.432
58	0.090	0.171	0.218	0.259	0.306	0.337	0.366	0.400	0.424
60	0.089	0.168	0.214	0.255	0.300	0.331	0.360	0.394	0.418
62	0.087	0.165	0.211	0.250	0.296	0.326	0.354	0.388	0.411
64	0.086	0.162	0.207	0.246	0.291	0.321	0.348	0.382	0.405
66	0.084	0.160	0.204	0.243	0.287	0.316	0.343	0.376	0.399
68	0.083	0.157	0.201	0.239	0.282	0.311	0.338	0.370	0.393
70	0.082	0.155	0.198	0.235	0.278	0.307	0.333	0.365	0.388
72	0.081	0.153	0.195	0.232	0.274	0.303	0.329	0.360	0.382
74	0.080	0.151	0.193	0.229	0.271	0.299	0.324	0.355	0.377
76	0.078	0.149	0.190	0.226	0.267	0.295	0.320	0.351	0.372
78	0.077	0.147	0.188	0.223	0.264	0.291	0.316	0.346	0.368
80	0.076	0.145	0.185	0.220	0.260	0.287	0.312	0.342	0.363
82	0.075	0.143	0.183	0.217	0.257	0.284	0.308	0.338	0.359
84	0.074	0.141	0.181	0.215	0.254	0.280	0.305	0.334	0.355
86	0.074	0.139	0.179	0.212	0.251	0.277	0.301	0.330	0.351
88	0.073	0.138	0.176	0.210	0.248	0.274	0.298	0.327	0.347
90	0.072	0.136	0.174	0.207	0.245	0.271	0.294	0.323	0.343
92	0.071	0.135	0.173	0.205	0.243	0.268	0.291	0.319	0.339
94	0.070	0.133	0.171	0.203	0.240	0.265	0.288	0.316	0.336
96	0.070	0.132	0.169	0.201	0.238	0.262	0.285	0.313	0.332
98	0.069	0.130	0.167	0.199	0.235	0.260	0.282	0.310	0.329
100	0.068	0.129	0.165	0.197	0.233	0.257	0.279	0.307	0.326

출처: Zar JH. Significance Testing of the Spearman Rank Correlation Coefficient. Journal of the American Statistical Association 1972: 67:578–580. 재프린트: Journal of the American Statistical Association에 의해 허용됨.

표 B-6 양측 검정(α_2)과 단측 검정(α_1)에 대한 Pearson Product Moment 상관계수(r)의 임계 값. 자유도는 n−2이고, 영가설을 거부하기 위해 계산된 r는 도표의 값보다 크거나 동등해야 한다.

α_1	.05	.025	.01	.005	.0005
α_2	.10 .	05	.02	.01	.001
df					
1	.988	.997	.9995	.9999	.9999
2	.900	.950	.980	.990	.999
3	.805	.878	.934	.959	.991
4	.729	.811	.882	.917	.974
5	.669	.755	.833	.875	.951
6	.622	.707	.789	.834	.925
7	.582	.666	.750	.798	.898
8	.549	.632	.716	.765	.872
9	.521	.602	.685	.725	.847
10	.497	.576	.658	.708	.823
11	.476	.553	.634	.684	.801
12	.458	.532	.612	.661	.780
13	.441	.514	.592	.641	.760
14	.426	.497	.574	.623	.742
15	.412	.482	.558	.606	.725
16	.400	.468	.543	.590	.708
17	.389	.456	.529	.575	.693
18	.378	.444	.516	.561	.679
19	.369	.433	.503	.549	.665
20	.323	.381	.445	.487	.597
25	.360	.423	.492	.537	.652
30	.296	.349	.409	.449	.554
35	.275	.325	.381	.418	.519
40	.257	.304	.358	.393	.490
45	.243	.288	.338	.372	.465
50	.231	.273	.322	.354	.443
60	.211	.250	.295	.325	.406
70	.195	.232	.274	.302	.380
80	.183	.217	.257	.283	.357
90	.173	.205	.242	.267	.338
100	.164	.195	.230	.254	.321

출처: Fisher RA, Yates F. Statistical Tables for Biological, Agricultural, and Medical Research, Edinburg Tweed Court, London; Longman Group UK, Ltd. This table was reproduced from Page 64; Table Ⅶ The Correlation Coefficient에서 허용됨.

표 B-7 **α 0.05에서 양측 가설 테스트를 사용하여 t- 검정 전력.**

Power of t-test α_2 = 0.05

Effect Size

n	.10	.20	.30	.40	.50	.60	.70	.80	1.00	1.20	1.40
8	05	07	09	11	15	20	25	31	46	60	73
9	05	07	09	12	16	22	28	35	51	65	79
10	06	07	10	13	18	24	31	39	56	71	84
11	06	07	10	14	20	26	34	43	61	76	87
12	06	08	11	15	21	28	37	46	65	80	90
13	06	08	11	16	23	31	40	50	69	83	93
14	06	08	12	17	25	33	43	53	72	86	94
15	06	08	12	18	26	35	45	56	75	88	96
16	06	08	13	19	28	37	48	59	78	90	97
17	06	09	13	20	29	39	51	62	80	92	98
18	06	09	14	21	31	41	53	64	83	94	98
19	06	09	15	22	32	43	55	67	85	95	99
20	06	09	15	23	33	45	58	69	87	96	99
21	06	10	16	24	35	47	60	71	88	97	99
22	06	10	16	25	36	49	62	73	90	97	99
23	06	10	17	26	38	51	64	75	91	98	*
24	06	10	17	27	39	53	66	77	92	98	
25	06	11	18	28	41	55	68	79	93	99	
26	06	11	19	29	42	56	69	80	94	99	
27	06	11	19	30	43	58	71	82	95	99	
28	07	11	20	31	45	59	73	83	96	99	
29	07	12	20	32	46	61	74	85	96	99	
30	07	12	21	33	47	63	76	86	97	*	
31	07	12	21	34	49	64	77	87	97		
32	07	12	22	35	50	65	78	88	98		
33	07	13	22	36	51	67	80	89	98		
34	07	13	23	37	53	68	81	90	98		
35	07	13	23	38	54	70	82	91	98		
36	07	13	24	39	55	71	83	92	99		
37	07	14	25	39	56	72	84	92	99		
38	07	14	25	40	57	73	85	93	99		
39	07	14	26	41	58	74	86	94	99		
40	07	14	26	42	60	75	87	94	99		
42	07	15	27	44	62	77	89	95	99		
44	07	15	28	46	64	79	90	96	*		
46	08	16	30	48	66	81	91	97			
48	08	16	31	49	68	83	92	97			

출처: Statistical Power Analysis for the Bahavioral Sciences by Cohen, Jacob, Copyright 1988 in formal Textbook via Copyright Clearence Center.

부록 C

연습문제의 해답

(Answers to Practice Exercises)

2장

1a. Top: Rating Therapist #1; Side: Rating Therapist #2
1b. Top: Standard for improvement; Side: Change score for improvement
1c. Top: Standard for improvement; Side: Change score for improvement (compare two or more contingency tables)
1d. Top: categorical variable #1; Side: categorical variable #2
1e. Top: standard for prognosis; Side: patient symptom or characteristic
1f. Top: standard for pathology; Side: clinical test of pathology
2a. Meaningful clinical change
2b. Consensus (IntER rater)
2c. Prediction of prognosis
2d. Responsiveness
2e. Diagnostic accuracy

3장

1.

	Sensitivity (95% CI)	Specificity (95% CI)	+LR (95% CI)	–LR (95% CI)
EXAMPLE X	0.23(0.13–0.38)	0.27(0.18–0.37)	0.31(0.17–0.56)	2.90 (1.95–4.32)
EXAMPLE Y	0.73(0.59–0.84)	0.63(0.56–0.69)	1.98(1.54–2.54)	0.42 (0.26–0.70)
EXAMPLE Z	0.73(0.67–0.79)	0.82(0.76–0.86)	3.97(2.95–5.33)	0.33 (0.26–0.42)

Note that hand calculations may vary slightly from Excel-based calculations due to the level of precision used and rounding error.

2a. sensitivity EXAMPLE Z,
2b. specificity EXAMPLE Z
(these are the point estimates with the smallest 95% CI)
2c. First calculate prevalence for each table, then apply nomogram
EXAMPLE X–32%, +LR = 0.31, post-test probability approx = 10%
EXAMPLE Y–18%, +LR=0.98, posttest probability approx = 16%
EXAMPLE Z–49%, +LR= 3.97, posttest probability approx = 78%

Example X

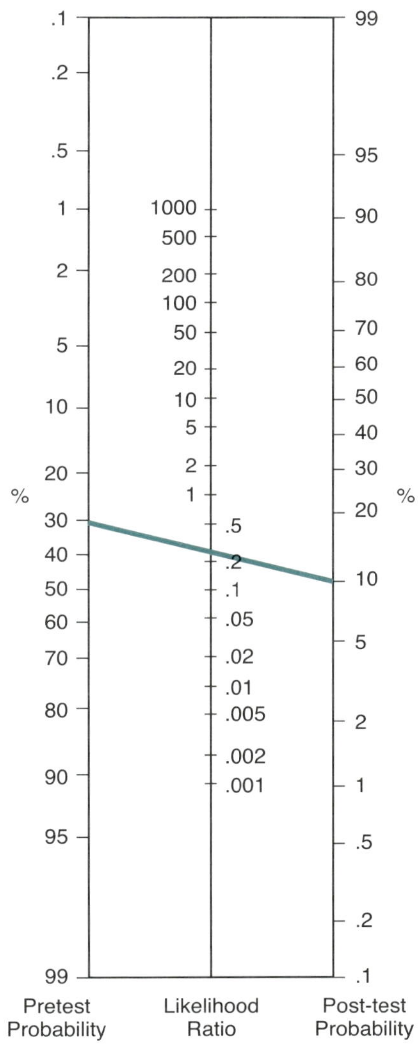

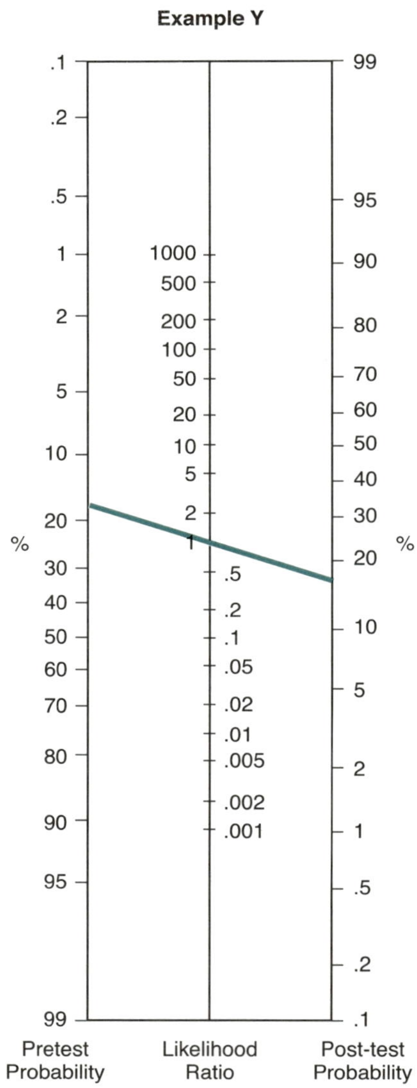
Example Y
.1
.2
.5
1
2
5
10
20
30
40
50
60
70
80
90
95
99
%
1000
500
200
100
50
20
10
5
2
1
.5
.2
.1
.05
.02
.01
.005
.002
.001
99
95
90
80
70
60
50
40
30
20
10
5
2
1
.5
.2
.1
%
Pretest Probability
Likelihood Ratio
Post-test Probability

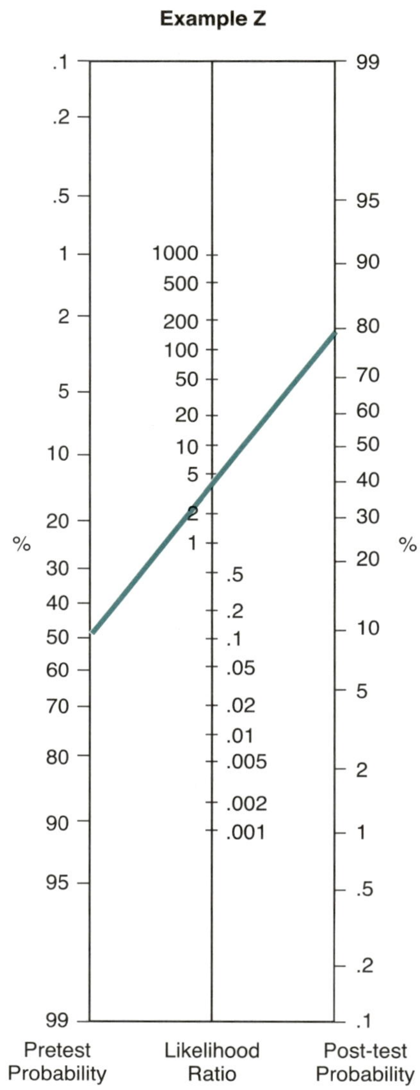
Example Z
.1
.2
.5
1
2
5
10
20
30
40
50
60
70
80
90
95
99
%
1000
500
200
100
50
20
10
5
2
1
.5
.2
.1
.05
.02
.01
.005
.002
.001
99
95
90
80
70
60
50
40
30
20
10
5
2
1
.5
.2
.1
%
Pretest Probability
Likelihood Ratio
Post-test Probability

3. Pretest probability = prevalence = 18%
4. TUG = 9 s, Table 3-3–NCSS shows Sensitivity = 0.93, 1 – Specificity = 0.33. That point in the ROC plot is:

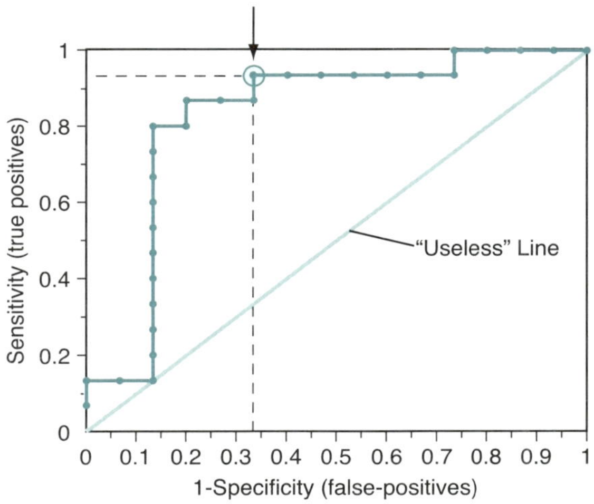

5a. PPV increases
5b. NPV decreases

4 장

1a. MDC_{90} = 18.13 ~ 18
1b. Yes, MDC_{95} = 21.61 ~ 22
1c. MDC_{90} = 18 means that change scores less than 18 can be due to error inherent in the use of the assessment tool, so true change must equal or exceed 18 points from initial to follow-up assessment.
1d. SEM
1e. SEM = 7.79 ~ 8
1f. MCID = 8 means that the patient must change at least 8 points from the initial to follow-up evaluation in order to have clinically significant change.
2. +LR = 14 in general indicates that patients who have a positive result on the clinical test will have a "large" influence on the certainty that the target condition is present.
2a. In the context of diagnostic validity, the clinical test will greatly improve diagnostic certainty that the patient has a specific impairment or dysfunction.
2b. In the context of meaningful change, the clinical test will greatly improve the certainty that the subject has changed status in a clinically meaningful way.
3. A scatter plot of Sensitivity (true positive) vs. 1 – Specificity (false-positive) plotted in Excel. The optimal point is MCID = 5 change points.

This MCC threshold has a sensitivity of 0.97 and 3a. false-positive rate of 0.13 and correctly identifies true results (cell counts A + D) in 80 of 88 cases.

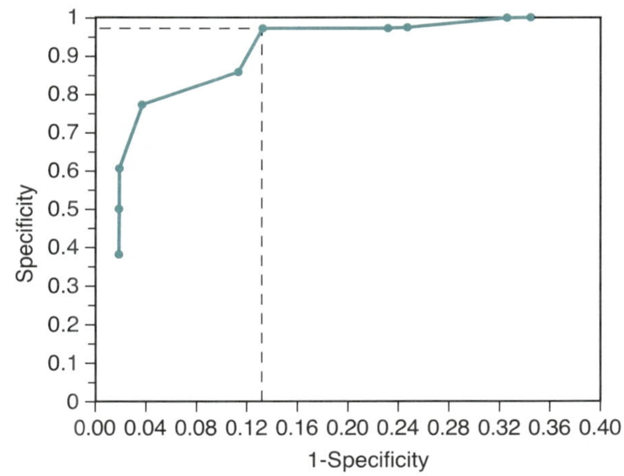

4. b
5. For initial RM scores ≤ 12,
$n = 27$
$SD_{initial} = 3.02$
$r_{Spearman} = -0.157$
critical z = 1.645
MDC_{90} = 7.56 ~ 8 RM change points
For initial RM scores ≥ 12,
$n = 61$
$SD_{initial} = 3.13$
$r_{Spearman} = 0.18$
critical z = 1.645
MDC_{90} = 6.59 ~ 7 RM change points

5 장

1. 0.2 or 20%
2. 0.16–0.25 (bound-in disk, CI calculator)
3. b, c, e
4. Individual responsiveness indices show that tool #2 > tool#1; group responsiveness tool #1 > tool #2.
5. MCID proportion
6. Two things: the difference in responsiveness between the tools and the difference in responsiveness of each tool from a "useless" tool.
7a. Floor Effect = #Patients with worse possible score/Total number of patients = 22/50 = 44%
7b. Ceiling Effect = #Patients with best possible score/Total number of patients = 3/50 = 6%
8. Too difficult. The clinician does not know the true level of dysfunction in 44% of the patients who had severe difficulty performing the tasks.

6 장

1a. $P_o = 0.57$
1b. kappa = 0.33
1c. "poor"
2. Weights

		Clinician 1		
		Minimal	Moderate	Severe
Clinician 2	Minimal	0	1	4
	Moderate	1	0	1
	Severe	4	1	0

3a. fo*weight = wfo

10 * 0 = 0	3 * 1 = 3	2 * 4 = 8
5 * 1 = 5	5 * 0 = 0	1 * 1 = 1
3 * 4 = 12	1 * 1 = 1	5 * 0 = 0

SUM wfo = 5 + 12 + 3 + 1 + 8 + 1 = **30**

fc*weight = wfc

7.71 * 0 = 0	3.86 * 1 = 3.86	3.43 * 4 = 13.72
5.66 * 1 = 5.66	2.83 * 0 = 0	2.51 * 1 = 2.51
4.63 * 4 = 18.52	2.31 * 1 = 2.31	2.06 * 0 =0

SUM wfc = 5.66 + 18.52 + 3.86 + 2.31 + 13.72 + 2.51 = **46.58**

kappa(w) = 1 – sum wfo/sum wfc = 1 – (30/46.58) = **0.36 (ans)**

3b. "poor"
4a.

Clinician 2	Clinician 1		
	Minimal–Moderate	Severe	Totals
Minimal–Moderate	23	3	26
Severe	4	5	9
Totals	27	8	35

4b. kappa = 0.46; Po = 0.80
4c. The prevalence index is >0.40 (unacceptable skew in cells A versus D). Raters have much higher agreement on minimal–moderate cases ($P_{pos} = 0.87$) compared with severe cases ($P_{neg} = 0.59$).
4d. No. Both the 90% and 95% CIs contain the threshold value of kappa = 0.40.
5a.

RM Analysis of Variance Table. Tone Score is the outcome measure.

Source Term	DF	Sum of Squares	Mean Square	F-Ratio	Prob Level
A: Patient	26	25	0.9615384		
B: Clinicians	1	7.407E-02	7.407E-02	0.15	0.702636
AB	26	12.92593	0.497151		
S	0				
Total (Adjusted)	53	38			
Total	54				

PMS = 0.96
RMS = 0.07
EMS = 0.50
#raters (Clinician df + 1) =2
#patients (Patient df + 1) = 27

Enter mean square data into Consensus Calculator for Inter rater fixed ICC.

Icc inter rater fixed **= 0.32 (ans)**

5b. "Poor"
5c. Selected Patient score = 2
SEM = sqrt(0.497) = 0.71
#replications = 2 (e.g., 2 raters)
eq 6-18→95% CI is:
2 ± 1.96 * 0.71/sqrt(2) = 0.98
2 + 0.98 = 2.98 ~ 3
2 – 0.98 = 1.02 ~ 1
True value can vary from 1 to 3; the full scale (ans).

7 장

1. $\chi^2 = 8.64$, df = 3, critical $\chi^2_{alpha\ 0.05} = 7.81$, $p < 0.05$

Index	Result	Interpretation
Size and Sign	$r_{cv} = 0.38$	→ weak direct relationship
Coefficient of determination	$(r_{cv})^2 = 0.14$	→ 14% shared variance
Hypothesis test (H_0: $r_{cv} = 0$?)	$p < 0.05$	→ $r_{cv} \neq 0$

Residuals:

Largest Positive Residual Cane/Control Group: the count of people who used canes in the *control group* was significantly higher than would have occurred by chance.

Largest Negative Residual Cane/Treatment Group: the count of people who used canes in the *treatment group* was significantly lower than would have occurred by chance.

Combined Report (NCSS) Residual Group

Assistive_Device	Control	Treatment
cane	1.63	−1.45
crutches	−1.30	1.16
none	−0.68	0.60
walker	−0.06	0.05
Total	0.00	0.00

The conclusion is that there were significantly more people in the control group with canes than in the treatment group. The association between group assignment and mobility device was statistically significant, but showed a weak relationship with only 14% shared variance.

2. Collapsing the table renders χ^2 not significant ($\chi^2 = 0.99$, df = 1, critical $\chi^2_{alpha\ 0.05} = 3.84$, $p > 0.05$). Residuals cannot be interpreted post-hoc because χ^2 does not show a significant association.

Index	Result	Interpretation
Size and Sign	$r_{cv} = 0.13$	→ little to no direct relationship
Coefficient of determination	$(r_{cv})^2 = 0.02$	→ 2% shared variance
Hypothesis test (H_0: $r_{cv} = 0$?)	$p > 0.05$	→ accept $r_{cv} = 0$

3. Test of Normality (NCSS)

Normality Tests Section

	— Skewness Test —			——— Kurtosis Test ———			- Omnibus Test -		
Variable	Value	Z	Prob	Value	Z	Prob	K2	Prob	Variable Normal?
Berg	−0.53	−1.01	0.3120	2.07	−0.60	0.5506	1.38	0.5020	Yes
Timed_UP_GO	1.79	2.99	0.0028	5.71	2.57	0.0103	15.54	0.0004	No

Tests of Normality (SPSS)

Tests of Normality

	Kolmogorov-Smirnov[a]			Shapiro-Wilk		
	Statistic	df	Sig.	Statistic	df	Sig.
Berg	.157	13	.200*	.913	13	.201
Timed_UP_GO	.278	13	.007	.783	13	.004

a. Lilliefors Significance Correction

* This is a lower bound of the true significance

Significant violation of normality (sig or p<0.05)

Because one of the variables (TUG) is not normally distributed, a Spearman rank correlation coefficient is used.

Index	Result	Interpretation
Size and Sign	$r_s = -0.74$	→ moderate inverse relationship
Coefficient of determination	$(r_{cv})^2 = 0.55$	→ 55% shared variance
Hypothesis test (H_0: $r_s = 0$?)	$p < 0.05$	→ $r_s \neq 0$

NCSS Spearman Correlations Section (Row-Wise Deletion)

	Berg	Timed_UP_GO
Berg	1.000000	**−0.741356**
	0.000000	0.003730
	13.000000	13.000000

Conclusion: There is a significant *inverse* association between these two clinical measures. As the Berg score increases (better performance) the Timed Up & Go decreases (becomes faster).

4. Yes, instead of $r_s = -0.74$, the Pearson $r = -0.68$.

5. Yes

NCSS Normality Tests Section

	Skewness Test			Kurtosis Test			Omnibus Test		
Variable	Value	Z	Prob	Value	Z	Prob	K2	Prob	Variable Normal?
Log_TUG	0.56	1.06	0.2872	3.26	1.01	0.3120	2.15	0.3405	Yes

6. Best correlation between two continuous variables normally distributed is Pearson r. Outcome:

(NCSS) Pearson Correlations Section (Row-Wise Deletion)

	Log_Berg	Log_TUG
Log_Berg	1.000000	-0.722682
	0.000000	0.005260
	13.000000	13.000000

Note how close this result is to the Spearman rank coefficient calculated in Question 2.

8 장

1. Step A

Regression Coefficient * Coded Value + Constant = logit

History of falling (coded 1) _____ (1.55 * 1) + (−3.46) = −1.91

Living alone (coded 1) _____(0.56 * 1) + (−3.46) = −2.9

Medications ≥ (coded 1) _____(0.51 * 1) + (−3.46) = −2.95

Sex female (coded 1) _____(0.48 * 1) + (−3.46) = −2.98

Step B: convert logit to predicted odds (eq 8-10)

Step C: convert predicted odds to predicted probability (eq 8-11)

Predicted Probability of Recurrent Falling

	logit	Odds	Predicted Prob	Predicted Prob (%)
Hx falling	−1.91	0.14808	0.128981	12.90
Living alone	−2.9	0.055023	0.052154	5.22
Meds	−2.95	0.05234	0.049737	4.97
Sex female	−2.98	0.050793	0.048338	4.83

2.

Predicted Probability of Recurrent Falling

logit	Odds	Prob	Prob (%)
−2.95	0.05234	0.049737	4.97

Probability of recurrent falls is 4.97% for a patient who does not have a history of falling (code = 0), but who is male (code = 0) and is living with someone (code = 0) and taking more than four medications (code = 1).

3. All of them. The contributions of each variable to the slope of the prediction line were all statistically significant ($p < 0.05$; reject H_0: slope contribution = 0)

4a.

	Imaginary Patient Profile (enter patient scores)	assumed code or units*
sex	0	0 female; 1 male
LOS	10	days
admission FIM	60	
admission FIM sq	3600	
interrupted stay	0	0 = No, 1 = Yes

= (3.585) + (0 * 7.4) + (10 * 0.279) + (60 * 0.855) + (3600 * −0.007) + (0 * −12.683)

Predicted FIM change score		33

4b. Yes. The imaginary patient with this profile is predicted to have meaningful clinical change–improvement–following rehabilitation. Initial FIM = 60 and predicted FIM at discharge = 93 (a change of 33 points).

4c. Predicted FIM change score with interrupted stay = (3.585) + (0 * 7.4) + (10 * 0.279) + (60 * 0.855) + (3600 * –0.007) + (1 * –12.683) = **20**

Imaginary Patient Profile	(enter patient scores)
sex	0
LOS	10
admission FIM	60
admission FIM sq	3600
interrupted stay	1

5a.

Predicted Probability of Independence 2 Weeks Following Hip Surgery

logit	Odds	Prob	Prob (%)
–3.1366	0.04343021	0.041623	4.16

Patient *not* able to walk >2 m but could move to sitting from supine is *not likely* to be functionally independent 2 weeks following surgery; probability to be in the target group <50%.

5b.

Predicted Probability of Independence 2 weeks following Hip Surgery

logit	Odds	Prob	Prob (%)
0.5523	1.737244088	0.634669	63.47

A patient able to walk >2 m and who can move to sitting from supine is *likely* to be classified as functionally independent 2 weeks following surgery; probability to be in the target group >50%.

9장

1a. Predicting Responders = –11.9535043095852 + 5.49405923851886 * (Borg_Exertion_Scale_LT12 = 1) + 4.5479275113839 * (Joint_Space_Narrowing = 1) + 5.88660825711869 * (Pain = 1) + 4.43072060509002 * (Assist_Device = 1)

1b. Borg_Exertion_Scale_LT12—no
Joint_Space_Narrowing—yes
Assist_Device—yes
Pain— yes

logit	Odds	Probability
2.912	18.39	0.948424 = 95%

1c. approx 96%

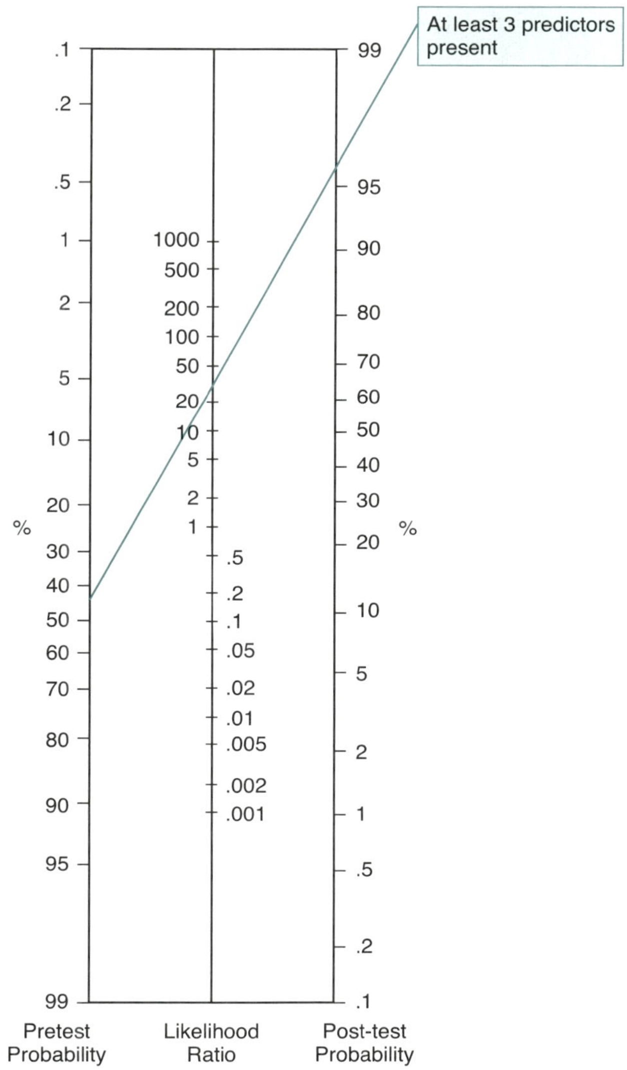

1d. No.

2. Univariate logistic regression generates unadjusted odds ratios. Multivariate logistic regression adjusts each odds ratio according to all remaining variables in the model.

3. ROC curve analyses.

4a.

At_least_2_Present		Count	Count	Count	Count		False+	Specificity
Cutoff Value	+|P A	+|A B	−|P C	−|A D	Sensitivity A/(A+C)	C/(A + C)	B/(B + D)	D/(B + D)
~~0.00~~	~~32~~	~~39~~	~~0~~	~~0~~	~~1.00000~~	~~0.00000~~	~~1.00000~~	~~0.00000~~
1.00	32	31	0	8	1.00000	0.00000	0.79487	0.20513

4b.

Estimating Confidence Intervals for Diagnostic Validity Statistics*

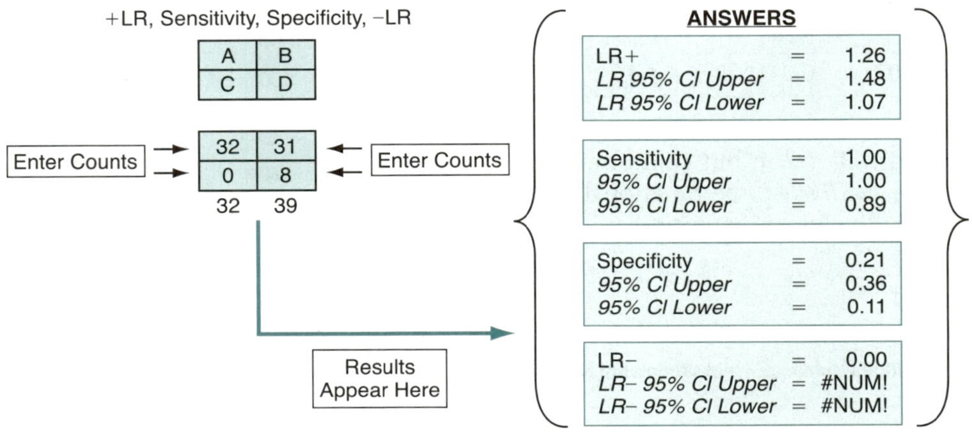

4c. Posttest Probability = Positive Predictive Value = A/(A + B) = 32/(32 + 31) = 51% (alternatively, use the nomogram).

5. Wald score = z score = 0.85, then 0 to z+ is p = 0.3023 (using **Table B-1**; area from 0 to z under the normal curve):

0 to z− is p = 0.3023.

p two-tail covers the bell curve area 2 * 0.3023 = 0.6046.

p that z = 0.85 occurs by chance in a two-tailed distribution is (1 – 0.6046) = 0.3954 (see also the Wald z probability value for the variable "Age" in Table 9-5).

5a. No. p = 0.3954 so p > 0.05.

10 장

1.

Application	Point Estimate	What the CI Tells You	Which Value Nullifies the Point Estimate (Creating a Nonsignificant Finding)?	What Is the Rationale for the Nullifying Value?
Diagnostic Validity	Positive Likelihood Ratio	The range of possible values surrounding the "true" LR	1.0	A patient is only 1 time more likely than prevalence to have a disorder.
Meaningful Clinical Change	Minimal Detectable Change (MDC): MDC_{90} or MDC_{95}	The level of confidence that the MDC is accurate	Any assessment score less than the MDC could be due to measurement error.	The MDC defines a range where scores on a clinical assessment tool are due to error.
Responsiveness of Clinical Assessment Tools	Responsiveness Indices	The precision that each responsiveness index holds the "true" value of the index	When comparing the width of the CI across responsiveness indices, overlap indicates no significant difference in responsiveness of the tools being compared.	Overlapping CIs for a responsiveness index between two assessment tools means that each index is likely to come from a population having the same level of responsiveness.
Responsiveness of Clinical Assessment Tools	ROC Curve	Is the responsiveness capacity of the assessment tool any better than meaningless?	0.5	If the area under the ROC curve is different than meaningless (0.5), the CI will not hold the meaningless value.
Consensus	Kappa	Determines if the "true" value of kappa falls in a range that indicates statistical significance	Usually 0.40 but can be any reference value set by the practitioner	A CI holding k = 0.40 suggests that the true value of kappa may be too low to indicate consensus.
Consensus	ICC	Variation of scores surrounding any patient's score (an index of measurement error)	No specific value but the wider the range, the more error is associated with the clinical tool	A wide range of possible scores when repeating measures on a given patient do not give confidence in the assessment tool.

Continued

Application	Point Estimate	What the CI Tells You	Which Value Nullifies the Point Estimate (Creating a Nonsignificant Finding)?	What Is the Rationale for the Nullifying Value?
Risk	Odds Ratio	The range of odds ratios that could occur with theoretical replication of the study using different patients, thus accounting for sampling error	1.0	A patient with a clinical sign or symptom could be only 1 time more likely to have the target condition (disease or disability) compared to those without the sign or symptom.
Treatment Effect	Effect Size	The range of values surrounding clinical change scores	0	If the CI contains 0, it is possible that the true treatment effect could be 0.

2. A normal probability distribution has a fixed amount of probability linked to each standard deviation. This allows for a test of significance based on critical z values (large sample size) or critical t values (small sample sizes). The ES is based on a standardized normal distribution with a mean of 0 and an SD = 1. Thus, if the point estimate for an ES has a CI that does not include 0, then the treatment effect is statistically significant. The variation of possible point estimates for the ES, in other words, occurs far enough from the standard mean of 0 effect so that the observed treatment effect is not likely due to chance.
3. For both groups: Normal distribution by skewness, kurtosis

For Shoulder Not Normal by *Shapiro Wilk*
For Back Normal by *Shapiro Wilk*
NCSS: Filter Affected_Area = "Shoulder"

Normality Tests Section

	—- Skewness Test —-			——— Kurtosis Test ———			- Omnibus Test -		
Variable	Value	Z	Prob	Value	Z	Prob	K2	Prob	Variable Normal?
Percent_BL_difficult	0.00	0.00	1.0000	0.00	0.00	1.0000	1.00	0.6065	Yes
Percent_DC_difficult	0.00	0.00	1.0000	0.00	0.00	1.0000	1.00	0.6065	Yes

Filter Affected_Area = "Back"

Normality Tests Section

	—- Skewness Test —-			——— Kurtosis Test ———			- Omnibus Test -		
Variable	Value	Z	Prob	Value	Z	Prob	K2	Prob	Variable Normal?
Percent_BL_difficult	0.00	0.00	1.0000	0.00	0.00	1.0000	1.00	0.6065	Yes
Percent_DC_difficult	0.00	0.00	1.0000	0.00	0.00	1.0000	1.00	0.6065	Yes

SPSS *For Shapiro Wilk and Kolmogorov-Smirnov*
The null hypothesis for these tests is that the data are normally distributed. If the test result is significant (lower than or equal to 0.05), then the data are *not* normally distributed.

Tests of Normality

(Shoulder)	Kolmogorov-Smirnov[a]			Shapiro-Wilk		
	Statistic	df	Sig.	Statistic	df	Sig.
Percent_BL_difficulty	.385	3	.	.750	3	.000←—-Not normally distributed
Percent_DC_difficulty	.227	3	.	.983	3	.747

[a]Lilliefors Significance Correction

Tests of Normality

(Back)	Kolmogorov-Smirnov[a]			Shapiro-Wilk		
	Statistic	df	Sig.	Statistic	df	Sig.
Percent_BL_difficulty	.316	3	.	.889	3	.353
Percent_DC_difficulty	.328	3	.	.871	3	.298

[a]Lilliefors Significance Correction

4. Attempt a transformation of data by using the square root or log of each data point, for example.
5. eq 10-4:

$$d\,unbiased = d\,biased\left[1 - \frac{3}{8(n-1)}\right]$$

1.12 * (1 – (3/8*9)) = 1.07

6. eq 10-5B
Small Samples ($n \leq 20$)
95% CI
Upper Boundary = $ES_{unbiased}$ + (critical t * se)
Lower boundary = $ES_{unbiased}$ – (critical t * se)
Unbiased ES (from Question 5) = 1.07
$n = 10$ (given)
df = $n - 1 = 9$
Critical t at df = 9, $\alpha_2 = 0.05$ (Table B-2) = 2.26
SD = 3 (given)
SE = SD/$\sqrt{n}$ = 3/$\sqrt{10}$ = 0.95
Upper Boundary = 1.07 + (2.26 * 0.95) = 3.22
Lower Boundary = 1.07 – (2.26 * 0.95) = –1.08

6a. The treatment effect is not statistically different from 0 because the 95% CI holds a 0.

7. eq 10-6:

$$95\%\ CI\ for\ treatment\ effect = Mean\ Difference\ Score \pm (t) * \frac{SD}{\sqrt{N}}$$

Given:
Mean difference in ROM = 24 deg
SD of average change = 6 deg
$n = 15$
Calculated:
df = n – 1 = 15 – 1 = 14
Critical t at df = 14, $\alpha_2 = 0.05$ (Table B-2) = 2.15
SE = SD/$\sqrt{n}$ = 6/$\sqrt{15}$ = 3.87
Upper Boundary = 24 + (2.15 * 1.55) = 27.33 deg
Lower Boundary = 24 – (2.15 * 1.55) = 20.67 deg

7a. Yes, there is a significant change in elbow ROM following treatment because ***0 is not*** in the CI.

11 장

The AGREE tool was designed to guide the appraisal of clinical practice guidelines and to help stakeholders form an opinion about the quality, applicability, and feasibility of implementation in local clinical settings. As such, there are no right or wrong answers. This exercise encourages a gathering of multiple appraisers to discuss, share opinions, and evaluate practice guidelines.

부록 A

Hypothetical Study #1: Manual Muscle Testing

1-1a.

Cross-Tabulation Procedure

NCSS Counts	criterion_standard		
MMT	side_side_diff	zNO_side_side_diff	Total
detected	42	6	48
Not_detected	26	33	59
Total	68	39	107

Alternatively, PSPP (free at this writing):

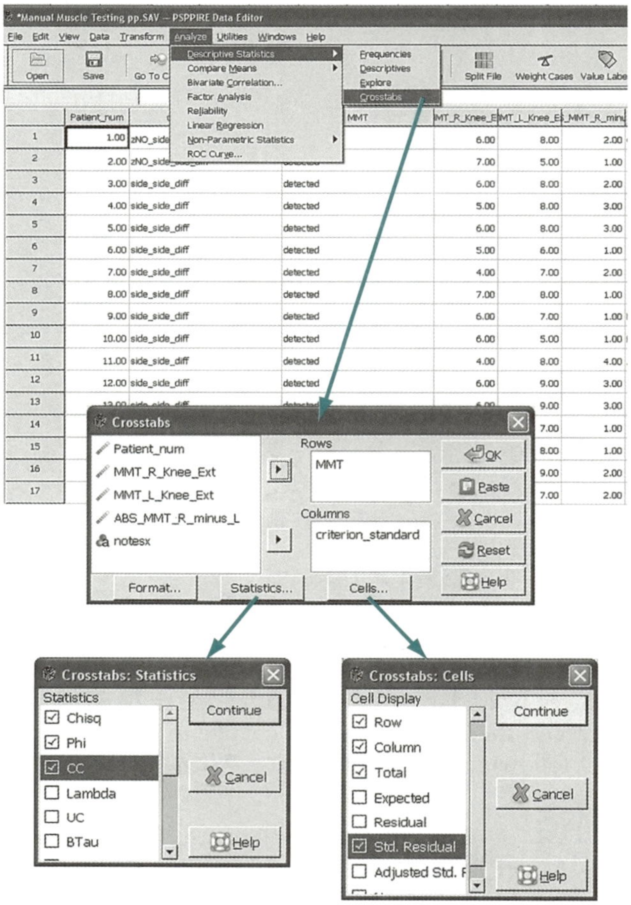

MMT * criterion_standard [count]			
	criterion_standard		
MMT	side_side_diff	zNO_side_sde_diff	Total
detected	42.0	6.0	48
Not_detected	26.0	33.0	59
Total	68.0	39.0	107.0

1-1b. Fewer true positives (cell A) and more false-positives (cell B)

1-1c. Using P_Calculator from Chapter 3, sensitivity = 0.66, specificity = 0.85, +LR = 4.27

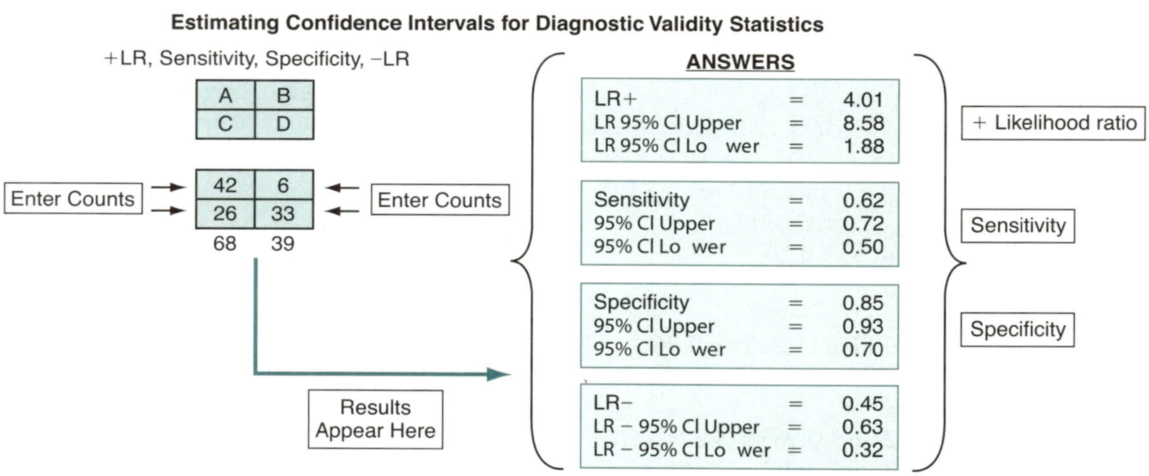

1-1d. Yes, the value "1" does *not* appear in the +LR confidence interval (1.88–8.58).

1-1e. Using the Fagan nomogram, the post-test probability is approximately 90%. Alternatively, using the positive predictive value (eq 3-7; PVV = 88% = post-test probability)

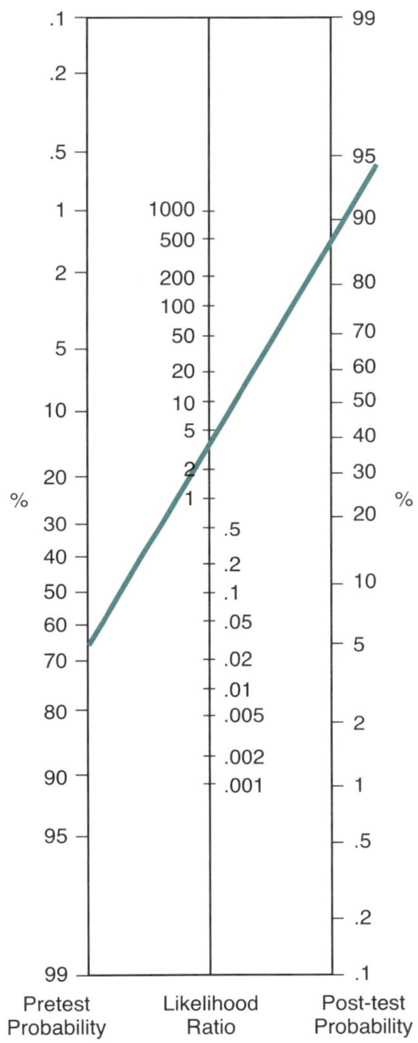

1-1f. Diagnostic accuracy method used by Bohannon[1] applied to theoretical data = (a + d)/(a + b + c + d) = (42 + 33)/107 = 70%. *Note*: This formula shows the percent agreement of criterion standard with the clinical test (refer to **eq 6-1**).

1-1g. Diagnostic accuracy appears to be high using post-test probability and markedly lower using percent agreement. These hypothetical outcomes highlight the difference between post-test probability and percent agreement.

1-2a. Chi square converted to Cramer's V; chi square = 21.6, df = 1, $p < 0.05$, Cramer's V or $r_{cv} = 0.45$.

NCSS Statistical Software Output: Chi-Square Statistics		
Chi-Square	21.553968	
Degrees of Freedom	1	
Probability Level	0.000003	Reject H_0
Cramer's V	0.448820	

Alternatively, PSPP:

Chi-square tests.

Statistic	Value	df	Asymp. Sig. (2-sided)
Pearson Chi-Square	21.55	1	.00

Symmetric measures.

Category	Statistic	Value	Asymp. Std.	Approx.	Sig.
Nominal					
	Cramer's V	.45			

1-2b. Yes, $p < 0.05$.

1-2c. Percent shared variance is the coefficient of determination; $r^2_{cv} = (0.45)^2 = 0.20$, or 20% shared variance.

1-2d. Weak direct association

1-2e. Positive residuals in cell A (2.05) and cell D (2.48) indicate that there are more observations in these cells than expected by chance (thus more agreement with the criterion standard than expected by chance). Negative residuals in cell B (–2.75) and cell C (–1.88) indicate that there are fewer observations for the frequency of false-positives and false-negatives than expected by chance. The clinical test (MMT) identifies true results more than expected by chance.

Statistical Software Output: Residual Analysis		
	criterion_standard	
MMT	side_side_diff	zNO_side_sde_diff
detected	2.08	–2.75
Not_detected	–1.88	2.48

Alternatively, PSPP:

MMT * criterion_standard [std. resid.]			
	criterion_standard		
MMT	side_side_diff	zNO_side_sde_diff	Total
detected	2.1	−2.7	.0
Not_detected	−1.9	2.5	.0

Hypothetical Study #2: Developmental Assessment

2-1a. 15 imaginary patients classified as having meaningful clinical change. In NCSS, SPSS, and PSPP, follow Analyze→ Descriptive Statistics→ Frequencies (or Frequency Tables).

NCSS Frequency Table Report

Frequency Distribution of Convert_Likert_rating	
Convert_Likert_rating	Count
MCID	15
large_change	10
moderate_change	21
no_change	7

(output truncated)

Alternatively, PSPP:

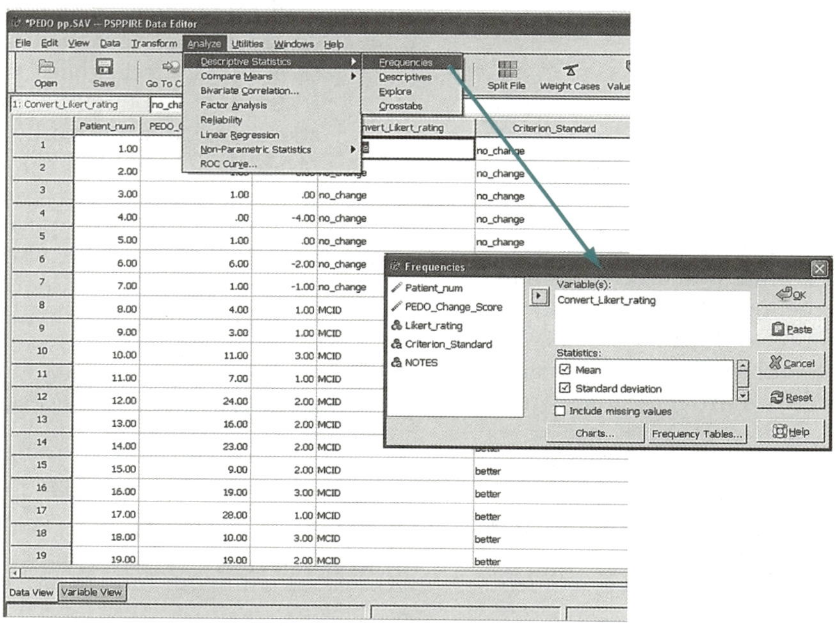

Convert_Likert_rating (edited)			
Value Label	Value Frequency	Percent	Cum. Percent
MCID	15	28.30	28.30
large_change	10	18.87	47.17
moderate_change	21	39.62	86.79
no_change	7	13.21	100.00

2-1b. NCSS: **Filter**→ Convert_Likert_rating = "MCID"

Summary Section of PEDO_Change_Score			
Count	Mean	Standard Deviation	Standard Error
15	16.26667	8.572936	2.213523

Alternatively, PSPP:

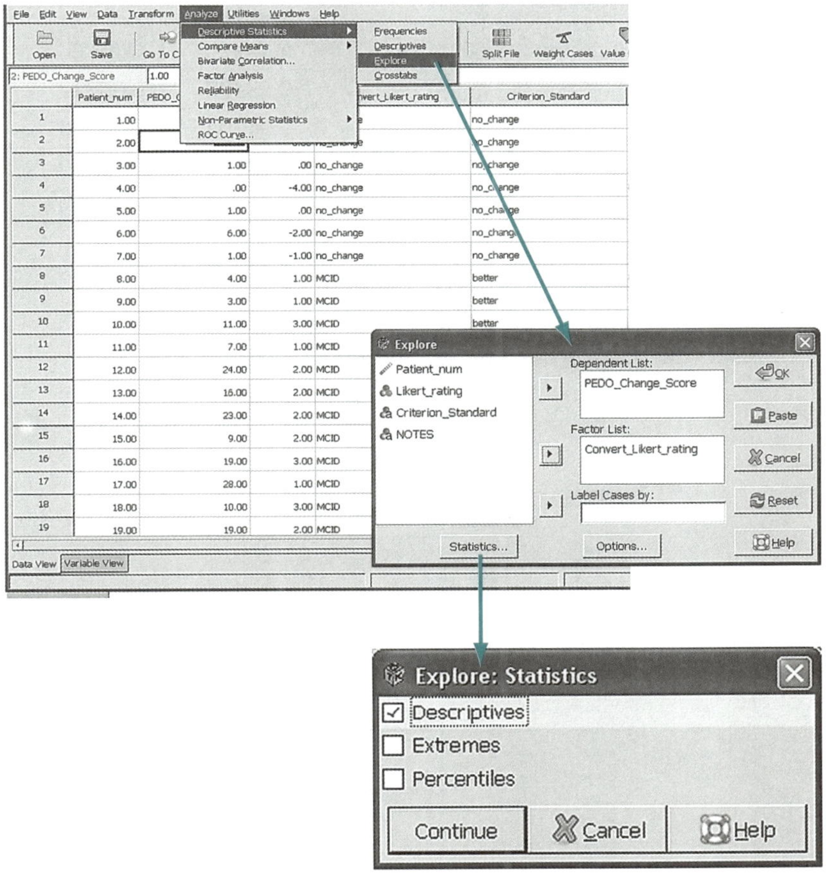

Convert_Likert_rating			Statistic	Std. Error
PEDO_Change_ Score	MCID	Mean	16.27	2.21

2-1c. Iyer et al.[4] reported MCID on the order of 10 PEDI points. The hypothetical results for the PEDO data yield an MCID of 16 PEDO points.

2-1d. Selected portions of statistical output are shown. The MCID according to this output is a PEDO change score of 3 points (the PEDO change score with the highest value of true results; cells A + D highlighted in the ROC data matrix).

NCSS: ROC Data for Condition = Criterion Standard Using the Empirical ROC Curve

PEDO_Change_Score

Cutoff Value	Count+|P A	Count+|A B	Count −|P C	Count −|A D	Sensitivity A/(A + C)	C/(A + C)	False+ B/(B+D)	Specificity D/(B + D)
0.00	46	7	0	0	1.00000	0.00000	1.00000	0.00000
1.00	46	6	0	1	1.00000	0.00000	0.85714	0.14286
3.00	46	1	0	6	1.00000	0.00000	0.14286	0.85714
4.00	45	1	1	6	0.97826	0.02174	0.14286	0.85714
6.00	44	1	2	6	0.95652	0.04348	0.14286	0.85714

Continued

PEDO_Change_Score—cont'd

Cutoff Value	Count+|P A	Count+|A B	Count −|P C	Count −|A D	Sensitivity A/(A + C)	C/(A + C)	False+ B/(B+D)	Specificity D/(B + D)
7.00	43	0	3	7	0.93478	0.06522	0.00000	1.00000
9.00	42	0	4	7	0.91304	0.08696	0.00000	1.00000
10.00	41	0	5	7	0.89130	0.10870	0.00000	1.00000

…(output truncated)

Alternatively, PSPP:

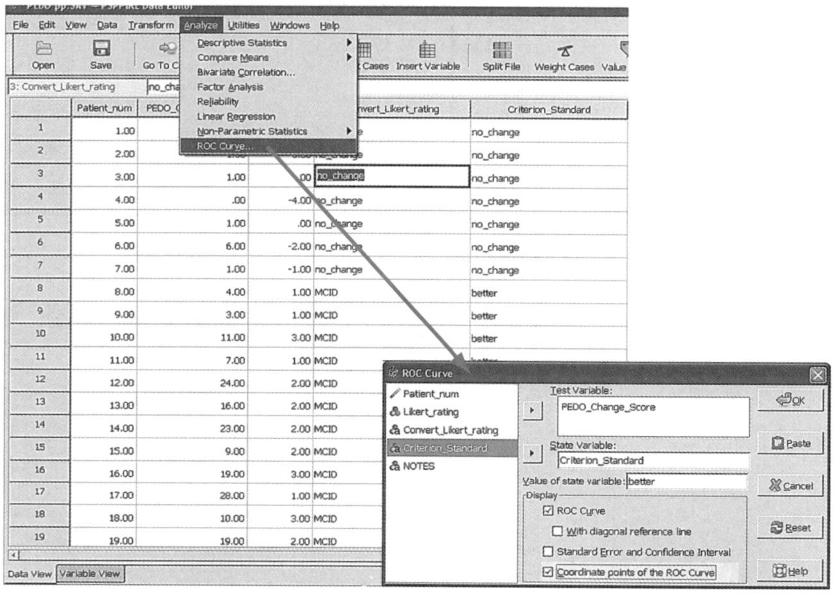

Coordinates of the Curve (PEDO_Change_Score)

Positive If Greater Than or Equal to	Sensitivity	1 − Specificity
−1.00	1.00	1.00
.50	1.00	.86
2.50	1.00	.14
3.50	.98	.14
7.00	.91	.00
9.00	.89	.00

Output truncated—Optimal cut-point rounded to nearest whole # = 3.

2-1e. No. The data set must display pre- and post-PEDO scores in order to calculate MDC. As it stands, the PEDO data set shows the PEDO change scores.

2-1f. MCID Proportion = Cell A + Cell D/N = (46 + 6/53) * 100 = 98% **eq 5-2**

Hypothetical Study #3: Hand Function

3-1a. Descriptive statistics modules in statistical software provide means and standard deviations for each variable to enable calculation of $ES_{responsiveness}$ and SRM.

Descriptive Statistics

	N	Minimum	Maximum	Mean	Std. Deviation
pre_iMKI	50	.00	50.00	30.3400	15.25914
post_iMKI	50	10.00	50.00	33.6000	12.44416
pre_iCochin	50	3.00	59.00	29.5000	15.65867
post_iCochin	50	.00	58.00	24.2000	19.22265
iMKI_change	50	-40.00	36.00	-3.2600	19.15970
iCochin_change	50	-35.00	46.00	5.3000	20.56473
Valid *N* (listwise)	50				

Effect Sizes (ES):

iMKI $ES_{responsiveness} = -3.26/15.26 = -0.21$ **eq 5-3**
iCochin $ES_{responsiveness} = 5.3/15.66 = 0.34$

Standardized Response Mean (SRM):

iMKI $SRM = -3.26/19.16 = -0.17$ **eq 5-4**
iCochin $SRM = 5.3/20.57 = 0.26$

3-1b. The ES and SRM in the hypothetical study follow the same pattern reported by the results reported by Lefevre-Colau et al.[5] Descriptively, the iCochin Disability Scale appears to have greater group responsiveness to change than the iMKI.

3-1c. Because larger iMKI values reflect improvement, pre- minus post-test values yield negative responsiveness indices when patient status improves.

3-2a. (*Note*: ROC plot is made with iMKI with sign inverted so that both scales plotted have positive values = improvement.) Notations have been added to the ROC plots.

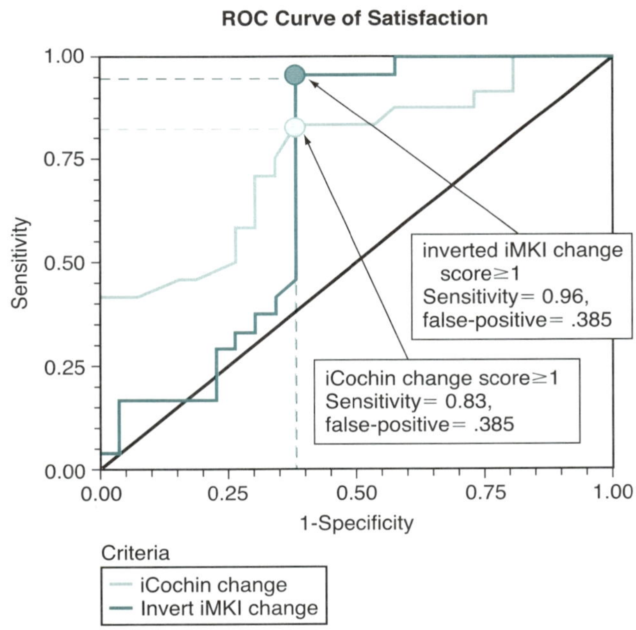

3-2b. Using NCSS summary table output (truncated due to space) along with the ROC plot,

ROC for iCochin

iCochin change score in the furthest upper left corner of the plot = 1 point. A change of 1 iCochin point has sensitivity = 0.83, false-positive rate = 0.385, and specificity = 0.62.

Condition Variable (Criterion Standard) = Satisfaction

ROC Data

iCochin_change Cutoff Value	Count+|P A	Count+|A B	Count −|P C	Count −|A D	Sensitivity A/(A + C)	C/(A + C)	False+ B/(B+D)	Specificity D/(B + D)
−3.00	21	15	3	11	0.87500	0.12500	0.57692	0.42308
−2.00	20	14	4	12	0.83333	0.16667	0.53846	0.46154
−1.00	20	13	4	13	0.83333	0.16667	0.50000	0.50000
0.00	20	12	4	14	0.83333	0.16667	0.46154	0.53846
1.00	20	10	4	16	0.83333	0.16667	0.38462	0.61538
2.00	18	9	6	17	0.75000	0.25000	0.34615	0.65385
3.00	17	9	7	17	0.70833	0.29167	0.34615	0.65385

ROC for iMKI

Inverted_iMKI change score in the furthest upper left corner of the plot = 1 point. A change of 1 iMKI point has sensitivity = 0.96, a false-positive rate of 0.385, and specificity = 0.62.

Condition Variable (Criterion Standard) = Satisfaction

ROC Data

Invert_iMKI_change Cutoff Value	Count+|P A	Count+|A B	Count −|P C	Count −|A D	Sensitivity A/(A + C)	C/(A + C)	False+ B/(B+D)	Specificity D/(B + D)
−9.00	23	14	1	12	0.95833	0.04167	0.53846	0.46154
−8.00	23	13	1	13	0.95833	0.04167	0.50000	0.50000
−7.00	23	12	1	14	0.95833	0.04167	0.46154	0.53846
−6.00	23	11	1	15	0.95833	0.04167	0.42308	0.57692
1.00	23	10	1	16	0.95833	0.04167	0.38462	0.61538
2.00	20	10	4	16	0.83333	0.16667	0.38462	0.61538
3.00	18	10	6	16	0.75000	0.25000	0.38462	0.61538
4.00	17	10	7	16	0.70833	0.29167	0.38462	0.61538
5.00	14	10	10	16	0.58333	0.41667	0.38462	0.61538

3-2c. The optimal points on the ROC curves for each hand function tool represent the MCID for that tool. Imaginary patients would need to change at least ***one point*** on each scale in order to have meaningful clinical change.

3-2d. Yes. Adding the counts for cells A + D, the inverted iMKI MCID identifies 39 true results; iCochin identifies 36 true results.

3-2e. Note that rounding sensitivity and specificity can produce results that are slightly different from the calculators created in Excel.

Applying eq 3-3 and eq3-5 Manually

iCochin change score ≥ 1

$$+LR = \text{Sensitivity}/1 - \text{Specificity} = 0.83/(1 - 0.62) = 2.18$$

$$-LR = (1 - \text{Sensitivity})/\text{Specificity} = (1 - 0.83)/0.62 = 0.27$$

Inverted iMKI change score ≥ 1

$$+LR = \text{Sensitivity}/1 - \text{Specificity} = 0.96/(1 - 0.62) = 2.53$$

$$-LR = (1 - \text{Sensitivity})/\text{Specificity} = (1 - 0.96)/0.62 = 0.07$$

3-2f. For *meaningful clinical change, the +Likelihood Ratio* is the likelihood that a person identified as "improved" by the change score on the clinical assessment will actually be classified as improved by the criterion standard.

For *meaningful clinical change, the –Likelihood Ratio* is the likelihood that a person identified as "not improved" by the change score on the clinical assessment will actually be classified as improved by the criterion standard. All +LRs and –LRs have 95% CIs that do not include the number 1 and therefore all are statistically significant. However, the magnitude of the +LRs never exceeds 5, so clinical impact for these imaginary data is minimal. The negative LR for the inverted iMKI is less than 0.20, so this value has clinical meaning with respect to the definition for –LR. Using the P_calculator from Chapter 3:

- For iCochin change score:

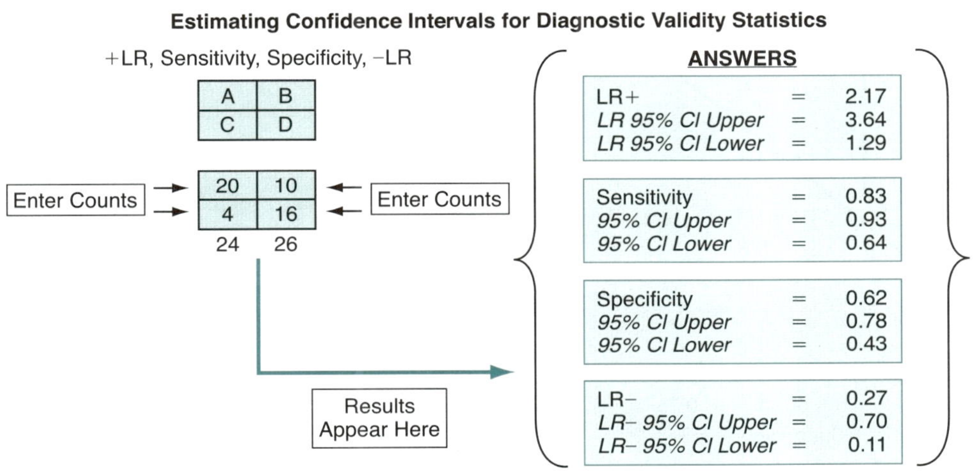

- For inverted iMKI change score:

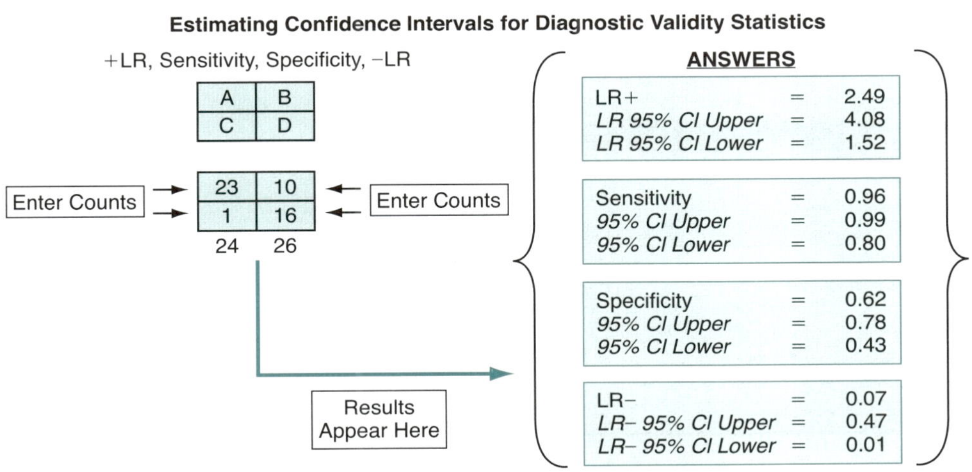

3-2g. Statistical comparison of AUCs (edited from NCSS).

3-2g(i). The 95% CIs for AUC between each hand function *overlap* (highlighted), so there is no statistically significant difference in AUC, and therefore no responsiveness difference, between the tools based on AUC.

3-2g(ii). The 95% CI for AUC in each tool does not hold the meaningless value of AUC = 0.50. Therefore, each tool is more responsive than "meaningless."

NCSS

Criterion	Empirical Estimate of AUC	AUC's Standard Error	Lower 95.0% Confidence Limit	Upper 95.0% Confidence Limit	Prevalence of Satisfaction	Count
iCochin_change	0.75881	0.06877	0.58869	0.86457	0.48000	50
Invert_iMKI_change	0.69631	0.08057	0.50320	0.82319	0.48000	50

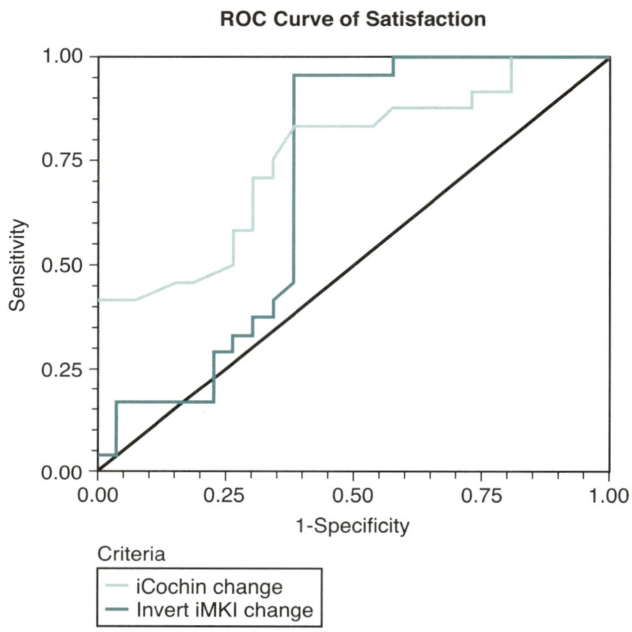

Alternatively in PSPP, this setup will yield the same result as NCSS.

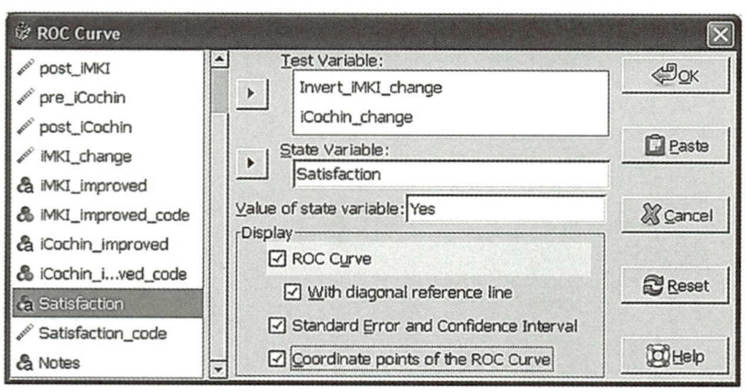

Hypothetical Study #4: Shoulder Sick Leave

4-1a. Statistically significant predictors of hypothetical sick leave use (highlighted). The hypothetical potential predictors of sick leave use due to shoulder dysfunction are *sick leave prior to initial evaluation, psychological complaints, and the shoulder pain score.* These variables were selected because they are statistically significant predictors using either the Wald z value (NCSS) or the forward Wald stepwise logistic regression in SPSS.

In NCSS:

Parameter Significance Tests Section (Reference Group: Dichotomous_sick_days = ZNO)

Parameter	Regression Coefficient (B or Beta)	Standard Error	Wald Z Value (Beta = 0)	Wald Prob. Level	Odds Ratio Exp(B)
B0: Intercept	−9.82512	1.66550	−5.899	0.00000	0.00005
B1: Age_yrs	0.01286	0.01867	0.689	0.49093	1.01295
B2: BL_Sick_days_num	0.18180	0.05578	3.259	0.00112	1.19937
B4: (Neck_coded = 1)	−0.66705	0.40946	−1.629	0.10330	0.51322
B5: (Psych_coded = 1)	4.62143	1.10178	4.195	0.00003	101.63954
B6: Shoulder_Pain_score	0.94804	0.13069	7.254	0.00000	2.58064
B3: (Cause_Coded = 1)	0.11672	0.42021	0.278	0.78120	1.12380

Alternatively, in SPSS (Forward Wald Logistic regression p <0.50 to enter, p >0.10 to leave model). Output edited.

Variables in the Equation

	B	S.E.	Wald*	df	Sig.	Exp(B)
BL_Sick_days_num	.178	.055	10.379	1	.001	1.195
Shoulder_Pain_score	.926	.127	53.082	1	.000	2.525
Psych_coded	4.465	1.085	16.944	1	.000	86.937
Constant	−9.283	1.373	45.704	1	.000	.000

*Wald score calculated differently in SPSS vs. NCSS.

4-1b. Estimated logistic regression model(s):

Model for Dichotomous_sick_days = YES

−9.28329386833599 + 4.46515850999457 * (Psych_coded = 1) + .926184603384217 * Shoulder_Pain_score + .177871588736232 * BL_Sick_days_num

4-1c.

Classification Table (Goodness-of-Fit = 91%)

Actual	Estimated YES	ZNO	Total
YES	82	22	104
ZNO	6	188	194
Total	88	210	298

Percent correctly classified = 90.6%

4-1d. Probability of sick leave use for the profile psychological symptoms present (code = 1), shoulder pain score = 8, and 10 days of sick leave prior to initial evaluation is 99%.

−9.28329386833599 + 4.46515850999457 * ***(Psych_coded = 1)*** + .926184603384217 * **Shoulder_Pain_score** + .177871588736232 * BL_Sick_days_num

−9.28329386833599 + 4.46515850999457 * **(1)** + .926184603384217 * **(8)** + .177871588736232 * **(10)**

logit	Odds	Probability of Sick Leave Use
4.370057	79.04817	0.987508 or 99%

4-2a. ROC analysis using Coded_Dichotomous_sick_days as the criterion standard found the optimal cut-points for the following continuous variables in the model (cells A + D were the highest value for the cut-point selected):

- "BL_Sick_days_num ≥ 1

BL_Sick_days_num	Count	Count	Count	Count
Cutoff				
Value	A	B	C	D
0	104	194	0	0
1	**80**	9	24	**185**
2	68	9	36	185
3	58	9	46	185
4	48	9	56	185

- "Shoulder_Pain_score" ≥ 6

Shoulder_Pain_score	Count	Count	Count	Count
Cutoff				
Value	A	B	C	D
0	104	194	0	0
1	104	167	0	27
2	104	138	0	56
3	101	101	3	93
4	97	66	7	128
5	90	30	14	164
6	**78**	7	26	**187**
7	58	7	46	187
8	44	5	60	189
9	32	1	72	193
10	21	1	83	193

The remaining variable in the model is already dichotomous:

- Psych_coded ≥ 1

4-3a. (Plot in SPSS.)

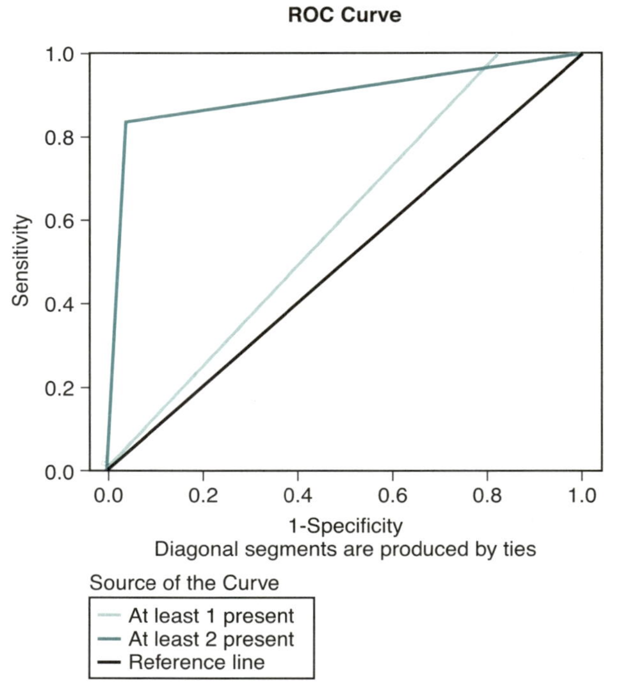

4-3b.

Number of Clinical Variables Present at Initial Evaluation	Sensitivity	Specificity	+LR	95%CI
At_Least_2_present	0.83654	0.96392	23.18	11.15–48.22
At_Least_1_present	1.00000	0.18041	1.22	1.14–1.30

Analysis of LR 95% CIs for "**At least 2** clinical predictors present"

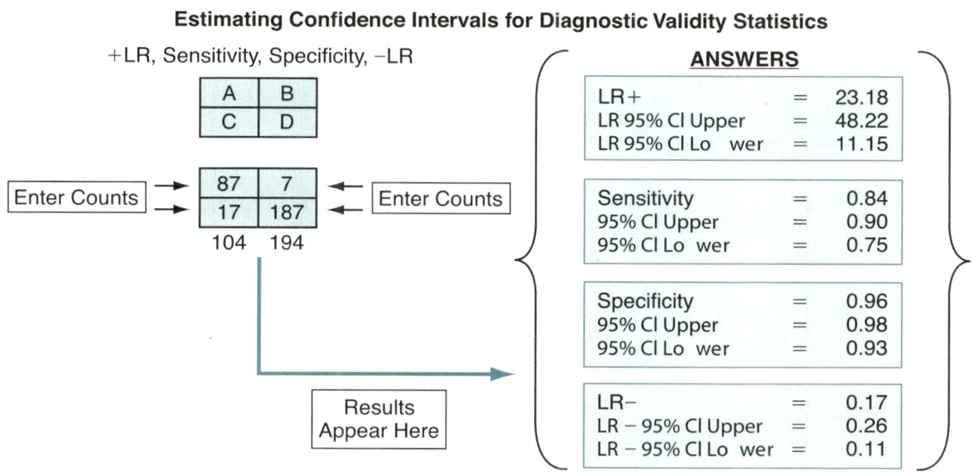

Analysis of LR 95% CIs for "**At least 1** clinical predictor present"

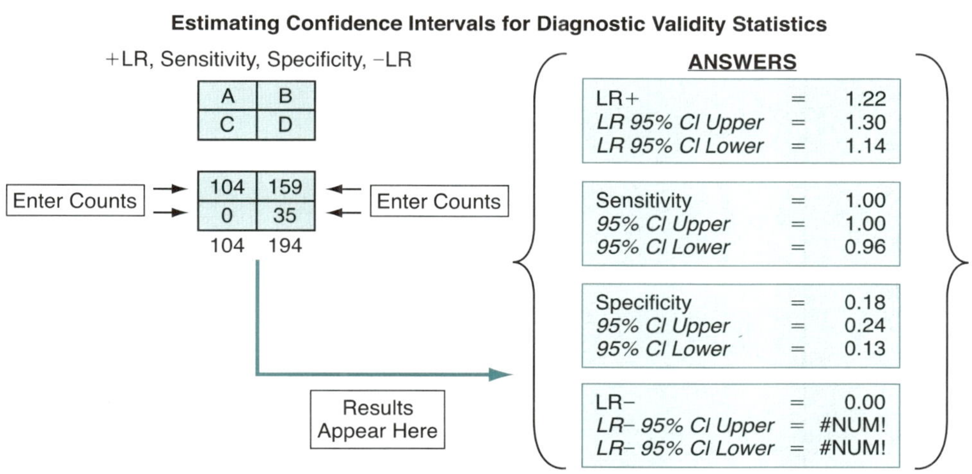

4-3c. Assuming 35% prevalence, if a patient has at least two clinical signs present, then the posttest probability is approximately 93%. For at least one clinical sign present, the posttest probability drops to the order of 38%.

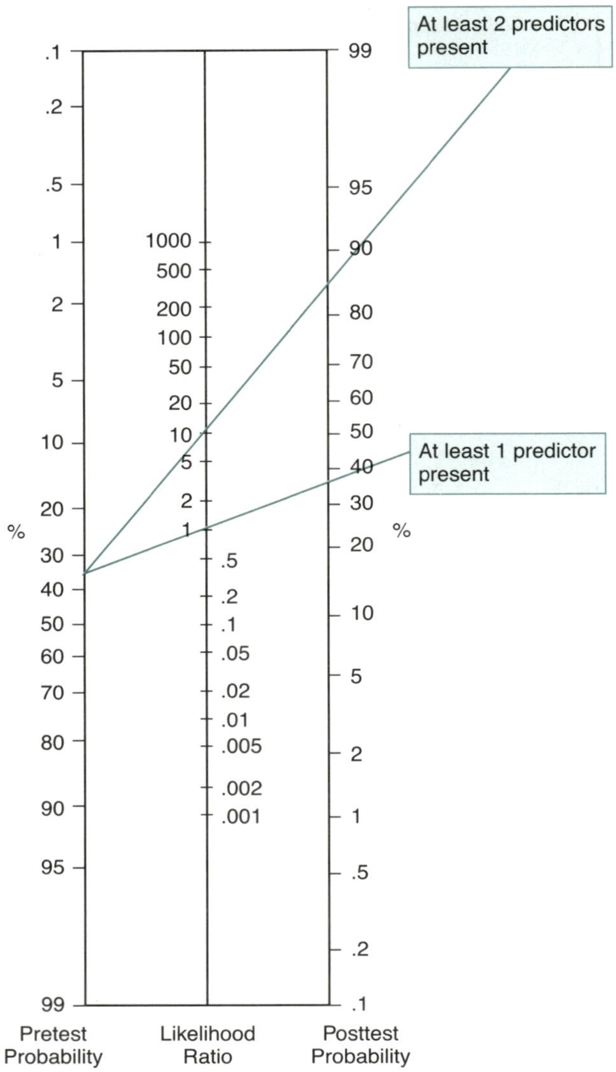

4-3d. If these results were real and replicated in other studies, the clinician would be alerted to people at risk for future shoulder injuries and could implement preventative actions to reduce that risk.

Hypothetical Study #5: Pull T est

5-1a. $ICC_{inter\ rater\ fixed} = 0.70$; descriptive magnitude = "Good" (see **Table 6-3**). ICC calculations shown below.

Repeated Measures

Analysis of Variance Table

Source Term	DF	Sum of Squares	Mean Square	F-Ratio	Prob Level	Power (Alpha=0.05)
A: Patient_num	41	60.14286	1.466899			
B: Rater	1	5.761905	5.761905	28.68	0.000004*	0.999455
AB	41	8.238095	0.2009291			
S	0					
Total (Adjusted)	83	74.14286				
Total	84					

From the ANOVA Summary Table (Enter these values using the Chapter 6 P_Consensus calculator.xls in the section for ICC inter rater fixed):

PMS = 1.47
RMS = 5.76
EMS = 0.20
#raters = 2
#patients = 42

Enter
(Section

ICC Inter rater ***fixed***
From the ANOVA Summary table enter the following values:

PMS	1.47
RMS	5.76
EMS	0.2
Number of raters ("k")	2
Number of patients ("N")	42

Enter Data Here

Results Appear Below

ICC Inter rater fixed	*0.70*
SEM	0.45

5-1b. As calculated in the "Consensus Calculator" from Chapter 6 (or from eq 6-17), SEM = 0.45.

The 95% CI ("error interval") from **eq 6-18** is:

95% CI = patients mean score ± 1.96 * SEM/√m =
2 ± 1.96 * (0.45/1.41) =

Lower Boundary Patient's Mean Score Upper Boundary
1.37————————2——————————2.63

Thus, the range of true scores could vary (when rounded) from 1 to 3.

5-2a. Weighted kappa = 0.65 (calculations below)

Step 1 (cross tabulation using statistical software)

Observed Counts

	Rater1_Nutt_score_trial1			
Rater2_Nutt_score_trial1	0	1	2	3
0	8	6	0	0
1	0	6	11	0
2	0	0	3	7
3	0	1	0	0

Counts Expected by Chance

	Rater1_Nutt_score_trial1			
Rater2_Nutt_score_trial1	0	1	2	3
0	2.7	4.3	4.7	2.3
1	3.2	5.3	5.7	2.8
2	1.9	3.1	3.3	1.7
3	0.2	0.3	0.3	0.2

Step 2 (create weights)

SQUARED Weights table created manually in Excel

	Clinician 1			
Clinician 2	0	1	2	3
0	0	1	0	9
1	1	0	1	4
2	4	1	0	1
3	9	4	1	0

WHERE disagreement of 1= 1 squared= 1
WHERE disagreement of 2= 2 squared= 4
WHERE disagreement of 2= 3 squared= 9

Step 3 (multiply counts by respective weights)

wfo

	Rater1_Nutt_score_trial1				
Rater2_Nutt_score_trial1	0	1	2	3	
0	0	6	0	0	6
1	0	0	11	0	11
2	0	0	0	7	7
3	0	4	0	0	4
					28 Σwfo

wfc

	Rater1_Nutt_score_trial1				
Rater2_Nutt_score_trial1	0	1	2	3	
0	0	4.3	18.8	20.7	43.8
1	3.2	0	5.7	11.2	20.1
2	7.6	3.1	0	1.7	12.4
3	1.8	1.2	0.3	0	3.3
					79.6 Σwfc

Step 4 (apply formula eq6_13)

$$\text{kappa (w)} = 1 - \frac{\Sigma wfo}{\Sigma wfc} = 1-(28/79.6)=0.65$$

5-2b. Weighted kappa (0.65) closely approximates $ICC_{inter\ rater}$ (0.70). There appears to be little bias in the weighting scheme for this demonstration example.

Hypothetical Study #6: Treatment Effect

6-1a.

Outcome Measure Initial Evaluation vs. 1-Month Re-assessment	Unbiased Effect Size
High Compliance	
• Oswestry scale (% disability)	0.70
• Fingertip-floor distance (cm)	0.71
• Maximum isometric lift (lb)	−0.62
Low Compliance	
• Oswestry scale (% disability)	0.18
• Fingertip-floor distance (cm)	0.65
• Maximum isometric lift (lb)	−0.60

6-1b. Maximum isometric lift ESs are negative because higher scores at the 1-month follow-up (improvement) create a negative effect size.

6-2a(i). Yes. Patients in the HIGH compliance group had a statistically significant improvement in Oswestry disability scores. The 95% CI for the high-compliance group is 3 to 17 Oswestry points and does not include the value "0."

Oswestry Scores			
HIGH compliance point estimate of mean change			10
n			28
Standard Error of Oswestry change scores		(Tab A_7)	3.43
critical t (df n−1, α2=0.05)	Tab B_2		2.05
		crit t*SE	7.03
Oswestry points	Upper boundary	point est+(crit t*SE)	17
Oswestry points	Lower boundary	point est−(crit t*SE)	3

6-2a(ii). No. Patients in the LOW compliance group *did not* show a statistically significant improvement in Oswestry disability scores. The 95% CI for the low-compliance group is −3 to 9 Oswestry points and *does* include the value "0."

Oswestry Scores			
LOW compliance point estimate of mean change			3
n			14
Standard Error of Oswestry change scores		(Tab A_7)	2.77
critical t (df n−1, α2=0.05)	Tab B_2		2.15
		crit t*SE	5.96
Oswestry points	Upper boundary	point est+(crit t*SE)	9
Oswestry points	Lower boundary	point est−(crit t*SE)	−3

6-2b. PLOT point estimates of the treatment effect and the 95% CIs (using eq 10-6). Data set up for stock plot in Excel 2007.

	HIGH Compliance			LOW Compliance		
	Oswestry (n=28)	FTFD (n=33)	MAX Lift (n=26)	Oswestry (n=14)	FTFD (n=13)	MAX Lift (n=10)
Upper CI	17.00	20.00	−28.00	9.00	17.00	−19.00
Lower CI	3.00	6.00	−72.00	−3.00	11.00	−61.00
Point est	10.00	13.00	−50.00	3.00	14.00	−40.00

Stock Plot

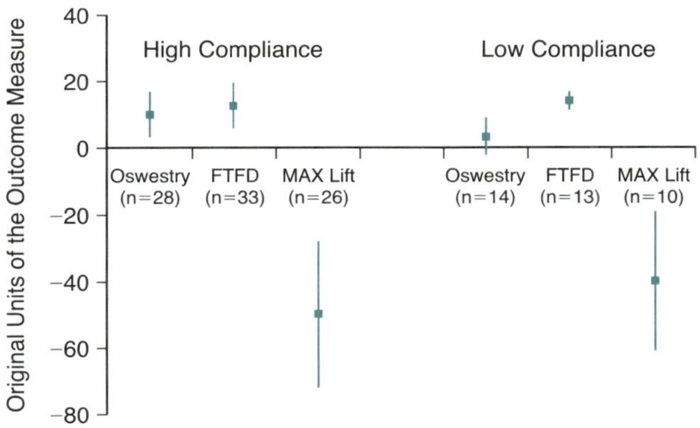

6-2b(i). Only the 95% CI for Oswestry outcome—low-compliance cohort includes the null value of 0.

6-2b(ii). Yes, all outcomes other than the low-compliance Oswestry score have both significant paired t-tests (Table A-5) as well as a 95% CI that does not include the null value of 0.

6-3. A nonrandomized pretest-posttest cohort study is II-B (see Fig. 11-1).

찾아보기